凝視死亡的公開課

UNDERSTANDING DYING, DEATH, & BEREAVEMENT

BY

MICHAEL R. LEMING
GEORGE E. DICKINSON

邁可・雷明、喬治・狄金森——著
龐洋、周豔——譯

推薦序

我們的一生，跟著死亡一起成長

朱為民（家庭醫學／安寧緩和／老年醫學／職業醫學專科醫師）

我接到父親的死訊的時候，正在開車。

二〇一七年冬天，八十五歲的父親因為肺炎住院，接受抗生素治療。兩週過去，本來以為治療得差不多了，正回家著手準備各項出院準備。沒想到，死亡冷不防地，貼近了父親。

我永遠不會忘記那一刻：我跟母親推開病房的門，窗簾是拉起來的，父親靜靜地躺在床上，像是睡著了一樣。房間的角落，外籍看護瑟縮著身體，輕輕地啜泣，好像怕被什麼人聽到。

媽媽撫摸著爸爸的臉，我握著父親的手，冰冷的。即便我的職業讓我目睹數百次的死亡，可是當一個昨天還對著你說話、對著你笑的親人，突然進入永久的沉寂時，我還是不知道要怎麼思考，我還是不知道要如何過日子。我只想知道，如何能回到過去的時光。

「回不去了」，也許就是死亡千萬年來想要告訴我們的真相。

我是一個老年醫學和安寧緩和專科醫師，每天都在治療老年人和末期的病人。「面對」死亡，幾乎是工作中不可或缺的一部分。這個「面對」，不僅是面對自己的病人死去，也要協助家人面對他們的親人逝去，陪伴他們走過哀傷的幽谷。有時，我們還要面對一起工作的同仁，彼此互相打氣，因為每天都經歷著高壓力的情緒與悲傷。「面對」死亡所帶來的人世間各種變化，是這份工作中最重要的功課之一。

但是我們也發現，從小到大，幾乎沒有人教我們什麼是「死亡」，如何面對「死亡」。正如同這本書的第三章所說，我們的一生幾乎是跟著死亡一起成長：小時候，我們一開始經歷的，是電視、電影、卡通人物的死亡；再長大一點，我們可能會經歷寵物的死亡；再長大一點，我們會經驗爺爺奶奶、外公外婆的去世。對某些和祖父母一輩非常親暱的孩子來說，這樣的分離是人生中第一次真正的打擊。但這樣的打擊並不是最沉重的，等我們成家立業之後，父母的死亡總是會讓人生中的那個段落變得黑白無光。最後，我們老了，不得不接受，另一半的離開。最終，是自己的告別。

即便死亡如影隨形伴著我們的人生，我們卻很難——不，應該是說我們不想——去理解死亡是什麼。因為它太黑暗、太沉重、太不吉利、太令人無法嚥下。因此，我們不聽，我們不說，我們甚至不想看。這樣不願面對的結果，便是在下一次與死亡接觸時，所受的傷更痛。

令人慶幸的是，最近幾年，談論老化、安寧醫療與死亡的書籍如雨後春筍般出現，彷彿在告訴我們，現在開始瞭解還來得及。而《凝視死亡的公開課》這本書，是我認為目前市面上少見的，對於死亡的各種面向，討論得最細膩的一本書籍。這本書可說是一本關於死亡的百科全書。我自己在審訂的過程中，每每讀到精彩的地方，掩卷思考，欲罷不能。即便我是一個終日與死亡為伍的醫師，我依然從書中學習到太多重要的歷史、現象和觀念。我相信，每一個希望認識死亡的讀者，都可以從這本書中得到收穫。

父親離開我們兩年了。我最大的感受是：他並沒有離開，依然活在我們的心中，活在我的每一個想法、念頭和行動之中。正如同世界上某些文化看待死亡的方式一般，死亡並非結束，而是下一段旅程的開始。

瞭解死亡，我們才懂得更好地活著。

誠摯向大家推薦這本書。

前言

上世紀七〇年代初，明尼蘇達州聖彼得的古斯塔夫阿道弗斯學院（Gustavus Adolphus College）舉辦了以「生命末期」為題的諾貝爾大會。會後，喬治・狄金森教授的文化人類學學生著手撰寫各文化應對臨終、死亡和喪慟的學期論文。與此同時，一名迪金森教過的醫學院三年級學生恰好來拜訪他。迪金森教授問起醫學院的死亡與臨終課程，這位學生有點困惑，聳聳肩說他們沒有開這方面的課。難道沒有人想過醫學院應該開設臨終和死亡的課程嗎？學生們的學期論文以及這位醫學院學生的到訪，引起了迪金森教授研究與教導死亡臨終課程的興趣。

此後不久，迪金森教授的前同事兼朋友邁可・雷明和他聯絡。雷明教授寫過研究癌症末期病人的博士論文，他想邀請迪金森合著一本關於臨終、死亡和喪慟的書。他們都在教授死亡和臨終課程，但是當時可供參考學習的資料極少，很難找到適合學生閱讀的材料。因此，寫作本書的初衷是上世紀八〇年代缺乏課堂教學資料，以及學生對於死亡學的興趣和熱情。

我們期望這本書能實現什麼？

第一版問世距今三十多年，我們希望第八版一如既往，內容詳盡，兼具理論與實務，簡明易讀，充滿人文主義關懷，跨越多種文化、多個學科，包含社會死亡學跨領域的主要研究焦點。實際上自第一版問世以來，臨終議題發生了許多改變。與上世紀八〇年代相比，人們對於臨終、死亡和喪慟的話題不再諱莫如深。儘管「死亡學」一詞尚未家喻戶曉，但已更為人所知。今日，校園槍擊事件頻傳，恐怖攻擊在世界各地發生，臨終已然成為一個「流行」的議題。此外，隨著二十一世紀環保觀念轉變，遺體處理方式也有所改變。具體而言，本書包含以下主題：

一、讓讀者關注臨終、死亡和喪慟的話題。

二、幫助讀者調適重要他人（Significant other）的亡故。

三、協助讀者檢視對於死亡的感受和反應。

四、讓讀者瞭解不同文化群體的喪葬習俗。

讀者將在書中獲得必要知識，從社會層面去理解及應對臨終、死亡和喪慟。我們教了四十多年死亡學，學生選修這門課的出發點除了學術理由，更有私人原因。不是每個人都會遭遇離婚或家暴，但是每個人都會經歷親友離世，希望這本書能協助各位應對臨終和死亡。雖然親友離世的痛苦不會像流感一樣「痊癒」，仍應學習接受深愛之人已經離開、再也不在身旁的事實。每當學生在郵件或電話中分享自己因本書受益，或是讀完書後成為其他家庭成員的堅強後盾，總讓我們備感欣慰。

這本書集結八十年的教學及研究內容，廣泛涵蓋社會死亡學的諸多課題，以大量案例說明個人如何從社會和心理層面應對臨終、死亡和喪慟，具備學術性及實用性。儘管本書最初是寫給社會學、心理學、人類學、護理學、社會工作、肌動學、宗教學、老人學、健康科學、家庭研究、公共衛生、哲學和教育學的大學生，但它同樣適用於醫學、護理學、殯葬學、社會工作、兒童醫療、個人與教牧諮商等專業課程。

目錄

致謝

我們感謝讀過前幾版並提供建議的讀者，也十分感謝以下諸位的協助：奧爾巴尼州立大學的 Adansi Amankwaa，瓦胡塞特山社區學院的 M. Terry Andrews，富勒頓學院的 Angela Andrus，夏菲學院的 Catherine Bacus，密蘇里浸信會大學的 Stephanie E. Afful，南緬因州大學的 John Baugher，三一大學的 Meredith McGuire，紐約州立大學水牛城分校的 Carol Nowak，明尼蘇達大學的 Paul Rosenblatt，羅德島州立學院的 Sylvia Zaki，猶他大學的 Dale Lund，貝勒大學的 Tillman Rodabough，維克森林大學的 John R. Earle，維吉尼亞理工學院暨州立大學的 Clifton D. Bryant，莫特社區學院的 Dennis E. Ferrara，東南社區學院（西伯靈頓）的 Lori Henderson，內華達大學拉斯維加斯分校的 Jennifer Keene，匹茲堡大學的 Patricia Kolar，蘭辛社區學院的 Leslie A. Muray，賓州約克大學的 Kelly Niles-Yoken，伊凡斯維爾大學的 Mari Plikhun，霍華德大學的 Rebecca Reviere，聖瑪麗山學院的 Julia Tang，莫海德州立大學的 Alban L. Wheeler，丹佛大都會州立大學的 Martha Shwayder，坎卡基社區學院的 James F. Paul，米契爾學院的 Catherine Wright，格蘭維爾州立學院的 Dolores Mysliwec，威斯康辛大學拉克羅斯分校的 Gerry R. Cox。

我們感謝生命中遇到的每個人，感謝分享相關經歷的學生，這些寶貴的經歷讓我們受益匪淺。我們希望讀者感恩生命，從理性和情感上理解臨終、死亡和喪慟的社會心理學過程。這本書看似討論臨終和死亡，實則闡述的是生活和生命。

研究臨終、死亡與喪慟

CHAPTER 1

死亡的象徵陳述了生命的意義，
而生命的象徵詮釋了死亡的真諦。
生命的意義終究是人賦予的。
——《生與死》（The Living and the Dead），
美國社會學家華納（William Lloyd Warner）

安息之時，風起天邊，生之足跡，過眼雲煙。
——布須曼人（Bushmen）歌謠

如果你說選修了生物學、英國文學、哲學概論、美國史或微積分，別人通常不會多說什麼；如果是死亡學，他們可能會非常驚訝，甚至認為你很詭異。一聽到我們在教「死亡與臨終」，對方總是嚇一大跳。曾經有位女士得知喬治．狄金森在教這門課，嚇得倒退好幾步，她或許是想到了吸血鬼、科學怪人、死神，驚詫地問：「你怎麼做這種事？」聽完課程大綱，她才鬆了一口氣，「沒那麼恐怖嘛。」

光是教課就引發這麼大的反應，不難想像殯儀館職員有什麼遭遇。西門博士（Stephanie Schim）和她的醫護同僚們曾經表示：在聚會上被問及研究領域時，如果老實回答「我研究死亡與臨終」，對話就會瞬間結束。從這些例子看來，人們似乎認為討論死亡不禮貌，應該盡量避免。舉例來說，「路學者」計畫（*Road Scholar，前稱 Elderhostel，美國非營利組織，為年長者提供遊學課程）為老年人提供了各式主題，獨缺臨終與死亡。一份二十世紀後期的調查顯示，美國高中健康與體育老師花在死亡與臨終的教學時間，遠遠少於其他主題。相較於二十一世紀各種健康課題，臨終與死亡一向不受重視。

在美國，百分之八十的人死於醫院或療養院，而不是親友相伴的熟悉環境。一九四九年，這個數字是百分之五十。如今，祖父輩極少是在生活大半輩子的家中過世。縱觀美國歷史，死亡「漸漸淡出人們的視線」。對此，理查德．杜蒙（Richard G. Dumont）和丹尼斯．福斯（Dennis C. Foss）提出一個疑問：「當死亡變得罕見、私人、甚至不正常，現代人要如何面對自己的死亡呢？」美國人對死亡的避諱，一如維多利亞時代對性的壓抑。社會集體採取逃避策略，將疾病和死亡話題移出日常生活。

英國社會學家東尼．華特（Tony Walter）指出，大學生較能理解死亡與臨終的話題——遺體及後續處理雖然詭祕，但多數學生都有臨近生命終點的年邁親屬。死亡和性一樣，讓人感覺既熟悉又陌生。以生物面而言，人體終會退化、衰亡。就社會面來看，本書有兩個重點：如何理解臨終和死亡；如何解釋人們對死亡的反應。學者以各種角度研究死亡，例如醫師關注生物層面，藉由屍體解剖來確認死因，還有社會、心理、精神等層面，也能從發展觀點審視生命周期中的死亡。但對多數人來說，死亡的意義才是重點。因此我們認為，探討死亡的意義和死亡相關行為是最重要的研究方法之一。

○死亡話題方興未艾

很多美國人有死亡焦慮，但也有許多人對死亡痴迷。這個矛盾現象在流行文化中顯而易見，電視節目、電影、歌曲和媒體都充斥了死亡學內容。儘管人們一般傾向於避開死亡話題，但也逐漸體認到「死亡是生命的一部分」，開始願意談論。正如哈佛醫學院教授吉里克博士（Muriel Gillick）所說，「全世界每年有五千五百萬人死亡，其中美國為兩百三十萬。地球上有幾十億的人曾經存活過，一八八〇年之前出生的人都死了，目前活著的人在本世紀結束前幾乎都會死亡。」生死學系的學生如今面對了眾多攸關死亡的緊迫議題，比如：九一一事件，發生在美國的恐怖攻擊和未來的恐怖主義威脅，二〇〇四年北蘇門答臘島西海岸外海地震引發的海嘯，二〇〇五年卡崔娜颶風侵襲墨西哥灣沿岸地區，二〇〇七年維吉尼亞理工大學槍擊事件，阿富汗戰爭，二〇〇九年德州胡德堡美軍基地槍擊案，二〇一〇年海地地震，二〇一二年「完美風暴」颶風桑迪肆虐新英格蘭地區，二〇一二年康州新鎮（Newtown）小學槍擊事件，二〇一三年菲律

他人的故事　農場上的死亡

喬治・狄金森從小在農場長大，他記得某次幫忙父親處理海福特牛（Hereford）屍體的情景。在樹林裡找到這頭牛時，牠死了將近一天，旁邊圍了十二、三隻禿鷹。父親開槍將禿鷹趕跑，那一幕真是死亡的殘忍寫照。牛約有兩千磅重，因此父親決定以火化取代掩埋。我們讓牠浸滿煤油，堆上許多木柴，然後點火。禿鷹早已不見蹤影，屍體過了很多天還在冒煙。有時候，我們得「放倒」乳牛，為牠安樂死。有些小牛未出世就死了，有些剛出生就夭折。在農場上，生與死都是司空見慣的事。

賓颱風，二〇一三年波士頓馬拉松爆炸事件，二〇一四年馬航三七〇班機與兩百三十九名乘客失聯事件，全世界的愛滋病危機，死於癌症的人數持續增加，罹患不確定病程慢性疾病的機率上升，謀殺，生態浩劫，胚胎移植，選殖，墮胎。死亡話題在現代社會方興未艾，我們一起來看看其中緣由。

關注死亡話題的原因

儘管從人類一出生，死亡就如影隨形，近年來卻出現了一股熱潮。人們對死亡學倍感興趣，主要有以下原因：死亡的神祕光環，部分可能來自於導致現代人徘徊生死線的更多是慢性病，而非早期的急性病；恐怖主義；有關死亡與臨終的倫理議題；媒體對死亡、特別是暴力死亡的大幅報導。

死亡之謎——神祕的光環與日俱增。某人被送進醫院或療養院之後死了，孩子可能會好奇：把人帶走而不復歸的「死亡」到底是怎麼回事。有個男孩在寫給上帝的信裡問道：「親愛的上帝，您死後會是什麼情景？我不是要幹嘛，只是想知道。」醫院裡某些特定區域通常不讓小孩進入，因為孩子比大人更容易被傳染一些疾病。不同於史努比漫畫裡的「狗狗禁入」告示，「兒童禁入」發出強烈的拒絕訊號。對孩子說「不」，往往引來更大的好奇，他們會問：「為什麼我不能進去？」

探究死亡的渴望，使得人們對死亡學的興趣日益濃厚。這個社會並沒有讓個體在私人和情感層面應對死亡時達成正式的社會化。即使醫院已規定孩童在某些時間不能進入某些地方，父母仍奮力讓孩子遠離死亡場景。醫學院和神學院沒有提供完備的課程，讓學生能夠勝任攸關死亡的工作。整體來說，我們對臨終和死亡的社會化既無系統也無效。

現代人不熟悉死亡，或許是因為在農場長大的人和二十世紀初相比減少了。鄉間生活讓人對生與死習以為常。孩子從小就接觸生命的起始和終結，包括小貓、小狗、小豬、羊羔、犢牛、小雞、小馬的降生與死去，因此習慣見證死亡並妥善應對。

在農場上，死亡舉目可見。如今，務農的美國人不到百分之十，多數人不再有機會面對生與死。對農場居民來說，生死不像都市人認為的那麼神祕。

恐怖主義——後九一一時代，陰魂不散的恐怖攻擊威脅，導致大規模毀滅和致命危險的不可預測性質進入我們的集體意識。反恐戰爭的勝利一定程度上取決於我們和死亡威脅共存的能力。多數美國人不曾經歷這種被入侵的恐懼。九月十一日的電視畫面震驚了全美，人們的情緒久久不能平息，不敢相信會發生這種事。許多觀眾看到第二架飛機撞上了紐約世貿大樓。另一個更可怕的畫面是遇難者從摩天大樓墜下。對大多數美國公民來說簡直是前所未有的夢魘。這是自珍珠港襲擊後的最大震撼，而這次竟然發生在美國本土。華盛頓特區記者亞波（R. W. Apple, Jr.）指出，美國人與生俱來的安全感和自信心遭受重擊，需要很久才能恢復。這類突發和暴力的死亡比起預期的死亡更加激烈，可能引發更深的內疚，因為來不及告別、傾訴情感或做出彌補。

根據一份九一一事件發生後的調查，百分之六十以上的美國人表示自己缺乏安全感，而上一年度這一數字為百分之二十四；百分之五十四的人擔心自己或親人成為未來恐怖攻擊的受害者。至於兒童，在九一一事件後的諮詢中，韋伯（N. B. Webb）觀察到這起悲劇的影響範圍極大，甚至波及了未遭受親人遇難的兒童。恐怖攻擊引發恐懼、焦慮、對死亡的擔心，已然成為死亡的代名詞。

肯尼斯．多卡博士（Kenneth J. Doka）認為公眾悲劇最重要的因素之一在於多大程度上被認定為人為，特別是那些有意為之的悲劇。他指出，追究責任為憤怒提供了目標，可產生安全和控制錯覺。青少年對於恐怖攻擊的反應有正向的一面，例如在壓力相關障礙症中，可看出許多解決危機和適應困境的積極嘗試。九一一事件發生後，青少年的公平正義感受到傷害，然而他們的抽象思考和解決問題能力提升了，即使面對無謂暴行也能經由建構秩序和正義感來因應。提升思考的靈活度、對新資訊保持開放，以樂觀的態度面對惡劣的環境，可以增進復原力（Resilience）。

宗教信仰通常可以減輕死亡焦慮，因而在恐懼管理方面具有保護作用。例如，被問到是否曾特別為九一一事件禱告，百分之八十四的人給了肯定的回答。此外，九一一事件發生後，美國去教堂的人數達到二十世紀五〇年代以來的最高峰，加拿大、英國和澳洲也出現了相似的高峰。恐懼管理的研究表明，死亡提醒會促使人們捍衛自己的宗教信仰。

恐懼管理理論（Terror Management Theory，TMT）建議人們堅定文化世界觀及信仰，以抑制那些和死亡有關的想法。TMT 認為，人們用導致死亡恐懼的認知能力來對抗死亡恐懼，發展出「否認死亡的文化信仰體系」。TMT 可以解釋為什麼許多人難以和來自不同文化的人互動。

心理學家伊娃・約納斯（Eva Jonas）和彼得・費雪（Peter Fischer）的研究表明，由衷投入宗教（將宗教視為提供意義和價值的生活架構）的人，會從信仰中獲益於恐懼管理。宗教在意義系統中非常獨特，因為它讓個人有能力去應對無法掌控的狀況，並面對自身的局限。

據紐約記者克蘭菲德（N. R. Kleinfield）報導，九一一事件後，世人充滿了惻隱之心，並且相信將從恐怖的悲劇中得到救贖。災難發生後，利他主義、愛國主義和團結感通常更強烈，這次也不例外。即使是陌生人，也共擔悲傷，相互安慰，彼此關心。透過媒體報導，我們對九一一事件的遇難者產生了認同和連結。分擔痛苦可以緩解悲傷。這起事件讓很多人明白生命有多珍貴，並且感恩自己擁有的一切。每個早晨醒來都是未知的一天，九一一事件的影響之一是讓人更意識到美好的一天可能以悲劇收尾。

二〇〇一年九月十一日之後，社會變得更多疑，更提高警覺。無論是機場、美國本土和海外的政府辦公大樓，以及任何人潮聚集的場所，都加強了監管並派出更多人力防護。恐怖主義的陰影籠罩著我們，更糟的是它在很長一段時間內不會消失。

倫理議題——人類壽命延長的部分原因是醫藥進步了，像是維生設備、器官移植、青黴素和特效

藥、淨水供應、下水道設施和公共衛生設備、健康飲食、運動、個人習慣改善（如戒菸）等等。然而肥胖問題確實與二十一世紀的生活背道而馳。延長生命引發的倫理議題可追溯至二十世紀七〇年代，植物人凱倫・昆蘭（Karen Ann Quinlan）的死亡權爭議，造成了哲學、法學和醫學領域的激烈爭辯。二〇〇五年佛羅里達州的泰莉・夏沃（Terri Schiavo）安樂死案例，使臨終議題成為公眾焦點。隨著媒體大幅報導這些事件，大眾開始關注以前未曾留意的道德和法律問題。是否拔管、撤除維生醫療，這些難題都沒有現成答案。吉妮・特斯克（Jinny Tesik）服務於「死亡之憫」（Compassion in Dying），這是一個專門提供臨終照護教育的組織，有位老婦人曾在對談時提到這個困境：「我們以前害怕去醫院，因為可能會死在裡面；現在我們害怕去醫院，因為他們不讓我們死在裡面。」

醫學不斷發展，衍生出死亡議題。誰能決定一個人的生或死？心理學家、律師、哲學家和神學家各有各的答案。包括墮胎權在內，這些提問都是上世紀七〇年代重大的倫理議題，引發了關於臨終和死亡的大辯論。直到二十世紀醫療出現突破前，不曾有人思考過明確定義死亡的必要性。

流行文化——喬治・狄金森在德州長大，他記得與祖父母共度的星期五夜晚，以及和祖父一起去看電影的日子。千篇一律的西部片，大同小異的主題，「好人」（牛仔）戴白帽，「壞人」戴黑帽，援軍總在好人快被打敗前及時趕到，因為好人的道德比較高尚。戴白帽的好人得救了，壞人最終死有應得。在一九三七年到一九九九年間上映的普遍級動畫長片裡，反派也比其他角色更容易因傷重而亡。

不過，好萊塢在七〇年代初開始製作一些跟死亡有關的電影，在這些片子裡，好人（票房明星）也會死。《愛的故事》是早期的其中一部電影，男女主角從頭到尾都處於生死邊緣，而最後也真的死了。湯姆・漢克斯在《費城故事》裡死於愛滋病，蘇珊・莎蘭登在《親親小媽》中死於癌症。還有一些電影真實描繪涉及大規模死亡的歷史事件，比如《辛德勒名單》和《搶救雷恩大兵》。

二十一世紀時則有（1）《玩酷子弟》講述兩兄弟用藥物和塑膠袋協助癌末母親自殺的故事，（2）《時時刻刻》探討自殺的原因、自殺未遂和理性自殺等主題，（3）《點燃生命之海》講述主角在跳水事故後四肢癱瘓而申請安樂死的故事，（4）《登峰造擊》談到協助自殺的問題，（5）《死亡醫生》是二〇一〇年的HBO自製電影，描述傑克・凱沃基安（Dr. Jack Kevorkian）為一百多人進行「醫師協助的自殺」（physician-assisted suicide）。現今社會對於死亡可以說是熱衷甚至是著迷——特別是在銀幕上想像出來的世界裡。

二十世紀七〇、八〇、九〇年代和二十一世紀的現在，許多黃金時段的情境喜劇也碰觸了死亡主題。有些是嚴肅地看待，有些則採取幽默的態度。最早探討死亡的一部情境喜劇是由比爾・寇斯比主演，風靡二十世紀八〇年代末至九〇年代初的《天才老爹》。有一集是一隻金魚死了，主角要家人圍在馬桶旁邊，堅持為死去的金魚舉行正式的葬禮。於是，有人念聖經，有人致悼辭，另一個人將金魚沖進牠的安息之所下水道。這段劇情認真探討了寵物的死亡，儘管人們對狗和對金魚死亡的反應或許不盡相同。

此外，飾演胡珀先生（Mr. Hooper）的演員去世幾天後，《芝麻街》製作了一段十五分鐘的節目。劇中角色們並沒有一味表達失落感，而是聚焦於胡珀先生的優秀人品。到了節目尾聲，對於朋友離世相當難以釋懷的大鳥才說：「我們會很想你，盧珀先生。」大家一起糾正：「是胡珀，大鳥，是胡珀先生。」我們當然會想念去世的人。在這個受歡迎的兒童電視節目裡，大鳥以最真實的方式表達了喪友之痛。相較於這兩個節目認真以對，我們聊起死亡和性通常是用玩笑帶過。碰到令人不自在的話題，笑是一種應對方式。二〇一〇年《芝麻街》特別製作一個專題，由艾蒙和新聞主播凱蒂・庫瑞克（Katie Couric）一起幫助失親兒童面對喪親之痛。

二〇〇三年秋季檔開播前一週，由於熱門影集《和我未成年女兒約會的八個簡單規則》（Eight Simple Rules for Dating My Teenage Daughter）的主角約翰・瑞特猝逝，讓製作群陷入了兩難。經過多次討論，製作方決定向約翰・瑞特致敬，他們播出錄好的前三集，並將約翰・瑞特的猝逝寫進十一月播放的一小時特輯。劇中以妻子接到丈夫在超市突發心臟病死亡的電話為開場，留下她和三個未成年子女面對衝擊和悲痛。電視臺選擇在劇裡以真實的手法處理主要演員的死亡。

討論死亡的電視節目最早出現於二十世紀七〇年代初期。《與死共存》（Living with Death）透過一位 CBS 記者的雙眼，呈現各種死亡情景。ABC 的《死亡的權利》（The Right to Die）探討安樂死和自殺的道德問題。國家人文基金會（National Endowment for the Humanities）贊助了一檔名為《死亡》（Dying）的兩小時節目，細膩描述四位癌症患者的狀況，他們年紀最小的未滿三十，最老的七十出頭，在拍攝期間都先後過世了。PBS 於一九七九年製作了一部紀錄片，呈現喬安・羅賓遜（Joan Robinson）在最後三年的人生中，和丈夫一起面對乳腺癌和子宮癌的故事。二〇〇〇年秋天，推出六小時系列影片《依己之意：莫耶斯談死亡和臨終》（On Our Own Terms: Moyers on Death and Dying），分成四個單元探討死亡和臨終的相關問題，還與在家中和醫院等待死亡的人進行了坦誠的談話。接檔的則是四集各三十分鐘的系列訪談《睜開雙眼》（With Eyes Open），討論了悲痛、死亡、照護和來世。二十一世紀初 HBO 推出喜劇影集《六呎風雲》，描繪了一間葬儀社的生活。它讓觀眾瞭解到葬儀社幕後的故事，對死亡也有更深的認識。《六呎風雲》備受好評，對死亡的直言不諱及產生的影響更是獲得一致讚賞。二〇一二年 PBS 的《南北戰爭之殤》（Death and the Civil War）生動描述了戰場上的死亡，並討論了當時的死亡如何改變美國人對待死亡的態度。HBO 於二〇一四年首播的《女孩我最大》兩度提出關於悲痛和死亡的問題，一次是彰顯網路使悲痛的表達更隨意、更公開，另一次則是劇中的編輯意外身亡。

如今，電視上充斥著暴力和死亡。全美家長電視協會（Parents Television Council）研究發現：相較於一九九八年，二〇〇二年晚間八點闔家觀賞時段，暴力相關內容的播映頻率上升了百分之四十一，晚間九點的播映頻率則是一・三四倍。久而久之，電視暴力越來越寫實，使用更多槍枝和其他武器，暴力場景中出現更多流血、殺人和死亡的畫面。二〇一二年，UPN電視網和Fox集團在闔家觀賞時段的暴力比例最高。

《黑鷹計畫》和《勇士們》這兩部軍事題材的電影呈現了美國軍方在索馬利亞和越南營救傷兵的行動。同樣是戰爭題材，《前進高棉》較為真實地反映了越戰情景。這類電影在大螢幕上真實再現了世界各地甚至是此時此刻正在發生的軍事衝突。死亡是當代美國電影歷久不衰的主題。大眾傳媒將死亡帶進電影院和我們的家庭。或許正因如此，人們對死亡的興趣有增無減。

上世紀九〇年代，臨終和死亡的話題一直備受關注，部分原因來自於傑克・凱沃基安醫師。一九九〇年，他利用「自殺機器」為密西根州一位阿茲海默症末期患者結束生命，上了新聞頭條。他在九〇年代協助多名患者自殺，掀起軒然大波。一九九八年CBS在《六十分鐘》節目中播放了凱沃基安提供的錄影帶，隨後他被捕入獄。更多的爭議在於CBS不該讓它出現在電視上，使全世界都看到或聽說注射毒劑的過程。媒體大幅報導凱沃基安醫師的一舉一動——還有比這個事件更戲劇化的嗎？儘管或多或少被視為連環殺手，他仍舊無視法律，持續協助患者自殺。他的目標是改變法律，使其合法化。他堅持自己認為正確的事情，冒著生命的危險奮戰，獲得了不少支持。畢竟，這是一個願意以自身性命和榮譽（無論他看起來多討人厭）證明自己觀點的人。媒體喜歡這樣的故事，給了他想要的曝光度。

此外，九〇年代初華盛頓州、加州、俄勒岡州針對醫師協助自殺的合法性進行投票，也成為媒體的頭條新聞。儘管華盛頓州和加州的投票結果很接近，仍然沒有通過。另一方面，俄勒岡州的選民於一九九四年成功通過了醫師協助自殺的合法性，並於一九九七年再次通過。俄勒岡州的投票之後是地區法院裁決，最終則是州最高法院裁決。協助死亡的贊成方和反對方在廣播和電視的談話節目中激辯。人們對於墮胎和醫師協助死亡的話題通常有較堅定的主張，媒體自然樂於大幅報導。到了二〇〇八年，華盛頓州再次進行投票，這次通過了醫師協助自殺的議案。二〇一〇年蒙大拿州最高法院裁定州法律保護醫師不會因協助末期病人死亡而被起訴，但這項裁決避開了一個更具里程碑意義的問題：醫師協助自殺是不是憲法保障的權利。

彼得・納迪（Peter Nardi）分析了媒體如何報導愛滋病與訃聞。他指出訃聞報導最主要的問題是個人隱私和新聞倫理之爭。結核病和癌症等疾病在早期是不報導的，而愛滋病不同，它引發了醫學倫理和性倫理的問題。媒體在報導愛滋病相關的死亡事件時所面臨的兩難，讓人們注意到愛滋病汙名。社會學家和其他領域的社會科學家的工作，是辨識出潛藏在這些消極態度下的社會心理過程。

媒體是讓愛滋病話題走出陰暗角落的積極力量。例如，某位名人或運動明星感染了人類免疫缺陷病毒（HIV）時，媒體的報導會增加公共對愛滋病的瞭解。回到一九九一年，NBA 明星魔術強森公開宣布自己感染愛滋病，這位大眾心中的英雄，異性戀者，開創了向公眾和媒體承認愛滋病病情的先河。如今，公眾對於愛滋病病毒感染確診和檢測 HIV 抗體的程序的接受度更高。不僅帶來了科學的突破，也改變了許多人的生活。

歷史上，從歌劇、古典音樂到關於十九世紀連環殺手的民謠，無數音樂作品中都體現了與死亡有關的主題。受年輕人歡迎的音樂通常包含病態元素，比如重金屬音樂和饒舌音樂以災難和破壞描述死亡。上世紀九〇年代，冰塊酷巴（Ice Cube）的《死亡證明》（Death Certificate）和《注射處死》（Lethal Injection）都登上排行榜。一些重金屬樂團的名字也和死亡有關：麥加帝斯（Megadeth）、炭疽樂團（Anthrax）、超級殺手（Slayer）。芬蘭搖滾樂團 HIM 在一首歌裡反覆唱著「同我共赴死亡，此生已不足惜」。當然，也有些歌曲試圖給予聽眾希望，比如巴布・狄倫（Bob Dylan）的〈死亡不是終點〉（Death Is Not The End）這首歌，在唱完「你找不到朋友」、「你不知道路上發生什麼」之後，加上了

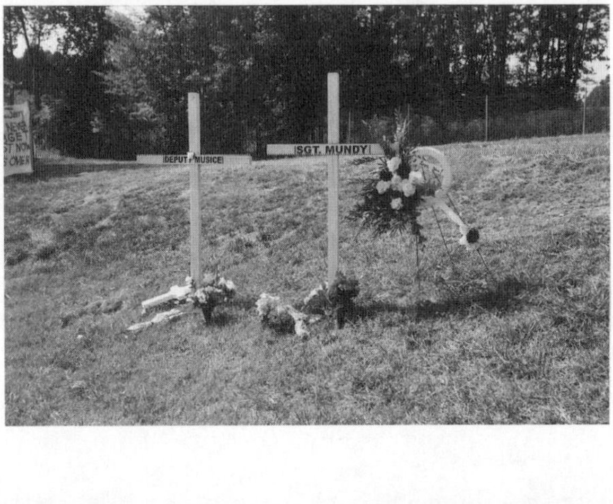

路邊紀念物（roadside memorial）通常放置在高速公路死亡事故發生地點附近。通常具有宗教意義，例如圖中的十字架。世界各地都有類似的紀念方式。

「死亡不是終點」這句勸慰。

報紙上每天都能看到訃告，有時還會放上逝者的照片。報紙也喜歡強調一些聳人聽聞的死亡事件和災難性的事件。小說和刑偵實錄等出版物經常充斥暴力死亡和自然死亡。週刊一般都有一個稱為「過渡區」的版面，專門報導名人之死。除了媒體，人們自發為車禍喪生者設置的神龕也越來越常見，提醒注意此處發生過事故。

死亡教育

直到上世紀七〇年代，臨終和死亡話題才開始受到關注。當然，死亡和性都不是什麼新鮮的話題，但是人們多半是在玩笑中提及，極少公開討論。性話題在六〇年代「走出陰暗角落」，死亡話題則是在七〇年代。

死亡學分類——如果說高等教育的目標之一是讓學生為將來的挑戰做好準備，那麼在大學教育中納入死亡和臨終課程再合適不過了，因為每個學生終將面對死亡。死亡教育的目的是對死亡進行闡述、解釋死亡理解的發展過程、生與死的關聯、辨識各文化中死亡和哀悼方式的不同之處、體會共同的或個人的悲痛經歷。死亡和臨終相關課程在七〇年代開始興盛。莉莎貝・艾克（Lizabeth Eckerd）統計了美國中西部九個州的心理學系，發現過去五年裡有百分之二十的心理學系開設了死亡、臨終和喪慟課程。整體而言，美國有此課程的通常是心理學、社會學、社會工作、宗教研究、哲學、人群服務（human service）、健康科學等，並且在過去數十年來漸漸成為受認可的研究主題。

雖然許多州都批准中小學開設死亡與臨終相關課程，但它通常不是首選。我們曾問過學生是否在公立學校上過相關課程，結果只有極少數。教會學校的學生比較有機會接受這方面的指導。漢內洛蕾・沃斯（Hannelore Wass）是美國死亡教育的先驅，據她觀察，雖然美國有死亡教育與危機處理方案，但無法遍及四千八百萬名公立學校學生。

死亡教育的成果顯示，上過課的學生對死亡的認知理解更加深刻、行為上也發生了改變。這些學生的恐懼減少了，不再過度擔心死亡，也不再對死亡感到焦慮，對死亡的感受改變了，知識增加了，對待死亡的方式也自然有所不同。在死亡和臨終研究過程中是否有必要進行死亡預防教育雖然一直備受爭議，大多數學校簽訂了教授危機處理的協議。研究發現，死亡教育能成為學生文化教育的一部分，有助於他們對生命充滿希望，以具建設性的態度看待自己和他人的行為。理解生命、尊重、同理心和同情心都能提高生活品質。

福格斯・博德維奇（Fergus Bordewich）曾經說過，死亡比性更不可能出現在美國公立學校的課表上；如果要探討死亡，通常只會在經典文學作品的脈絡下。近年來，全美各地學校開始出現明確講述臨終和死亡的課程。許多學校將死亡教育的觀念和知識融入健康科學、社會學、文學課程裡，有的學校引進了自殺預防課程。自九〇年代中期以來，美國校園發生的多起槍擊事件使人們對死亡學更感興趣。

博德維奇曾引述一段關於死亡教育的論證：「死亡教育運動背後潛在的一個原因是美國政府在死亡和臨終教育方面毫無作為，我們只好盡最大努力做得更好。如同其他問題一樣，許多美國人相信教育會帶來改變。改變是顯著的，性教育的普及使人們改變了對待性知識的態度，變得更加接納不同的性行為。相信死亡教育和性教育一樣，在改變人們對待死亡的態度方面發揮重要作用。」

艾德華・雷納（Edward Ratner）和約翰・桑（John Song）觀察發現我們對死亡教育所做的還遠遠不夠。他們指出，一般做法是開設選條課給那些對死亡學或照顧臨終病人感興趣的學生，然而選修課的人數非常少，且這種做法將死亡視為單獨的研究學科，而非每個人都將經歷的未來。他們建議，高等教育應將死亡學設為通選課，或將死亡學知識盡可能融入各學科的教學之中，或者兩者皆有。除此之外，這兩位明尼蘇達大學生物倫理學中心的教職員還建議，每個大學生和研究生的研究方向都應包含一定的死亡學知識。

死亡教育為學生和專業人士提供了理解相關需求和問題的機會。適合所有年齡層的臨終和死亡課程，目的之一是讓人們更瞭解死亡及其相關行業，像是禮儀師、醫護人員、政府組織等。另外，它也能協助學生學習應對重要他者的離世、面對自己的死亡、更關注他人的需求、更瞭解各文化的死亡和喪葬習俗。另一個比較抽象的目的是理解死亡的社會和倫理問題，以及這些問題中涉及的價值判斷。當一些有個人問題的學生選修死亡課程時，講師應保持警覺，不要再增加他們的不安情緒，避免不可挽回的損失。在死亡教學課程中，講師應及時發現危險學生所表現出的跡象。

對於許多基層醫護人員來說，面對臨終和死亡時的情感衝突是一個尖銳的問題。儘管美國醫護學校對於死亡教育向來不太看重，但近年來護理、醫藥、藥劑、牙科、兒科、社工等死亡教育相關專業的蓬勃發展也給了我們信心。

醫護專業越來越關注病危患者和其家屬，我們希望這些學生學成之後在治療臨終患者時能更積極。當學生在現實中面對臨終病患時給予適時的干涉和教育，可以幫助學生更能應對自身對於死亡的焦慮。最終，年輕的專業人士、患者、患者家屬都將從死亡教育中受益。

死亡學出版品——上世紀七〇年代，米歇爾・沃維爾（Michel Vovelle）發表了一篇名為〈重新發現死亡〉（The Rediscovery of Death）的文章，指出西方世界從五〇年代開始出現一股死亡主題的出版風潮。喬佛瑞・戈勒（Geoffrey Gorer）於一九五五年發表的〈死亡色情文學〉（The Pornography of Death）論文開啟了這扇大門。戈勒指出死亡已然取代性成為現代社會最諱莫如深的話題，因為死亡越來越少見，人們接觸屍體的機會越來越少，對死亡的現實感被一種偷窺式的成見所取代。沃維爾認為這些出版品反映出人們對於死亡的關注，說明「自十九世紀某個時期以來就藏匿於西方人靈魂深處的某種禁忌被打破了」。

死亡學早期有一部選集名為《死亡的意義》（The Meaning of Death），於一九五九年出版，作者是心理學家赫曼・斐費爾（Herman Feifel）。斐費爾的研究試圖從跨學科的角度研究死亡，還原其文化意識的本質。一九六三年，潔西嘉・米特福德（Jessica Mitford）《美國式死亡》（The American Way of Death）的出版，對於喪葬業有著舉足輕重的意義。伊莉莎白・庫伯勒—羅斯（Elisabeth Kubler-Ross）一九六九年出版的《論死亡與臨終》（On Death and Dying）讓人們明白自己對於臨終者有多重要。厄尼思特・貝克爾（Ernest Becker）的《否認死亡》（The Denial of Death）於一九七三年出版，他認為逃避死亡是我們社會的常態。庫伯勒—羅斯和貝克爾的書相當暢銷，都提醒著大眾關注死亡問題。庫伯勒—羅斯是一位醫師，正是他促使醫藥界意識到身患絕症之人不僅僅是癌症患者，而是有溫度、有個人需求、活生生的個體。

《最後十四堂星期二的課》是自一九九八年至二〇〇一年間一直位列暢銷書榜，作者米奇・艾爾邦（Mitch Albom）在書中講述了曾經的大學教授因患肌萎縮性脊隨側索硬化症瀕臨死亡的故事。珊卓拉・吉爾伯特（Sandra Gilbert）於二〇〇六年出版的《死亡之門：現代人的死亡和哀悼方式》（Death's Door: Modern Dying and the Ways We Grieve），將文學和文化批判與回憶錄結合起來。克莉斯汀・蒙特羅斯（Christine Montross）於二〇〇七出版的《身體：在人體解剖實驗室冥想死亡》（Body of Work: Meditations onMortality from the Human Anatomy Lab），從醫師的視角窺探了一個醫學專業的學生如何應對臨終者和處理屍體。雪萊・卡根（Shelly Kagan）於二〇一二年出版的《令人著迷的生與死》，邀請讀者從全新視角理解「人都有一死」這個人類特點。卡拉・艾瑞克森（Karla Erickson）的《死亡之現狀：親密關係和死亡程序》（How We Die Now: Intimacy and the Work of Dying）於二〇一三年出版，講述了從死亡相關行業裡獲得的啟示。坎迪・卡恩（Candi Cann）在二〇一四年出版的《虛擬的來世：在二十一世紀悼念逝者》（Virtual Afterlives: Grieving the Dead in the Twenty-First Century），調查了許多新興而流行的哀悼方式。

七〇年代美國出現了兩本關於死亡的專業期刊，《死亡研究期刊》（Journal of Death Studies，原名Journal of Death Education）和《歐米茄：死亡和臨終期刊》（Omega: The Journal of Death and Dying）。一九九六年，英國發行了一本死亡學專業雜誌《死亡率》（Mortality）。美國的死亡學期刊偏向心理學，《死亡率》則混雜了各個學科研究，更偏向社會學。其他還有《臨終關懷雜誌》（The Hospice Journal）、《緩和醫療的過程》（Progress in Palliative Care）、《緩和藥物》（Palliative Medicine）、《社會科學與醫療》（Social Science and Medicine）、《美國臨終關懷與緩和醫療藥物雜誌》（American Journal of Hospice and Palliative Medicine）、《自殺與威脅生命的行為》（Suicide and Life-Threatening Behavior）等等。在教育、家庭、醫藥、健康、護理、心理學、社會工作和社會學等領域也出現了許多探討死亡的文章。

死亡教育不僅應在處理臨終與死亡情況時發揮作用，還應切實提高我們的生活品質。正如伊莉莎白・庫伯勒-羅斯所說，研究死亡不會讓她變得抑鬱，反而會讓她珍惜活著的每一天，並在每天早晨醒來時感恩又是充滿活力的一天。掌握一定的臨終和死亡知識會讓人積極過好每一天。就像艾利斯・海利（Alex Haley）所言，死亡教育會讓人「善於發現他人的優點並深信不疑」。

他人的故事　生命的另一種形式

為去世的孩子拍照？不可能。對我來說，這是毛骨悚然、挖心剝皮的體驗，根本無法想像。我眼前不由自主地浮現出法醫犯罪實驗室之類的情境劇。一間沒有窗戶的房間裡彌漫著消毒水味道，慘白的屍體躺在光禿禿的檯子上。

一想到將要發生的事情我就荷爾蒙紊亂、無法入睡、內心創傷無法癒合。首先，這根本就不是我期待的懷孕體驗。懷孕八個月以後我應該子宮頸黏液塞脫落或破水，身體會變胖，雙頰變得緋紅。

丈夫和我都沒有為人父母的經驗，現在卻要面對一個我們從未教育、撫養和安慰過的孩子。牧師說，我們的痛苦源於希望的破滅和預期快樂的消失。我只想讓這場死胎的噩夢結束，我想趕快回家嚎啕大哭，扔掉準備好的嬰兒床。我想藏在臥室裡反思自己為什麼當不了一個母親。我甚至遷怒產房的人，為什麼在我之前千千萬萬的人都能順利生產。

我像一個正常懷孕的母親一樣到了醫院進行分娩。我還穿著居家襪，摟著丈夫微微顫抖的肩膀。我們去辦公室領了識別腕帶。我們在一間雪白的房裡等待著，牆上掛著鐘錶，電視裡播放著商業廣告，一遍遍地宣傳某種藥物和某礦物粉底的奇效。當醫師最終拖出她時，我不敢看。我知道她早產，懷她時也發現了許多的異常情況，我想她大概長得像外星人吧。不管怎樣，我身上掉下來的肉第一次放在我臂彎裡時卻已經沒了呼吸，她看起來好像一個小天使。粉紅色從她的臉上慢慢褪去，奇怪的是她看起來像是安然接受了自己不幸的命運，好像她比我們更充分、更早接受了這個結果。實際上，好長時間（確切地說是六個月）都是我為她提供生命補給（也是她的人工呼吸器）。據醫師說我沒能幫她多少。我抱著她，端詳她，好久好久。我跟她說話。丈夫輕輕搖晃她。我們堅決不想拍照，但是好幾個親人都說要拍。

「這樣你會一直向前看，不會老想著『我希望我做過』。」

「這樣你會明白你已經做了一切來紀念她。」

但我還是害怕為她拍照，感覺像是侵犯了隱私。我們這樣做是不是對逝者的不敬？我開始思考「照片」到底有什麼意義，目的何在。我認為這是我們人類鞏固記憶的方式。照片還可以用於證據、防衛、辯護和藝術。在我心中，今日身體和心理的絕望是否居於次要地位？還是我想證明自己曾在一個生命的周期中發揮過怎樣重要的作用？不管怎樣，多麼輝煌的成就放諸宇宙不過是過眼雲煙。但是，我的的確確做過母親。我是這個一磅十五盎司的生命唯一的女性養育者。儘管生命讓她失望，我仍為母親的這個身分驕傲。今天對我來說，是最好的一天，也是最壞的一天。我的孩子沒能活下來，但是我見到了她，這就夠了。

我們最終還是拍照了——至今只有我丈夫和極少數親

人看過這些照片。我還做了一個小小的紀念相冊，偷偷藏了起來。時間過去六年了，如今我還是會不時地翻看這些神聖的照片。回過頭去看，我想不通自己當時為什麼對拍照那麼抗拒。是的，照片裡沒有聖誕老人、她的小夥伴、寵物、生日蛋糕，但是這些照片是專屬於我們的，在我們想回憶那個美麗的噩夢時，我們至少可以觸摸和凝視它們。我會驚訝於她和妹妹們是如此的相似，儘管她們還那麼小，還不懂姐姐的悲慘命運。

我不敢想像如果沒有了這些照片會怎樣。一想到我對未知的恐懼差點剝奪第一個孩子永遠陪伴在母親生命裡的機會，便禁不住地發抖。那才是我最大的悲劇。

來源：H. 菲爾伯特（2010 年 1 月）。《另一種生命》。《裙裝》第 24 頁。希瑟・菲爾伯特是一位妻子、母親，也是一位自由作家，常年居住在美國南卡羅來納弗勒斯雷斯特省。

○死亡率統計

問一個人想要什麼樣的死法，大部分人會回答：「在我老了之後，希望在家裡自己的床上，在睡夢中突然去世，心理身體都還健全。」不幸的是，絕大部分的人都不會隨自己的意願離世。對某些人來說，這一事實會導致恐懼與焦慮。

死亡病因學與預期壽命

自十九世紀中期以來大多數發達國家的死亡率一直在下降。一八四〇年以來，預期壽命的期望值一路攀升，平均每年增加三個月。不過，近來預期壽命的增加是基於老年人的壽命延長。世界衛生組織在一九五五年至二〇〇四年對五十個國家進行了死亡率調查，並在此基礎上做了進一步的探討，發現在調查的所有地區一至四歲的兒童死亡率最高，遠高於其他年齡段。不過，在二〇〇四年之前的五十年間，一至九歲的兒童死亡率降低了百分之八十至百分之九十三，主要原因是死於傳染性疾病的人數大幅減少。與此相反，十五至二十四歲的死亡率下降幅度只有兒童的一半，主要是因為因傷致死的人數的增加，特別是年輕男性。二十一世紀初，在調查地區去世的十至二十四歲的男性中有百分之七十至百分之七十五是因傷（車禍、街頭鬥毆或黑幫暴力）而死。二〇〇四年，十至二十四歲死亡的男性中有四分之一至三分之一是死於自殺與暴力，如今十五至二十四歲的青年男性死亡率是一至四歲男童的三到四倍。

十九世紀兒童的死亡率最高，成年人的死亡率次之，而如今老年人的死亡率最高。因此，人們的平均預期壽命大大增加。在大多數人的成長歷程中，死亡是隨著年老的過程逐漸降臨的。年老時可能會耳不聰、目不明，罹患憂鬱等心理疾病，人在這種狀況下生活的日子也增加了。如表 1.1 所顯示，我們之中將有一半的人死於一到兩個慢性疾病，例如心臟病或癌症。由於是慢性疾病，死亡將是一個漫長過程，而非像大多數人希望的那樣沒有任何徵兆地突然死去。二十世紀早期，傳染病是致

表格 1.1　美國人的主要死因，1900 年和 2010 年（每 10 萬人的死亡率）

1900*		2010	
死因	每 10 萬人的死亡率	死因	每 10 萬人的死亡率
1、肺炎	191.9	1、心臟病	192.9
2、肺癆	190.5	2、癌症	185.9
3、心臟病	134.0	3、慢性下呼吸道疾病（肺部）	44.6
4、腹瀉病	85.1	4、中風（腦血管疾病）	41.8
5、腎病	83.7	5、意外（意外受傷）	38.2
6、意外事故	72.3	6、阿茲海默症	27.0
7、中風	66.6	7、糖尿病	22.3
8、癌症	60.0	8、腎病	16.3
9、年邁	54.0	9、流感與肺炎	16.2
10、支氣管炎	48.3	10、自殺	12.2

*資料僅限於登記地區，包括 10 個登記的州和有至少 8000 居住人口的所有城市。這些資料占了 1900 年美國大陸全部人口的 38%。1900 年人口普查報告中沒有包括意外事故。

來源：1900 年美國第十二次人口普查摘要。表格 93。華盛頓特區：美國政府印刷局，1902；美國國家衛生統計中心，美國國家人口動態統計報告，2010,60（4），疾病防疫中心。亞特蘭大，喬治亞州，11 月 1 日，2012。

人死亡的主因，而如今美國人有一半以上死於心血管疾病和癌症。儘管在世界絕大多數地方慢性疾病是頭號殺手，但是在非洲情況卻相反，愛滋病、瘧疾、肺結核仍是非洲居民生命的主要威脅。

二十世紀五〇年代以來，心血管疾病始終是美國人生命的頭號殺手。放眼世界，心臟疾病是導致世人死亡的最主要原因，每年有約一千六百七十萬人死於心臟疾病，有七百九十萬人死於癌症。但在美國，一九七〇年至二〇〇〇年間心血管疾病的死亡率有所下降，導致這一時期人們對於壽命的預期值大幅增加。處方藥物的研發和使用可使高血脂、高血壓狀況減輕，有可能是心血管疾病致死率下降的主要原因。但是，未來越來越多的肥胖問題可能會引發心血管疾病和糖尿病。而美國最近這幾年死於「二號殺手」癌症的人數有所下降。癌症死亡率最高的是肺癌、乳腺癌、前列腺癌、結腸直腸癌。

在美國，控制菸草消費是唯一最可預防疾病和早逝的方法。儘管二十世紀六〇年代以來吸菸率有所降低，卻在近十年趨於平穩。美國約有百分之二十一的成年人和近百分之二十的高中生抽菸。每年因吸菸導致的死亡比酗酒、愛滋病、交通事故、兇殺、自殺、吸毒的死亡人數總和還多。每年因吸菸死亡的美國人約有四十三萬人。美國女性菸民在二戰之後才大幅增長，如今女性菸民罹患肺癌的機率已與男性菸民相當。近幾年，全球菸民數量增長十分迅速，如今全世界因吸菸死亡的人數已占全部死亡人數的百分之五（保守估計）（這一數字在美國是百分之二十）。

英國二〇〇七年七月頒布了一項關於禁菸的法令。頒布後一年內，心臟病發生率下降了百分之十。蘇格蘭禁菸令比英國更早一年，心臟病發生率一年內下降了近百分之十四。禁菸令的頒布被認為是英國最成功的一項公共衛生政策。現在英格蘭正在發起一項運動，呼籲大家在車內或在家裡只要有孩子的地方都要禁菸。英國每年有十一萬四千人死於吸菸引發的疾病。

二〇一一年六月，美國食品和藥物管理局公布了九張圖像，規定從二〇一二年十月二十二日開始在菸盒上使用。其中一張是一個長滿蛀牙的男人正從氣切套管抽菸，底下一行字說明了一切：吸菸引發癌症。從勸人戒菸的效果來看，在其他國家圖像似乎比文字警示更有效。例如加拿大菸盒上的圖像實在讓人看了不舒服，菸民紛紛去買套子擋住菸盒的圖像。儘管美國是第一個要求在菸草產品上標示健康提醒的國家，但三十多個國家已經要求用大圖像來警示吸菸的危害，在這方面美國正在改進。

儘管禁菸讓死亡率降低，抽菸在現今電影中卻更加流行。最近的報導顯示，現在銀幕上的吸菸人數與一九五〇年一樣多。在二十世紀七、八〇年代，電影中有吸菸鏡頭或提到菸草的是平均值的八倍；二十世紀九〇年代晚期，這一數字達到二十五倍。二十世紀九〇年代拍攝的兩百五十部頂級大片中有百分之八十五包含抽菸鏡頭，抽菸在電影中通常被視為冷酷、性感、富有魅力的行為。那麼，對於二十一世紀電影觀眾來說又意味著什麼呢？

從一九九〇年開始，美國人的預期壽命大大增加，當時美國人預期壽命為四十七歲，二〇一一年為七十八歲。一百年之前，只有百分之四的美國人活過六十五歲；今天這一數字為百分之十三，到二〇五〇年預測將達百分之二十。一九五〇年開始，美國男性的預期壽命從六十六歲增長到七十五歲，女性的預期壽命從七十一歲增長到八十歲。在美國，白人比黑人壽命長約七歲。根據《紐約時報》這篇研究報告〈預期壽命是否已至極限？〉(Is Life Expectancy Now Stretched to Its Limit)，我們身體能維持的時間是有限制的。研究認為科學藥物已將人類的預期壽命延長至八十五歲，這也是人的自然極限。研究人員稱，即使有治療像心臟病和癌症這類致命疾病的藥物，自然的身體退化也會讓人停止在八十五歲的平均壽命。

但是，美國八旬以上的老人希望比其他工業化國家八十歲以上的老人活得更久。美國出生時預期壽命排名第二十五，高嬰兒死亡率和高中年死亡率使美國平

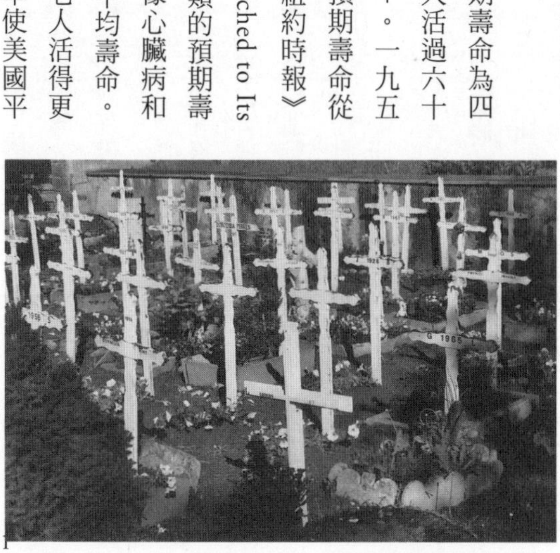

瑞士策馬特墓地的這些白色十字架用來紀念死亡的嬰兒。這片墓地中都是不到一歲就不幸夭折的嬰兒，墓碑上有他們的名字，小小墳墓的圍欄裡生長著花朵。

均壽命較低。例如，日本和瑞典的嬰兒死亡率（分別是二・六和二・八）比美國低很多（六・七）。儘管原因不明確，人口統計顯示一些美國人之所以非常長壽，是因為美國的全民醫療保險比其他地方給老年人提供的服務更好。另一個因素可能是教育的影響，一個受教育程度高的社會意味著高標準的生活，最終促進壽命的增加。

儘管醫學和科學的重大發現對生命延長有明顯促進效果，美國大眾近幾年也在努力改變生活方式、提高健康水準，最主要是禁菸運動、健身運動、營養均衡和控制體重、壓力管理、安全性行為以及酒精和其他藥品正確使用。儘管一個人不能改變自身遺傳，但可以透過合理運動、均衡營養和改變生活方式來延長壽命。

死亡率的性別差異

貝特麗絲・戈特里（Beatrice Gottlieb）在《西方世界的家庭：從黑死病到工業時代》（The Family in the Western World: From the Black Death to the Industrial Age）提到，儘管分娩對於女性一向有一定危險性——過去比現在更危險——通常男人並不比女人更長壽，不論過去現在都是如此。全世界只有孟加拉和尼泊爾這類南亞國家是例外，不過他們的男性只比女性長壽一點。營養缺乏和醫療保障不完善是這些地區的女性喪失預期壽命優越性的最可能原因。除了南亞，其他地區的女性在壽命上都有絕對優勢。

在現代西方國家，女性預期壽命比男性長，但這並不是新的趨勢。儘管最初男嬰出生率總比女嬰高，但無論過去或現在男女比例基本上是平衡的，因為男嬰死亡率更高。對於過去的家庭來說，孩子出生時面臨的危險性是不容小覷的事實；不過，不論對女性分娩死亡有什麼看法，都應該放在全體女性的生存狀況背景下探討。

在十九世紀的美國，女性通常比男性死得早。其中的原因包括女性懷孕和生孩子帶來的危險，女性吃的經常是男人剩下的食物，還要給孩子分一杯羹。但是二十世紀二〇年代以後美國死亡率的性別模式已經改變，和其他西方國家一樣，美國的女性通常比男性壽命更長。今日美國人生命的兩大殺手心臟病和癌症，在男性中的發病率比女性高。男性因心臟病引發的高死亡率多歸因於高抽菸率和容易失控的個性；女性卵巢分泌的性激素也對心臟病有一定的防禦作用。男性癌症的高發生率也是由於抽菸、飲酒過度和在工作場所接觸過多致癌物質。事實上，男性一旦罹患絕大多數常見的致命疾病，比起罹患相同疾病的女性更易死亡。

促使女性長壽的生理優勢或許在於男女分泌的荷爾蒙不同。女性還藉由每月的經期減少體內鐵的總量，因此較於男性不太會在體內有過多的鐵堆積。另外，美國的預期受胎率高於一二〇：一〇〇，更傾向於男性，但是男女出生性別比降到了一〇五：一〇〇。所以男性胚胎和胎兒處於弱勢，更易夭折。青少年期的男女比例相對持平，八十歲之後的男女比例低於五〇：一〇〇。有證據顯示其他的生物群種中，雌性的壽命同樣較長。或許女性的身體構造確實更強大，她們的身體可以孕育並為胚胎和胎兒提供營養。女性好比精美的保時捷，反之男性更像是胡亂拼湊的模型。

性別文化差異方面，女性比男性更注重飲食，因為她們對食物的傳統知識更瞭解，現在的流行文化也使女性更加注意保持體重。不過，現在男性和女性都越來越注重飲食和鍛鍊身體，所以這一差異的影響越來越小。

人類學家阿什利・蒙塔古（Ashley Montagu）提出女性比男性更善於抒發情感，因為她們更容易哭。由於哭並不是男子漢的作為，男人一般會抑制這樣的衝動，但這麼做會導致身心失調，引起胃潰瘍之類的疾病。蒙塔古提出一個問題：「這是表達情感的更好方法嗎？」或許女性透過釋放情感可以更自由地表達自己，從而有利於減少壓力。

男性一直以來都喜歡冒險活動，透過抽菸（例如拿著萬寶路菸的粗獷男人形象）和喝酒展示男子漢氣概。男性更容易飆車，希望像詹姆士・迪恩那樣隨性生活，喜歡參加激烈的運動。在意外中死亡的男性比女性更多。男性從事的工作通常比較危險，比如煤礦工。男性從事的高壓工作往往更多，如CEO和其他高層管理職位，儘管在二十一世紀也有很多女性從事這些工作。

儘管男性實際上比女性死得早而且易患高致死率的疾病，但女性的患病率還是高於男人。女性更易得慢性疾病，但慢性疾病不會嚴重到致死的程度。當考慮到性別差異時，死亡率和發病率之間的關係成反比。女性可能易生病但是壽命更長，男人不常生病但可能比女性死得早。女性因為易發疾病，與醫師的接觸也更多。也許女人比男人更願意承認自己生病，因為生病就意味著虛弱，所以男人不願去看醫生或者承認自己有點不健康。舉個例子，最近對威斯康辛州一千名中年人的縱向研究顯示，那些堅持男子氣概的「保守派」和其他男人相比，只有一半會去接受預防性保健，如進行每年例行的體檢。即使是受過高等教育的男性，如果堅持所謂的男子氣概，也不會選擇接受預防性保健。這些證據可以解釋為什麼女性的壽命比男性長。

隨著性別角色不斷轉變，人們發現越來越多的女性從事著多種非傳統職業，男性則分擔了更多的家務，很多行為變得男女皆有（更多的女性抽菸、喝酒、高壓工作，過著快節奏的生活），生活的壓力和張力在男女之間分配地更公平。那麼，關於是生理還是文化造成了兩性平均壽命不同的爭論就有了更合理的解釋。

○臨終和死亡的研究方法

研究死亡有很多種方法。研究的兩個基礎領域是自然科學和社會科學。自然科學包括生物學的方法，社會科學包括社會學的方法。雖然人類學和心理學有傾向於自然科學的分區，但當研究死亡和臨終時，它們採用的方法主要屬於社會科學。而且人文學科通常透過文學、音樂、歷史和哲學來解釋死亡。

在運用科學方法做研究時，所有的方法遵循相同的經驗主義方法論，只是收集資料的具體方式有所差異。不過，方法論是建立在觀察和推理而不是超自然的啟示或直覺之上，它訴諸於權威和個人推測。

本書的理論觀點大多針對社會問題，雖然有些傾向於社會心理學（連結社會學和心理學的學科）。在我們討論不同文化時會用到人類學的方法。本書的心理學研究有一定社會心理學取向。哲學方法是研究臨終與死亡的另一途徑。當涉及與人體（結構與功能）有關的醫學問題時適合用生物學方法研究。比如與死因有關的醫學問題既是生物學（基因因素）問題，也是社會學（環境因素）問題。

生物學研究方法

生物學是研究生命的學科。雖然本書研究的是臨終和死亡，但是實際上探討的是生活與生命。因此在本書中生物學研究方法的確有其價值。死亡的過程主要是一個生物學過程——身體發生的變化。不過在本書中，我們更關心人們怎麼應對這個過程。比方說，生物學家和醫療人員（或其他人，包括社會學家）都是對生物學的意義而不是生物學本身做出回應。醫師的診斷取決於該醫師對生物學條件的理解，醫學診斷的過程就是醫師對生物學因素的意義做出判斷的過程。那麼，這個診斷就代表了將生物學因素轉變為意義因素的過程。

醫師和其他人的行為源於生物學的意義而非生物學本身。每次有媒體報導停屍間的屍體在專家鑒定為死亡後又復活的消息時，都會出現對這一事件的戲劇性解釋。醫師認為一個人死了並不能保證他真的死了。這些行為源自生物學的意義，而不是生物學的因素本身——活著的人被送進了停屍間。

之後在美國衛生系統（見第七章）進行的關於死亡的討論集中在醫療模式的話題上。在醫療模式下我們生病時會去看醫師，但臨終之人在疾病末期通常不能被治癒。那麼，臨終病人就成了醫療系統中不正常的存在——因為他無法被治癒。第五、六、七章將討論死亡的過程並且會引入生物學問題（第八章是關於生物醫學問題），但同時也會說明醫師和病人以及家屬之間的關係（不僅是社會科學層面）。確實，生物學研究方法關乎生命，而生命包括了臨終和死亡。

心理學研究方法

在其他問題中，研究臨終的心理學方法調查了疼痛體驗（見第六章）、死亡焦慮（在第二章中有討論）和臨終時的情緒狀態（在第五章中有討論）。對於死亡焦慮的研究已由心理學家專門展開。死亡焦慮（恐懼）包括對未知的恐懼、對自我本質的恐懼、對衰老的恐懼（恐老症）、對永生的恐懼，而且死亡焦慮會持續人的一生。心理學研究方法從發展的視角（有時稱作生命階段）看待臨終現象，也調查了人們對於不同人生階段的臨終和死亡的態度（子宮到墳墓）。本書的第三章就採取了這樣的發展視角，因而在借兒童、青少年和成年人（少年、中年與老年）的眼睛看待死亡這件事情上，心理學發揮了重要作用。

臨終和死亡的心理學研究方法，從不同文化的角度看待死亡否認心理，調查了大眾媒體麻木不仁帶來的影響，並從病人和醫師的角度對死亡否認進行研究。如第五章所述，人們對於某人被診斷為末期或死亡的普遍反應是否認（震驚和不相信）。這種反應是一種防禦機制：「我一定聽錯了。」心理學還分析了人在臨終和死亡時的感情，並全面研究了生活中重要他者去世前後人們悲痛的過程，這些在第十三、十四章中有所討論。

精神分析的觀點來源於心理學，而且它很多論點都建立在大腦潛意識裡。這種方法透過回顧病人以往的經歷來解釋現在的行為。死亡恐懼通常被認為是長久壓抑愧疚的結果，可以追溯到先前不愉快的經歷。這個觀點具有實用性功能，並且能有效幫助人們應對臨終和死亡。

哲學研究方法

蘇格拉底曾說，真正的哲學家歡迎死亡。死亡不是終結，而是轉折。人類在這世間是獨一無二的存在，人既有情感也有理智。身為情感動物，我們會感動，會因失去親人而感傷，因為人死了就不可再生，永遠不復相見。因此，在面臨失去親人的痛苦時，我們會尋求安慰與慰藉。身為理智的個體，我們同時也明白虛幻、混沌、妄想並不能讓我們找到真正的安慰與慰藉。我們應當站在一個清晰、理性的角度去追求真理，這樣才能獲得真正的安慰，這也是我們人類作為唯一理性的生物能夠獲得的。

存在主義哲學方法論應對死亡的方法非常實際，就是必須面對死亡。我們可以面對死亡。死亡對於我們每一個人來說都是非常的存在。不論身旁曾經多麼熱鬧，我們只能孤身面對死亡。像勇敢的小火車頭在不停地說「我想我可以，我想我可以，我想我可以」和「我做到了」，我們可以對自己說：「去做吧。」

存在主義問題的定義包括哲學、心理學和宗教在內，應當進行宏觀的掌握。存在意味著空間和時間上的存在，雙腳踏在這土地之上，留下活著的痕跡。比如，對於某些罹患乳腺癌的女性來說，精神的或者說存在的問題轉化成了對上帝的信仰，而堅定的信仰會成為她們應對生命中困境的力量源泉。

存在主義哲學觀點的一個分支是現象學。這一哲學觀點關注「事情本身」，也就是現象。例如，現象主義在研究死亡時會探討死亡對於將死之人的含義。它直接研究死亡本身以及它的構成。如果有人在研究瀕死體驗，誰會比有過死亡體驗的人更有資格討論這一話題？如果有人想研究自殺、想瞭解自殺是什麼感覺，沒有方法比詢問有過自殺行為的人更能瞭解真相。一個人在試圖自殺時到底在想些什麼？研究這一現象——自殺意圖，研究有過瀕死體驗的人，從而獲得直接、可靠的第一手資料。

現象主義最基本的意圖是描述感知對象或意識中的東西。對於在工作中採用現象主義研究方法的社會學家來說，大眾眼中個人的含義及其建構對他們具有特別的吸引力。這種對人類本質的看法假設個體有能力進行自我反省，而不僅僅是社會力量的產物。現象主義方法假設研究者不會分享此類經驗或者理解其合理性，現象主義社會學家必須從行動者的角度理解他或她的行為。社會學家凱西．卡麥茲（Kathy Charmaz）觀察發現，如果用現象主義方法進行研究，用來定義和描述死亡研究的描述性術語和概念必須是系統的、明確的。

人類學研究方法

人類學家（特別是文化人類學家）研究宗教禮儀，因為人們透過宗教禮儀面對死亡、悼念逝者。正如人類學家亨廷頓和梅特卡夫在《悼念逝者：喪葬禮儀中的人類學》（Celebrations of Death）所發現，研究喪葬儀式是大有裨益的。在所有社會中，死亡都投射出人們最重要的價值信仰，因為其關乎人們如何生存、如何評價自己的過往。在死亡面前，生命變得透明單純——最基本的社會、文化問題便顯現出來。比如，死亡其實是印第安人生命中的重要組成部分，而許多美國人並沒有意識到這一點。

第十章在探討不同文化中的喪葬儀式時大量參考了文化人類學家的研究。文化人類學家還關注了不同文化中的情緒反應，不同的群體如何裝殮遺體以及如何下葬。在美國多半進行土葬，有的文化是進行樹葬，有的是火葬。文化人類學家就是對這些喪葬儀式進行研究。

人類學的另一個子域——物理（生物）人類學卻偏向生物科學方向。比如，這個領域的專家可能會對過去和現在的骨骼（人類的和其他動物的）進行鑒定。這項專業技能會透過對身體的一部分進行鑒定來判斷年齡、性別和其他物理特徵。因此，人類學（研究人類的科學）在社會領域和自然科學領域均有分支。

社會學研究方法

社會學在研究臨終和死亡時包括四大理論方法：結構功能理論、衝突論、社會交換理論、符號互動論。社會交換理論和符號互動論在兩個關鍵點上和結構功能理論、衝突論不同。一是社會交換理論和符號互動論觀察的是社會中的個體，而結構功能理論、衝突論研究的是社會現象、機制、勢力。二是互動論和變化理論認為社會的基本特徵是其主體性，相比之下，另外兩個理論關注的是客觀性。

在互動論和變化理論看來，社會現象本身並沒有許多含義，是人類賦予給它們了含義。W・I・湯瑪斯認為，如果人們相信某個場景會實現，那麼經過他們的努力這個場景極有可能會實現。羅伯特・莫頓將湯瑪斯的觀念做了進一步的延伸，他認為個體基於對情景的感知進行下一步行動，因此預測中的情景得以實現。這就是自我應驗效應。馬克斯・韋伯將社會行動定義為人類行為，行動中的個體將主觀意願賦予給行為本身，這些人類行為也包括他人的行為。

使用社會交換理論和符號互動理論方法的研究者需要時時培養一種對研究主體的同理心，研究者常常需要深入主體的生活以窺探其主觀世界。一則印第安人的諺語告誡我們，不要貿然對他人的行為做出評價，除非我們已經「身臨其境地感受過他人的生活」。在本書中，我們將從行為者對自身行為預期的主觀含義角度解釋社會行為。

結構功能理論假設社會處於一種平衡狀態，不同種類的社會體制運行時（如家庭、宗教、經濟、政治）相互依賴。這個理論或許可以解釋某一特定的喪葬儀式如何成為社會制度。衝突論觀點假設社會處於不平衡狀態（不均衡），關注社會上的不公平現象，比如臨終醫療保障不公平的問題。接下來我們會詳細闡述這四個研究臨終與死亡的社會方法論。

結構功能理論——法國社會學家埃米爾・涂爾幹的研究為建立群體行為和社會結構的理論框架奠定

了基石。涂爾幹認為社會學是研究社會現象的科學，這些社會行為與個體無關。比如，語言、宗教和貨幣兌換體系都是社會事實，在我們出生前就存在於世，在我們死後也將繼續存在。社會事實具有限制性——它們可以限制我們的行為（我們必須遵守一定的規則、制度）。

涂爾幹認為社會是由多個部分組成的一個社會體系，整體大於各個部分的功能，各個部分不失彼此的特點和個性。從這個方面來看，社會團體或者集群（比如一個特定的核心家庭）不能被簡單地歸納為個體的集合，社會現象有自身運轉的規律，整體功能超越各個組成部分。因此這一視點研究的是與群體相關的現象（比如喪葬儀式，為臨終患者提供護理的相關機制，殯儀館工作人員），而不是特定的個體行為。

群體行為為群體的一員提供力量，向群體外的人展現出群體的「團結」。比如，在一名員警殉職後，這個地區數百名員警會從四面八方趕來參加他的葬禮，並在葬禮中為他開道。本質上，員警作為一個大型團體在向世人傳達這樣的訊息：「儘管我們其中一員遭遇了不幸，我們的佇列少了一人，但是我們仍然緊密團結在一起，不讓任何人將我們拆散。我們仍舊是強有力的存在，時刻準備保護社會安全。」這個訊息是響亮的、清晰的。他們透過這樣的行為彼此安慰。納爾遜・曼德拉、麥可・傑克森和戴安娜王妃去世時，全世界不同國家的人自發去各國中心地帶獻花表示懷念。一起分擔悲痛、在他人需要安慰時出現是很有幫助的。

正如之前所說，結構功能學家認為社會處於一種平衡狀態，或者說均衡的狀態。死亡本身對社會的整體「平衡」也起了一定作用。夏洛特・吉爾曼對此有過巧妙地闡述：「死亡？有什麼可大驚小怪的？用你的大腦想一想世界要是沒了死亡會是什麼樣。死亡是生命的必要條件，不是罪過。」

死亡是社會最正常不過的一部分。死亡創造出就業機會——比如喪葬業人員，墓地工作人員，房產律師。死亡在組織結構內部提供新的崗位——舊人去才會有新人來；因此死亡為社會體制的平穩運行做出了貢獻。社會結構決定了死亡存在的必要性——有助於平衡社會。

結構功能學家將社會看作一個各部分相互作用的社會體系，可以從兩個方面對死亡相關行為進行分析：

一、死亡相關意義體系和死亡機制如何有助於維持更大的社會體系？

二、死亡相關意義體系和死亡機制與更大社會體系存在一定的關係，它們是怎樣受這種關係影響的？

社會功能理論家對積極的（功能良好的）和消極的（功能失調的）社會互動結果感興趣，對死亡相關行為的預期（明顯的）結果和非預期（潛在的）結果也感興趣。家庭成員專心照料臨終的人時，他們的行為有助於在家庭內部建立一種情感連結；但是行為也會在家庭財政資源安全方面變得功能失調（特別是成員必須中斷工作時）。參加葬禮一個明顯的作用是給予喪親的家庭支持，因為家庭成員都在努力從喪慟中恢復，一個不那麼明顯的作用是加強社會組織內部的穩定（一場葬禮成了一次家庭聚會）。

若機構功能理論家對喪葬儀式感興趣，他們也許會考慮下面的問題：

一、葬禮如何幫助讚頌、保持社會最突出的價值？

二、葬禮如何促進親屬群體（祖父母、父母、孩子、叔叔阿姨、表親、兄弟姐妹）關係？

三、葬禮如何促進或影響喪親家庭成員之間的關係？如何影響更廣泛的社會？

四、在哀悼逝者時，葬禮是如何讓哀傷過程不那麼難過的？

五、死亡相關儀式是如何幫助經歷喪親之痛的人恢復社會角色的？

六、遺體存放方式和喪葬儀式的不同，如何將不同社會地位的家庭區分開來？

社會學家凱西・卡麥茲運用結構功能觀點，描述了驗屍官代理人在維持日常工作時使用的策略。驗屍官代理人要幫助家庭成員盡自己的職責去照料去世親屬的遺體、去處理遺體存放的相關債務問題，驗屍官代理人在此過程中盡量不參雜個人情感。透過卡麥茲的描述我們可以發現，如果每一個主體都能盡到自己的社會職責（發揮自己的社會作用），那麼社會體系將高效運行，社會公平將得以維繫。

驗屍官代理人和逝者親屬溝通時的戰略控制可以透過當面聲明進一步加強。自我保護策略的一部分就是保持禮貌和真誠，同時有一定權威性。代理人必須營造一種氛圍，在這樣的氛圍中宣布死訊是有效的、可信的。醫師可能會說「有一個壞消息」，但驗屍官代理人缺少這樣的聲望，也和死者本人毫無關係。代理人還缺少醫院提供的結構上的支援；因此為保證工作順利進行，他們必須採取一定的策略。他們的目標是迅速宣布死訊，將大家的關注點轉移到照顧遺體的責任和最終安置上。代理人發現在成功引領親屬發問時獲得回饋一般比較良好。

卡麥茲發現代理人通常盡量避免使用「死」這個字眼，因為這個字很刺耳，他們選擇用別的委婉說法，這樣在親屬提到「死」時他們可以控制局面，讓死亡聽起來更「真實」。代理人會再次闡述並進行詳細說明。這個策略起作用的話，人們會比較迅速接受親人不復存在的事實。如果溝通順利的話，親屬會感謝代理人的細心和體貼。親屬會問逝者的狀況，代理人會提供所知資訊，之後可以稍微放鬆一下去安排儀式和安葬事宜。在這個過程中，代理人擔當了官員的角色，打斷處於悲痛和震驚情緒中的親屬，為他們點明要處理的事情，為進一步引導親屬接受之後的安排和控制局面採取一定的策略。

他人的故事 葬禮的潛在功能

大概二十年前父親突然離世，我在五十歲那年回到了故鄉德州去參加他的葬禮。高中畢業我就自己出來住了，只是每年回去看看一兩回。在父親的葬禮上，我觀察了一下這些年家裡的變化。在葬禮的尾聲，形形色色的人環繞在打開的棺材周圍，有親戚、有自稱是我們親戚的、有老朋友、還有叫不上名字的人。多年（幾十年！）未見的表親們從各地趕來參加葬禮。他們都變了不少，臉上帶著歲月的痕跡（我也一樣）。我想起小時候和其中一個表親玩耍的經歷，我們一起去四十英里外同樣位於德州的祖母家拜訪，這都是幾十年前的事情了。這麼多年來，我和他們也只是保持每年見一面，沒有完全斷了聯繫而已。現在，他們全都出現在父親的葬禮上。葬禮促成了家庭聚會，不得不說這是葬禮的一個潛在作用（隱藏功能）。

其中有幾位我數十年沒見面的老阿姨（姨丈們都去世了），感覺她們突然間變得如此年老、孱弱（她們確實如此）。我回想起她們四、五十歲時的樣貌，那時我還是個小毛孩。天吶，沒想到歲月將她們改變那麼多。我小學和中學的同學們列隊走過打開的棺材，從他們身上我也看到了歲月的痕跡（同樣地，我只要看一眼鏡子也會發現歲月帶給我的變化）。

只有在家庭環境（包括自稱是親屬的人）中才可以發現時間帶來的這麼多變化。在我從小毛孩長成中年男人的過程中，這些人一直存在我的生命裡。死亡這種形式將我生命中曾經最重要的人帶走了，也在家庭中留下了空白。我祖父母們如今都去世了，按照家族生命進程的邏輯順序，下一個去世的該是我的父母。

嬰兒出生、其他家庭成員慢慢變老，都為家庭帶來人數、結構和角色的變化。葬禮上也有我不曾認識的親屬的後代。他們在我成年、離開這片土地之後出生。這是我第一次見到大家族的成員。在過去的幾十年間，我們的大家族發生了很多變化——在這樣一個悲傷的葬禮上，我可以清楚地發現這些變化。

隨著時間的推移，家庭生命歷程的組成發生了變化。所有的人和物在未來某天都會安於黃土。只是在家庭這樣一個環境中，可以讓人更清楚看到這些變化的時間點，儘管有時這些變化並不讓人感到愉快。

來源：喬治・狄金森

衝突論——社會功能理論關注的是如何維持社會穩定和公平的問題，衝突論關注的是社會變化和不公平的問題。衝突論研究競爭、矛盾、個體和群體在爭奪有限社會資源時的衝突。

透過強調對有限資源的社會競爭，對死亡相關行為特別關注的矛盾理論學家會指明有效性中的不平等、醫療護理的品質差異、死亡率的不同。比如，窮人普遍被剝奪了最優化的護理，特別是生命搶救的權利。獲得延長生命、推遲死亡的資源的方法不僅依靠可能的絕對值，還依賴於資源在民眾中分布的廣度。資源分布不均的社會，比資源分布平均的社會的發病率更高。艾倫・卡拉漢（Allen Kellehear）認為掌握自己生活的人可以更好地應對死亡。根據他的說法，任何社會中的權力精英都決定著他人的生死權。社會不僅決定死亡的形式，還決定死亡發生的時間和對象，甚至是是否對生命進行搶救。

第六章和第八章中討論的器官移植是衝突論的典型觀點。人體器官和組織的接收者遠比捐獻者要多。因此，由誰來接受器官就成了一個問題，就存在著對器官這個有限資源的競爭。衝突論的另一個例子是醫療保險。不過，「平價醫療法案」將在二〇一四年解決這一問題。如果矛盾理論學家對葬禮風俗和儀式感興趣，他們會對以下問題進行研究：

一、參加葬禮有什麼不好的作用？

二、在準備葬禮的過程中，家庭成員之間會出現什麼角色矛盾和分歧？

三、不參加葬禮會導致鄰居、朋友、同事之間產生什麼嫌隙？

四、兒童出席葬禮會引起什麼問題？

五、家庭成員參加葬禮時，特殊的家庭關係會在家庭成員地位競爭時產生什麼影響？

六、籌備葬禮方式的差異和相關開銷對不斷增長的家庭矛盾和家庭內部稀缺財政資源的競爭帶來什麼影響？

七、在葬禮舉行過程中，有著不同權威和社會回報（薪酬）的神職人員被分配給家庭成員，神職人員以及葬禮的主持者又是如何處理社會糾紛的呢？

八、某些不合倫理的殯葬業職員是如何壓榨承受著喪慟的親屬？

九、父母的離世如何導致兄弟姐妹間的反目，孩子的夭折又是如何引起夫妻間的婚姻危機？

在根據遺囑進行遺產分配和繼承財產的過程中，如果利益相關方都想獲得公平待遇，可能會引起糾紛，因為不同的人所理解的公平並不同。因此，衝突論也適用於離世後的「公平」問題。即使遺囑看起來公平，對於某些繼承者來說也許某件特別的事物，比如一張搖椅或者一座古董鐘，反而更加珍貴。每個個體對於公平的認識不同。公平可能意味著平均分配，但是公平也要顧及他人的權利。因為對於什麼是公平和平等有太多的解釋，人們對於公平與平等過於執著，所以糾紛很難解決。財產糾紛可能是兄弟姐妹間關係破裂的主要原因之一。在一些案例中遺產糾紛可能是兄弟姐妹爭的最後一樣東西，是導致親密關係破裂的「最後一根稻草」。

社會交換理論——社會交換論的理論家一直遵循兩大傳統。第一種傳統與行為心理學原則一致，強調心理化約論和行為強化技巧。第二種傳統受彼得・布勞的著作影響，致力於研究符號互動學理論家提出的假設。這種社會交換理論認為，人類行為中包含的與他人的互動是主觀的、可解釋的，用來交換符號性的和非符號性的回報。在這種社會交換中互惠是非常重要的，因為參與互動的個體可以獲得與付出有相同價值的回報。

根據這種觀點，個體只要認為彼此在社會活動中獲得相等的收益便會繼續參與。例如，社會交換學理論家認為個人參加葬禮（即使他們對出席這些場合感到不適，看到遺體會反感和焦慮）是因為他們在安慰失去親人的朋友的過程中得到了社會效益。某人可能想要（或者期望）朋友一起參加親近之人的葬禮，於是有一個互惠關係——己所不欲，勿施於人。

如果社會交換學理論家對葬禮的儀式與禮節感興趣，他們可能會對以下一個或多個問題進行研究：

一、為什麼有些人出席葬禮——出席葬禮會為他們帶來怎樣的社會回報？

二、為什麼有些人不出席葬禮——這又會為他們帶來怎樣的社會懲罰？

三、喪親家庭守靈、籌備葬禮、遵循其他死亡禮儀，家庭在此過程中會付出什麼成本，會帶來怎樣的社會和個人收益？

四、為什麼美國家庭平均要花幾千美元來安葬死者，明明只要花費一小部分錢就能達到相同的目的？

符號互動理論——符號（意義）是人類行為的基本組成部分，這是符號互動理論的基礎。人們基於對社會情境的理解以及對他人期望的認知來與他人互動。喬納森・特納（Jonathan Turner）強調社會交互的符號性，他說：「符號是我們適應環境、和別人交互的媒介，也是理解自我經歷、融入群體的媒介。」例如，社會學家暨醫師古樂朋（Nicholas Christakis）解釋了自我實現的預言如何將符號應用於改善病患關係。醫師在為病入膏肓的患者診斷時，為了達到預期療效可以適當改變病人的觀念。如果醫師給予癌症患者信心，則可能療效十分顯著。如果病人鬥志昂揚，他或她可能培養良好的飲食習慣，相對於精神萎靡的病人能更堅強地與潛在致命感染搏鬥。病人可能不會痊癒，但他或她的生命會得到延長。

另外，自我實現可幫助醫師在治療方案上與病人達成一致。研究發現，若一個青少年被診斷為糖尿病時保持心態樂觀，治療效果往往非常顯著。如果患者心態消極，醫師首要的任務是調整患者對疾病的悲觀情緒。同樣地，當醫師認為（也許是誤認為）特定患者不希望獲知「真實的」預後結果，便不會告知患者「真相」，病人便不會知曉真相。那麼，現實的社會建構是：現實取決於我們對情境的描述。

符號交互的觀點可概括為 ISAS 理論——個人層面的行為是對符號的反應，與觀眾和情境緊密相關。一九八一年，弗農和卡德維爾（Vernon and Cardwell）闡述了 ISAS 理論，分別代表四個基本要素的首字母。臨終之人及其親屬的一系列行為，都是對觀眾、情境的意義做出的回應。死亡相關行為被共用、符號化（被賦予含義）和情境化。這些行為是在社會中創造出來的，不是生理上預先決定的。

他人的故事 ｜ 自我實現預言

讀研究生時，有一次我替另一個同學去醫院捐血。在捐血前，有兩名護理師先後測量了我的體溫（當時用的是玻璃溫度計，沖洗乾淨後可重複使用）。結果兩次都測都一百零四華氏度，身為成年人我體溫偏高。去捐血之前我感覺自己身體很好，但現在有兩名護理師、兩個有權威醫學依據的數字都證明我體溫偏高、不適宜捐血，我感覺非常難過。這時，自我實現預言發揮作用了——醫師診斷我有病，我突然覺得身體難受，結果自己真的「病」了！在帶病回家睡覺前我打算買個溫度計，因為我確實沒有感覺到自己在發燒。在嘴裡含了三分鐘後，溫度計顯示我的體溫為九十八・六華氏度（很顯然，那兩個護理師沒有搖晃就把顯示著一百零四度的體溫計放在消毒水裡）。我立刻覺得一身輕鬆，「病」全好了。別人說的話和我們對這些話的看法，影響了我們的行為。

來源：喬治・狄金森

符號——符號指任何被賦予社會含義的事物。事實上，語言自身就是一個口語符號系統。例如，美國西南地區的一些原住民的語言中並沒有未來式和過去式，只有現在式。這必然會影響意義的表達和理解。委內瑞拉和巴西的雅諾馬馬印第安人（Yanomami）的語言裡有一個數值系統，只包括「一」、「二」和「大於二」。因此如果你問成年人的年齡，他們全都會說「大於兩歲」，在美國人看來透過這種方式區分不同成年人的年齡簡直天方夜譚。還有一些美國原住民的色譜只有三種顏色，影響了他們對顏色的感知。比如你去買一輛新車或一雙新鞋，可能有很多顏色供你選擇，即使是同一色系也有數不勝數的分類——一雙棕色的鞋子可能不是全綜，有可能偏咖啡色。因此，不同的認知體系對情境和客體的理解有巨大差異。

含義由社會創造並且在社會中長存；含義以符號或文字的形式保存下來。不過，如果在人類交互中繼續使用保存下來的文字則必須對其重新發掘和重新理解。交互是一種動態的、靈活的、在社會中產生的現象。死亡對每個人的意義取決於我們的社會共用理念。一代又一代大同小異地重複著這個過程——一千個讀者，就有一千個哈姆雷特。死亡相關行為和意義是動態的現象。例如，嬰兒潮時期出生的人和美國的老一代人對死亡的看法大不相同，我們將在第三章和第十一章對此展開討論。

我們人類不僅是反應的產物。我們有運用符號的能力——我們有能力理解外界刺激，對其賦予含義，並根據理解做出反應。電話鈴響代表什麼？電話鈴響是想刺激人接電話。不過，如果當時沒有講電話的心情，他的反應是不去接電話。此情此景中對於刺激的解讀結果是不做出回應。我們對同一刺激的反應方式可能會不同。醫師可能會告訴病人壞消息（刺激），病人的回應方式可能是否認醫師所說（刺激）——一定是醫師誤診了。她或他本意並不是所說的那樣。換句話說，病人只相

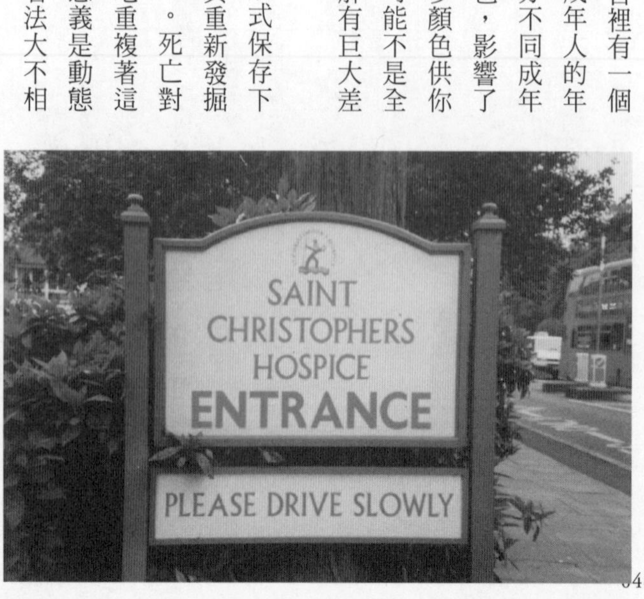

聖克里斯多福臨終關懷醫院的病人住院期間一般為三週。很多人知道進了臨終關懷醫院就意味著死亡即將到來。

信自己願意相信的，畢竟誰也不想聽到醫師說我們已經病危。因此，病人透過解讀（否認）得出的結論是一切都平安無事。

觀眾相關行為——青少年在父母或祖父母面前不會像在同齡人面前那樣表現。青少年在同齡人之間可能表現得很酷，但是在成年人面前會表現得成熟。觀眾甚至可能會在某種程度上影響我們的互動和言語。同樣地，觀眾也會影響我們對死亡含義的理解。觀眾可以是家人，可以是醫師，可以是牧師、護理師、夥伴甚至是在醫院大廳遇到的路人。臨終之人會觀察人們的一舉一動，傾聽別人說的話或揣摩話語背後的含義。將死之人的決定和行為深深地受到觀眾們的言行影響。

情境——像其他含義一樣，情境的定義源自個人賦予世界意義的嘗試。因為情境的定義通常包括選擇性認知，末期患者會為周圍環境賦予含義並對這一符號現實作出回應。患者做出回應的事物並不獨立於他的定義之外而存在。因此每位末期患者對臨終前環境的解讀都不同，這就是為什麼將死之人會有不同的體驗。這個觀點將在第六章進行詳盡的闡釋。

如果符號交互理論家對葬禮儀式和慣例感興趣，他們可能會調查下面的問題：

一、出席葬禮的社會意義是什麼？
二、美國葬禮的社會觀眾怎樣影響了死亡相關行為？
三、美國家庭如何在葬禮服務中體現對家庭價值和凝聚力的看重？
四、美國家庭如何以葬禮顯示階層差異？
五、葬禮的選址對葬禮進程有什麼影響？
六、葬禮觀眾的規模如何體現死者和死者親屬的社會地位？

智慧箴言

探尋言語的含義

血，
稠汁，
內臟，
嘔吐，
糞，痰，胞衣。
讓人噁心的詞彙。

愛，
柔軟，
母親。
親吻，心境，友誼。
親切的詞彙。

春，
微笑，
舞蹈，
玩耍，
有趣，歌唱，海灘球。
讓人愉悅的詞彙。

死，
火焰，
痛苦，
戰爭，
離婚，貧窮，醫院。
讓人悲傷的詞彙。

不。一點都不對。你不能
把詞彙串在一起
然後評判說這個壞
那個好。

動詞在哪裡？
我們談論的物件是誰？
背景又是什麼？
若孩子誤吞了大頭針，

對母親來說嘔吐就是好詞。
如果你是第三者，愛情則是酸楚的，
只能旁觀，無法融入。
對於行將就木的老人，病痛纏身，從容赴死，
死亡成了解脫。

和笨拙之人跳舞恐怕不是愉快的體驗吧。
誰又沒在春天傷過神。
不，言語沒有褒貶之分。
你、我、他有或悲或喜的情緒。

摘自《一袋麵條》第八頁，W．A．阿姆布魯斯特，1972，聖路易斯：肯考迪亞。

○結論

為何要從社會學的角度研究死亡？答案如下。

儘管本書的主要目標不是讓你在自己和心愛之人離世時做好心理準備，但是你仍然能從中受益。鑒於每個人都會經歷死亡，從社會學和社會心理學的觀點洞察你自己和親人的生命，將會是一種寶貴而有用的體驗。

當你閱讀美國或其他地方與死亡有關的風俗時，當你理解喪親習俗中的社會階層和種族變化時，你能夠以一種全新的社會學觀點理解自身的生命體驗和家庭傳統，如果它們和臨終、死亡和喪慟有關。

家庭是成員社會化的場所，引導成員建立死亡的概念、態度和感覺，此時社會學和社會心理學觀點讓你更充分地理解，你強大的應對能力源自你的教養。進一步說，在你學習本書的知識後，以後的某天當你或家人面臨與死亡有關的抉擇時，你會從更客觀的觀點看問題。不僅如此，當你需要

做出與死亡有關的決定時，社會學和社會心理學觀點還能為你提供更多可用的選擇。

最後，臨終、死亡和喪慟是社會與行為學家著重研究的領域，也是一個有趣的領域。從社會學角度研究臨終和死亡的一個重要原因是可以進一步探討社會規律。社會死亡學為學生研究社會學和其他行為科學中的許多觀念和應用領域打開了大門。

關於死亡體驗

CHAPTER 2

讓人悲哀的不是喪生之人，而是活著卻怕死的人。
——古希臘詩集

死亡不是敵人，活在對於死亡的恐懼中才是。
——《頭腦優先》(Head First)・
諾曼・卡森斯(Norman Cousins)

死亡不過如此，
我只是換了另一個房間，
我還是我，你還是你。
我們曾經是什麼關係，現在仍是。
——亨利・史考特・霍德(Henry Scott Holland)

當你第一次聽說人類歷史上重大的悲劇事件時是什麼反應？比如，二〇〇一年九月十一日在美國、二〇〇四年三月十一日在馬德里、二〇〇五年七月七日在倫敦發生的恐怖襲擊事件；科倫拜高中的校園槍擊事件；美國環球航空公司 800 號班機爆炸事件；二〇〇四年十二月二十六日印度洋地震引發的海嘯事件；二〇一三年四月十五日波士頓馬拉松爆炸事件；二〇一四年三月二十二日華盛頓州西雅圖市附近發生的坍方事件；挑戰者號和哥倫比亞號航空飛行器爆炸事件；奧克拉荷馬市爆炸事件；龍捲風和颶風造成巨大財產損失和人員傷亡；或者那些與你不相識但卻很熟悉的人去世的消息（如 英國戴安娜王妃、麥可・傑克森、曼德拉或甘迺迪）。我們的本能反應是難以置信，夾雜著對逝者的悲傷情緒。媒體只要持續報導這些事件，我們的情緒就被捲走了。起初我們還想著做點什麼可以幫助遇難者，但是隨著時間推移，唉，我們很快就會淡忘這些悲劇事件，繼續自己的生活了。

記者哈里・夏茲（Harry Schatz）在二十五年前寫過一篇報導，回憶了一九四〇年他母親聽到廣播裡德州數名兒童因颱風喪生的消息後悲泣的故事。她不停地念叨：「可憐的孩子啊。」夏茲感到好奇，母親身為一九〇〇年來到布魯克林的俄羅斯移民，是怎麼對這些德州孩子的遭遇產生共鳴的，因為她和他們在文化、語言、思維上截然不同。儘管如此，她的同情心還是越過了千山萬水，真心實意地為遠方不曾相識的兒童的遭遇悲痛和感傷。夏茲在讀一篇報導時又回想起三十五年前的這件事。那是一篇報導殘忍謀殺案件的新聞，他看過之後隨意地將這一頁翻了過去，忽然意識到這篇報導沒有引起自己任何情感上的波動，他感到震驚，頓時充滿了罪惡感。他問自己是不是反應比較遲鈍，還是心中邪惡地默認這些事件是正常的、不足為奇的，他甚至拷問自己是不是道德淪喪了。畢竟，他不像多年前母親那樣有那麼大的情緒反應。

如果那場颱風的慘烈景象出現在電視畫面上，想像一下哈里・夏茲的母親該會是怎樣激烈地反應。當時是透過廣播在腦袋裡想像孩子們的遭遇，她就已經悲慟不已。可能我們都認為自己在遇到這樣的情況時會像哈裡・夏茲的母親一樣傷心難過，對遇難者表示關切和同情。畢竟，那是徹徹底底的悲劇事件。但是在生活節奏十分快速的今天，我們真的「有時間」去感到悲傷嗎？哈里・夏茲擔心的是自己的反應是社會的主流和方向。一起發生在遠方的死亡事件可以透過電視畫面呈現在千家萬戶眼前，不論是個體的死亡或是大規模傷亡。媒體，特別是電視媒體，透過報導死亡之類的新聞來產生轟動效應，以提高自己的排名、成為行業的「老大」。有一些沒有道德的新聞記者舉著攝影機拍攝悲痛欲絕的人，而更人道主義的做法是不要打擾他們，給他們私人的空間。我們可能在某一瞬間被某一事件打動，像夏茲的母親一樣傷心難過，但如今我們會恢復得更快。

在後工業社會，盡快恢復生活節奏是必須的。我們不能浪費時間去感傷媒體報導的、離我們很遠的死亡事件或悲劇事件。不過，我們可以時常去紐約世貿中心大樓遺址、倫敦、馬德里、奧克拉荷馬市柵欄外、麥可・傑克森洛杉磯的夢幻莊園看看，去獻上一束花或者留下一張字條。可能我們這樣做已經代表了自己的心意，也能幫助自己很好地從悲劇事件中恢復。也許繼續向前走不代表我們不關心或麻木無情，而是一味地感傷、沉浸於悲痛之中和世俗的、多元的、專業化的、人口稠密的二十一世紀社會不搭調。

至於美國人的情感趨向，觀察美國人民對於二〇〇一年紐約恐怖攻擊事件之後《紐約時報》的報導態度，可以窺探我們對於陌生人的遭遇感到悲傷的能力。由於我們認為命喪恐怖主義對同胞是不公平的，我們需要向這些素未謀面的陌生人表達悲痛之心。在某種程度上，現在我們更能對陌生人的遭遇悲痛，只要他們是我們的同胞。

人類學家科林・特恩布林（Colin Turnbull）認為在我們的社會，個體是最重要的存在。他說家庭已經喪失了作為社會單元的價值，宗教信仰和宗教活動不再將我們緊密聯繫在一起。凱西・卡麥茲對待死亡的個人主義看法已經使得美國社會喪失了對臨終之人和其家屬應盡的大部分責任。她認為，美國的醫療保障是分布不公的，特別是缺乏對臨終之人的社會照顧，因為美國人看重個人主義和隱私。

在卡麥茲看來，堅持個人主義、自力更生、隱私權、恬淡寡欲的信仰，使得某些死亡方式變得合法化。將死亡看作私人的事、家庭內部的事就會使得一些社會機構徒有其名，不能提供必要的全方位社會服務，特別是醫療衛生和福利機構。

儘管美國人認為照顧臨終之人是私人的事，但是如今百分之七十五的人是在公共機構去世，主要是醫院、療養院等；三分之一以上的人在臨終前至少有十天是在加護病房度過的。一九五九年在公共機構去世的人占百分之五十，此後逐漸上升，一九五八年是百分之六十一，一九七七年達到百分之七十。如今，祖父輩的人很少是在生活了大半輩子的家中去世。但是，美國和一些國家的研究發現，大部分人更希望在家中去世。理查德・杜蒙和丹尼斯・福斯在大約四十年前就關注了這個現象，他們提出了一個問題：「現代美國人不常接觸死亡，接觸死亡大多是在公共場合，且許多人認為死亡是不正常的，那麼在他們自己面對死亡時該怎麼應對呢？」有時候臨終之人會覺得自己不受重視，就像艾蜜莉・狄金生的詩所寫的：「我聽到蒼蠅的嗡嗡聲。」

○定義死亡

漫畫《ID 國的巫師》（The Wizard of Id）將死亡描述為「生命歷程中僅有一次的體驗」。儘管這個定義無從反駁，但是它並不適用於醫藥和法律領域。《大英百科全書》第一版對死亡的定義如下：「死亡通常被認為是靈魂與肉體的分離，它是生的反面，與生是不可分割的整體。」這個十八世紀的定義明顯不適用於二十一世紀的今天。在二十世紀六〇年代以前，極少有人討論死亡在公共政策領域意味著什麼。如今第一次，對於什麼樣的情況才可以被定義為死亡有了現實的公共政策意義。今日由於科技的發展，臨終過程大幅延長，人體器官和組織移植技術也日漸成熟，情況已經不同於從前。

以前有一份報紙的頭條「醫師『殺死』了病人」，指的是「醫師『殺人』是為了救人」。文章說醫師先將病人麻醉，停止其心臟搏動，在四十度的溫度下保存她的軀體，然後從她體內抽了四十分鐘的血以防止動脈瘤壓迫大腦。醫師認為她的動脈瘤狀況不適宜手術，處於假死的狀態有助於醫師治癒很難接觸到的、高風險的動脈瘤。一位醫師說：「當流血替手術帶來高風險時，這未嘗不是一種解決辦法。」這才有了前面報紙的報導，說醫師「殺人」是為了救人。這時候定義死亡就是非常棘手的事情。

歷史上對死亡的診斷依據一直在集中論和分散論之間搖擺。集中論是十八世紀以前的主流觀點，認為單個器官蘊含著至關重要的生命能量，如果器官衰竭人就會死亡。分散論認為整個身體、每一個器官和細胞都蘊含著生命的能量。後者在科學家發現衰竭的器官可以復甦後占據了主流位置。現代對於腦死的理論使得集中論得到了復興。

自十九世紀六〇年代以來死亡的定義發生了巨大變化，從嚴格的生理判斷到對生命價值和人類生命品質的爭論。爭論認為死亡源自於大腦，而不是呼吸系統，測試死亡的第一步就變成了對臨終患者的感受性和意識的考察。大腦無可挽回地喪失全部功能即是死亡。一部分是因為如果大腦失去功能，心臟和肺就不能運作。醫師一般從三個跡象判斷患者大腦是否停止運作：患者必須因已知的原因處於深度昏迷狀態；患者必須不能獨立呼吸；患者必須沒有和腦幹有關的任何反射活動。死亡一旦被明確判定為生理現象，就會不可避免地捲入關於生命價值的討論中。二〇〇五年佛羅里達州泰莉・夏沃安樂死事件反映出腦死亡問題和其引發的倫理困境。

國際定義

定義死亡是非常棘手的課題。十九世紀五〇年代，聯合國和世界衛生組織提出了如下對死亡的定義：「死亡是自出生之日起所有生命跡象永久消失的狀況。」因為死亡只可能在出生之後發生，因此（成功）出生之前的死亡不包括在這個定義裡。後者叫作胎死，定義如下：「胎死是指從母體成功分離出來之前的死亡（生命的消逝），或是不論孕期長短的受卵產物；在分離之後，胎兒不再有呼吸或任何生命跡象，比如心跳消失、臍帶不再有脈動、隨意肌沒有明確動作等，則表明胎兒死亡。」

不是所有國家都認可聯合國關於死亡的定義。在一些國家，嬰兒在出生後二十四小時之內夭折被認為是死產，而不是死亡，或者完全被忽視。還有一些國家，嬰兒出生時有生命但在登記期間（可能持續數月）死亡則被認定為死胎，從所有登記表中除名。羅伯特・赫茲（Robert Hertz）觀察發現，這些胎兒被認為是來自精神世界，死時尚未從精神世界中脫離，因此世俗不認可他們的死亡，他們不會有任何葬禮。在某些地區，嬰兒長到一歲時才有自己的名字，直到有了自己的名字才算真正「存在」。因此，如果嬰兒一歲之前夭折，死時還沒有自己的名字，就不算存活過。如果沒「活過」，那何談「死亡」！因此，一個人的存在在官方登記或得到名字之後才被認可，存在若不被認可則不能「合法」死亡。

對八十個國家調查後發現，有七十個國家在診斷腦死亡時遵循的原則是患者陷入無可挽回的昏迷狀態，缺乏對腦幹反射活動的檢查。關於病人應該被監護的時間和需要多少醫師對腦死亡進行診斷，各個國家沒有統一的標準。有些國家規定，判定腦死亡需要透過腦電圖確認大腦是否已經停止運轉。腦電圖是經驗證最有效的、許多國家正在使用的工具。

加拿大在定義腦死亡時和美國採取的方法基本相同。芬蘭是第一個接受腦死亡標準的歐洲國家。目前所有的歐洲國家都接受了腦死亡的定義。不過，儘管各國對腦死亡臨床跡象的標準是統一的，但是有不到一半的歐洲國家要求用技術工具進行確定，有約一半的歐洲國家要求一名以上的醫師參與判定。艾倫・卡拉漢指出許多發展中國家因為技術有限，沒有強制要求使用技術工具。在亞洲，判定死亡的神經系統標準並不統一。中國對於死亡並沒有法律上的判定，而日本官方已經認可腦死亡的說法，雖然公眾並不願接受。印度和英國接受腦幹死亡的說法，而紐西蘭和澳洲已經完全接受整個腦死亡的判斷標準。

新幾內亞巴布亞島的卡里埃人（Kaliai）認為，當「一個人的呼吸中彌漫著死亡的氣息，目光呆滯地盯著別人看沒有羞恥感，無法安寧、頻繁需要他人幫助翻身，或者大小便、腸胃功能失調」的情況發生時，幾乎可以判斷這個人處於死亡邊緣。而當「呼吸停止、心臟停搏、眼睛和嘴巴一直張開」，可以判斷一個人已死亡。卡里埃人還相信一個臨終甚至已終之人隨時有可能重新獲得生命。卡里埃人對於「生命」這個詞也沒有通用的名稱。因此，生與死的問題比最初出現時更加複雜和棘手。

智慧箴言

泰莉・夏沃事件／她的病情：醫師解釋為「持續性植物狀態」

賽賓・拉塞爾（Sabin Russel），醫學作家

泰莉・夏沃是佛羅里達州一名腦部遭受重創的女性，她的丈夫和父母對於是否結束她的生命而爭論不休。她處在一種少見的矛盾狀態，醫師稱為「持續性植物狀態」。在這種狀態下，病人會一直處於昏迷狀態，但對某些外界刺激有反應。

她的大腦皮層明顯損壞，幾乎可以肯定不會再恢復意識——也就是說，她不會再記起自己是誰，也不會有時間和空間概念。

據醫師說，她的大腦皮層已經死亡，相關功能也隨之喪失，比如語言能力。

但是她沒有被診斷為腦死亡。

她的腦幹還是活躍的，腦幹是神經組織中更為原始和堅強的部分，控制著她的呼吸和覺醒周期，使她呼吸時

不依靠呼吸器，可以睜開眼睛追蹤移動的物體。

精神病學家要做的就是對這些狀態加以區別，比如加州大學神經加護病房主任韋德・史密斯醫師（Dr. Wade Smith）的任務就是如此。他定期為醫學專業的學生教授這方面的課程，他們當中的大部分人一生中都會遇到這樣的情況，已經處於創傷和悲劇當中的家庭還要做出生死抉擇。

在沒有法律干涉的情況下拔掉鼻胃管或斷水，泰莉・夏沃只能活不到兩星期。但是處於植物人狀態，她會感到飢餓、口渴或者痛苦嗎？史密斯說：「作為一名神經學家，我的答案是不會。」

失去意識的人和被麻醉的人一樣，不會感到飢餓或痛苦。高級腦的意識功能不再是問題，史密斯說：「這也是為什麼麻醉是有效的。」

但是，處於持續植物狀態的人會對痛苦的刺激做出反應。比如捏一下，他們會退縮。

處於持續植物狀態的人不會被當作器官捐獻者；心臟、肺、肝臟、腎臟只能從腦死亡的人那裡獲取。

精神學家手中有一份長長的單子列舉了心理存在不同狀態，一端是腦死亡，另一端是意識清醒。但在兩者之間，醫學意義卻製造了混亂：因為她可以睜開眼，她在嚴格意義上是有意識的。

處於持續植物狀態的人可以根據睡眠周期睜眼或閉眼，甚至可以說他們同時處於無意識和覺醒狀態。但是對其大腦進行掃描發現，他們在覺醒時並沒有平常人覺醒時的腦部活動。

持續植物狀態的人被定義為可以被喚醒——只是對刺激有所反應——但沒有意識的人。他們不是必須在醒著的狀態下才會有所反應。如果植物狀態持續六星期至三個月，則可被認為處於「持續」植物狀態。

處於持續植物狀態的人不是昏迷。處於昏迷中的人沒有意識，也不能被喚醒。

持續植物狀態和木僵狀態也有顯著區別。處於木僵狀態的人對刺激會做出某些反應，但是很快就會回到不能被喚醒的狀態。

睡眠在嚴格意義上可以定義為個人處於可被喚醒的無意識狀態。還有一種狀態處於中間——嗜睡症。在這種狀態下的人可以被叫起來進行一個簡短的對話，可能接著又睡了過去。

持續植物狀態的人處於地獄邊陲，對意識清醒的人則拋出了一個大難題，那就是到底該不該結束他們的生命。

史密斯說：「如果兩個醫師坐下來討論類似泰莉・夏沃的案例，極有可能產生分歧。」

在醫療界沒有臨床上被診斷為腦死亡的人恢復意識的案例，但是有五個被診斷為持續植物狀態的患者恢復部分知覺功能的公開案例。

通常情況下，決定持續植物狀態患者未來的是他們的親屬。

「在重症加護病房這些爭論從未消失過，」史密斯說，「事情也本應如此。」

醫師對「持續性植物狀態」進行解釋。S. 拉塞爾，2005年3月23日。《三藩市紀事》。版權2005，屬於三藩市紀事。引用得到三藩市紀事允許。

美國的定義

在傳統意義上，死亡是指一個人停止心跳和呼吸。但是隨著醫療技術的發展，這個定義慢慢被淘汰了。許多今天仍活著的人按照傳統定義已經死了，因為他們沒了心跳，而且心臟病發作時也停止了呼吸。輔助病人呼吸的呼吸器和一些其他生命保障設備的使用，挽救了許多人的生命。若一個人被診斷為腦死亡，則呼吸器可以被撤掉，因為病人大腦的損壞程度已經完全不可挽回。隨著器官移植技術的發展和醫療法律問題的不斷增加，到底怎樣定義死亡越來越是生死攸關的問題。死亡的定義決定了是終止治療、放任死亡還是繼續採取延長生命的治療。

里昂・卡斯（Leon Kass）將死亡簡單地定義為「從生的狀態過渡到死亡的狀態」。死亡可以簡單被描述為不能再繼續下去的事件，然而事情並沒有這麼簡單。死亡通常在臨床意義上意味著心臟活動和呼吸活動同時停止，而且一旦停止不可挽回。按照這個定義，一個人被判定為死亡之前，心臟和肺部功能一定是終止了的。

一九六八年哈佛大學醫學院一個委員會聲稱，死亡的終極評判標準是腦部活動，而不是心肺功能。哈佛的報告指出在大腦永久喪失全部功能時才可稱為死亡，為此他們做了許多實驗。腦死亡的情況下患者不能自主呼吸，因為呼吸是由大腦控制的。如果大腦死亡，任何人為引發心臟搏動的行為都只是將血液壓入死去的軀幹。腦死亡通常是由機能障礙造成的，機能障礙使顱內壓升高，導致顱內迴圈停止，形成腦疝，從而對腦幹造成徹底損壞。

一九八一年雷根總統成立了總統委員會，旨在研究醫藥學和生物醫藥學中的倫理問題，並對死亡定義的倫理和法律內涵進行行為研究。委員會對三種可能的死亡定義進行了測評：部分大腦死亡、全部大腦死亡、非腦部的判斷方式，比如心跳停止。最終委員會確定的死亡定義既包含傳統的非腦部判斷，也包括腦部判定方式。美國律師協會和美國醫療協會都接受了其對死亡的定義：患者持續處於不可挽回的迴圈及呼吸功能停止狀態，或者持續處於大腦（包括腦幹）所有功能不可挽回的狀態，即被認定為死亡。死亡的判定必須與現行的醫療標準一致。

大部分州都接受了這一定義或者文中提到的類似定義。如果委員會採取了部分腦死亡的定義，則新皮質死亡（大腦皮層神經組織不可逆損傷，而神經組織掌管著智力功能）的說法就成立。同樣地，腦幹（控制著呼吸與心跳）死亡則不能判定一個人「死亡」，有一個案例說明了這個問題。

佛羅里達州有一名叫特麗莎・皮爾森（Theresa Ann Campo Pearson）的女嬰出生時大腦沒有發育完全。她只有部分腦幹，沒有大腦的最大組成部分——皮質。她的父母請求法庭宣判她腦死亡，但是沒有如願。佛羅里達州最高法院認為憲法沒有授予其權利來審理這樣的案件。特麗莎沒有完整的大腦，按照現有法律對於死亡的定義無法判定其死亡。法律是這樣說的：「整個大腦不可挽回地喪失全部功能，包括腦幹。」她的父母本想捐贈女兒的器官，但是當她十歲去世時，器官已經惡化到不符合移植條件了。

全腦死亡（或者腦幹死亡）的定義已經被多數西方國家接受作為行為標準，儘管仍然存在著爭議。雖然絕大部分大腦細胞不可逆地喪失了功能，還有一部分獨立的腦細胞仍可繼續存活，並發射出腦電圖可檢測到的電位。羅伯特・布蘭克（Robert Blank）觀察發現，全腦死亡的概念無視脊髓反射活動，而是強調更低階的腦幹活動的終止，與「所有大腦功能喪失」即為死亡的定義相矛盾。此外，全腦死亡觀點還認為大腦是身體所有器官的控制者，地位無可取代，即使重症醫學科已經使用呼吸器代替腦幹的功能，採取其他手段取代身體的呼吸、激素分泌和其他調控功能。羅伯特・曲勞（Robert Truog）提出了全腦死亡構想的兩個替代說法：（一）提高大腦死亡的判定標準，永久喪失所有意識的患者即為死亡；（二）回歸傳統死亡判定方法——循環系統和呼吸永久終止。

測試大腦活動的方式有很多。資深醫師可以做出可信的判定，他們會盡可能地發現是否出現受大腦控制的反應。他們會將患者頭部轉過去觀察，甚至將涼水灌入患者耳中刺激其反應。他們測試患者瞳孔對於光線刺激的反應。有一項實驗是觸碰患者的角膜以觀察其是否眨眼。有時候也會暫時撤下呼吸器觀察患者能否自主呼吸。他們還會讓患者吸入一些二氧化碳，平常人在吸入二氧化碳後會刺激腦幹做出反應，人會重新呼吸。腦部活動終止在腦電波圖中表現為平坦的直線，這也是腦死亡的一項標準。二十四小時後可再次對患者進行測試，以確定這些生命跡象的消失並不是暫時的。腦電波圖是這些實驗中最有效果的。腦死亡預後是完全可以預知的，是有統一標準的：腦死亡的人不會再恢復意識，更不用說痊癒，並在短期內心血管衰竭。

按照一位神經學家的說法，就算根據呼吸和心跳終

雖然對於死亡的定義沒有統一的標準，英國電線杆上的這則告示一定會引起路人的警覺。一幅畫勝過千言萬語。

止判定一個人死亡，大腦也會因腦供血不足在數分鐘內死亡。腦死亡是最終確定的結果。另一方面，患者可能喪失所有的大腦功能，但不一定是不可挽回的。例如，一個服用過量巴比妥（Barbiturates）的人會在短時間內喪失所有大腦活動的跡象，但不能稱為腦死亡，因為這是可挽回的。對腦死亡做出清楚明確的診斷無疑是非常重要的。如果診斷過程中採取的方法沒能達到理想的效果，也會對病人家屬帶來潛在的心理傷害。有些臨床醫師會延長診斷過程或是不恰當地解釋診斷結果，徒然替患者家屬增加不必要的壓力。

也許在雷根總統的委員會推動下，人們越來越能接受根據腦部狀況來判定死亡的看法，認為「大腦所有功能無可挽回」即為死亡。當大腦高級功能而非所有大腦活動明確終止時，大腦死亡意味著一個人的死亡。此定義認為沒有了意識便沒有了生命。不過，拉南・吉倫（Raanan Gillon）認為腦死亡的標準介於兩個概念的極端情況下。一方面，一種死亡的概念認為死亡是生物體生理機能的全面崩潰，所有身體組成部分的死亡，或者至少徹底喪失所有功能並彼此分離。另一方面，另一種死亡概念認為死亡意味著個體的不復存在，因為某些死了的人按照腦死亡的標準還是活著的。一個臨床醫學的例子就是植物狀態，植物狀態包括永久喪失意識、以及恢復意識的能力和潛力。因為能夠有意識是成為人的必要條件，處於永久植物狀態不能稱之為人，而根據腦死亡的定義（無論是腦幹死亡還是全腦死亡定義）這種狀態下的人毫無疑問是活著的。

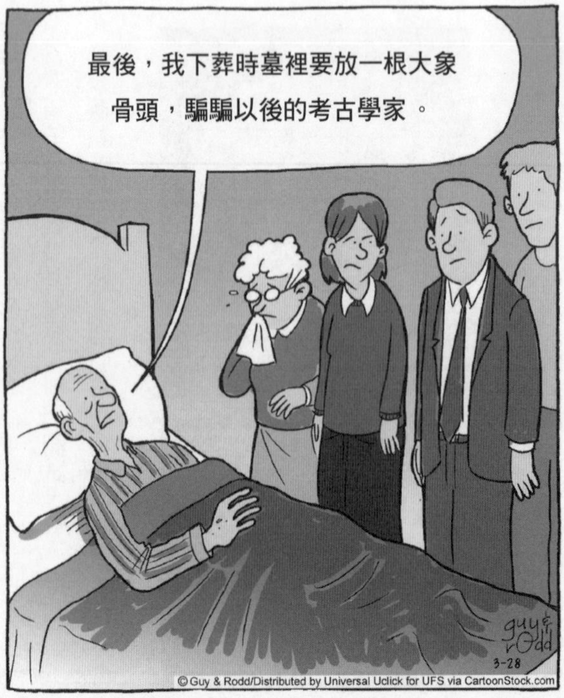
最後，我下葬時墓裡要放一根大象骨頭，騙騙以後的考古學家。
guy & rodd
3-28

○臨終與死亡的含義

死亡的含義因文化而異。在某些文化中，人死後一年才被承認。這一個「等待期」給了親屬準備葬禮的時間。在此期間，遺體會被放在專門的房間（臨時的小屋），食物、飲水、香菸均有「供給」。而在社會意義上，這個人並沒有死，因為他或她的死尚未被承認。另一方面在某些文化中，還活著、能說話的人（在生物學上仍活著的人）在社會意義上已經死了，例如印度就是這樣。的確，處於植物狀態的人在生物上是活著的，但是在社會學層面上已經死亡。某些療養院的患者和懲教所的死因是否在生物學上還活著，但在社會學上已經死了？

死亡的哲學意義反應出死亡的客觀現實性，即一個人死亡的生物學過程與個體主觀感受到的死亡體驗是完全不同的。對於臨終之人來說，死亡是極其重大的事。死亡是世界的盡頭，是一個人存在狀態的終結。但是客觀來說，個體的死亡只是生死輪回中的一個環節，既沒有重大意義也無需特別注意。哲學家芬格萊特（Fingarette）認為「死亡本身並沒有意義，對死亡的看法是一面鏡子」。

以下來看看死亡的社會意義。早在二十世紀七〇年代，弗農就提過，死亡的社會意義是本書中探討的臨終和死亡各方面中最重要的組成部分。回顧一下第一章我們對符號的討論和從符號互動論的角度進行研究的意義。社會意義包括由社會所創造、在社會中使用的符號。一些符號代指其他事物或有實證參照，有一些則沒有。以上兩類符號的主要功能是允許人們相互聯繫，創造出共有的行為和意義。如果死亡主要被認作為一個生物學過程，則簡單將臨終和死亡定義為生物和物理過程也許是合理的。大多數人也許同意「生物學是主要的，社會意義是次要的」。我們並不贊同這個觀點。

實際上，死亡不僅僅只是一個生物過程。對於特定的個體來說，死亡是身體可能遇到的最私人的狀況，皮膚下面發生的變化與外界無關。然而，說到死亡的意義，死亡過程又是個體可能經歷的最有社會性的事件——所有人類的身體均存在於某種社會文化背景下。當一個人死亡時，除了人體內部發生生物變化以外，還有很多外部變化。幾乎每個人的死亡都會對他人帶來影響。同時，死亡也受其身處的環境和周圍的人影響。最終，死亡過程是一個社會事件，或者說是共用事件。

觀眾的含義——在第一章我們討論了觀眾對意義建構的重要性。對於與垂危者互動的人來說，他們需要明白病人對周圍的人有十分清醒敏銳的認知。特別是在美國，大家對死亡或臨終都諱莫如深，因此臨終之人常常試著解讀周圍人的行為、揣摩別人話語背後的含義，即使別人的話無關死亡。臨終之人對周圍觀眾的想法包括（但不僅限於）以下內容：

一、人們願意跟我討論什麼話題——以及他們會避談什麼話題？

二、他們是否願意接觸我，以怎樣的方式接觸？

三、我在哪裡，或者他們把我放在了哪裡——醫院、療養院、重症監護室，隔離病房或是我自己房間？

四、別人給我的禮物，實際的和口頭的。

五、人們允許我做什麼，期待我做什麼，不允許我做什麼？

六、人們跟我說話時的語氣。

七、人們看望我的頻率和時長。

八、人們不來看我時的理由。

九、人們聽到我病症預後的反應。

臨終之人周圍的觀眾也可能是超自然的。符號使用者並不局限於自然經驗世界，也不局限於塵世。有信仰的人，相信死去的人以另一種維度繼續存在，或者人有來生。他們堅信自己的信仰的同時，信仰也會對他們的行為產生影響。

臨終之人的觀眾慢慢從活著的人變成超自然或者其他世界的人。如前文所說，臨終之人有許多觀眾。

情境的含義——死亡的場所也有含義。當病人走到人生終點的時候，他們對周邊環境的界定（以及反應）都會對人生的最後一段旅程產生巨大影響。在療養院或醫院死去跟在家裡的床上死去是不一樣的，後者會有家人的陪伴，會有一種歸屬感（參見第七章）。如果病人對政府的機構設施沒有不適感，則環境會有助於他的應對行為。相反地，如果病人感到孤獨並認為所處的環境過於陌生，那麼適應環境則是沒用的。

死亡：一種失去的關係——社會學強調人們互動的符號性。生物體融入社會團體的關鍵是含義共用：一個人想實現的眾多目標、想獲得的眾多經歷都需要共用的、一致的文化含義。符號是在人們互動過程中用來分享社會所創造的含義的方式。符號是人際交往中代表其他事物的語言和手勢。

特定的死亡有特殊的意義，無論死者在哪裡建立了這種有意義的社會關係，一個人的死亡會造成深遠的社會影響。夫婦一方死亡意味著這個實體的一半死亡，如果這對夫婦有兩個孩子，那麼這個家庭就失去了四分之一，社區失去了它的三萬分之一，國家失去了它的三百一十萬分之一。如果一個人死了，其配偶失去了丈夫或妻子，孩子們失去了一個家長，朋友們失去了摯友。而死者失去的是全部的社會關係。因此，從數量上而言，可以說臨終之人失去的比別人都多。

如果一個人扮演著多重社會角色、承擔著眾多職責，那麼這個人的死亡會導致這些角色和職位的空缺，一個死亡相當於許多人和社會角色同時死了。另外，我們都知道，即使一個人生理上已經死了，其遺體的歸屬權也很難判定。「我死後遺體歸誰？」這是臨終之人常常提及的問題。涉及基本歸屬權的問題還有：「誰有資格處置我的遺體？」「如果我快死了，別人有沒有權利告知我死後遺體會被怎樣處置？」因為人是一種社交動物，身為所符號使用者的人類創造了所有權。大部分人能接受的方式是共同持有。因此，通常是大家共同擁有遺體所有權，如何處置遺體由集體決定。

一個「活人」的消失使「活人」群體空缺了一塊。舊的含義已經消失，新的含義正在產生——之前有死者參與的行為必然不能再繼續，因為它已不復存在。需要注意的是，本來建立起來的互動和行為方式也會被擾亂。與遺體的最終處置相關的葬禮過程包括一些活動、儀式和典禮。葬禮可以一定程度減輕逝者的離去對社會關係的衝擊，只要這些儀式受到出席葬禮的人認可並符合社會常規。活著的人不僅關心逝者，也關心逝者的離去對自己會產生什麼影響。雖然從生理上而言死者已經離開，但其意義會因為生者賦予他們的符號不朽或含義不朽而存留。

戴安娜王妃去世後，一名美國記者採訪了一位英國廣播員，問他這樣的儀式是否算是「皇家葬禮」，他回答：「戴安娜的地位遠遠超過了一個皇室成員——皇室並不值錢。戴安娜王妃是一位像詹姆士・迪恩、瑪麗蓮・夢露、約翰・甘迺迪一樣的明星。她的地位將超越溫莎王朝，不是她生來如此，這種不朽是英國人民和世界人民賦予她的。」

符號使用者可以創造或給予他人這種不朽。就像戴安娜王妃一樣，一個人死後可能被賦予比生前還高的地位。對於死者的親屬來說，基於這段失去的關係的實質，改變關係的含義十分重要，難易程度也有所不同。

創造並改變死亡相關的含義——生物體被創造出來後會經歷從生到死的過程。軀體的含義同樣被創造，也經歷生死過程。生理延續性貫穿生理轉換和轉化始終。含義（文化）延續性貫穿社會符號轉化過程始終。社會化進程發生在生物體轉化成社會人的過程中，也發生在我們教育孩子如何以社會所認可的人道的方式行為的過程中。

照護人員和親屬需要明白，對於死亡的理解會影響他們對待臨終之人的行為。如第一章所說，這會影響臨終之人對於死亡意義的解讀。為了避免自己的不妥行為影響病人尊嚴，照料之人應該經常考慮以下幾點：

一、一起工作的同事必須認可你對死亡的理解；
二、對老一輩人適用的死亡含義，對今人同樣適用；
三、含義保持了連續性，並沒有改變；
四、除了生理上的死亡，再無其他；
五、瞭解死亡的生物學含義有助於具備應對死亡的知識。
六、末期患者是唯一需要調整心態的人；
七、臨終之人在生命的最後階段或多或少放棄了有意義的生活；
八、談話是照顧者唯一可以與被照顧者溝通的方式。

創造新含義常常是可能的。有關死亡的含義和其他類型的含義別無兩樣。值得注意的是，這種含義是由人類創造的，而非在世界中發現的。所有的含義都注定會變化。但是，確立已久的含義則很難改變。比如，含義通常被認為是神聖的，因此它會被保護並永久保存下來，不會輕易被改變。改變與死亡相關的含義會帶來危機或創傷。正如第一章所言，當代與死亡相關的含義包括變化中的儀式，大多是由先人們創造的，他們經歷的死亡環境與今日的社會環境大不相同。此外，考慮到人們健康、壽命和醫療保障的巨大變化，先人的身體狀態和我們也大不相同。因此，美國出現死亡相關的含義和經歷的間斷性不足為奇。

如果能夠得到足夠多的社會（或亞社會）支持，死亡相關行為的所有方面都能改變。人們自己可以改變死亡相關的含義，但如果缺少一個重要的他

智慧箴言　不要鄙棄死亡

不要鄙棄死亡，應欣然接受之，因為死亡也是自然註定的一個過程。生命的終結是自然的一部分，年長、年幼、生老病死都是自然的一部分；從新生第一顆牙到蓄鬍再到生出白鬢；從懷胎十月再到哺育後代；人們歷經生命中的四季而後度過餘生。因此，一個理智的人對待死亡不應草率、心急、鄙棄，而應平心靜氣等待死亡的來臨，正如死亡就是自然中不可避免的一部分一樣。

選自《死亡：哲學的探測》，作者H．芬格萊特，1996，芝加哥，伊利諾州：公開法庭。

因的支持、認可和證明，想要保留這個新的含義會很困難。

如同石子投入湖中激起的漣漪，死亡相關含義的變更也必然會對生活中的其他方面帶來一定影響。可以說，臨終和死亡中神聖成分的變更是不為人所察覺的。火葬被越來越多的人接受，這並不是宗教變化帶來的直接結果，而是由於土葬用地的緊缺。同樣地，生命延長過程或是死亡拖延過程中的變化更多歸因於科學設備的先進，而不是宗教或其他事物（即公眾認為對社會有益的「必要」行為）的變化。

○美國人的死亡經歷

死亡的經歷因人、文化和歷史而異。比如，如果從非洲中心主義觀點講述美國大南方的公開私刑可能是一個樣子，換個角度的話故事就是另一個樣子。造成這種差異，既有心理學因素也有社會學因素。在這個部分，我們會探究從清教徒時期到當代社會影響心態巨大變化的社會因素。這些變化在一定程度上反映了美國人生活方式的變化。例如，歷史學家詹姆斯・法雷爾（James Farrell）描寫了美國人死亡方式的轉變。對美國人死亡經歷的看法發生了三大轉變，均得以證實：死亡的活躍，死亡的淡化以及死亡的復興。

死亡的活躍（一六〇〇～一八三〇）

從歷史角度而言，美國人生活方式的變化塑造了人們對於死亡、臨終的看法。比如一六〇〇到一八三〇年期間，死亡活躍於美國人的經歷中。早期鄉下的美國人經常接觸死亡。人們在家中逝去，悼念亡者的喪鐘響徹鄉村教堂，人們去商店或回家都會經過墓地圍繞的教堂。十八世紀的葬禮中，墓碑上的標誌包括交叉的腿骨和骷髏（赤裸裸地代表死亡），後來由靈魂面孔取代，再後來則是帶有雙翼的靈魂面孔（象徵來世）。

新英格蘭清教徒相信至高的神統治著天地，透過介入自然和社會世界展示神權，天意之一即為死亡。他們清楚自己會死，世間最後一個敵人即為死亡：死亡是痛苦的，是對罪孽的懲罰，並讓他們和至親永世分離。與現代死亡學學者不同，清教徒鼓勵人們畏懼死亡。他們不斷利用人們強烈需求心理和精神安全的情感讓其畏懼死亡。清教徒們知道他們會死，但不知道何時會死，或他們是否在死神的名單中。因此，他們告誡自己和其他人要隨時做好死亡準備。和現在的死亡學學者一樣，清教徒認為對死亡的清醒認識可以改善生活品質，並且能在上帝的贖救善業中發揮重要作用。事實上對清教徒們而言，臨終、死亡和喪慟是讚美上帝的機會，因為它們說明了人類必須依賴天道行事。

大多數清教徒在家中死去。家人會請接助產士來照料遺體，定製棺材，通知未在場的親友。清教徒認為遺體僅是人類靈魂的軀殼，他們簡單清洗一下遺體，為遺體穿上壽衣並放入棺材。親友會到家裡來安慰親屬。人們會禱告，不是為亡者的靈魂祈禱，而是為了安慰且指引生者，讚美上帝。清教徒的葬禮承認亡者的缺席，且會聚集社區成員共同安慰喪親的人。葬禮完畢後，送葬者會回歸生活，繼續他們的工作。

一八〇二年納旦尼爾・埃蒙斯（Nathaniel Emmons）發表了一個著名的葬禮佈道，名為《無序之死亡》（Death without Order）。在這篇佈道中，他回顧了清教徒的死亡傳統，發現「涉及到上帝時，死亡一般是很有秩序的；但是，這種秩序最好不為大眾所知。」埃蒙斯認為不確定性是上帝神權和人類依賴關係的表徵，也用來教導人們「隨時為死亡做好準備的重要性和適宜性」。然而，他同時也看到，儘管事實上死亡是無序的，仍有許多美國人決心「在迎接死亡的過程中發掘出規律」。在十八世紀三〇年代和十九世紀三〇年代之間，啟蒙運動、美國獨立戰爭、政府集權制和福音主義影響了井井有條的美國人，而所有這些運動又都受到了潛在的市場革命的影響。這些運動緩慢而深刻改良了改革宗教傳統，讓美國人以一種新的折衷傳統看待和應對臨終、死亡和喪親之痛。

死亡的淡化（一八三〇～一九四五）

一八九九年一名英國作家發現，美國人對於臨終和死亡的看法發生了變化：之前死亡「活躍」在人們生活中，而一八三〇至一九四五年期間死亡幾乎從人們生活中消失了。這一轉變過程中，「死亡觀念的消失對於現實生活也產生了一定影響」，專門設計過的、不讓人聯想到死亡的葬禮機構應運而生。導致這一變化產生的一部分原因是美國新興中產階級。他們既想從歐洲上層貴族中脫離出來，又不屬於平民階層，處於「中間階層」。中間階層希望死亡可以遵循一定的程序，其中一個方法就是將死亡視為一個獨立的領域。在十九世紀進程中，中產階級將管理從人力勞動分離，將男性的工作從家庭分離，將女性的工作從男性工作中分離。他們還嘗試將死亡在思想上和體制上從生活中分離。於是業內人士進一步將葬禮從家中分離，將墓地從城市中分離。鄉村中開展了景觀公墓運動，例如一八三一年在麻塞諸塞州劍橋市建立了奧本山公墓。

不論是分離策略還是專門化策略，都是控制策略。這是維多利亞時代越來越重要的一個觀點。十九世紀的美國追求控制自我、控制社會、控制自然。人們將自我約束視為性格塑造的重要途徑，將性控制視為婚姻成功的重要部分。在將家庭與商鋪分離的過程中，他們試著同時控制這兩個部分。家庭是一個可以完成再生產和社會化的受控環境，而工作場所是一個可以增加生產、遵循時間規律的受控環境。學校是一個受控環境到另一個受控環境的過渡，而收容所是容納社會異端的受控環境。科學與技術旨在讓整個大洲成為一個可控環境。因此對於中產階級既推行計劃生育又提倡死亡控制，我們並不感到奇怪。

十九世紀之前的人並不認為死亡和葬禮是美的象徵，中產階級的審美意識美化了屍體、門上的徽章、靈柩、靈車、馬、葬禮安魂曲、公墓、紀念碑、哀悼傳統及死亡本身。死亡變得如此有美感，幾乎成了人為的事情，因此不那麼可怕了。到了十九世紀末，訃告一欄成了葬禮通知，後來人們可以用電話通知他人葬禮事宜而不用離開家門，不用像十九世紀中期那樣面對面地去告知。安慰文學讓哀悼者明白並不是只有自己處於痛苦之中，道悲痛可以抒發情感、有道德意義，不一定和熟悉的人才能分擔痛苦。安慰文學包括訃告詩歌、回憶錄、祈禱指南、讚美詩以及關於天堂的著作。這類作品透過所有盡可能的方式誇大臨終和死亡的重要意義。

隨著科技的發展，越來越多人堅信無痛苦的死亡將可以實現，所有人都能在年邁之後「輕鬆」、自然地死去。在十九世紀四〇年代發現乙醚、五〇年代引入「止痛藥」這個單詞後，美國人為了杜絕死亡的痛苦進行了生理和心理的雙重麻醉。人們嚴肅地對待死亡的主要原因在某種程度上消失了。死亡被認為是年邁之後自然發生的事情，使人們推遲或者搶先為死亡做準備。一些醫學研究甚至斷言年老是一種可以治癒的先天疾病，他們還提出了一個問題：「長生不老何嘗不可？」有人建議不應從個人角度理解死亡，應將死亡當作是人類發展過程中的一部分。因此關注重點就從死亡和死者轉移到了生者和後代。人壽保險就是在這樣的觀點下產生的（見第十一章）。美國人將死亡視為由仁慈的上帝推動的演化過程的一部分，因而對待死亡時更加樂觀。綜上所述，在美國「死亡正在淡化」。

死亡的復興（一九四五至今）

一九四五年八月六日，美國在日本廣島投下一枚原子彈，八千英尺夷為平地，衝擊波以每小時五百至一千英里的速度在空氣中傳播，造成七萬人喪生。爆炸產生的高溫將半徑半英里以內的衣物、一・五英里以內的樹木全部燃燒殆盡。隨後產生的衝擊波使人的內臟器官全部破裂。爆炸產生的輻射又致殘甚至殺死了數千人，對整個世界留下了創傷。這一事件宣告了核武器時代的到來，使我們看待死亡的模式發生變化，粗魯地將人們的關注焦點扳回死亡的基礎事實上。由此，美國經歷了「死亡的復興。」

一九四七年路易士・芒福德（Lewis Mumford）發表過一篇關於炸彈社會影響的預言性文章，以如下的文字描述了原子時代：「生命現在僅僅降級為存在主義詞條：從死亡中求生存。傳統現世宗教正復興；但更多冒牌宗教和占星學打著科學的旗號大行其道；更不用提新邪教……對延續性的信仰、對未來的希望都消失了；對所有的長期計畫都構成了威脅，人們更多從一天的角度來審視每一個活動，因為有可能是生命中的最後一天……原子戰爭將不再傷及一人，但是死亡在冷暴力中無處不在。」

愛德溫・施耐曼（Edwin Shneidman）寫道：「六百年來第一次出現了在死亡恐怖下出生和成長的一代人，個人、人類、宇宙乃至上帝都可能即將滅絕。」哲學家威廉・巴雷特（William Barrett）認為「炸彈讓人類生存面臨令人擔憂的緊急情況。存在主義就是原子時代的哲學。」的確，炸彈使得許多戰後的成年人信奉存在主義哲學，這一理念發端於死亡的現實性，伴隨著焦慮與精神錯亂，在二十世紀六〇年代「上帝死了」的理論中達到頂峰。「百萬人死亡」的威脅不斷提醒著人們生命是如此脆弱，生存充滿著不確定性——清教徒一定贊同這些觀點。一個純粹的事實是無數國家可以接觸到這些原子武器，可能導致整個社會被摧毀，這個問題一直是人們關注的焦點。

世界末日的威脅使得一些面對死亡時的傳統安慰方式不再起作用，包括三個可能長存於世的方法：繁殖後代、自然的連續性、極具創造力的努力。愛因斯坦的理論促成了炸彈的發明，如他所說：「原子彈的發明改變了一切，除了人類的本質。」二十世紀六〇年代和七〇年代流行宿命論的說法。電視廣告中說孩子們不再問自己長大後想做什麼，而是自己能否長大。

因此人們開始抵制核子戰爭，特別是在二十世紀五〇年代和七〇年代核子戰爭一觸即發的時候。人們對於核子戰爭的恐懼在一九六二年古巴導彈危機時達到頂峰，時任美國總統的約翰・甘迺迪與前蘇聯總理赫魯雪夫在一場膽量的較量中險勝，不然動用的核子武器可輕易滅絕所有人類。

如今，各國軍事較量有所緩和，但核子武器威脅一直揮之不去。儘管目前核子武器的威脅比較小，但是在世界許多國家仍存在著其他形式的小規模戰爭，每天都有人喪生。二〇〇一年九月十一日發生在美國的恐怖攻擊以及馬德里和倫敦的一系列後續襲擊必然使得死亡「復興」，也說明很多人有可能在極短時間內意外死亡。還有一些其他方式提醒著我們死亡率之高、死亡方式的痛苦和殘忍。從二十世紀六〇年代的越戰開始，我們見證了愛滋病帶來的毀滅性傷害、非洲和巴爾幹半島的種族文化滅絕（殘暴的大屠殺）、中東永無止境的死亡與報復、美洲中部毒品戰爭引發的死亡事件。伊拉克和阿富汗不斷爆發衝突，戰鬥與頻繁汽車爆炸不斷引發人員傷亡。

電視畫面中傳送者這類生動的畫面，戰場上犧牲的官兵靈柩被運回國內，關於這類死亡的場景播放曾經被認為是「違反保密規定」。因為此前這類畫面引發的強烈情感是人們反對越戰的一個重要原因。其可以追溯到一九九一年喬治・布希總統當政時期，布希總統在波斯灣戰爭時期推行了這一規定。歐巴馬政府放寬了政策，不再限制媒體（在家人允許的情況下）對戰爭中犧牲的官兵的靈柩運回美國進行報導。大多數家庭都會允許記者和攝影師一起見證迎接覆蓋著國旗的靈柩到來的莊嚴儀式。這樣生動的畫面讓家庭更近距離地接觸死亡。每天媒體都會大量報導世界各地因疾病和戰爭不斷增加的死亡人數，我們也只是非常清楚死亡無處不在、與我們的生存息息相關的事實。

不同文化中的死亡

死亡與音樂安魂曲

十五世紀以來已有三千多首關於脫利騰彌撒的音樂作品。隨著時間的推移，安魂曲的用途已經發生了變化，禮拜的最初功能是為死者禱告，強調逝者的力量、重要性和威嚴——對於國王和其他統治者來說尤其如此。不過自第一次世界大戰以來安魂曲不再為個人專有，而通常為死難者群體而作——一般是特定戰爭的遇難者、被滅絕的種族或是其他人為災難。

安魂曲不再講述來世，而是描述此時此地。重要的不是死後會發生什麼，而是為什麼會死亡。今天安魂曲用途的變化可能是因為其已經被徹底世俗化，不再具有最初的宗教語境。如今安魂曲在音樂中是死亡和哀悼的跨文化符號。生物意義上的死亡是無法避免的，而人為造成的死亡可以避免。如果安魂曲與大屠殺、毀滅、愛滋病患者連結起來，會讓聽者聯想到這些事件及其嚴重後果，安魂曲的作用不僅僅是讓人愉悅或得到安慰。

然而從一九四五年至今，在二十世紀後半出現的安寧運動和緩和醫療在某種程度上對「死亡的復興」構成了挑戰。英國社會學家克萊夫・希爾（Clive Seale）指出，臨終關懷包含了對現代死亡方式的批判，被視為觸及了禁忌。這場復古運動提出應該更多關注個人瀕死和喪親的經歷，以便將這些經歷納入大眾討論的範圍。復古主義心理學鼓勵經歷死亡和喪親之痛的人接受心理治療，如假設自己在一個想像的人類社區中復活。

摘自W・馬克思（2012）。「永遠的安息？」二十世紀的死亡和安魂曲。《死亡的命運》17（2），119-129

○當代人的死亡觀

我們所處的社會中，大多數人無需擔心暴力死亡。而在世界有些地方，暴力死亡的威脅一直存在。不過許多美國人都害怕死亡、暴力或其他令人恐懼的事物，並試圖否認它們。肯・沃爾什（Ken Walsh）的《有時我傷心哭泣》（Sometimes I Weep）有關於這種巨大恐懼的描述，「主啊，如果我必須死，那就讓我死；但是求你，帶走這恐懼」。

死亡，拒絕還是接受？

佛洛伊德在一九一五年的文章〈我們對死亡的態度〉中，使用過「死亡否定」這個詞。佛洛伊德認為，第一次世界大戰之前，人們對死亡命運的態度已經變成了否定——他認為當時採取的形式是遺忘。死亡是放下，是從生命中消失。有一個關於死亡否定的問題是，不管我們多麼努力地抑制對死亡的感覺，對死亡的焦慮仍然以抑鬱、焦慮、壓力和衝突等形式存在。

但在二十一世紀，美國人對死亡的態度是拒絕還是接受？人壽保險單和遺囑的盛行證明美國人對死亡的接受度相當高，並會採取措施應對不測。不過正如前面所說，這事實上是否定死亡的一種方式，透過避免死亡中的社會死亡來否定死亡，因為這是可以被控制的。透過買人壽保險，我們繼續積累財富；透過立遺囑，我們控制財產的分配。人們普遍認為現代社會是否定死亡的。例如，伊里奇（Illich）認為以醫療方法處理死亡使死亡變成了一種陌生的經歷，死亡不屬於之前的生活，是外來物。伊里奇指出，一個人的最終去世是作為消費者反對醫學主宰的終極形式。鮑德里亞（Baudrillard）贊同死亡否定的論述，他認為從野蠻社會到文明社會的演化是不可逆的：死者從符號迴圈中跳出，被扔進墓地，慢慢被遺忘，不復存在。

菲力浦・亞力士（Philippe Aries）在他的經典著作《我們死亡的時刻》（The Hour of Our Death）中討論了西方世界對演變中的死亡的看法。他寫道，今天激進的個人主義已逐漸被社群身分取代。他認為臨終和死亡已經遠離了我們的日常生活，我們否認死亡是為了不再消耗個人和公共的資源賦予其意義。亞力士認為，精神文化的缺失加劇了死亡含義的喪失。亞力士對死亡否認提出了稍加不同的分析，對「我們生活在一個否認死亡的社會」的評論做了進一步衍化。儘管二十世紀四〇年代是「死亡復興」的年代，仍有人透過細枝末節發現我們的社會是否認死亡的。

首先，我們傾向於隱晦地表述死亡的過程。我們使用死亡的委婉語作為緩衝，不會直接突兀地使用「瀕死」、「死了」和「死亡」的字眼。死亡的委婉說法有：「屈服於命運」，「走了」，「被帶走了」，「去了天堂」，「離開了人世」，「倒了下去」，「翹辮子」，「被上帝叫回去了」，「香消玉殞」，「安息」，「見上帝」，「到時間了」，「一生走完了」，「離開了」，「結束生命」，「落幕」，「走向光榮」，「入土」，「被死神帶走了」，「聽到了召喚」，「長眠於地下」。

其次，我們談話時一般忌諱談論死亡。喬治．狄金森的一個朋友最近寫了一封兩頁的信講述了她家的暑期活動。信中說她和丈夫度假的過程中丈夫突發疾病，後來被送往醫院進行手術。她說：「他已經接受了最好的治療。我永遠愛他。」她從不說丈夫已經死了，但是我們可以很明顯看出來。「死了」、「瀕死」和「死亡」這些詞就是很難說出口。

為改變人們很少公開談論死亡的狀況，「死亡咖啡館」在各地相繼出現。這些咖啡館本是瑞士的傳統，在二〇一一年傳至英國，並於一年後傳至美國。美國四十多座城市中有「死亡咖啡館」，人們可以暢所欲言，沒有教條約束，無需最終定論。它們不是悲傷互助或治療小組，其目的是喚醒公眾的意識，有效利用有限的生命。其中有兩個話題被反覆討論——對死亡的恐懼和大眾不敢公開討論死亡。比爾．沃德（Bill Ward）寫道：人們過於追求幸福、成功、年輕、健康和活力，導致社會上存在著對病人、老者和臨終之人的排斥。「死亡咖啡館」討論的是更加棘手的問題，而不是容易回答的問題。除此之外，二〇〇九年有人在英國成立了一個「死亡事務聯合會」（Dying Matters Coalition），該組織創立了大量資源，旨在幫助人們展開關於臨終、死亡和喪慟的討論。死亡事務聯合會聲稱，在英國有百分之七十九的人提及死亡時會有不適感，即使是時常接觸死亡的人。凱薩琳．道蒂（Caitlin Doughty）的《煙霧漫上你的眼：在火葬場的另一課》（Smoke Gets in Your Eyes: And Other Lessons from the Crematory）中寫道，「死亡關注」正在發生文化轉向——人們更願意公開討論關於命運與死亡的話題。網際網路也使得悲痛更公開、更常見。

第三，人體冷凍法其實是一種否認死亡的方式。人體冷凍法是指將身體冷凍，在這過程中，人體被冷凍於乾冰與液態氮中。因極高昂的啟動費用及年投入費用，人體冷凍沒有流行起來。在美國三大人體冷凍組織（亞利桑那州的 Alcor，密西根的人體冷凍學會，加利福尼亞的美國人體冷凍協會）以及設於加拿大多倫多市的人體冷凍協會中，以 Alcor 為例，截止至二〇〇九年九月，僅有八十八例完成的人體冷凍及九百零三例有完整經濟及法律手續的人體冷凍預約。

因媒體對於前美國棒球運動員泰德・威廉斯的遺體應火化或冷凍爭論不休，人體冷凍再次受到人們關注。人體冷凍技術的基本想法是某種疾病的治療方法在未來某天會被發現，被冷凍的死者因此可以被治癒、重獲新生。因此，人們並沒有死，而是在冷藏室待一段時間，過後再被取出來。

來自美國加州格蘭岱爾市的七十三歲心理學家詹姆斯・比德福（James Bedford）是第一位接受人體冷凍的人，他在一九六七年進入冷凍櫃。現今在南北美洲與歐洲共有十多家人體冷凍組織。人們一般透過人壽保險來支付冷藏費用。Alcor 表示，在二〇〇九年，全身冷凍的人壽保險售價十五萬美元，僅冷凍神經系統（頭部）的人壽保險為八萬美元。

第四，美國沒有死亡，只有長眠之說。棺材內有像稻草似的彈簧床墊，逝者頭部躺在棺材的枕頭上。殯儀館裡停放遺體的房間被稱為靈堂。的確沒有人會說獸醫「殺死」了我們的寵物，我們會說我們的寵物長眠了。如第十一章所說，「墓地」一詞來源於希臘詞語「koimeterion」，意為長眠之地。除了「安息」之外，墓碑上還會有其他和睡眠有關的暗示。十九世紀到二十世紀早期的墓碑上刻有木欄杆或床的符號——床頭板、床底板、床邊欄杆都有，甚至在夫妻合葬的墓碑刻上雙人床符號。美國沒有死亡，只有長眠之說。

第五，與未開化的社會不同，有人離世時我們會請專人來處理。葬禮承辦人會將遺體帶走，整理好逝者遺容之後才讓人們瞻仰（如果要進行遺體告別儀式的話）。人們再次見到遺體時，逝者經過殯儀化妝，看起來笑貌猶存。有次喬治・狄金森在瞻仰逝者時聽到有位女士說「她竟然比在世時氣色還好」。這就是之前討論的「淡化死亡的概念」

第六，在美國很多地方如果要進行下葬的儀式，棺材必須要等全部親友離開時才能入土。看著棺材入土是一件很不舒服的事，因為這會讓人們想到死亡的定局。當生命中一位重要的人離世的時候，親友會有幾個煎熬的時刻——剛得知噩耗時、第一次瞻仰遺體時、最後一次看到棺木封蓋時，看著棺材緩緩入土時。至少親友在棺材入土時不在場可以避免最後一次煎熬。

否認死亡的社會觀念在今日也有許多擁躉者，不過美國社會學家泰羅克・帕瑞斯（Talcott Parsons）指出這個觀念有其局限性。他提到現代社會致力於實現自然死亡，人們努力減少死亡過程中身體上的痛苦和夭折的發生率。如果身體痛苦得不到緩解、夭折不幸發生，就會給人帶來不安，導致非自然的死亡。帕瑞斯認為科學有助於人們將死亡視作一件自然的事。比如說，屍體防腐通常被認為是在實體層面上否認死亡這一嚴酷現實，實際上卻是對生命走到盡頭而自然死亡的說法的認可，和長眠的說法類似。

艾倫・凱樂荷（Allan Kellehear）對「我們的社會否定死亡」觀點提出了反駁。他認為「否定死亡的社會」一詞的起源和含義都屬於精神病學，定義本身不清晰、太過空泛，無法確切應用。凱樂荷認為並不是每個人都對死亡有巨大的恐懼感。有太多對其他事物的恐懼被歸在對死亡的恐懼中，這種歸類值得懷疑。成年人往往會有這種恐懼感，但是孩子們不會，因為他們認為怕死其實和怕蛇、怕黑沒什麼兩樣。老年人對死亡恐懼會逐漸消失，有時會被老了之後依賴他人、生活不能自理的擔心而取代（詳見第三章）。人們說自己怕死，更多是害怕死亡的過程而非死亡本身。

凱樂荷提到，隨著死亡的醫療化，臨終成了一件尷尬的事。受流行的死亡觀念影響，臨終之人現在和癮君子一樣，屬於二等公民，他們和有色人種、犯罪分子還有所不同。唯一的抗拒在於臨終之人得放棄自己的經濟和社會地位。死亡的醫療化意味著「瀕死之人的社會地位降低、需要強大的技術支撐、需要對環境消毒」。他的看法與流行的觀點不同，他認為遺體化妝及其他的殯儀服務並不是對死亡的抗拒，而是對資本市場普遍運營策略的證實。遺體化妝以及其他的殯儀服務正說明人們接受死亡作為生命的一部分，並且加以利用創造效益。人們不願意提及死亡不是對死亡抗拒。當死亡話題令人感到沉重的時候，有必要避而不談並減少情緒波動。避諱死亡並不是對死亡抗拒，而是希望人際關係和交往順暢。

不管人們採取哪一方觀點，拒絕或是接受，這個悖論似乎一直存在。美國人對於死亡及相關現象有極強的好奇心，電視、電影、音樂、紙本媒體乃至人們開的玩笑都包含了死亡學內容。在我們搜尋和洞察關於死亡的資訊的過程中可以看出這一悖論。有人會說把死亡看成娛樂和幽默，是死亡否認的另一種變形。因為死亡之於個人或社會來說都是破壞性事件，因此全社會都必須建立起死亡問題的應對體系。基斯・德金（Keith Durkin）認為：美國流行文化的死亡主題作為一個體系似乎可以幫助應對死亡問題。最終，流行文化中的大量死亡主題可能讓我們更能接受死亡。死亡問題飽和的環境也許會讓我們更瞭解臨終與死亡，隨之稀釋或沖淡對它們的不安。我們的社會到底是拒絕還是接受死亡呢？你覺得呢？

你懼怕死亡嗎？

本書的觀點是死亡本身原本沒有意義，是人們賦予了它意義。比如，B・F・斯金納，一位傳播行為修正的心理學家，他患了白血病，卻幾乎沒有遺憾地走向了死亡。八十六歲的斯金納在去世前幾週大笑著說：「幾個月之後，我就要走了，但我一點都不擔心、不焦慮，沒有任何不安。我一直知道我會死的。」同樣地，一九九六年七十五歲的精神病專家蒂莫・利里（Timothy Leary）因前列腺癌去世前，寫到他在「等待自己畢業」。

利里說他期待著生命中最迷人的體驗：死亡。他說要用面對生活的心態面對死亡——抱著好奇心、希冀、迷戀、勇氣和朋友的幫助。

人類學家會告訴你，許多文化與這些卓越的美國人持有相同的態度。比如，中國人就樂觀地看待死亡，而非懼怕它。後面的智慧箴言中收錄了四世紀一位中國哲學家的話，從中可見一斑。耶魯哲學家雪萊・卡根認為，「人固有一死」的事實必然會影響我們的生活態度和對事物的恐懼。

儘管很多文化和許多美國人不懼怕死亡，但也有很多種文化包括我們自己的文化，認為死亡或死亡相關的情景非常恐怖。為什麼這麼多的人對待死亡如此消極？菲力浦・斯萊特（Philip Slater）

認為，個性至上的社會中通常伴隨著對死亡的恐懼。工業與後工業時代的社會裡，人們失去了其他社會提供的以社區為單位的聯繫。因此，對於美國這樣一個建築於個人主義基礎之上的社會，死亡的恐懼也許就是付出的代價。德國社會學家諾伯特・愛里亞斯（Norbert Elias）在八十多歲時創作了《臨終者的孤寂》（The Loneliness of Dying）一書，書中說他對死亡最大的擔心並非身體所受的折磨，而是臨終之人會慢慢淡出人們的視野，被社會遺忘。他害怕的是在被隔絕的醫院高牆內、在無數醫療設備的包圍中、在沒有人情味的醫院規定下孤獨地死去。他恐懼的是孤獨。

美國人害怕死亡是因為受的教育就是這樣。恐怖電影將死亡、鬼魂、骷髏、妖精、令人毛骨悚然的入殮師等等描繪成可怕的事物。可能除了「友善」的小精靈卡斯伯，其他與死亡有關的怪誕形象從未受過積極的評論。相對於塑造正面的印象，我們的文化選擇加深死亡的恐怖含義。墓地很可怕，殯儀館要躲得遠遠的，太平間也成了極其恐怖的地方，一旦被抓住你就死定了。

一些人怕死是出於被活埋的恐懼。羅伯特・威金斯（Robert Wilkins）認為，一想到生命耗盡之後墜入無邊黑暗就已經令人恐懼了，而死神提前降臨是將苟活之人帶入無邊痛苦的來世進行懲罰。儘管幾個世紀以來記錄在冊的活埋的人數令人驚愕，但大部分醫療人員仍對這一數字表示懷疑。巴黎的無辜者公墓在十九世紀末期從市中心轉移到郊區，人們在棺材中發現大量面朝下的骷髏，說明提前埋葬是很普遍的。持懷疑態度的人認為「錯位」的發生是外部力量作用的結果，比如棺材在狹窄樓梯通過

智慧箴言

葬禮什麼都不缺

莊子將死，徒弟想為其舉辦隆重的葬禮。莊子拒絕了，他說葬禮上需要的一切已經有了：「天與地是我的外棺與內棺，太陽和月亮是我的一對玉光碟，滿天星辰是我的陪葬珍寶，世間外物生靈皆為我的哀悼者，什麼都不缺。還要怎樣隆重？」

摘自《死亡：哲學環境》23頁，H・芬格萊特，1996，芝加哥，伊利諾州：公開法庭。

時撞到了牆，或者葬禮中拉棺材的馬匹突然移動。不論如何，對活埋的恐懼持續了幾個世紀，也構成了死亡恐懼的一部分。

臨終與死亡課程需要經常去殯儀館和墓地實地考察的原因之一是，用第一手、客觀的觀察消除關於死亡的消極想法。太平間的屍體防腐室就是一個很好的例子。如果你從來沒去過，不妨設想一下。對許多人來說，屍體防腐室是需要提心吊膽、小心謹慎接近的地方——就像科學怪人的研究室，有蝙蝠、奇怪的光線、身體器官還有裸露的屍體。進入房間後大部分學生大為失望，那裡看起來就像是外科醫師的檢查室。「就這些？」——這是參觀者們最常發出的疑問。

社會學家歐文・戈夫曼（Erving Goffman）發現，第一印象很難改變，且會對以後的社交模式與經歷產生支配作用。我們其中的一些人甚至在面對積極的畫面時，仍不願改變對死亡恐懼的看法。在最近一次去殯儀館的實地考察中，一位學生拒絕進入屍體防腐室。其他同學聽防腐處理步驟講解時，她發現了一瓶標著「皮膚組織形成劑」的藥水後感到噁心。其他同學很難理解她的困境，因為他們擁有的都是積極的經歷。

創傷性的死亡相關經歷也會賦予死亡恐怖的意義。目睹了一場致命的車禍，看到自殺的人，或是出席的葬禮上有人感情失控讓人不舒服等等，都可能增加死亡焦慮。不過，這些事對大多數人來說並不常見，也不是美國死亡恐懼盛行的原因。

在第三章中會提到，談及生命周期與死亡恐懼時，中年人對死亡的焦慮程度最高，六十五歲及以上的老人的死亡焦慮卻相對低一些。老人們似乎接受了生命快結束的事實，沒有人會長生不老。然而中年男性（似乎比女性多）認為他們越來越老，他們還未做好準備時間就消失殆盡了，因此感到不安。對於年輕人，尤其是大學生們來說，死亡並不是即將發生的事，美好的時光即將到來而非已成為過往，因此他們的焦慮並不嚴重。同齡人的突發死亡提醒人們死亡可能發生在任何年齡階段，但這種頻率在年長者中最高。

死亡恐懼的含義——當談到死亡恐懼或死亡焦慮時，人們認為這個概念是一維的，所有人對它的含義有著共識。然而情況並非如此，因為兩個人都可以說他們害怕死亡，而兩人恐懼的實際內容卻不同。死亡焦慮是一個多維的概念，它涉及到以下四個方面：(1)自身的死亡；(2)重要他者的死亡；(3)死亡的過程；(4)死亡的狀態。這一模型的更詳盡的版本列出了八種類型的死亡恐懼，對應自身和他人的死亡：

一、依賴他人。

二、死亡過程中的痛苦。

三、死亡過程中的屈辱。

四、死亡過程中可能遭受的孤立、隔離與拋棄。

五、親人的離去。

六、對來世的擔憂。

七、死亡的結局。

八、身體的命運。

從死亡焦慮的這八個面向（表2.1）可以看出，我們所恐懼的具體內容取決於死者是誰。從臨死之人的角度看，他可能會對自己瀕臨死亡（或已經死亡）的情況可能對他人產生的影而感到焦慮。他也可能會擔憂別人將如何對待自己。從活著的人的角度來看，他可能會為親人的死亡所帶來的經濟、情感和社會問題感到擔憂。

因為死亡經歷或場景中的許多因素都會引起人們的恐懼，我們發現，死亡恐懼在類型和強度方面都有著個體差別，包括社會環境和過往經歷的差別。儘管有這些潛在的差異因素，邁可．雷明的死亡恐懼測量法得出了這樣的結果：人們特別恐懼死亡過程中對他人的依賴和身體的痛苦；對於來

表 2.1　死亡焦慮的八個面向（與自我死亡及他人死亡相關）

自我死亡	他人死亡
死亡過程中	
對依賴的恐懼	對經濟負擔的恐懼
對死亡過程中的痛苦的恐懼	對經歷他人痛苦死亡過程的恐懼
對死亡過程中的恥辱的恐懼	對無法解決他人生理問題的恐懼
對孤立、隔離與拋棄的恐懼	對無法解決他人心理問題的恐懼
對離開親人的恐懼	對死去親人的恐懼
死亡後	
對來世的擔憂	對來世的擔憂
對未知的恐懼	對他人想法的恐懼——「他們在想些什麼？」
對神聖審判的恐懼	對幽靈、靈魂、惡魔等的恐懼
對靈魂世界的恐懼	對與死者永別的恐懼
對虛無的恐懼	對游離在空間中的恐懼——遠離他人，獨自處於空虛之中
對死亡最終結局的恐懼	對結束與死者關係的恐懼
對未能完成目標的恐懼	對虧待死者的愧疚
對實體身分及象徵身分可能走向終結的恐懼	對再也無法見到死者的恐懼
對結束所有社會關係的恐懼	對失去與死者相關的社會關係的恐懼
對身體最終命運的恐懼	對死亡對象的恐懼
對身體腐爛變質的恐懼	對屍體的恐懼
對被埋葬的恐懼	對踏進墓地的恐懼
對死後得不到尊重的恐懼	對不知在死亡相關的場合如何表現的恐懼

世和身體的命運的焦慮值則相對較低。

在調查的一千多人中，約有百分之六十五的受訪者對依賴他人和痛苦感到高度焦慮，只有百分之十五的人對後世和身體的終極去向感到同樣焦慮。因此，是死亡的過程——而非死亡的事實——讓人更加擔憂。

實際問題

死亡恐懼程度測試

請閱讀以下二十六個句子，對每條陳述內容做出你的判斷：強烈贊同（SA）、贊同（A）、傾向於贊同（TA）、傾向於不贊同（TD）、不贊同（D）、強烈不贊同（SD）。請根據第一印象作答，沒有標準答案。根據已知的分量表，三．五分以上說明受訪者對死亡有輕微恐懼。

一、害怕依賴他人

(1)在我臨終時希望他人照料自己。

SA A TA TD D SD
1 2 3 4 5 6

(2)我害怕依賴他人照顧自己的生理需求。

SA A TA TD D SD
6 5 4 3 2 1

(3)在我臨終時不希望成為別人的經濟負擔。

SA A TA TD D SD
6 5 4 3 2 1

(4)因不治之症喪失自理能力讓我焦慮不安。

SA A TA TD D SD
6 5 4 3 2 1

分數總和為＿＿除以4為＿＿

二、害怕痛苦

(5)我害怕自己在痛苦的折磨中死去。

SA A TA TD D SD
6 5 4 3 2 1

(6)我害怕死亡的過程漫長而緩慢。

SA A TA TD D SD

6 5 4 3 2 1

分數總和為＿＿除以 2 為＿＿

三、害怕喪失尊嚴

(7)臨終時喪失外表吸引力讓我苦惱。

SA A TA TD D SD

6 5 4 3 2 1

(8)我怕臨終時的無助感。

SA A TA TD D SD

6 5 4 3 2 1

分數總和為＿＿除以 2 為＿＿

四、害怕隔離、分離與孤獨

(9)我不擔心獨自面對死亡。

SA A TA TD D SD

1 2 3 4 5 6

(10)我對死後獨自長眠沒有感到不安。

SA A TA TD D SD

6 5 4 3 2 1

(11)和摯愛之人陰陽相隔讓我焦慮不已。

SA A TA TD D SD

6 5 4 3 2 1

分數總和為＿＿除以 3 為＿＿

五、對後世擔憂

(12)不清楚死後是什麼樣子讓我心神不安。

SA A TA TD D SD

6 5 4 3 2 1

(13)對於後世的生活我很困惑。

SA A TA TD D SD

6 5 4 3 2 1

(14)一想到死後可能接受審判我就感到擔憂。

SA A TA TD D SD

6 5 4 3 2 1

分數總和為＿＿除以 3 為＿＿

六、害怕死亡之最終結局

(15)死後人將不再思考讓我害怕。

SA A TA TD D SD

6 5 4 3 2 1

(16)如果死時尚未實現夢想會讓我挫敗無助。

SA A TA TD D SD

6 5 4 3 2 1

(17)時光如梭總是讓我措手不及。

SA A TA TD D SD

6 5 4 3 2 1

(18)英年可能早逝的念頭並不會讓我苦惱。

SA A TA TD D SD

1 2 3 4 5 6

(19)死時喪失一切身份地位會讓我驚慌。

SA A TA TD D SD

6 5 4 3 2 1

分數總和為＿＿＿除以5為＿＿＿

七、害怕離摯愛而去

(20)對於我的死亡可能對他人帶來的影響我並不煩惱。

SA A TA TD D SD

1 2 3 4 5 6

(21)我擔心至親之人不能在情感上接受我離去的事實。

SA A TA TD D SD

6 5 4 3 2 1

(22)我擔心自己可能成為他人的經濟負擔。

SA A TA TD D SD

6 5 4 3 2 1

分數總和為＿＿＿除以3為＿＿＿

八、擔心自己身體的最終命運

(23)自己的身體會腐爛掉的事實不會讓我憂慮。

SA A TA TD D SD

1 2 3 4 5 6

(24)看到屍體讓我不安。

SA A TA TD D SD

6 5 4 3 2 1

(25)死後自己的身體可能被放置於棺材之中不會讓我擔憂。

SA A TA TD D SD

1 2 3 4 5 6

(26)一想到自己死後可能被埋起來讓我恐懼不安。

SA A TA TD D SD

6 5 4 3 2 1

分數總和為＿＿＿除以4為＿＿＿

死亡恐懼、性別、年齡——兩項調查相繼發現年齡和性別對死亡恐懼和焦慮程度有一定影響。從年齡角度來看，青年人比年長的成年男性更多地產生死亡焦慮心理；從性別角度來看，女性比男性更容易產生對死亡的焦慮心理。然而在死亡學研究中，死亡恐懼的性別差異是最被頻繁提及的、卻也是最不被正確理解的因素。裘蒂絲・斯蒂林（Judith Stillion）認為這些研究成果中的不符之處，正反映出女性更傾向於承認自己的擔憂情緒。

研究發現死亡焦慮和年齡之間呈反比關係（比如人年紀越大越對死亡不焦慮）。中年人和老年人的對比結果更印證了這個結論——死亡焦慮在中年之後成下降趨勢。但是根據B・V・福特納和R・A・尼邁耶的說法，老年群體中這個趨勢並不成立，因為在人生最後幾十年中死亡焦慮是平穩不變的。這一悖論反映出一個問題，那就是為什麼青年人還有大把光陰卻對死亡憂心忡忡，而老年人日薄西山卻沒有那麼焦慮不安。羅伯特・卡斯登邦（Robert Kastenbaum）認為人隨著年齡的增長越來越不焦慮，因為死亡對他們的存在價值沒有那麼大的威脅，而且／或是他們在漫長的歲月中已經和命運達成妥協。

另有研究證實年齡和心理成熟度都與死亡焦慮有著密切關聯，並與之成反比關係。不過，心理成熟度比年齡更能預測，這也許就是為什麼一些研究發現年齡和死亡焦慮之間只存在著微弱的聯繫。可能年齡本身並不能解釋為什麼老年人死亡焦慮程度的降低，而是要將年齡的增長和心理的成熟情況結合起來看。

整體來說，對死亡的恐懼不是與生俱來的，我們的文化創造並傳承了恐怖的意象，並將之全部歸因於死亡。這些恐怖意象的存在也是因為這個事實：死亡不是打亂社會生活秩序的平常經歷；同時也是因為人們不常接觸死亡，一旦接觸就會對人們帶來創傷。

透過宗教來緩解死亡焦慮——喬治・霍曼斯（George Homans）認為，當人們面臨死亡時，他們的死亡焦慮源於他們的社會經歷。我們可以將死亡恐懼和對其他事物的恐懼連結在一起——比如蛇或雷。如果我們認為自己處於一個危險的環境中，我們會做出相應的反應。一些宗教強調靈魂的永恆和上帝的審判，加深了人們對死亡的恐懼。不過，當他們完成了一定的宗教或巫術儀式，就不會感到那麼焦慮了。霍曼斯綜合了人類學家馬林諾夫斯基和拉德克利夫布朗的觀點，得出了四個結論：

一、宗教緩和人們對死亡相關場景的焦慮；

二、死亡焦慮需要宗教活動和儀式引導；

三、為了安撫參加儀式的群體，群體活動和教義會藉由共同的擔憂——潛在的焦慮來團結群體成員們；

四、這種中等程度的焦慮可以透過群體淨化和贖罪儀式有效消除。

總結宗教信仰和死亡焦慮之間的聯繫，我們可以得出以下理論猜想：

一、死亡的意義是社會賦予的，死亡本身無恐怖之說；

二、在特定的文化中，死亡的含義透過社會化過程傳達給社會中的個體；

三、社會合作和制度性參與也許可以減輕焦慮；

四、在宗教機構中，透過讓成員感受到關於死亡的壓力並讓他們因共同的焦慮而團結一致來培養機構的凝聚力；

五、如果一個宗教機構要存在下去，必須提供減輕焦慮的辦法；

六、宗教承諾來世的美好，並重新定義死亡對一個人短暫一生產生的消極影響，因而減輕了死亡帶來的恐懼，也減輕了塵世帶來的死亡焦慮。

為了驗證這些猜想的正確性，邁可・雷明隨機調查了明尼蘇達州諾斯菲爾德的三百七十二名居民，關於他們的死亡焦慮和宗教活動、信仰和經歷的情況，並依據G・格洛克和R・斯達克、J・福克納和G・F・德容提出的宗教

智慧箴言

論死亡

人們害怕死亡，就好比孩子害怕在黑暗中前行。聽到的故事越多，孩子內心那種自然的恐懼就會加劇，大人亦是如此。

一個人就算既不是英雄也不是匹夫，他也會因日復一日繁瑣的工作而疲勞致死。

摘自法蘭西斯・培根（1561-1626）《論死亡》

承諾量表，將調查對象分為四類，大約百分之二十五的回饋者都可以歸為其中的一類——第一類是宗教信仰程度最低的人，第四類則是宗教信仰程度最高的人。

圖2.1中的曲線顯示了不同宗教信仰程度的人對死亡的恐懼程度。宗教信仰程度與死亡焦慮的關係成曲線變化——宗教信仰程度中等的人還多承擔了塵世帶來的死亡焦慮。這些人只得到了宗教的消極後果——這就是雷德・克里夫（Radcliffe-Brown）所說的「普遍擔憂」。他們從宗教中得到了擔憂，沒有得到任何慰藉。另一方面，堅定信仰宗教的人對死亡的恐懼程度最低。宗教，正如瑪麗勞溫斯基（Malinowski）預測的那樣，在人們努力調整對死亡的態度時會給人一種慰藉。

宗教信仰似乎有「讓安逸之人受苦」和「安撫受苦之人」的雙重功能。我們發現，宗教信仰程度較高不僅可以消除宗教本身帶來的死亡恐懼，還可以消除死亡的社會影響引發的恐懼。最近的一個研究表明，隨著自由心證和精神滿足的增加，死亡的焦慮會減少；因此，內心世界豐富的人會產生較少的死亡焦慮。雷明發現，面對死亡時，極為虔誠的教徒對死亡的憂慮比其他人都少得多，除了有被孤立的擔心。進一步來說，在八種不同的死亡恐懼類型中，信仰的虔誠程度最能夠解釋宗教信

表 2.1 宗教信仰程度與死亡恐懼

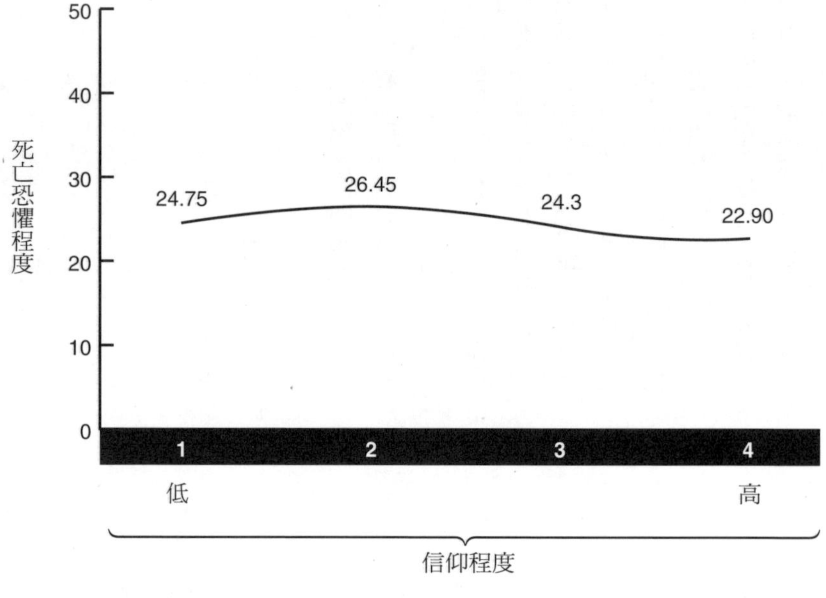

仰和死亡恐懼的關係。羅伯特・卡瓦諾（Robert Kavanaugh）似乎為自己的觀點「是有信仰的人而非信仰本身帶來了內心的平靜」找到了實證支援。

冥想自己的死亡

精神病專家羅伯特・尼爾（Robert E. Neale）在《死亡的藝術》（The Art of Dying）一書中，建議讀者對著鏡子把自己想像成屍體。毫無疑問，這樣的建議必然會吸引讀者的眼球。尼爾透過一系列提問，引導讀者反思自己與死亡的關係。

尼爾認為，缺乏對死亡的反思沒有那麼可怕，但是會導致人對待死亡的態度走向兩個極端。對於一個人是否對死亡思考得太多或太頻繁，到目前為止還沒有一個準確的標準。尼爾認為，在任何具體情況下，我們都不能說誰把死亡看得太重，誰對死亡重視太少。

為了更好地冥想自己死亡的意義，哲學家赫伯・特芬加雷特（Herbert Fingarette）推薦托爾斯泰的《伊凡・伊里奇之死》。起初，伊凡・伊里奇對瀕死的反應和我們大部分人一樣，都是持否認的態度。他認為自己肯定不會死的，疼痛僅僅是一些器官出現了問題，醫師都可以解決。伊凡・伊里奇很快就發現自己錯了，但是他仍然逼著自己堅信這種想法。最後，伊凡・伊里奇逼著自己勇敢面對這種恐懼，他問自己到底想要的是什麼。他內心深處有個聲音說，想要像從前一樣快樂地生活。透過與自己對話，他開始重新審視生活，回憶曾經那些快樂的時光。他意識到自己的自欺欺人，也發現自己變成了一個自私自利、缺乏人情味的人。他曾經為所欲為地濫用權力，直到面對死亡才明白人生的真諦。特芬加雷特寫道，伊凡・伊里奇對「死亡的坦然」是回顧、探索生活意義時得到的啟示。發現生活的真諦後，他開始勇敢地面對死亡並發現了死亡的真相。終了，伊凡・伊里奇在徘徊之際問自己：「死亡在哪裡？死亡呢？」托爾斯泰回答說：「死亡不存在，所以不可怕」。

哲學家馬丁・海德格認為，我們都知道人必有一死，但是接受這個觀點時是違心的。我們的社會存在一種對死亡的逃避態度。如果要真實地活著，一定要明白死亡並不是生命的盡頭，而是生命的內在可能性。儘管世間萬物皆有一死，其影響卻是因人而異：我們每個人都以自己的方式活著和死去。

瑪律科姆・博依德（Malcolm Boyd）曾說過，最糟糕的生活方式是害怕生活，而最糟糕的死亡方式是害怕死亡。他提倡面對恐懼、誠實待人，樂於助人、不自私，學著寬容，忘掉仇恨，勇敢去愛。

為了弄清楚這輩子看重和在乎的事物，你可以嘗試寫一下訃告。你在乎的究竟是什麼？這個任務會提醒你：有一天你真的會死。你的一生到底想要實現些什麼？可能年輕的你還有大把大好時光，不妨提前想一想。在訃告裡，你要考慮希望在別人的心裡留下怎樣的形象。你的人生目標是什麼？是指揮別人、發號施令還是追求金錢和地位？或者你想給人留下另一種印象？比如喜歡做好事的熱心腸，總是幫助比自己不幸的人，不在乎物質享受，追求精神世界的滿足。

寫完訃告後，停下來反思一下訃告裡描述自己的話。你滿意自己在訃告中的形象嗎？如果答案是肯定的，可能你對人生很滿意，人生沒有遺憾，達到第三章艾利克・艾瑞克森（Erik Erikson）總結的完整人生週期的最後一個階段。如果答案是否定的，也許你該重新考慮一下人生的方向。寫訃告這個任務不好完成，平常不會有人要你去做，但最能讓你清楚自己的人生道路是否正確。和伊凡・伊里奇一樣，你會發現人生的「真諦」，真正做到面對死亡，毫無「畏懼」。

實際問題　反思個人與死亡的關係

一、你見過經防腐處理的屍體嗎？

是＿＿　否＿＿

二、你看過未經過防腐處理的屍體嗎？

是＿＿　否＿＿

三、你目睹過別人的死亡過程嗎？

是＿＿　否＿＿

四、你是否碰到過一種情境讓你意識到人終有一死？

是＿＿　否＿＿

五、你的家屬或者好朋友中有去世的嗎？

是＿＿　否＿＿

六、你參加過葬禮嗎？

是＿＿　否＿＿

七、在你童年時代，家裡談論死亡這個話題麼？

是＿＿　否＿＿

○結論

雖然如今比幾十年前有更多人討論和研究美國的死亡方式，但討論帶來的問題和答案一樣多。亞里斯多德曾說過「死亡是最恐怖的東西」；然而死亡不會遠離我們，因此必須學會與它相處。這些問題沒有直截了當的答案：死亡什麼時候發生？死亡時間應該由誰來決定？哪一個社會人士應該負責定義生死？死亡何時算事故，何時算自殺？

美國人已經和死亡形成了一種矛盾關係：我們知道很多的死亡原因和情境，卻沒有做好足夠的情緒準備來面對死亡。美國的死亡方式就是避免面對死亡，死亡對很多人來說是切實存在的。我們需要的是理解和解決生死問題的能力。本書旨在提供對臨終、死亡和喪慟的知識來幫助人們更好地處理自己和他人的死亡。正如格羅爾曼（Rabbi Earl Grollman）所說：「應對死亡最重要的是珍惜生命。做你現在應該做的，過好今天。」

與死亡一起成長／變老

CHAPTER 3

我認為死是這樣的——
他們將我們放入深井
但溪水潺潺
不是要將我們淹沒
傷感中包含著甜蜜
如同盛開的西方之花
迎我們入懷——
我記得
有個孩子
和玩伴迷失在溪水旁
水聲濤濤
於他們如大海一般
紫色花朵盛開在前方
待人採摘
好似這就是最終的結局
勇敢的孩子一躍而起
將花朵攬入——
——《艾蜜莉・狄金生詩選》

在艾蜜莉・狄金生的詩中，死亡看起來並不是威脅，而是一個邀請。那麼它邀請我們去哪裡做什麼呢？去尋找西方之花（暗夜之花）還是甜蜜的感覺（這是不是生活本身？）。我們之中最大膽的跳起來去攫取生命之花。死亡把自己偽裝（騙我們）成咆哮的大海迎接我們，讓我們去克服障礙。在這一章，我們希望可以幫助大家更理解從童年到老年不同生命階段的死亡概念化。

佛洛伊德認為我們對死亡的最初概念與性有關，也出於害怕被死亡懲罰的恐懼。阿德勒有多次與死亡擦肩的經歷，小時候的他體弱多病。當阿德勒構想與人類心靈和發展相關的理論時，他認為我們需要克服早期對於虛弱和死亡的敏感。

自我心理學家（ego psychologist）從佛洛伊德的觀點出發，發現個人具有更強大的管理壓力和生活的能力。不過他們也承認人類提出了一套否認死亡的觀點。兒童和成人都可以根據自己的需要，改變舊的觀念。例如，個體有辦法規避殘酷和痛苦的想法，通常人們相信和看到的都是自己想看到和相信的，因此會努力將想像變為現實。

厄尼思特・貝克爾的《否認死亡》獲得了普立茲獎，他在書中寫道：恐懼和否認死亡是每個人最基本的動力。他斷言我們可以為尋找生命的意義費九牛二虎之力。如果我們發現再怎麼努力也不可能，可以透過建立嚴密的系統解釋我們的困境。有些人甚至為此面臨神經和精神崩潰問題。貝克爾認為，死亡恐懼是我們正在追尋的死亡意義的基本問題。

儘管死亡本身不是瑞士發展心理學家尚・皮亞傑（Jean Piaget）研究的重點，他認為透過理解死亡的概念可以幫助心理學向前發展。透過對子女和其他兒童敏銳的觀察，皮亞傑認為一個人直到青少年時期才掌握了抽象思維的過程。

一九五九年赫曼・斐費爾的《死亡的意義》發表之後，對於死亡概念學的興趣和研究開始大量增加。心理分析、行為主義、人文主義和其他觀點已經成為研究死亡態度和意識的方法。

本章目的並非認為年齡是唯一決定死亡概念的因素。還有許多其他因素影響認知發展，比如智力水準、身體和心理的成熟、早期對於不同生活經歷的情感反應、宗教背景、其他社會文化力量、個人認知和個人價值評價、曾經面臨的死亡經歷或死亡威脅。儘管本章會闡述以年齡為基礎的研究方式，其他重要的因素也不應該被忽視。

○童年

儘管美國人對於死亡話題越來越開放，人們通常認為兒童還是要盡力避開臨終和死亡話題。兒童對待未知領域的方式相對幼稚，正是他們的天真爛漫讓問題變得很難回答。兒童沒有相關經歷；他們的早期經歷對他們來說都是極為寶貴、獨一無二的。一般情況下，他們會觀察別人對死亡的反應，然後照做。沒有統一的標準，他們的行為一般只是簡單的模仿。

將兒童和死亡放在一起討論甚至是不合適的，雖然死亡並不經常出現在孩子面前，而是經常出現在大人的世界裡，但是如表格 3.1 所示，死亡仍有可能發生在兒童和青少年身上。剛出生一年就夭折的嬰兒人數大約是二至十四歲夭折孩子的兩倍。由於在十五至二十五歲人群中多發致命事故、兇殺和自殺事件，青年時期的死亡人數上升地很快。一個人在走之前要學會爬，一般來說，一個人死之前應該度過完整的

他人的故事

牠沒有死，只是在冬眠

一名大學生回憶自己六歲時的童年經歷，講述了寵物死去和埋葬牠的過程；這個故事說明她身為一個孩子並沒有意識到死亡是永恆的。

「我養過一隻可愛的小倉鼠。有一天我回到家時，發現倉鼠躺在那裡一動也不動。因為當時在學校裡學了冬眠的知識，我以為牠是在冬眠！鄰居莎倫告訴我，如果我們把它包得暖暖的，牠就會醒來。所以我把牠放到電熱毯上看看能不能醒過來。但牠沒有。這時媽媽知道發生了什麼，我們只好一起把牠埋了。弟弟和我把牠放在鞋盒裡，鋪上毯子為牠保暖，還放了一張我們的照片陪著牠。然後我們把牠埋在後院裡。」

摘自童年遇到的第一次死亡事件（pp. 176-177），作者 G．迪金森，1992，歐米茄，25。

生命周期（長大和變老）。然而，兒童仍面臨著死亡的威脅，或許不是來自自己，而是來自他人，他們需要理解和應對這樣的威脅。縱觀整個生命周期，臨終和死亡對我們的生活都有影響。新聞、電影、流行歌曲、電視都有死亡的身影。死亡存在於各個年齡階段，這是很難避免的，也是普遍存在的。

兒童如何認識死亡

兒童可以透過多種方式認識死亡。兒童第一次面臨的死亡事物一般是死鳥、公路上被壓死的小動物、死了的昆蟲（螞蟻、蟑螂或是甲蟲）、死了的蜘蛛或寵物。喬治・狄金森調查大學生第一次接觸死亡的經歷後，發現百分之二十八的調查對象初次的死亡經歷與寵物有關。

對家長來說，動物的死亡是幫助兒童學習死亡的好機會，可以藉此回答孩子提出的問題。孩子們看著小狗、小

表格 3.1　兒童和青少年死亡的三大原因

〇～一歲
一、出生時的發育和基因的情況
二、嬰兒猝死症候群
三、所有與早產和低出生率相關的情況

一～四歲
一、意外
二、出生時的發育和基因的情況
三、癌症

五～十四歲
一、意外
二、癌症
三、他殺

十五～二十四歲
一、意外
二、他殺
三、自殺

＊摘自《兒童和青少年的死亡》（2011）馬利蘭醫學中心網站 www.umm.edu. 2012 年 10 月 5 日訪問。

貓、天竺鼠等家庭寵物一天天長大，從中得到了樂趣。這是典型的成熟過程：出生之後，生命會成長，成熟，變老，死亡。寵物的壽命比人類短，兒童可以觀察到寵物經歷的生命周期。所以，寵物的死亡是現實的縮影。

當然，家庭成員如祖父母（根據迪金森一九九二年的調查，多數大學生最早的死亡經歷與祖父母有關）的去世將死亡拉近眼前。兒童會模仿別人的反應，體驗別人經歷的不同情感。有時他們的第一次死亡經歷是同學和老師的去世，因此需要老師更瞭解死亡相關問題，學校要鼓勵老師與學生溝通，勇於回答學生的問題，為學生樹立榜樣。

更多與自己無關的死亡經歷大多出現在大眾媒體裡，包括電影、電視和新聞。儘管我們經常會透過這些媒介接觸死亡，但是畢竟與個體關係不深。然而，媒體的死亡報導可能引起兒童的恐慌，尤其是溝通和發洩情感的管道不通暢的時候。奧克拉荷馬城爆炸事件，哥倫比亞中學槍擊事件，恐怖分子襲擊美國、英國和西班牙，颶風卡崔娜席捲墨西哥海灣，印度洋地震引起的海嘯恐慌，波士頓馬拉松爆炸事件等等，都有直接遇難者、遇難者家屬、急救人員和間接受害者（剩下的所有人）。媒體災難報導的內容往往很慘烈。在兒童危機工作中，照片或印刷媒體被認為是最大的刺激物，因為兒童可以在任何時間接觸到它們。

兒童也透過宗教接觸死亡。不論是什麼樣的宗教，死亡都扮演著很重要的角色。例如，對於猶太教徒或基督教徒來說，《聖經》中有很多對死亡的闡述和與死亡的對話：基督教的復活節就是關於死亡的。

兒童的故事書有時也有死亡的內容，可能會讓孩子害怕，例如鵝媽媽童謠系列。其他的故事書可能包含關於死亡的話題，而且專門為兒童而寫，教育他們關於死亡的道理。兒童的死亡觀念根據年齡而改變——年齡大一些的孩子有更準確的概念，受認知水準（認知水準更高的人，對死亡的理解更準確）和經驗（死亡經歷的更豐富的人，對死亡有更清醒的認識）影響。

個人經驗　兒童通常在很小的時候就經歷過死亡。他們對第一次死亡經歷的鮮活回憶證實了這些經歷對他們的影響。喬治・狄金森分析四百四十篇大學生（平均年齡二十四歲）回憶第一次死亡經歷的文章，發現他們第一次經歷死亡的平均年齡是八歲，而且回憶十分清晰。大學生們還回憶了聽聞親友離世時的情感經歷：寬慰，迷茫，不相信，恐懼，幸福，憤怒，悲傷，空虛，驚恐和愧疚。一個學生描述了自己十歲時的相關經歷，她說自己當時「恐懼到極點」，直到有人向她解釋才好些。一些兒童沮喪是因為他們不能夠去醫院與即將過世的人道別。

年幼時的愧疚經歷會伴隨著一個人直到成年。例如，一個四歲女孩的任務是每天晚上餵狗狗查理。一天晚上她忘記餵查理了，第二天查理沒有回家。她說：

> 我認為牠逃走了是因為我沒有餵牠。我感到非常愧疚，但是我一直不敢告訴我的父母關於我的重大疏失。即使每天晚上我都想去餵牠，幾天過去了查理還是沒有回來。我清楚得記得自己呼喊牠的名字，哭著說很抱歉。最後父母告訴我，查理再也不會回來因為牠被撞死了。這個消息讓我崩潰。我認為都是我的錯。我相信查理被車撞死是因為我那晚沒有餵牠。這件事我一直沒有告訴家人，直到最近我們討論以前養的寵物的時候。儘管現在我明白並不是我導致了查理的死亡，我還是後悔那一晚沒有餵牠。

個人在家庭中完成最早的社會化，生命中最深切的體驗或許也發生在家中。死亡是其中之一。家庭成員死亡將家族成員都聚集了起來，大家庭裡的成員自從上次家人去世之後又重聚。事實上，死亡的另一個功能就是家庭重聚。

家庭是通常是我們最先接觸的死亡的環境，一般是經歷祖父母的去世。例如祖父去世了，孫女或孫子會意識到祖父不再活動，不再交流，冰冷地躺在名為棺材的盒子裡。孩子會觀察別人的反應，然後模仿他們。有的成年人在「默哀期間」在廚房裡笑，這一點讓孩子非常反感。「他們怎麼可以這麼不敬？」孩子可能會問：「他們對祖父的去世為什麼不能保持哀悼？」

在此期間，父母多關注孩子的反應會有很大幫助。下面這個九歲小男孩對於祖父死亡的描述說明了這一點：

> 祖父去世的那一天，父親來到叔叔、嬸嬸家裡，當時我和弟弟正在他們家。他把我們帶到一間臥室裡，讓我們坐下，然後告訴我們祖父過世了。他對我們說想哭就哭出來。他說他也哭了，哭不是幼稚，而是男人表達自己感情的方式。

這位父親讓男孩們意識到，如果他們需要以哭來抒發情感（家長的健康指引），哭不是壞事。如果家長沒有對孩子特別關注，孩子也許會經歷不必要的痛苦。例如，一個孩子擔心她死去的舅舅回來找她，所以每天晚上蒙著頭睡覺。

父母帶七歲的女兒參加祖父的葬禮時告訴她祖父已經去了天堂，未來她會在天堂與他相見。但是，當他們到了殯儀館看到祖父遺體的時候，女兒說：「你們說祖父已經去了天堂。不，他沒有，他還在這裡。」她對祖父躺在那裡不和任何人講話而沮喪。所以，父母的解釋對無法抽象思考的孩子來說並不見得有用。

大眾媒體——觀看電視和電影的過程中，兒童都會接觸無數的死亡形象，如卡通《雞和牛》（Cow and Chicken）、《嗶嗶鳥和威利狼》（Wile E. Coyote and the Road Runner）等等。電影和電視節目被批評「引起兒童的恐懼反應」，儘管節目中角色只是暫時的死亡。威利狼在三十分鐘內死了多少次了？嗶嗶鳥一直在逃命，總是不能倖免（牠有九條命）。一個人在這齣電視劇中死了，幾個星期後又會重新出現在另一齣劇中扮演不同的角色。某人在這部電影裡被殺死，幾個月後在另一部電影裡重生了。孩子們從電視和電影中解讀的資訊可能是「死亡並不永恆，而是暫時的」。

兒童電影並不總是承認死亡，尤其是失去父母的角色。有時也承認死亡，但是傳達的不是悲傷的情緒，像《小鹿斑比》一樣。相反地，在《獅子王》裡死亡是被承認的，年輕的角色會傷心，展現出自責、生氣、悲痛的典型憂傷情緒。有一份研究針對十部迪士尼經典長篇故事電影進行分析，其中包括《白雪公主》、《小鹿斑比》、《睡美人》、《小美人魚》、《美女與野獸》、《獅子王》、《鐘樓怪人》、《大力士》、《花木蘭》、《泰山》，統計出共有二十三處死亡場景。有些電影對死亡的描述模稜兩可，傳達出的訊息會誤導孩子；結果顯示反派角色（壞人）確實該死。不過，在電影中角色的死亡可以有助於孩子明白現實中的死亡並不是那麼悲傷和可怕。

好萊塢在電影裡似乎也殺了無數動物，或許對孩子來說是一個教訓，告訴他們生活中總有令人悲傷的事情。自從小鹿斑比的媽媽被獵人殺害之後，電影內容中不再一味地保持美好和天真。《老黃狗》講述的是一個男孩開槍打死了寵物狗來證明他「是一個男人」。在《海底總動員》中，尼莫的媽媽和幾百個兄弟姐妹剛開場十分鐘被吃光。《納尼亞傳奇》裡的獅子犧牲了自己的生命。《冰狗任務》中三隻哈士奇被殺死。兒童電影也經常有「讓我們殺了這個惡棍」的主題，例如《小美人魚》、《白雪公主》和《睡美人》。

電視經常播報聳人聽聞的國內外大事，比如校園槍擊案、大型自然災害、恐怖攻擊和戰爭。這些報導是真實的，儘管很可怕，讓人們近距離接觸了死亡；這種死亡無法挽回。二〇〇一年的九一一事件在家中就能反覆看到。這樣的反覆報導會在兒童的心裡功能上產生極大的負面影響。現代有伊拉克戰爭、阿富汗戰爭以及不斷發生的恐怖主義威脅事件，美國兒童無可避免地會聽到或看到年輕人死亡的消息。但是，在一些虛構的電視節目中，死亡像童話一般。主角不是真的被打傷，經常復活，像威利狼一樣。媒體中的死亡不會讓兒童真正瞭解人死了會有什麼影響，或是瞭解死亡是真實世界的一部分。他們也不會明白死亡真正發生時該怎麼處理。

報紙像電視一樣，將死亡事件呈現在頭版上。死亡照片旁常附有詳細報導。當然，暴力死亡的畫面——奧克拉荷馬州爆炸事件中，消防隊員從聯邦大樓中背出一個小男孩或是世貿大樓在恐怖攻擊之後坍塌——深深印在美國人的記憶中。小學和高中發生的殺害同學事件在今天的媒體報導中顯得稀鬆平常。

如前面所述，書籍經常有描繪死亡的場景。書籍是能讓人心安的，能為兒童提供有用的資訊。書籍可以由父母讀給孩子們聽，孩子也可以自己閱讀。書籍為討論死亡話題提供了場所。例如，《夏綠蒂的網》是一本關於生存、希望、生命和死亡的經典作品。作者E・B・懷特透過小豬韋伯、小女孩芬兒和蜘蛛夏綠蒂告訴孩子們死亡是生命的一部分，但死亡不是盡頭，生活會繼續下去。

兒歌和童話也讓孩子接觸到生死的話題。在這些兒童經典文學作品出現的時代，家庭成員，通常是兄弟姐妹的死亡，與現代社會相比更加現實，這些故事就是這個殘酷現實的反應。鵝媽媽童謠不僅描述了安詳的死亡，也包含了恐怖的死亡。這種恐怖的童謠理應引起家長的重視，如果我們在睡覺時間將這些故事讀給孩子們聽，會發現他們嚇得睡不著。例如，以下這段包含著宿命論暗示的禱告就讓許多孩子晚上無法入睡：

我躺下就此睡去。
神啊！請保佑我的靈魂。
如果我在醒來前死去，
神啊！請帶走我的靈魂。

這首童謠也包含對身體自然衰老的描述：

她看到地上有一具屍體；
從他的鼻子到下巴
蟲子爬上爬下。

〈所羅門・格倫迪〉（Solomon Grundy）精簡地概況了人的一生：

所羅門・格倫迪
星期一出生
星期二受洗
星期三結婚
星期四生病
星期五病危
星期六死亡
星期天下葬
這就是所羅門・格倫迪的一生

童謠中也有關於死後軀體腐爛的描述：

上看，下看，

她看見一個死人躺在地上；
從他的鼻子到下巴，
蛆們爬出，
蛆們蠕進。
然後她問牧師，
我死後會變成這樣嗎？
噢，是的！
噢，是的，牧師回答，
你死後也會變成這樣。

類似的還有童話《傑克與碗豆》，關於巨人的殺人欲望是這樣描述的：

唉唷，
我聞到了一個英國男人的血的味道！
不管活的還是死的，
我要磨碎他的骨頭做麵包！

《糖果屋》裡，韓賽爾和葛麗特把女巫騙進她自己的爐子裡烤了。在邪惡的西方女巫被消滅之前，桃樂絲一直被困在奧茲國。雖然今天許多童話已經經過美化，死亡也僅僅當成故事背景而已，但很多不同文化背景下的傳統童話故事已經不再害怕把死亡當成故事的主題或者用生動的細節描述死亡，例如《小紅帽》、《三隻小豬》、《傑克與碗豆》和《賣火柴的小女孩》等。在迪士尼看上《三隻小豬》這個故事之前，故事內容原本是狼將前面兩隻小豬做成午餐，但第三隻小豬又將狼當成晚餐煮來吃了，從此過著幸福的生活。

對很多兒童來說，有點可怕的鵝媽媽童謠已經成為死亡教育的來源。超過兩百首的傳統童謠中，大約有一百首將孩子們心中所有理想的、美好的事物擬人化，而剩下的一百首童謠則包括令人生厭的情節。以下是從鵝媽媽童謠中選取的部分情節清單：

- 兩個窒息而死的故事
- 一個被吞食的故事
- 一個將人腰斬的故事
- 一個斬首的故事
- 一個被擠死的故事
- 一個被燙死的故事
- 一個被絞死的故事
- 四個屠殺家畜的故事
- 七個與切割肢體有關的故事
- 一個吞食人肉的故事

宗教——兒童的宗教信仰似乎是由他們的認知能力發展程度決定的。兒童對於「天堂」、「上帝」這類概念的理解，反映出他們在特定的發展階段所擁有的思考和推理模式。漢內洛蕾．沃斯指出，一些兒童非常具體地把上帝看作是父親的形象，除了上帝比父親更高更壯、更年長而且手更大之外。上帝發放食物，還讓死去的人變成天使飛於各地。其他孩子將上帝當成強加束縛的人，也有些孩子並不相信來世。

在宗教教育長大下的所有孩子都有可能接觸到鬼魂、惡魔、地獄和那些可能會嚇壞他們的概念。一個六歲的小女孩非常害怕「滿臉長著棕色大痣、坐在輪椅上」的祖母，當人們告訴小女孩她祖母去世的消息時，小女孩「被祖母的鬼魂纏上了」。當深夜來臨，電視節目結束播放，「黑白點點出現在電視上」，她曾想像自己聽到了祖母的聲音或是在電視機螢幕裡看到她的臉。

如果告訴孩子們人死後都會去一個說不清的地方，是很可怕的一件事。在一項實驗中，有四百四十個大學生被要求回憶他們童年時第一次與死亡接觸的經歷，其中大多數人似乎對已故的人去了天堂那片樂土的解釋較為滿意。考慮到孩子充滿幻想的世界——像奇妙的迪士尼樂園，那麼「去了天堂」這個解釋似乎可以讓大多數提問者滿意。由此可見，宗教會影響兒童對於死亡的理解。

兒童對於死亡的理解——我們在第九章會講到，在市中心長大的孩子對於暴力和死亡早已司空見慣。然而，美國其他地區的孩子很少接觸過死亡，雖然死亡是生命周期中非常正常的一個階段。死亡只是從幼年到老年的整個生命周期的環節之一。

大多數孩子現在不和祖父母住在一起或住得很近，在家裡經歷祖父母死亡的日子已經一去不復返了。城市化和流動性的加速，造成了兒童與祖父母的分離，也導致了兒童未能親眼見證祖父母的死亡過程。死亡已經從家裡轉移到更加有制度化的環境中，例如醫院或私人療養院。一個小男孩曾說：「我不想

他人的故事

上帝需要一隻死貓咪？

父親對四歲的女兒說她的貓咪「去了天堂，和上帝在一起」。女兒問：「上帝為什麼會要一隻死了的貓咪？」

三歲的小女孩聽聞祖母去了天堂十分生氣，她說：「我不想讓祖母去天堂，我想讓她在這裡！」

摘自《童年時期的死亡經歷》173頁，G・迪金森，1992，歐米茄，2。

去醫院，因為那是人死了才去的地方。」小男孩最後一次見到祖父活著是在家裡；進醫院之後，祖父就成了一具冰冷僵硬的屍體。男孩祖父死去的過程沒有成為家庭日常生活的一部分。

如第一章所言，從前大多數孩子在農場裡長大，每天見證生命周期的變化——動物的出生與死亡。這種日子已經一去不復返了。對於在農場長大的孩子們來說，出生和死亡是他們社會化過程中再平常不過的一件事。兄弟姐妹和親人們「生於斯、死於斯」的日子不復存在。

由於不接觸死亡，現在的孩子們認為死亡過程和死亡本身是非常遙遠而奇怪的。這說明了否認死亡事實的自然趨勢。怎麼做才能讓孩子們對死亡有概念呢？以下的討論對孩子進行了年齡分組，但請記住年齡層和發育水準不是絕對的。每個孩子對於死亡的理解都會受到自身經歷和家庭文化傳統的影響。

智慧箴言

尚・皮亞傑的認知發展階段論

多年來，發展心理學家關於發展階段的觀點略有不同，尚・皮亞傑無疑是其中最出色的。根據皮亞傑認知發展階段的解釋，兒童對於死亡的理解隨著他們的成長而發生變化。皮亞傑主要集中在對兒童作為自身知識的積極建構者的研究上，專注於研究兒童思維過程隨時間變化的方式。每一階段，心理活動從簡單的感知能力學習和肢體活動學習進化為邏輯性的抽象思考。第一階段為感覺運動期，從出生到大約兩歲。在這個階段，兒童透過他們的感覺和肢體活動來認識世界。第二個階段即前運思期，通常是二到七歲。奇幻思考（magical thinking）、符號推理、自我中心、可逆性和因果關係構成了這一階段兒童的思維。根據皮亞傑的理論，前運思期的兒童還不具有完全理解死亡的心智能力，因為他們還沒有物體守恆的概念，這種能力是成熟的死亡概念的先決條件。

皮亞傑的第三發展階段即具體運思期，通常是七到十四歲。在這個階段接觸到死亡的孩子會非常好奇和實際，並會尋找資訊。在這個階段兒童會應用心理活動來闡述邏輯上的觀點以解決具體的問題。在第四階段即形式運算期（十三歲以上），青少年將死亡看作是一個自然的過程。死亡離他們的生活非常遙遠，也是他們所不能控制的。在這一階段，青少年已經具有了抽象思維和科學推理的能力。青少年們常常忙於追求生活而否認自己死亡的可能性。他們認為死亡不會發生在自己身上，一個合理解釋是他們否認死亡，但當青少年面對挑戰或疾病威脅時，這會給他們精神上的支持。

來源：S・B・亨特和D・E・史密斯（2008）。對兒童所理解的死亡的猜想：年齡、認知能力、接觸死亡經歷和母親的溝通能力。歐米茄，57,143-162；H・金斯伯格和S・奧珀。（1998）。《皮亞傑的認知發展理論（第三版）》。恩格爾伍德・克里夫斯，紐澤西：普倫蒂斯・霍爾出版社；D・馬蒂尼。（2009）。《幫助孩子應對慢性病》。芝加哥，伊利諾州；美國兒童與青少年精神病學會。2009年8月7日檢索於 www.aacap.org。

從出生到三歲——六個月大的嬰兒可以感覺到照顧者的不同以及生理和心理需求的滿足程度。十八到二十四個月之間的符號功能證明，一個人只有在開始思考之後才會具有死亡的概念。雖然聽起來非常佛洛伊德化，但是死亡焦慮起源於出生後與母親痛苦分離的那一刻。孩子玩躲貓貓的樂趣在於減輕了間歇分離的恐懼。不到五歲的孩子認為死亡是分離，但與照顧自己的人分離是一個可怕的念頭。

艾利克・艾瑞克森觀察到嬰兒在很早就對人間是否是一個溫暖有愛的地方做出了「判斷」。這種判斷能力雖然原始但意義重大，潛意識的決策在很大程度上基於應對威脅和困難的能力。我們絕不能假設孩子對死沒有任何概念，而且我們必須考慮到生活中的既定死亡對其產生的影響。兒童悲傷的能力與他們認知發展水準有關。直到孩子發展出一種皮亞傑稱為客體永存的概念，他們才能感覺到失去。客體永存是指客體雖然不可見但仍繼續存在的概念。非常小的幼兒並不關心他們看不見的物體或人，在他們心中，那些物體和人並不存在，所以他們不能感受到任何的缺失感。十八個月大時孩子到達另一個階段，他們理解了物體的重要性並且會為失去一件東西而感到悲傷，不管丟失的是一個玩具還是他愛的人。

蹒跚學步的孩子會認出寵物是活物而桌子不是。雖然在醫院夭折的兩歲兒童對於他（她）的死亡並沒有確切概念，但是孩子能夠真正地感受到照顧模式的轉變以及他要與照顧他的人分離的事實。雖然幼兒沒有真正理解所發生的事，但會注意到某個人不在了。嬰兒或幼兒會在激動、傷心或某個重要的人消失時有所感覺，但無法理解他（她）看不到的東西。

三歲到五歲——關於兒童對死亡的概念，從文獻中觀察到的最清楚也是最符合現實的情況是三歲大的孩子就已經瞭解了死亡的確切含義，雖然人們對孩子們這些想法的本質存在較大爭議。大多數三到五歲的兒童缺乏一種意識，即死亡是一種普遍的現象，也是人體機能最後的終止。雖然死亡被看作是暫時的、局部的甚至是可逆的，但孩子們非常急於想知道和瞭解與死亡有關的一切實際而具體的層面。一些兒童認為死亡是換了一個環境生活。舉個例子，他們不能理解棺材裡的人感覺不到別人的存在。

這個年齡層的孩子可能會認為死亡是做了壞事後的懲罰，或者認為他們會因為死而受到指責從而產生一種罪惡感。因此，和孩子談論簡單又具體的事情並讓他們安心認為這些事不會造成死亡是非常重要的。

他們很可能難以用語言表達，因此只好用動作表現他們的感受。他們通常只會短時間悲傷，並且會用自己的奇幻思考去想像已去世的祖父會在哪裡。

死亡的永恆性在幼兒心中並不清晰，比如以下這個故事。一個三歲孩子的爸爸在六個月前死於一場車禍。有一天小男孩的媽媽對他說：「我有一個驚喜要給你。」小男孩急切地問：「是不是爸爸回來了？」在另一個場景下，同樣是這個小男孩在玩積木，他建了一座房子，把一個人放在房子裡。當人們問他放進去的人是誰時，他回答：「哦，那是爸爸，他要睡一百年！」爸爸並沒有死，他只是去旅行或沉睡了。

喬治・狄金森的女兒五歲時去參加家裡一位長輩的葬禮，在瞻仰過遺容後，棺材被蓋上並封印起來。這時小女孩問：「爸爸，卡比夫人在裡面怎麼呼吸啊？」再次說明，五歲的孩子無法理解死亡的概念。死亡不是永恆的，因為死去的人還需要呼吸。

幼兒思維的實際性在下面這個故事中顯而易見。一個五歲小女孩失去了母親，當她在肯塔基州機場等著飛往德斯州去安葬媽媽時，她打量著爸爸說道：「爸爸，你會做飯嗎？」這是一個非常傳統的家庭，爸爸都是把肉買回家交給媽媽做。孩子的擔憂是爸爸能否填補做飯的空缺。

智慧箴言

艾瑞克森的發展階段論

艾利克・艾瑞克森將人從出生到死亡劃分為八個階段。年齡的劃分有不同方式，只要合理即可。他的社會心理學理論考慮了外在因素對人格發展的影響，因為一個人在整個生命周期中要經歷一連串相互關聯的階段。這八個階段分別為：

一、嬰兒期／口腔期（〇～一・五歲）。嬰兒與照料者之間形成了一種信任有愛的關係或者不信任感。信任感讓未來有希望，而信任喪失可能會讓人以為自身沒有價值。

二、幼兒期／學步期／肛門期（一・五～三歲）。幼兒自己學會掌握技能，如抓或走，也逐漸建立自尊和自立。但是，這個階段的幼兒還很脆弱。如果孩子在如廁訓練中丟臉，他（她）可能會感覺到羞愧或疑惑。

三、遊戲期／學齡前期／運動期（三～五歲）。兒童變得更加獨斷，掌握更多主動權，而且喜歡模仿大人。不過，如果他們在實現目標或滿足自然願望中受挫，可能會有愧疚感。

四、學齡期／潛伏期（六～十二歲）。孩子必須學會新技能，否則會有失敗感或自我無能感。

五、青春期（十二～十八歲）。和以前的情況一樣，個人的發展開始取決於這個人做了什麼，而不是別人對他（她）做了什麼。在這個階段，開始著手建立自己的人生哲學非常重要。

六、成年早期（十八～三十五歲）。在此階段，發展親密的關係十分重要，否則將會產生孤立感。

七、成年中期（三十五～六十五歲）。有創造性且有意義的工作和家庭事務至關重要。轉變孩子的文化觀是很有意義的。生活的變遷可能造成一些人固執己見、停滯不前。

八、成年晚期（六十五歲～死亡）。如果一個人懷著滿足和快樂回顧自己的生活，那麼他（她）會把死亡當作生命的圓滿來接受它。但是對於一些人來說，由於他們一直在掙扎著尋找生命的目標，所以他們會害怕死亡。

＊第九個發展階段是艾瑞克森的夫人瓊・艾瑞克森在九十多歲時加上去的。這個階段指的是八十歲到一百歲的老年期。在這個階段，人不再懷念過去的生活，因為能力的喪失和身體的崩潰可能需要一個人全部的精力去應對。這時的人可能只會關心日常的身體狀況，不管他認為自己過去的生活多麼積極或消極。因為八十多或九十多歲的人更易經歷親密之人的離世，因此還要處理好悲痛的情緒。而且很顯然，死亡之門即將對他們開啟。

來源：艾利克・艾瑞克森（1968）。身分：青年和危機。紐約：W・W・諾頓 & 公司；E・艾瑞克森。1950。童年與社會。紐約：W・W・諾頓 & 公司，E・艾瑞克森。1997。完成的生命周期。紐約：W・W・諾頓 & 公司。

六歲到十二歲——二十多年前，歐巴赫（Israel Orbach）和同事們曾做過一個實驗，研究六到十一歲的兒童對人類和動物死亡的概念。研究顯示，人類的死亡比起動物的死亡更容易理解。他們認為，對動物死亡的理解在歷史上似乎晚於對人類死亡的理解。顯然動物死亡是比人類死亡更難的一個概念，因為動物是小孩最喜歡的東西，所以對一個孩子來說寵物的死亡可能比普通人的去世意義更大，更有深刻的體驗。因此，兒童可能對動物的死亡更感到抗拒。歐巴赫和同事提出的另一個解釋是，人類和動物的死可以看作複雜的生死概念的兩個特定例子。雖然孩子可能理解一個具體的人的死，但他（她）可能不理解其他生命諸如植物和動物的死。這反映了兒童缺乏對更廣闊的概念——生命、出生、死亡以及有生命和無生命的理解。

在這個年齡階段，孩子開始用外部視角（同學、老師、其他成年人、媒體和讀物）去看待世界，語言上也變得更加健談，不再那麼以自我為中心。這是孩子第一次與家庭的正式分離，他們進入了學校的世界。在那裡，老師和其他大人而非父母成為了他們認同的對象。他們還保有奇幻思考，但是鑒別真實的能力有所提升，道德判斷的能力也持續提高。兒童正在逐漸掌握社會技能。

死神被擬人化成一個活著的人或者一些變體，例如天使、骷髏或馬戲團小丑。死亡總是和暴力連結在一起。除了電視以外，孩子們對於暴力死亡的興趣還來自於殺死蟲子，玩警察強盜遊戲或其他與槍和殺人有關的遊戲。

人們認為死神是將生命帶走的神或幽靈。人們害怕死亡會蔓延。喬治・狄金森記得，在二十世紀五〇年代早期他還只是個十一、二歲的孩子時，小兒麻痺症十分常見。當兩個鄰居家的孩子被診斷患有小兒麻痺症時，他害怕著它（死神？）降臨到自己身上。雖然小兒麻痺症一般不致死，但被「它」的陰影籠罩對一個孩子來說還是很可怕。

他人的故事

一個五歲孩子對屍體的記憶

在喬治・狄金森的死亡和臨終課堂上，一位大學生分享了她五歲時叔祖母去世的回憶。在殯儀館裡，爸爸把她抱起來去瞻仰和觸碰叔祖母的遺體。她說：「我現在還能感覺到它，冰冷光滑。她十分平靜，臉上畫著明亮的妝。我想我大概已經知道死是什麼了。死是亮粉色的口紅，是藍色緞質的床單，是聞起來像火藥的冰冷雙手。

向孩子解釋死亡和臨終

曾經擔任牧師的心理學家羅伯特・卡瓦諾把兒童看作是「小人」。他把他們看作小型汽車而不是凱迪拉克。這些汽車和大車行駛在一樣的人生道路上，前往相同的地方。他們和大人相比雖然更脆弱，但有著和大人們一樣的能力和目標。他們準備而且有能力談論自身經歷範圍內的任何事。卡瓦諾認為，只要小孩身體允許，他們可以輕鬆解決任何大人能解決的問題，也應該做任何大人應該做的事情。雖然很小的孩子無法理解臨終和死亡這類字眼，但是只要我們給予鼓勵，他們能夠應對他人的死亡。

事實是，兒童想要瞭解死亡。在與一群四年級孩子談論死亡時，喬治・狄金森看著想要提問而高舉的數十隻小手，不知道該回答誰。每個人都有自己關心的事，而且他們的想法都是嚴肅而有邏輯的。他記得一個小男孩問他，人真的會死於在皮膚上塗抹的屍體防腐劑嗎？迪金森盡力讓他明白這並不是導致死亡的原因，但這個問題確實是那個孩子非常關心的。

大人需要支援、安慰並鼓勵孩子表達他們的

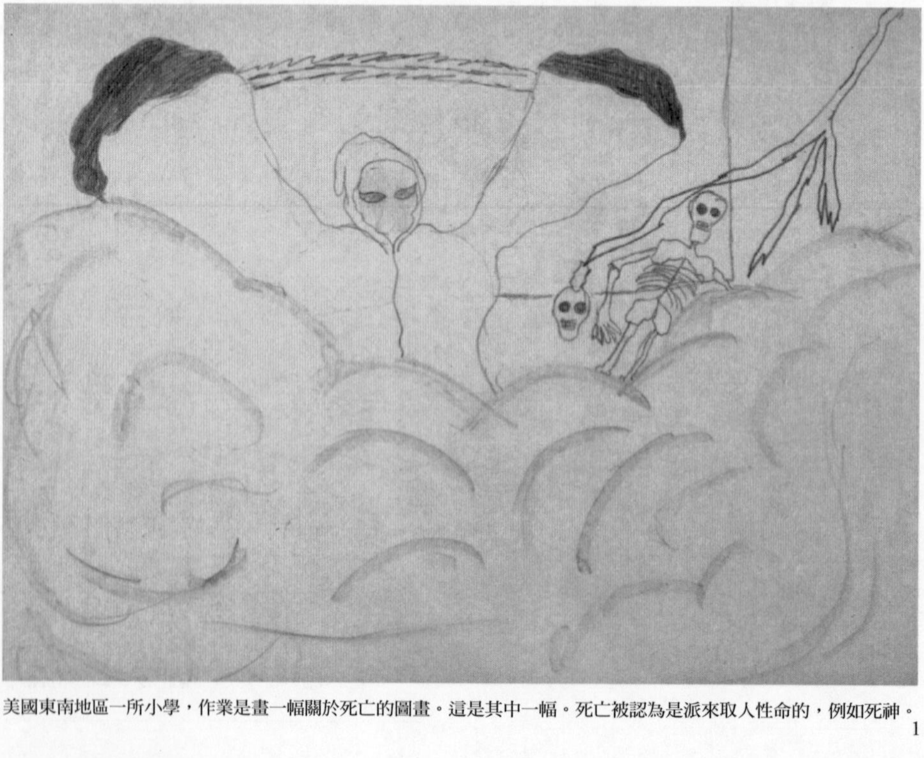

美國東南地區一所小學，作業是畫一幅關於死亡的圖畫。這是其中一幅。死亡被認為是派來取人性命的，例如死神。

悲痛情緒，因為孩子之前沒有任何應對死亡的經驗。大人試圖保護孩子不去接觸死亡的做法，會強化孩子的這類想法：死亡不是真的、太過可怕、生命的離世不值得人們致以崇敬和尊重。一些家長的首要任務似乎從解釋和教導死亡的意義變成了保護孩子遠離死亡。舉個例子，家長可能會對死亡的事實和嚴肅性以及帶來的情緒輕描淡寫，而不是告訴孩子人為什麼會死以及怎樣死去。孩子們具有生動的想像力，如果不討論死亡的話就會導致他們更多的恐懼和疑惑。而且，當孩子不被允許參與討論某個與他親近的人的死亡，也不被允許去參加葬禮或紀念儀式時，他們可能會感到被孤立，還有可能試圖用他們自己的想像或媒體傳達的資訊來填補與死亡有關的資訊空白。這樣肆意發揮想像的行為可能會造成對死亡的負面評價和反應。當與死亡有關的情形發生時，鼓勵兒童和青少年去討論並做出反應是很重要的。

當我們大人無法守信、讓孩子遠離他們可能無法理解的資訊時，難道不是因為我們大人跟孩子談論死亡會感到不適，因此乾脆迴避這個話題嗎？逃避不是最好的方法，就像例子中那個四歲小女孩，只會無謂地擔憂和傷心。直到兩三個星期後才有人告訴她小狗被割草機弄傷死了。在這期間大人們看著她每天瘋狂地找小狗而不阻止。她甚至將食物放在外面，擔心小狗晚上會受凍挨餓。

大人應該允許孩子們自由發言並提出他們自己的問題，不能有大人插話；應該讓他們閒談，按他們的意願自由談論，隨意改變話題，盡量問問題。人們應該給予孩子安慰和支持，讓孩子明白親密關係不會受影響。創造一種開放的氛圍並讓孩子知道感覺沒有對錯之分是十分重要的。

誠實坦率面對孩子——談論死亡時要對孩子誠實、坦，要立刻用具體而非抽象的答案回答孩子。如果對你的回答不滿意，孩子會在幾秒鐘或幾個小時之後問下一個問題。如果孩子問了你無法回答的問題，請誠實告訴他你不知道。如果你不能解釋清楚，就找一個能解釋清楚的人。

要直截了當地問問題，但回答時不必太過強調細節。當孩子問你他（她）是從哪裡來的，不用講解精子和卵子結合成受精卵，只需要說你來自你的媽媽。如果孩子不滿意，那麼下一個問題就會接踵而至，然後你再做相應回答。

如果父母對死亡話題不避諱，就會有與孩子談論死亡的機會。正如前面提到的，死蒼蠅、死蚊子、死鳥和死在公路旁的動物，都可開啟一場關於死亡的平常對話，孩子的情緒就不會大爆發。如果等到孩子喜歡的某人或某物死亡時再解釋，孩子會更難接受這個事實。不過，在解釋一個人的死亡，如祖父的去世時，要使用基礎的、具體的語言。如果死亡不是突然的而是循序漸進的，可以告訴孩子他（她）的身體再也無法運轉了，而且醫師也治不好了。如果是突然的死亡，可以簡單解釋是身體停止運轉了。「臨終」或「死亡」就是停止運轉。

家長和孩子一起埋葬死去的寵物，是一個積極認識死亡的學習過程。動物全身冰涼，一動不動沒了生命，就是死亡。在喬治・狄金森的孩子小時候，他們家養了很多豚鼠。這種動物的壽命很短，因此他們在後院為很多豚鼠辦了葬禮，家裡所有人都會參加，因為其他家庭成員在這種悲痛的時刻出席有助於孩子承受這種負擔。共同承擔會減少悲痛。

避免委婉語——與孩子討論死亡的時候要盡量避免委婉語。使用簡單易懂、表達身體在生物學上已經死亡的詞語，比如說過世、停止運轉、耗盡了等等。儘管出發點是好的，但許多成年人經常使用難以理解和抽象的語言來解釋這個概念，不利於兒童對死亡的理解。人們可能會說某人「作古」，這個詞無法讓兒童對死亡有現實概念。有個人告訴孩子，祖父的心臟壞了、停止工作了，孩子對這種說法比較能接受。另一個人告訴孩子，祖父現在可以鬆口氣了，暗示祖父仍然在呼吸。孩子想和祖父一樣，因為他有氣喘，也希望可以鬆口氣，不過別人卻說他還太小不能和祖父一樣！

死亡這個詞很難說出口，但是使用委婉的詞語比如「睡著了」可能會使孩子在晚上難以入睡。如果祖父睡著了，然後被裝在盒子裡埋了起來或被火化了，孩子可不希望生活中發生這種情況！因此，他們會想：一定要保持清醒，千萬不能睡著！

使用類似走了、離世或離開的委婉語可能會讓孩子誤以為死者還會返回。畢竟，他（她）只是去了某地。即使是嘴上說了「他去了天堂得到了永生」，但卻眼含淚水，表現得十分沮喪和悲傷，孩子也會感到迷惑。要謹慎回答兒童關於死亡的提問，因為它們可能聽起來深刻但實際並不然。例如，一個五歲的孩子問去世的人現在在哪裡，他問的其實不是是否有來世，只要知道死者在墓地他就已經滿足了。解釋來世或天堂的問題可能需要一個合適的時間，如果這是你的信仰的話。

有人告訴一個四歲的小女孩，妹妹因為生病太虛弱了無法再跟大家一起生活，去天堂找祖母了而且再也不會回來。她為此害怕了好幾個月，因為「只要有人感覺不舒服，我就擔心他們也會永遠離開我」。不過拉比哈樂德・庫什納（Harold Kushner）警告，為了減輕孩子的負擔，一味描述天堂有多美麗、去世的人和上帝在一起生活有多快樂，也會剝奪孩子表達悲傷的機會。這樣做的話，當悲傷的事情發生時，孩子會否認和不信任自己的感覺。庫什納指出，應該承認兒童感到不安和憤怒的權利。還應注意的是孩子可能認為死者是自己選擇離開，去了天堂。應該向他們明確指出，逝者並不願離開或拋棄親人，不是孩子以為的那樣。

人類學家科林・特恩布林將死亡描述為和出生前一樣的虛無狀態。倘若問一個人出生前是什麼樣子，你可能無法得到答案。告訴孩子死亡後的情形無法描述，因為死亡是虛無的，孩子也會無從想像。但孩子們有無窮的想像力，這個解釋對他們來說可能要遠比「天空中的房子」這種模糊的描述更有發揮空間。

當你已避免使用委婉語並讓孩子清楚某人已經去世的事實後，下一步就是要解釋即將發生的事情。告訴孩子遺體從醫院被移到了殯儀館，提醒孩子會有人安排葬禮（如果有的話），隨後葬禮會舉行。概述一下葬禮的規格，接著談一談參加葬禮（如果需要的話）的事情和遺體入土的儀式。

智慧箴言

輓歌

愛德娜．聖文森．米萊（Edna St. Vincent Millay）

孩子們，聽我說：
你們的父親死了。
我會用他的舊大衣
為你們做小外套；
我會用他的舊褲子
為你們做小棉褲。
在他的口袋裡
該在的東西都還在，
這些鑰匙和硬幣
還有菸；
丹拿這些硬幣
存進銀行裡；
安拿這些鑰匙
敲出美妙的聲響。
生活還得繼續，
死去的人終被遺忘；
生活還得繼續，
儘管好人死去；
安，快吃早餐吧；
丹，快把藥吃了吧；
生活還得繼續
我只是忘了為什麼。

表達情感——讓孩子明白有人去世時表達情感是正常的。因為這是一個悲傷的時刻，應該告訴孩子每個人都很傷心，可能會有很多人痛哭。如果孩子想要痛哭，告訴他（她）哭泣是沒關係的，是正常的。還應該向孩子解釋，有些人不表露情緒並不表示他們不愛去世的人。

你可能在這段時間內無暇特別關注孩子。讓孩子明白你一直關心他（她）是很重要的。此時，擁抱和淚水是最適合的表達。不要因為哭泣而道歉。在孩子面前哭就是在告訴他們哭是沒關係的。

孩子們通常會在受傷的時候哭，因此當有人去世時哭泣是自然的。哭可以讓孩子們感到釋然。展現自己的情感會使逝去的親人或寵物看起來更重要。淚水是對逝者的敬意。孩子們會思念逝者並希望他們仍然健在。

不幸的是，當死亡發生時，一些父母卻不允許孩子們哭泣。一個十五歲的孩子回憶起自己因為小狗死去而痛哭時，被父母打了屁股。一個十歲的孩子也曾被叔叔打，因為他在葬禮上痛哭。有人告訴孩子哭泣是不成熟的行為。對很多人來說，童年時對死亡的第一印象是「第一次看到父親哭泣」，而沒有人說這是他們第一次看到母親哭泣。

一些大學生回憶，當他們還是小孩子的時候，會觀察別人對死亡的反應並且模仿。因為孩子一直在觀察成人，父母在孩子面前自然表達情感有助於孩子的社會化，這樣孩子以後就不會躲在衣櫃裡或是晚上趴著枕頭悄悄哭泣。一個孩子說，父母和兄弟姐妹坐在一起為他死去的寵物悲慟是一個很好的經驗，因為透過共同承擔，他感受到了家庭的溫暖。這份悲傷他沒有獨自承受，家人和他共同分擔。知道有人關心是一件讓人欣慰的事情。

前職業美式足球員羅西・格瑞爾（Rosie Greer）也說，哭是沒關係的。他有一首歌就唱道，無論你是女人、男人、女孩、男孩，哭都是沒關係的。小男孩哭泣並不表示他是膽小鬼。連硬漢羅西・格瑞爾都說沒關係，那就肯定沒關係！人類學家阿什利・蒙塔古贊成羅西・格瑞爾的說法，他指出，女性情感豐富是因為她們善於透過哭來表達自己的情緒。

一些男性認為真正的男人是不會哭的，因為哭不是大丈夫所為。如果擔心會在葬禮上哭，他們會在最悲傷的那幾天戴墨鏡。幾年前，喬治・狄金森處於青少年時期的女兒和他一起參加了一位朋友的葬禮。那天是陰天，離開墓地後，她注意到幾乎所有送葬的男性都戴著墨鏡，因為墨鏡有助於隱藏眼淚。

告訴孩子哭是不好的行為，對孩子有什麼好處呢？如果大笑可以，為什麼透過哭來表達情感就不可以呢？

○青春期

青春期是人類童年和成年之間的一個鍛鍊期。這一時期是一個過渡，兒童透過經歷一些變化與挑戰走向成年。社會對於青少年的關注反映出人們普遍關注的問題，即「生活」和「過得好」的問題。

青少年時期——從十二歲到十九歲——有一些特點：形式邏輯思維能力的獲取，性行為的發生，身體結構的成長，成人社交技巧的繼續獲取，倫理和價值觀的辨別，以及能夠長期追求他人和目標的能力。青春期往往充滿了焦慮、叛逆和猶豫不決。隨著青少年對死亡的理解的加深，許多變數會影響並決定他們的死亡焦慮。當人們能夠概括生命的意義時，也就理解了死亡。

青少年通常不會考慮遙遠的未來。青春期的生活體驗，特別是對自身身分的關心，對眼前成功的期待與擔憂，已經耗費了他們大量的心力，根本不可能去考慮四十五歲或七十歲時生活的樣子。站在成年期的門檻上，青少年們更注重眼前的生活，擺在他們面前的是夢想和願望。

對青少年來說，同齡人的去世是非常難以接受的，因為這說明了青少年的脆弱性，說明了處於芳華的他們也會死。這樣的死亡是不公平的，因為青少年還未充分發揮潛能和享受生活就去世了。由於青少年正在從同齡人那裡獲得身分認同，同齡人的去世不利於本就不穩定的身分認同感。

現在的學校已經意識到，當有學生去世時不能阻止學生表達情感，學校在處理學生死亡事件時的作為值得讚許。他們請來心理諮詢師，任何渴望傾訴的人都可以進行諮商。學校為同學們哀悼逝者和應對死亡提供了大量的機會。邁可・雷明和喬治・狄金森雖然不是心理專家，但也曾受邀到高中做關於學生去世的心理輔導，在教室裡他們的作用只是催化劑，他們鼓勵學生「談論」死者並

談談自己的感受，

到了十一、二歲的時候，青少年開始使用抽象語言和抽象思維。青少年現在不再拘泥於具體的事物，能夠使用類似「如果……那麼……」的條件句。他們能將想法加以拆分並重新組合。他們會建立起自己關於來生的神學認知。

我們的社會對生老病死的過程是消極的，青少年自然無法對未來產生積極向上的心態。因為在美國，人們既嫉妒年輕又害怕老去。在青少年心中，「和我一起慢慢變老」可能並不代表「好日子還在後頭」。久而久之，在青少年時期就可能造成身體免疫力下降甚至導致死亡。對於青少年來說，之後再碰到重要的人去世的情況，以往的經驗會幫助他排解憤怒、迷茫、孤獨、內疚和疑惑的情緒。如果青少年沒有經歷過類似的事情，那麼他們在類似的情況發生時很難給予他人幫助。

身分危機與死亡焦慮

青少年們糾結於諸如「我是誰」和「我如何適應事物的發展」等問題，同時也在努力分辨善與惡、愛與恨、歸屬感和孤獨感，以及生與死。對於青少年來說，這些都是令人困擾的問題，他們還無法確定自己是兒童還是成年人，因為來自四面八方的訊息為自我意識的建立增添了困擾。經歷失敗、失去、災難和死亡是最可能導致自我意識重建的問題。

就像自慰和其他性問題一樣，死亡焦慮和恐懼也是大家普遍的遭遇，他們會和同伴討論這些問題。青少年的任務之一是嘗試理解生死的意義，站在一個積極的哲學立場上考慮問題。對於正處於人生關鍵時期的青少年來說，這並不是一項容易的任務，因為人容易對未來保持較為悲觀的態度。

媒體影響

電影是人們面對死亡的一種媒介，觀眾對於電影角色容易產生心理認同。電影往往讓人產生不必要的恐懼和不健康的死亡態度，但也有可能影響觀眾現有的死亡態度，還給觀眾一個更健康的視角。媒體經常將臨終和死亡描繪得暴力、「酷」、遙遠，或者擁有非自然的美。根據國家兒童暴力中心（National Center for Children Exposed to Violence）的研究，每個成長到十八歲的美國青少年在無他人在場的情況下，平均在電視上看過約二十萬次暴力行為。全國電視暴力研究組織（National Television Violence Study）發現，三分之二的電視節目都包含暴力行為，平均每小時就有約六個暴力片段。一些人擔心，孩子們會對這些暴力行為習以為常，認為是正常的。的確，電影傳達的資訊往往是「好人」才可以使用暴力得到自己想要的東西。有研究認為，接觸暴力電影、音樂、電視和電動遊戲會產生更多暴力思想和行為。觀察學習理論也證實了這個說法。觀察學習即透過模仿來學習。

恐怖電影和動作電影中有大量死亡情節。青少年似乎對暴力死亡電影特別著迷。《驚聲尖叫》和《是誰搞的鬼》等系列電影在二十世紀九〇年代晚期及二十一世紀的青少年之間非常流行，這些電影中都包含暴力死亡情節。另外，喬治・羅梅洛（George Romero）導演的《活屍禁區》、《辣手美眉》、《鬼水怪談》、《玩盡殺絕》、《下一個就是你》都是非常受青少年喜愛的恐怖電影。隨著DVD、網路下載以及其他技術的發展，青少年可以更方便地在家中看到死亡暴力電影和一些未經審查的死亡題材電影。

二〇一二年上映的《科學怪犬》動畫恐怖電影，講的是動物可以死後復生，即使復生後成為怪物。雖然這部電影不適宜青少年觀看，但許多青少年表現了極大的興趣。電影中的男孩透過科學方法將死去的狗狗史巴基復活了。同學們紛紛效仿小男孩去復活他們自己的寵物，但卻產生了木乃伊倉鼠、吸血鬼貓和突變海馬騷（Sea Monkeys）。

不過其他死亡主題的影片則沒有那麼暴力。例如《留住一片情》就受到青少年喜愛。現在非常受歡迎的一種電影題材是臨終之人還有未完成的心願，由此引發出一系列故事。《別闖陰陽界》講述了五名醫學院學生進行了瀕死實驗，他們發現自己在「死」時都被壓抑在內心深處的未解決問題所糾纏。其他還有《閃電奇蹟》（Saved by the Light）、《鬼爸爸》（Ghost Dad）、《再續前世情》、《天上人間》以及經典的《生活多美好》（It's a Wonderful Life）。纏綿和浪漫的死亡讓人想起十九世紀文學作品，在電影《伴你一生》、《情比姐妹深》中也有類似的死亡場景描述，儘管現在死亡多由癌症而非肺結核引起。一九九九年電影界的黑馬《靈異第六感》講的是一個小男孩能看到鬼魂並與之溝通的故事。我們的社會似乎又重新對鬼魂著迷了。

搖滾樂中的破壞主題與青少年觀看的電影有相似之處。死亡主題的搖滾音樂可能會有治癒作用。這些主題應以隱喻的方式理解，而不是按字面意思理解。搖滾歌詞有時會提及應對死亡的方法，以及死亡帶來的的憂慮。例如，弗蘭克威爾遜和卡瓦利耶樂團（J. Frank Wilson and the Cavaliers）的〈最後一吻〉（Last Kiss），講的是一名男孩開車和女友出去卻遭遇車禍，女友不幸喪生。歌詞中寫到：「哦，親愛的你在哪裡。上帝讓你離我而去。我一定要做個好人，死後也能進入天堂，與你相遇。」他將她擁入懷裡，給了她最後一吻。歌詞最後則是「那晚我失去了一生的摯愛」。

色情搖滾樂歌詞中充滿著虛幻，死亡也被非人化和扭曲。歌詞包含仇恨和破壞的樂隊非常受歡迎。例如，槍與玫瑰樂隊的專輯《毀滅欲》賣出了一千五百萬張。永恆樂隊（Everlast）的〈什麼樣〉（What It's Like）看似講毒品和槍支，實則描寫暴力和死亡。歌詞中提到一個叫馬克斯的人和別人槍戰，最終被打死，留下妻子和孩子陷入痛苦之中。〈什麼樣〉講的是死亡帶來的損失和空虛，而〈結束〉（Ends）主要講的是只要達到目的手段無所謂——以他人性命為代價實現自己的目標是可以的。結果最重要，無論採取什麼手段。（「為了達到目的，有時孩子都可以被殺死」）。

科羅拉多州警方認為，暴力和嘻哈之間存在一定關係。警方認為，一連串槍擊事件和增加的兇殺率都說明，黑幫說唱將黑幫成員和犯罪活動帶入了夜店，引發了更多暴力行為。員警禁止嘻哈說唱的做法激怒了嘻哈群體，他們主要由黑人和拉丁美洲人組成。

在科恩樂隊（Korn）的〈行屍走肉〉（Dead Bodies Everywhere）中，一個孩子說自己在父母眼中什麼也不是，像是根本不存在，「你們讓我覺得自己沒有價值，是行屍走肉」。生活對於這個少年似乎是沮喪而消極的。

瞭解儀式

社會是由儀式構建並由儀式組成的——早晨起床、上班或上學、進餐儀式、宗教儀式、政治儀式等等。臨終、死亡和喪慟也都被社會儀式化了，被賦予表達悲傷情緒的意義。各個文化和群體中成人的責任和青少年的特權有所不同。因為成年人往往不教孩子怎樣應對臨終、死亡和喪慟的儀式，因此這也成為青少年需要瞭解的事情之一。因為不瞭解正確的葬禮禮儀，青少年會感到特別焦慮，不知道「應該做什麼，應該說什麼」。喬治・狄金森回憶，自己的兒子上高中時，曾去殯儀館探視一位去世的同學，他想知道應該對同學的父母說些什麼。因為從未經歷過同伴去世的情況，他不清楚怎麼做才算得體。我們必須學會社會認可的儀式才能完成社會化。

和兒童一樣，青少年透過觀察別人對臨終和死亡的回應學到正確的處理方法。例如，無數學生曾告訴迪金森，他們不知道面對他人的死亡該做何反應，只知道如果看到別人在哭，那麼他們也會效仿。另一方面，如果別人都在哭自己卻不哭，內心就會感到自責。他們或許會自問：「為什麼我哭不出來？哭才是對的？」

正如卡拉・霍洛威（Karla Holloway）在《傳遞：非裔美國人的悼念故事》（Passed On: African American Mourning Stories）中所說，在歷史上一提到臨終和死亡一定會想到美國黑人。臨終和死亡已經不再是什麼異事，死亡體驗也已成為一種文化意象，且成為黑人文化中感性的一面。霍洛威發現，人們無論是在成長過程中還是在人生的尾聲，每天都會受到一種想法的困擾：死亡遲早會在某天早上到來。因此，臨終和死亡至今仍然是美國黑人的文化記憶，並在美國黑人的集體記憶中延續了幾十年甚至幾百年。

討論死亡話題

當一個人正經歷不穩定或壓力大的時期，特別當壓力來自於自我價值、身分和能力時，人很容易想到死亡。至關重要的是當青少年聯想到死亡或朋友、熟人、在乎之人的去世時，父母、朋友、同伴、老師和其他人要幫助他們應對隨之而來的焦慮感。特別是在青少年時期，父母與孩子的關係往往是衝突及疏離的，青少年更喜歡和同齡人討論他們的想法和情緒問題。

雖然父母可能會覺得與孩子討論死亡問題不太自然，但嘗試是非常重要的，因為公開和誠實的溝通遠比沉默或逃避更有幫助，並且在相互信任和尊重的氣氛中很容易達到溝通的目的。適當的準備和他人的支持有助於年齡較小的青少年處理自己關於死亡的想法，稍長一些的青少年也會加深對於生死的理解，對未來充滿希望。

實際問題

增強家庭成員關於死亡的交流

一、意識到青少年對於死亡的擔憂，坦誠地討論任何他（她）想知道的事情。

二、積極敏銳地傾聽，關注青少年一舉一動，注意青少年說話時的情緒。

三、相信青少年的情感是真實的、重要的和正常的。

四、對青少年的話做出積極的反應，表明你的接受和理解。

五、向青少年傳達這個價值觀念：你不會解決他或她的問題，但會幫助他或她找到自己的解決方案。

六、願意花時間陪伴對方，並經常一起聊天。

改編自J・N・麥克尼爾（1986）關於死亡的討論：青少年、父母、同伴（197-198頁）。C・A・科爾和J・N・麥克尼爾：青少年和死亡，紐約春天出版公司。

○成年時期

我們已經發現，用固定的發展模式解釋人們如何思考、感受以及完善生活經歷面臨一個主要的問題，那就是生活都是由多種可能的因素組合而成。特別是在研究成人階段的時候，這個問題更加明顯。一個人活的時間越長，人生圖景就越複雜，因為對其產生影響的其他因素不停增加。對特定人群、年齡群的研究或對個人的剖析應該符合該特定人群的樣本特徵，牢記這一點是很重要的。但是在樣本之下，每個人是大不相同的。

同時，不同的研究對同一群體所得出的結論也可能不同。這反映了調查者的理論方法以及當前的知識、方法論和結論的局限性。

研究成年人死亡理念的另一個限制因素是，目前缺乏一個合理的、與死亡相關的「成熟」的定義。發展模式的另一個限制是，研究人員沒有研究過成人的死亡觀念。雖然艾利克・艾瑞克森和其他人研究過壽命，但很少人研究這些年齡階段和成人對死亡的思考方式之間的關係。只有在研究精神病患者和絕症患者時是例外。

最後的限制因素是「成年」的定義。從生理上來說，可能我們到了一定年紀便停止長高，但是人體內部仍然發生著重大的變化。從心理上來說，找到一個適用於成年人這個龐大群體的定義更是難上加難。可以想像，「發展」這個詞定義起來會更難。因此相比其他年齡層，在解釋成年人的死亡概念化時，年齡的影響可能會小一些。

青年期

從青少年對死亡理解程度的變化可以推斷，青年人似乎（大約在二十至四十四歲之間）對死亡的普遍性、必然性和最終命運有更好的理解。青年人應該至少從智力體系上明白，死亡有可能隨時降臨到任何人身上，即使有時看起

智慧箴言　萬物皆有時

天下萬物各有其時，凡事也必有定期。
生有時，死有時；
栽種有時，拔除有時；
殺戮有時，醫治有時；
拆毀有時，建造有時；
哭有時，笑有時；
哀慟有時，雀躍有時；
拋石有時，堆石有時；
懷抱有時；不懷抱有時；
尋找有時，遺失有時；
保存有時；捨棄有時；
撕裂有時；縫補有時；
靜默有時；說話有時；
愛有時，恨有時；
戰爭有時；和平有時。

傳道書 3:1-8

來離青年人很遠，尤其是對那些剛成年的人來說。當然，年輕名人的早逝會是一個警鐘，警告人們青年也有死亡的風險。然而，很多人認為這只是特例，不太可能發生，沒必要擔心。邁入青年期的人剛剛開始獨立生活，在社會這個競技場中檢驗自己的能力和技能，並因積極的結果感到自信和驕傲。青年人充滿希望和期待，迎接挑戰，時刻為成功做準備。

正如本章前面所說，處於青春期晚期和青年期的男性可能因暴力死亡，非常讓人惋惜。特別是從二十世紀八〇年代開始，青年人的暴力犯罪行為急劇增加。他殺是奪走青少年生命的第二大因素，僅次於事故；另外，他殺是黑人青少年喪命的主要原因。

再次說明，儘管年齡會影響一個人的思考方式，但是自身狀況和外部力量對人的死亡想法影響更大。隨著年齡的增長，會越來越發現思考人生和經營人生一樣重要。思考人生可以獲得更高的生活滿意度。不過對於步入中年的人來說，思考人生的作用可能是兩面的。

中年期

雖然社會科學家們沒有就中年開始的準確時間達成共識，大多數人認為這個時期開始於四十到四十五歲。美國人口普查局的定義是年齡在四十五歲到六十四歲為中年。中年期有時也被稱為三明治期，因為他們可能需要養活或照顧孩子和父母，他們被孩子和父母同時需要。

卡爾．榮格認為人生後半段的主要目標是應對死亡。榮格認為，中年期對大多數人來說是成長最快的時間，也是全面完善人格的時間。他指出中年人的主要任務是重新評價自己，放棄早期對死亡理解不深時抱有的永生和全能的幻想。一方面中年人意識到自己身體的變化，重要的人撒手人寰，孩子變得獨立；另一方面中年人不再一味執著於未來，他們無法避免地與死亡和命運交鋒。艾利克．艾瑞克森的自我發展論表明中年人更加關注下一代，對自身的死亡認知不斷增加。

對四、五十歲的人來說，生活為他們帶來了豐富的經驗。人到中年可能晉升為主管、領班或類似的職位，這表示人在中年時擁有更大的政治和社會力量。然而，並不是每個人都會晉升，不論是被提拔的人或是他們運氣比較差的同事，都逐漸意識到身體素質已大不如前。

羅伯特・富爾頓（Robert Fulton）和葛列格・歐文（Greg Owen）認為，二戰後出生的群體（嬰兒潮一代）與死亡距離較遠。與前幾代人不同，他們可能在醫院出生，不會再死於傳染病。與他們的父母和祖父母不同，嬰兒潮一代享受了城市化的最大利益和技術先進的社會。富爾頓和歐文進一步指出，正如商業肉類加工工廠改變了在家裡屠宰動物的傳統，現代醫療保健機構使得這一群體免於接觸疾病和死亡。死亡變得無形和抽象。在這一代人中，只有百分之五的人成年前會遇到直系家庭成員死亡的情況，這是前所未有的。

嬰兒潮一代現在到了退休的年齡，死亡成為他們的主要話題，也可以稱之為一種癡迷。嬰兒潮一代希望二十一世紀的死亡和葬禮更有意義，就像他們在上世紀七〇年代控制出生人口那樣。遺體火化率不斷上升，人們對傳統的喪葬習俗逐漸排斥。

得益於合理的飲食、健康的生活方式和進步極大的醫療，嬰兒潮一代的壽命比他們的父母長。中年人普遍擔心英年早逝。中年人得病後往往採取拒絕和敵意的態度，有些甚至會抑鬱。

恐慌與拒絕——當一個人意識到可能永遠無法實現理想的自我，永遠無法完成目標和成功時，便會開始恐慌。特別是年輕人或自我概念建立在身體素質之上的人，特別可能會遭受這種痛苦。再多的慢跑也無法逆轉時間的影響，沒有成藥可以修復時間的損耗，唯一的希望就是充分利用剩餘的能量和經驗，專注於最擅長的領域。

死亡是中年人面臨的重要問題。中年的一個主要任務是接受死亡的現實性。每下愈況的健康狀況，父母和親朋好友的死亡，外表的變化，都加深了中年人對死亡的認識。中年人看到一些同齡人因心血管疾病猝死或因癌症飽受折磨。健身對於他們應對自己生命中不斷增加的死亡威脅很有必要。有人在中年開始加強鍛鍊，希望有助於長壽。遺傳是無法改變的，個人至少可以透過良好的行為和飲食習慣延長壽命。儘管鍛鍊很花時間，但有助於生命的延長，有可能讓最後的日子成為「最美好的時光」。

另外一個影響成年人對死亡感到擔憂的因素是父母的壽命。只要父母還活著，這個人和死亡之間就有一個緩衝——按理說父母應會先於子女去世。然而父母去世後，這個緩衝消失了，自己將成為家譜上將要去世的一代。這會有什麼影響？會不會影響死亡的焦慮程度？

反思與接受　對死亡的認識改變了中年人的生活，他們開始以哲學的視角看待生活，重新評估自己的價值觀和看重的事物。在面對死亡的過程中，人們更愛自己和他人，更享受生活，最終獲得了更有意義的生活。榮格認為，成年人更注重內省和更關注中年生活的意義，他們意識到個性中被曾被壓抑的部分後進行了自我內部調整。他認為，真正理解生命意義的人會更加個性化。

中年人知道他們快到「算總帳」的日子了，面對有限生命時需要評估價值、意義、自我價值感。他們會更常去思考死亡的痛苦、死亡的過程以及生命的消失。他們會考慮自己在配偶、孩子、親戚、朋友的生活中消失意味著什麼。

因此如果人在中年去世會有不公平和憤怒的感覺，青少年想到死亡時也有同樣的感覺。不過，現在隨著可能導致死亡的外力增加，這些情緒得到了緩和。

個人成長——儘管成年人需要放棄對於永生、無所不能和宏圖大業的幻想，但是成年人仍需要達成一種成就感——自我的完善和家業的興隆。因此時間和死亡對中年成人影響不大。成年人會將所有的技能和經驗發揮到極致。

五十歲之後到了人生的一個轉捩點，生命的有限性開始突顯。這時的中年人開始意識到，時間不能再從出生開始算起，而是按照與死亡或巔峰時期結束的距離來估算。他們會專注於退休前最想做的事，死亡的接近會讓人捨棄無關緊要或無趣的事情。這並不是說年齡增加意味著個人成長的中止。反之，只要活著，每個對生活充滿希望、善待他人的人都可以成長。

老年期

老人的死亡是預期中的事。事實上在當代美國社會中，死亡的主要是老年人。在美國幾乎三分之二的人去世時已經六十五歲以上。每一個經歷過生命四季的老人都會面臨死亡。令人想不到的是，雖然衰老是人類生命的一部分，大多數美國人變老和去世的環境變得越來越「不自然」。人們是在醫師的看護下、在高科技環境中去世，去世前通常已經忍受了多年慢性病的折磨，接受過額外的藥物干預治療，所有的治療決定都是由照顧者代替無法自理的病人做出的，只不過照顧者通常不知道什麼對患者是最好的。

儘管一些人認為「衰老是地獄」，還有很多人對生命的秋天充滿期待。正如歌德所說，「變老本身就是一場新的冒險。」老邁的前棒球選手薩奇・佩吉（Satchel Paige）多年前就曾說過，變老其實是一個心態問題，只要你不耿耿於懷，年齡並不重要。在電影《大國民》中，伯恩斯坦先生對記者湯普森說：「湯普森先生，老年其實是一種疾

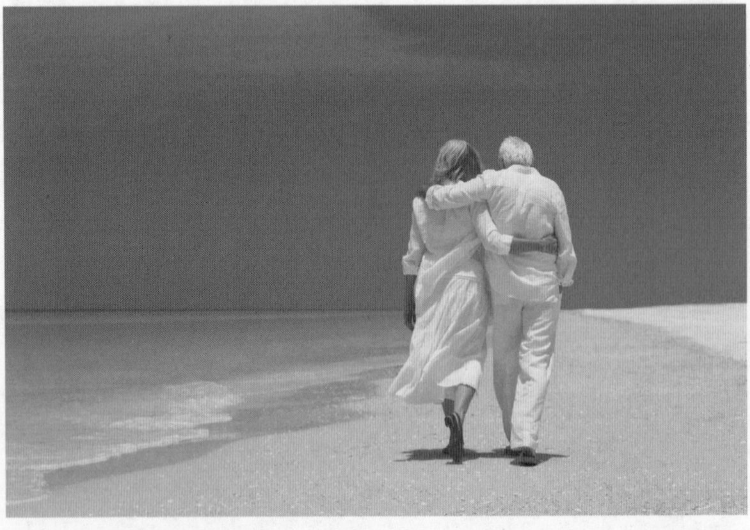

對於老年人來說，接近生命的末章時，和伴侶一起思考身後的生活，追憶過往的美好時光和旅程，能夠產生一種人生滿足和完整的感覺。如詩人羅伯特・白朗寧所說：「執子之手，與子偕老，佳期未至，結局寓於起始。」

病，只是永遠不會被治癒。」老法蘭西斯・培根這樣總結：「我永遠都不會是一個老人。對我來說，比我大十五歲才是老年人。」可以看出人們對於變老往往會有不同的反應。

人口統計學家把老年人分成六十五到七十四歲、七十五到八十四歲和八十五歲以上幾個階段。未來，年齡最大的這組將會增長最快。這個群體的規模從一九〇〇年到二〇三〇年將增長四倍以上，從一九〇〇年到二〇五〇年增長六倍以上。到二〇五〇年，近四分之一的老年人口（六十五歲以上）將達到八十五歲以上。六十五歲是步入老年的界限，因為即將進入社會保障體系；由於退休年齡降低，五十五歲對於中老年人來說是另一個有意義的年齡界限。

生活就像一輛穿過隧道的火車。火車進入隧道，但總有一刻要離開。當年長的親朋好友離開這個世間時，我們什麼也做不了，唯有發覺原來他或她也是無法避免死亡的。當長輩都已不在人世，同輩人也一個個逐漸離我們遠去，我們發現自己的時間也所剩無幾。因此，當一個人活到六十歲以上，他人生的隧道就要到頭了。露西・里德給喬治・狄金森和他夫人的這封信，就表示她人生的隧道快走到盡頭了。她似乎已經接受了這個事實並準備坦然迎接死亡。

喬治・狄金森一家搬家之前住在西部的賓夕法尼亞州，和露

他人的故事

接受死亡

親愛的孩子們：

在這一年中的這個時候遞上這份禮物似乎有點奇怪。這顆可愛的球是我的一位好友所製，並將其贈與了我。我希望這顆球能在你們的聖誕樹上掛好幾年。到下一個聖誕的時候，我就九十七歲了，在這個飽受我們這代人破壞的世界上，我待夠了。我已準備好隨時離開。上帝對我已經相當好了。我擁有了人們所希望擁有的一切——愛、關懷，以及耄耋之年獲得的安慰。我引用紐曼主教的一句話：「只要上帝之手能為我指引方向，那他就會一直指引我前進。」我知道你們正過著充滿意義的生活，我的祝福伴隨著這顆球與你們同在。我相信生命是一個無始無終的迴圈。

真摯的朋友

露西・里德

西・里德當了兩年鄰居。搬家之後好幾年，他們都會收到里德女士送的精美聖誕球。他們通常在十二月中旬收到這些禮物。突然有一年，他們在七月中旬收到了一顆聖誕球，包裹裡還附有這封信。露西・里德確實在下一個聖誕前辭世了。

實現圓滿——在此章中提到，艾利克・艾瑞克森的人類發展理論將人的一生從嬰兒期到老年分為八個階段。每一個階段都存在自我認知、人生目標、與他人的關係方面的危機。每一階段的發展任務就是去成功解決這個危機，然後人們才能向下一成熟階段前進。第八階段被稱作成熟期或者老年期。艾瑞克森說，在解決第八個階段的危機之前，人們必須在某種程度上已經成功地解決了前七個。人生最後一個階段的任務應當是實現圓滿——堅信自己的一生是有意義和價值的，是有所貢獻的。到了第八階段，人們回頭審視自己的一生，會有如同《聖經》中的信徒保羅一樣的感受——他或她打了一場漂亮的仗，完成了所有任務，體會到一種圓滿感。在完成一項任務之後立即展開下一項，有助於緩解壓力，不會覺得還有更多的任務等著完成，因此才能使人在面對死亡時從容不迫。

卡洛・羅夫（C. D. Ryff）研究發現，老年階段的狀態與艾瑞克森的圓滿理念相當吻合。當人實現了圓滿，他們看待自己的過往就會更加寬容，會滿意他們所度過的一生。卡洛・羅夫發現老年人似乎比其他任何年齡層的人更能堅信自己接近於理想中的自己。

心懷圓滿，一個人就應該已經到達死亡過程中的接受階段，他會對自己感到很有把握，正如庫伯勒－羅斯斯在第五章中指出的那樣。艾瑞克森八個階段完成後會帶來良好的自我意識，讓漸趨死亡的人在面對死亡或生活中其他的挑戰時擁有自信。如果生活方式會影響死亡過程的論點是正確的，那麼對於已經達到圓滿階段的人來說，死亡過程應該是相當積極的，因為人的積極行為會影響死亡過程。對於照顧者來說，這樣的態度和行為將使臨終的病人更容易照顧。

一七五二年近九十五歲高齡的威廉・布拉德福先生（William Bradford）去世，《費城紀事報》（Philadelphia Gazette）刊登他的訃告，從中可看出他很可能到達了圓滿階段。布拉德福先生在一六八〇年左右來到美國，在如今改名為費城的城市定居。他是「一個極其持重、勤勞的人，是窮人真正的朋友，對所有人都善良友愛……他已年老體衰，生命之燈因為缺乏燃油而熄滅」（一種對死亡的美麗而委婉的說法）。布拉德福先生極有可能對自我和自己的一生感覺良好。

羅伯特・巴特勒（Robert Butler）提出一個觀念，在生命回顧和獲得圓滿之間存在一定關聯。進行生命回顧是因為人意識到自己快走到了生命的終點並且死亡將至。生命回顧有助於為死亡做準備——這個準備可以減少死亡的恐懼。一項研究發現，在家裡幫助人們回憶和評價自己的生活的老年人，比起沒有進行此項活動的老年人，在生活滿意度、積極的情緒方面有顯著的改善，抑鬱症狀的狀況也較少。

生命回顧有時讓人重返早年常去的地方，重拾當時的美好回憶。書中第一章提到在二十世紀七〇年代有一部名為《死亡》的影片，牧師布萊恩特即將死於肝癌，他帶著兩個成年的兒子和妻子回到童年生活的地方：祖籍，父母親的墓地，少年時工作的地方。他和孩子又重過了一次他的早年生活。牧師布萊恩特似乎是在說：「這是父親幼年生活的地方，我把它介紹給你們，因為我這一生快到頭了。」他是在進行一次生命回顧。（「這是你的生活，牧師布萊恩特，」就像古老的電視節目，「這是你的生活。」）生命回顧有助於為一生畫上句號（為生命的禮物繫上絲帶，為戲劇寫下最後一幕。）生命圓滿謝幕了，演員覺得自己的表演很出色。

淡化死亡恐懼——有關死亡和性的話題總是引起生命各個階段的人的焦慮，性關乎生命的開始，死亡關乎生命的終止。死亡和性都是生命周期的一部分，不過性對於許多人來說比死亡更容易討論。事實上，中老年人和較年輕的同輩人一樣，會對死亡的接近感到焦慮和擔憂。他們怕死亡的過程是漫長、痛苦而且醜陋的，怕以植物人的方式死亡，怕被束縛在複雜的醫療器械上，怕醫藥帳單吞噬他們的保險金和個人儲蓄。

他們擔心長期護理和相關費用讓家人負擔過重。他們害怕失去控制自己的生活能力，只能靠療養院幫助。老年人比年輕人更常想到死亡，但對死亡的恐懼和焦慮更少。老年人的相關經歷、態度、反應都有可能影響他們對衰老過程的看法。因此，老年人更加公開討論死亡並平和地接受它，特徵表現為庫伯勒－羅斯的死亡五部曲。老人對待死亡的態度更加積極，更清晰知道自己生命的有限性。

有些因素可以解釋為什麼隨著年齡的增加，成人的死亡焦慮程度反而有所下降。可以降低焦慮感的因素包括：目標得到滿足的成就感，對自己極限的清醒認知，壽命已超過預期，還有從朋友喪事得到的感悟。一項調查研究從更寬廣的視角來看這個問題，B・V・福特納和R・A・尼邁耶研究認為，老人對於死亡的恐懼程度和自我完善或自我滿足有關，也就是他們認為自己的壽命長且生活品質高。

因為老人更可能已經在現實生活中實現了自己的人生目標，所以他們對死亡就少了一些恐懼。

然而對於其他人，死亡可能是威脅他們有所成就的一大因素。根據羅伯特・卡斯登邦的說法，如何面對死亡或許也是心理發展的最終任務。年齡帶來的死亡焦慮感的下降，可能和生活品質下降有關，生活變得沒有那麼有吸引力，對死亡會有更大的虔誠之心。那些沒有實現自己人生理想的老年人可能會把目標定小一點，或是為沒有實現目標自圓

智慧箴言　警句

珍妮・約瑟夫（Jenny Joseph）

當我變成了一個老太婆時，我要穿著紫色的衣服戴著紅色的帽子，儘管它們看起來很不搭，也並不適合我。

其說。也有可能一些老年人在兒童時期就被很好的社會化，因而能夠從容應對死亡。在經歷過別人的死亡後，他們可以想像出一個沒有自己的世界，並會思考在世間留下些什麼。因此，許多老年人在某種程度上已經能夠接受自己生命有限性的事實。

死亡恐懼程度的不同——許多研究兩性的人都發現女性的死亡憂慮較高，而其他人卻沒發現性別差異。但是到了六十歲，男性和女性對於死亡的焦慮和恐懼都穩定在一個很低的水準。

一些證據顯示鰥寡的人比結了婚的或再婚的人更加恐懼死亡。獨居的人比和家人同住的人對死亡有更大的恐懼。荷蘭的一項研究顯示，政府養老機構中的老年人的死亡恐懼會更大。只接受過小學教育的老年人比接受過大學教育的老年人有更大的死亡恐懼。薪水低的老年人比薪水高的老年人有更大的死亡恐懼。老年人高度的死亡焦慮似乎與糟糕的身體和精神健康狀況有關。

我也會拿著我的退休金去買白蘭地酒和夏天的手套
甚至是緞涼鞋，然後說我們沒有錢去買奶油。
當我累的時候，我也會停下來坐在人行道上休息，
也會在商店狼吞虎嚥，然後按下警鈴：
也會貼著扶手欄杆快跑
以此來彌補我年輕時太過乖巧冷靜有節制的生活。
我也會在下雨天穿著拖鞋出門
也會從別人家的花園採花
甚至學著隨地吐痰。
你可以穿著很破爛的T恤變得很胖
你可以一次吃三英鎊的香腸
也可以僅靠吃麵包和泡菜挨過一個星期
也可以在箱子裡儲存很多的鋼筆、鉛筆和啤酒杯墊等東西。
但是現在我們必須穿著整潔
還要付得起房租，不在大街上謾　。
為我們的孩子樹立很好的榜樣。
我們必須有朋友可以一起吃晚餐看報紙。
但是或許現在我就應該稍加練習？
讓那些認識我的人不至於太訝異和吃驚。
如果忽然有一天我變老了，我就開始穿紫色的衣服。

死亡焦慮和恐懼方面的不同，更多是宗教信仰的作用而不是年齡。因為老年人更可能篤信宗教，當他們走向死亡時會產生一種安心的感覺。老年人更可能相信來世，把信仰上帝當作應對死亡的一種策略。定期參加宗教儀式促成了較低的死亡焦慮，可能是因為宗教組織的支援，不過獨自一個人做禮拜比如祈禱或誦讀經文，對死亡焦慮的影響比較小。我們都知道，內心信仰宗教的人（那些把宗教儀式提供的意義和價值當作生命框架的人）死亡焦慮的程度較低。多年前，法國社會學家埃米爾・涂爾幹在《宗教生活的基本形式》一書中論述說主要是這些儀式性舉動使得宗教充實了生活。因此，透過團隊參與分享意義和價值能給予人們應對死亡恐懼的信心。

覓一處安息之所——死亡對老年人來說成了一件正常可以接受的事。對老年人來說，危機不是死亡本身，而是死亡發生的時間和地點。客死他鄉，給別人帶來很多麻煩，去世時不莊重體面令老年人非常痛苦。他們不想成為任何人經濟或物質上的負擔，儘管照料他們也不需要費很多事。

將老年人安置到新的地方是老年醫學中十分敏感的問題。那些支持重新安置的人認為比起老年人現在生活的地方，重新安置通常危害更少。比如，他們認為把老年人從設施不合格的地方搬走將是有益的。那些反對老年人遷居的人認為，遷居會引起心理創傷，也會增加老年人死亡的風險。

儘管大多數的老年人更希望在家中、在家人的照顧下死去，但是正如前文所言，大多數人仍是死在醫院和安養院。在家中去世的高昂費用讓很多人難以承受，而政府養老機構對於處理死者更專業、更方便，家人也可以減少在家中照顧臨終之人的巨大壓力。所以，老年人在去世前通常是和家人朋友分開的，這也意味著死亡過程包含著對分離和孤獨的恐懼。

不同文化中的死亡

阿布哈西亞，長壽之人

儘管對於為什麼有些人比他人長壽存在很多爭議，黑海沿岸阿布哈西亞人的長壽是不爭的事實。十二・五萬的人口居住在約有紐澤西一半大小的國家裡。他們沒有類似「老年人」的字眼，那些活過一百歲的人被稱為「活得長的人」。大多數「活得長的人」還常常工作，例如從事較輕鬆的家務，在果園和花園工作，或是照顧動物。

大多數阿布哈西亞人不僅壽命長，而且在年紀很大的時候還有健康的身體。大約百分之四十的老年男性（九十歲以上）和百分之三十的老年女性有很好的視力，從事任何工作都不需要眼鏡；大約一半的人聽力很好，大多數人的牙齒沒有掉光。他們的身材也很挺拔。

為什麼這些人活得這麼長？首先，他們沒有退休這個說法，他們只是隨著年齡的增長而逐漸減少工作量；第二，他們不為自己設定最後期限，所以在緊急情況下他們沒有那種緊迫感；第三，他們認為吃得太多很危險，肥胖被認為是一種病。牛奶和蔬菜構成了他們百分之七十四的飲食。老年人每天平均攝入一千九百卡路里，比美國國家科學研究所建議五十五歲以上老人攝入的熱量還少五百卡路里。他們不使用精鹽，在晚上入睡前飲用蜂蜜水。他們會吃很多水果，每週只食用一到兩次肉類。他們在烹飪時不用鹽和辣椒。他們喝低酒精度數的乾紅葡萄酒而不是加了很多糖的葡萄酒。他們不抽菸，也不喝咖啡和茶。他們的正餐是午餐（下午兩、三點之間），晚餐很清淡。三餐之間他們會吃些水果，喝一杯營養價值高且預防腸功能紊亂的發酵牛奶。他們在吃飯的時候心情放鬆，小口緩慢地咀嚼。

第四，他們透過減少競爭來避免壓力；第五，他們每天運動；第六，他們的行為一致、可預見；第七，他們在每一件事情上都很謙虛。

以上大多數的做法都是我們經常聽到卻沒有付諸實踐的。或許我們應該借鑒阿布哈西亞人的一些做法，也許可以更長壽、更健康呢！如果這是也你的目標的話。

摘自貝妮特，蘇拉。（1974）。阿布哈西亞人：高加索的長壽之星。紐約：霍爾特，萊因哈特，溫斯頓。

○結論

與其讓年輕人遠離死亡的話題，不如在這個問題上多和他們溝通。孩子在很小的時候就有死亡的概念，我們不能再自欺欺人地認為兒童不能處理這個問題。孩子（還有大人）可以宣洩情感，想哭就大聲哭出來。順從自己的情感是對的——不應該用道德準則去約束情感，也不應該去評價別人的情緒。在碰到人或物（比如寵物）死亡的情況時，小孩子尤其需要安撫。一個大學生回想起媽媽死於意外時的情景。當時她只有五歲，她說自己聽到這個消息時十分不安，彷彿整個保護層粉碎了。事實上她的世界都崩塌了。

研究死亡發展概念的心理學還處於起步階段。不過，對兒童和青少年如何經歷不同發展階段的研究取得了重要進步。面對死亡時，青少年是特別敏感而且脆弱的。

人們能夠控制自己的想法，事實上人們也這樣做。收集資訊、運用洞察力來幫助自己解脫，並幫助需要幫助的人。無論處在生命的哪一個階段，人們都可以更加坦然地面對生和死。

我們需要進一步探索死亡概念化、性別差異、人生不同階段之間的關係。對於老年人的成見正逐步化解，不過我們的結論是試探性的，還需要進行更多證據充分的調查。

隨著年齡增長，人們更加依靠教育、智力、社交技巧，而不是只靠體力。認為天生我材必有用，切實為他人著想，對死亡有著豁達理解的人能找到生活和死亡的意義。

老年人可能會有一些悲觀情緒，但是對生活的不捨並不是一個普遍現象。隨著年齡的增長，死亡恐懼越來越少，對死亡的思考卻越來越多。時間的用途改變了，個人對人生經歷的看法也改變了。幸福而有意義的生活方式有助於形成積極向上的死亡觀。二十世紀七〇年代的電視劇《天才家庭》或許就闡述了對死亡的漸進看法，劇中角色亞歷克斯．基頓說：「孩子夭折時帶著機遇和夢想，老人去世時帶著成就和回憶。」

洞察死亡與來世的生活

CHAPTER 4

宗教讓我找到了藏匿於內心深處的問題的答案。
——聖尤拉夫學院（St. Olaf College）學生

死亡從根本上挑戰了所有關於現實的社會客觀化定義——關於世界、他人和自己……死亡從根本上改變了人們曾經認為理所當然、再尋常不過的生活態度……宗教根據無所不包的神聖現實，使得邊際情況合法化，保持了現實的社會化定義。
——彼得・伯格，《神聖的帷幕》

所有生物都是生死循環的一部分。這是一個有規律的自然過程，很容易用生物術語解釋。不過人從未滿足於生物學上的解釋。人類橫跨文化、貫穿歷史，已經建立起用宇宙學的、精神上的、以及／或者宗教術語來解釋死亡的信仰體系。這些解釋體系儘管種類繁多，通常都會談及應對死亡的方式，因為死亡不同於其他的社會事件或情況，它從根本上挑戰了所有社會理所當然的價值觀。

某些信仰體系把死亡視為一種生命的延續，認為死者的精神與生者一同存活於這個世界上。例如，非洲人對死亡的傳統態度是「積極接受的、完全實現了生命的完整」。其他的信仰體系將死亡視為向另一種存在狀態的轉換——來世——與生者幾乎毫不相關。基督教的天堂和地獄之說就是這種信仰模式的例子。對於納瓦荷族（Navajos）來說，天堂就是人間，所有的神都居住在這裡。死亡通往地獄，地獄與人間也非常相似，被認為是所有魔鬼居住的地方。他們認為必須採取措施確保死去的人以恰當的方式被埋葬，從而不會陰魂不散。

也有人相信人死後就不復存在，並且死亡是毫無意義的。儘管很多人持有這種觀念，但是沒有文化或主流信仰體系承認這種死亡虛無主義是常規。最可怕、最痛苦、最使人焦慮的一種死亡是毫無意義的死亡。對於生死意義的探尋是人類共同的任務。

○超越死亡的視角

從符號交互理論家的角度來看（詳見第一章），意義是由人類創造出來的。這些意義為活動和行為提供了基礎（行為是對於意義的回應），而且為同一文化中的人們提供了規則。彼得・伯格認為人類世界除了人為創造出來的規則以外，不存在別的規則。生活在沒有規則的文化中，人的存在將會是毫無意義的。社會學家將這種情況叫作失序，即沒有秩序。

生活中有很多情況衝擊著社會生活的基礎規則。這些情況大多都與湯瑪斯・奧迪亞（Thomas F.

O'Dea）提出的人類存在的三個基本特徵相關：不穩定、無力感和貧乏。

不穩定指的是人類行為不總能達到預測的效果。即使做了認真的規劃，大多數人會發現自己並不能實現所有目標。悲觀一點來說，莫非定律認為，「一切可能變壞的事情最後都會變壞」。人類的存在的另一特點之一是無力感。我們知道生活和宇宙中有很多事是人類不能控制的，比如死亡、苦難、強權和自然災難。最後是貧乏，由於財富、權力、聲望和其他美好事物的分配不公，人類感受到了不平等。這種不平等構成了人類遭受剝奪與挫折的前提。不穩定、無力感和貧乏的經歷挑戰著每日的生活秩序，因此也被日常經歷邊緣化。根據奧迪亞的說法，這些經歷引發的問題只能以超越其自身的視角尋找答案。這些邊際情況是人類處境的重要特徵，個人在被迫尋找有意義的答案的過程中變得卓越。

彼得・伯格認為死亡是最卓越的邊際情況：

> 目擊他人的死亡過程和假想自己的死亡情形，個人被強烈地驅使去質疑社會「正常生活」的特殊認知和規範程序。死亡帶給社會一個可怕的問題，不僅是因為它對於人際關係延續構成了明顯的威脅，也是因為它威脅到了社會存在的基本秩序設定。死亡以激進的方式挑戰了人們日常生活中存在的理所當然和習以為常的態度。既然死亡在任何社會都不可避免，面對死亡時，社會世界現實的合法化是任何社會必須要做的。宗教在這種合法化中的重要性顯而易見。

正是宗教，或是超驗指涉，在日常生活秩序遭受挑戰的情況下，說明個人面對現世。因為死亡的存在，我們可能無法完成生活中的所有目標。我們也意識到生命的長度無法延長，死亡環境和死因不受我們控制。一些人的死亡是痛苦的、恥辱的、無意義的，而另一些人則在生命的最後時光中發現了比之前更多的生活意義和目的。最終，壽命差異引發的相對剝奪感帶來了「世俗世界」所回答不了的問題。

宗教意義體系為死亡產生的不穩定、無力感和貧乏提供了答案。奧迪亞闡述了宗教的這種功能：

宗教提出了往生的概念，相信人和往生之間存在聯繫，為更大的整體現實提供了超經驗主義的視角。在這一背景下，不定性和不可能性以及人類社會制度化秩序造成的失望和沮喪最終可能是有意義的，這使得接受和調整這些負面情緒變得可能。此外，透過使社會規範和制度成為一種更廣泛的超經驗主義倫理秩序，並由宗教信仰和習俗授命和神聖化，在宗教信仰和他們的願望或利益起衝突時，宗教有強大的執行力。宗教回答了意義的問題。它以處處超越日常生活中經驗主義的方式，從現實的角度為信仰提供了基礎、為人類提供了導向，宗教使得已經建立起的社會秩序在「崩潰的邊緣」被神聖化。因此，它不僅解決了關於意義問題的認知沮喪，同時也調整了人類生活和社會中存在的挫折情緒和剝奪感。

宗教系統為重建受死亡衝擊的社會秩序提供了一種方式。我們的社會透過創造有宗教特徵的葬禮儀式確立了宗教的持久重要地位。為了闡釋宗教觀點的普遍性趨勢，二〇一三年蓋洛普民意調查聲稱，百分之十四的美國人宣稱他們並沒有宗教身分，百分之二的人沒有回答他們的宗教偏好。此外在二〇一二年，百分之七十六的美國人告訴蓋洛普的調查人員他們信仰基督教。這個比例包含著百分之四十一的新教徒，百分之十的其他基督教派，百分之二十三的羅馬天主教和百分之二的另一種基督教信仰（摩門教）。這些結果表明，超過十分之九的有宗教身分的美國人（百分之八十三）是這派或那派的基督教徒。似乎大多數美國人在處理生活上的問題和挑戰時會依賴宗教。

儘管很多人並不信仰某個正式的宗教，但和宗教團體一樣在精神上關心超驗意義。這些無組織的人，或是那些葛蘭・弗農（Glenn Vernon）稱為「宗教無信仰者」的人（在被問及屬於哪個宗教時回答「無信仰」的人），從超自然和超驗的角度解釋死亡和死後可能性時通常會借鑒宗教傳統和精神的觀點。據二〇一三年蓋洛普的調查，百分之十四的美國人屬於這一類人。甚至有一些宗教團體承認這種對於宗教和死亡更廣泛的、更具囊括性的精神導向。這些團體包括一神普救派（Unitarian-Universalists），巴哈伊教（Baha'is），聯合教會（Unity Church members），甚至是貴格會（Quakers）。從功能性的視角看，有精神視角的人們類似於教徒，但是他們在運用這些超驗理念時更個人化、私人和主觀。

○ 觀點的多樣性

威廉姆・考珀（William Cowper）曾說：「多樣性是生活的調味料，讓生活多滋多味。」如果考珀是對的，審視多樣性的文化和它們對臨終和死亡的看法確實會產生豐富的「滋味」。如果失去了文化多樣性，生活會變得無聊嗎？

跨文化觀點

對死亡的跨文化研究揭示，大多數的社會都有靈魂和不朽的概念。在一些社會中，對靈魂的信仰解釋了睡眠和死後發生的事情。在另一些社會中，對靈魂的信仰解釋了超自然世界理念是怎麼流行的。很多現行的死亡儀式和靈魂有關，是對信仰精神世界的人的安撫。死亡精神層面的含義對持有此類信仰的社會的結構有重大作用。

在研究不同文化的死亡的過程中，我們想起了其他類似的事物，例如對鬼魂的信仰。對於很多群體來說，死者的靈魂變成了鬼魂，它們可能漂泊不定，或者在短時間遊蕩後消失。一些人和鬼魂交談並給它們祭品，有時被稱為「死者的祭禮」。這些鬼魂不被膜拜但和人類維持著一種關係。它們是引導者和庇佑者，也可能給人帶來力量。在一些社會中，有精神守護是值得欣慰的。對於其他人來說，比如納瓦荷族和阿帕契族美洲原住民（Apache Native Americans），鬼魂主導著疾病和死亡，應當迴避。鬼魂並非只存在於未開化的社會，美國有許多理智、冷靜的人也聲稱曾與鬼魂「打過交道」。

生者和死者之間的連續性體現為全世界社會中都存在的再生的觀念。例如，許多日本人認為人的精神在生前和死後都屬於同一個家庭和當地群體。隨著時間的流逝，一個人的精神逐漸從家庭中淡出。日本人沒有將死者和生者進行明確的區分，似乎承認生與死的持續性。特別是在日本農村地區，死者仍然是人們生活的一部分，永遠守護著生者。

日本人不是唯一相信死者在生活中有重要作用的國家。例如在南印度的一些地區，印度教教徒會為死者哀悼十三天，每個人都用香蕉葉奉上部分食物，以供死者的靈魂享用。食物被露天放在外面，如果烏鴉吃了食物，意味著祭品已經被享用了。

霍皮族印第安人（Hopi Indians）將生死看作一個迴圈。死亡意味著個人狀態的重大變化，因為它代表著改變了的狀態。霍皮族認為每個人身上都存在二元性——靈魂和被稱為「呼吸體」軀體。一個人在地球上死了，會在來世獲得重生。遺體在埋葬之前會被洗乾淨賦予新名字。呼吸體的模式同樣存在於死者的世界——在來世去世的人會在地球上獲得重生。

奈及利亞的伊博族（Igbo）認為死亡是和祖先在一起的重要方式。沒有死亡，祖先的家庭裡就沒有人口的增長，活著的伊博族人的社會地位就沒有變化。死者的宗族制度會進一步延續。因此死者的世界中也有各種活動。

據威廉姆・A・賴薩（William A. Lessa）所說，密克羅尼西亞烏利西環礁（Ulithi）的居民沒被死亡嚇到或被打敗。儀式給他們勝利感，神話為他們在另一個世界幸福地生活提供了希望。儘管他們的神很遙遠，但他們相信世界的結構是持久的，祖先的魂靈會陪伴身旁並在適當的時候給予他們及時的幫助。因此烏利西環礁的居民在表達喪親之痛後，他們不會退縮，而是回歸正常的工作和享受生活之中。

對於婆羅洲的杜松人（Dunsun）來說，幾乎沒有什麼事比起家庭成員的死亡更讓人關注非自然世界的信仰和行為。死亡被當作一個談之色變的話題，但又不得不提前做好準備，因為死亡會帶來巨大的變化。

住在黑海海岸的阿布哈西亞人認為死亡是不合理的、不公正的。允許宣洩情緒的場合之一是在葬禮上——允許人哭泣和碰觸逝者的遺體。

案例研究：美洲原住民的神聖世界

儘管美洲原住民的語言中沒有代表「宗教」的詞彙，他們確實是擁有強大精神世界的人，他們的精神體現於藝術品和日常生活中。在美洲原住民的日常生活中，精神世界是生活各個方面必不可少的部分。精神和禱告在美洲原住民看來是密不可分的。區分精神和禱告對他們而言意味著文化的死亡。每天都是神聖的，因為美洲原住民承擔的一切都是在與自然的親密關係下開始和結束的。

美洲原住民用這種精神性解釋日常的成功和失敗。主導精神或力量統治著自然，保佑他或她平安度過日常生活和難關。他們並沒有忽視死亡，而是將之視為生命自然的一部分。

對於美洲原住民來說死亡是生命的自然終結——應是自然而然的過程，死者應該了無牽掛。因此與最終命運的對抗就是與死亡和精神性的對抗。

我們知道他們對於生死的態度，接下來看看他們的靈性教導。死亡的命運、靈魂和來世的概念對於美洲原住民來說非常重要，因此他們很重視祈禱和精神儀式。儘管個人本質上是精神性的，美洲原住民也會向牧師、巫師或其他具有相關資歷的人求助，請他們幫忙處理神聖世界的事務，因為他們的經驗比較豐富。納瓦荷族儀式性的頌歌和祈禱與其他的宗教有相似之處，比如以信仰為中心和對宗教習俗的篤信。不過美洲原住民精神性的一個主要特點是納瓦荷族的神聖話語只口口相傳，即使近些年這些神聖的話語已經被收集起來寫成了書面格式。

儘管概括是危險的，美洲原住民部落的眾多臨終和死亡文化背後確實有一些共性。大多部落在任何時候都毫無畏懼地接受死亡的命運。拉科塔族（Lakota）酋長瘋馬以戰鬥前的頌詞聞名，他說「今日是死亡的絕妙時機」。每一天都該被當成最後一天去度過。一個人必須享受生活且活得充實。人不能買賣土地，正如不能買賣生命。死亡是等待。人無法逃離。在死亡到來之前人不能自尋死路，也不要想方設法避免死亡或推遲死亡的發生。沒人是真正孤獨的。死亡並不是完全無力的。死亡不存在，死亡只是世界的轉換。

人死之後的孤魂成了生者憂慮的事情。他們不再提及死者的名字。鬼魂可能太忙了，打擾他們可能會惹他們生氣。不尊重死者也會引起他們的憤怒。對於納瓦荷族來說，所有的疾病和不適，無論精神上的或是身體上的，都是由超自然力量導致的。為了讓祖先安息，阿帕契族人把部分土地分出去作為死者的土地。他們在三年內不會動用這些土地，即使這會導致整個家庭挨餓。

拉科塔族認為，每件事物都充滿著控制或影響人們生活的精神和力量。人類並不比其他生靈更好或更壞。所有的事物都蘊含一種精神，疾病和死亡是生命的一部分，必須被接受。如果一個人要與自然達成均衡或和諧，需在命定之時死去。人不應該祈求借助外力以苟延殘喘，這會犧牲自己的尊嚴，今天死去比起明天活著受辱要好得多。

美洲原住民遵循的訓條是很明顯的。自然的死亡比人為進行無用的干涉要好。對於美洲原住民來說，藥物治癒軀體的同時也治癒了精神。當美洲原住民死時，他命中就是如此安排，並不是巫師或家人的錯。在過去，白人醫師沒有延長死亡過程的治療技術和藥物。技術發達之後，他們過多地進行人為干涉。如今當一個人死去時，一個醫師就失去了一個病人，死亡被視為現代醫藥的敵人。

對於美洲原住民來說，死亡是自然發生的，而非敵人，正如苦難是生命中不可避免的一部分。現代醫藥過於看重戰勝死亡，這是病人、家庭和醫師的罪過。在美洲原住民看來，醫師、家庭和病人都沒有失去什麼。病人去世了，我們有一天也會去世。

因此，世界上不同社會對於死亡的態度差異很大——有的將死亡看作生命的延續，有的將其視為一切的終結。下面我們會談死亡在創造宗教信仰和儀式中的作用。

對死亡的宗教解讀

至此我們從功能觀點看待了宗教——我們從宗教對個人和社會的作用對其進行了定義。功能觀點關注宗教的結果而非宗教信仰和行為的內容。

接下來我們將從實質性觀點對宗教和死亡進行分析，旨在明確宗教的真正內涵。宗教的實質性定義目的是透過為宗教現象定立必要的標準，來區分宗教行為和非宗教行為。社會學家最頻繁使用的宗教實質性定義是埃米爾・涂爾幹在《宗教生活的基本形式》中提出的：

宗教是與神聖事物相關的信仰和行為的統一體系；也就是說，分開和禁止的事物——信仰和行為統一在一個道德社區即教堂中進行，所有皈依宗教的人都必須遵循這一點。

在這個定義中，涂爾幹指出了構成宗教的四大基礎——信仰體系、一系列宗教行為或儀式、用來膜拜的神聖和超自然事物、社區或社會基礎。當代社會學家使用的大部分宗教的實質性定義都整合了這四點。不過，一些社會學家認為，為了將大多數人認為的宗教事物包含在內，神聖的參照物可以剔除在外。例如，佛教的教義和儀式並沒有針對某個超自然的事物。我們將對五大宗教傳統一一探討，並說明每個宗教如何解釋死亡相關經歷的意義，如何為喪親之人準備喪葬典禮和儀式。五大傳統宗教分別為猶太教、基督教、伊斯蘭教、印度教、佛教。

猶太教

猶太教認為人會死亡是因為亞當和夏娃犯下的原罪，他們也因此被驅逐去伊甸園。當亞當和夏娃吃下「善惡樹」上的果子，他們受到的懲罰是出生時的痛苦、工作的繁重，也失去了肉體的永生。據《創世紀》（2:4-3:24）記載，儘管死亡是一種懲罰，它也讓人獲得了明辨善惡的能力，以及決定未來的力量和責任。根據卡斯（J. Carse）的說法：

> 亞當和夏娃不再長生不老，但有了善惡之心。上帝將他們逐出天堂，讓他們墜入死亡，也墜入歷史。上帝對猶太人的安排是救他們於水火，好延續他們的歷史。

根據這個描述，我們發現上帝與亞伯拉罕所立的約是多麼重要——亞伯拉罕建立了很多國家，那上帝和亞伯拉罕的後世之間就永遠存在特殊的關係。最終，在這一群體內部實現不朽。

對於今天的猶太教徒來說，包括自認為信仰猶太教的人，他們對個人死亡命運的看法有所不同。一些人認為沒有來生，只有死後下地獄，但地獄不會發生任何改變，靈魂最終會消亡。其他猶太教徒認為在個人接受末

實際問題　在殯儀館使用宗教符號

四十年前，邁可・雷明有一次和班上同學一起去殯儀館，他向殯葬禮儀師讚美了掛在牆上的一幅風景畫。禮儀師告訴他那不是一般的壁掛，他將畫取了下來，向他們展示帶框架的天鵝絨反面，反面也可以展示。他接著取出了一個盒子，裡面裝著十字架、耶穌受難像、可以掛在背面的大衛之星。殯葬禮儀師告訴同學們，逝者的宗教信仰不同，他懸掛的壁畫也不同。自那以後，雷明就很好奇殯儀館是如何用宗教撫慰喪親之人的。想一想：

一、殯儀館內舉行葬禮的房間被稱為小教堂。

二、絕大多數葬禮紀念卡上都有第二十三首聖歌。

三、大部分殯儀館放的音樂本質上都是宗教音樂。

四、殯儀館內懸掛的大部分壁畫都有宗教意義。

五、殯儀館常為特定的宗教團體和其他關係的成員提供聖誕日曆、聖經詩歌和宗教場景。

日審判時靈魂會重生。還有些人對靈魂的永生存在矛盾的看法。卡斯引用了拉比李奧娜・摩德納（Rabbi Leona Modena）的著作：

> 讓人震驚的是我們沒能從摩西的所有訓誡中找到一句關於人死後靈魂是否永生的話。儘管如此，理性驅使著我們相信靈魂會延續。

不論猶太人關於靈魂永生的教義如何，他們的葬禮習俗和儀式強調上帝沒有讓個人免於死亡，而是讓以色列的歷史免於消亡。

二〇一二年拉比希墨利・波緹奇（Rabbi Shmuley Boteach）做出了一個比較符合當代的解釋：「天堂沒有提及宗教，但我不否認它的存在，我認為猶太人的任務是考慮現世而不是來世。我們需要努力讓這個世界變得如天堂一般美好，而不是期待上帝的獎賞。」

基督教

儘管基督教和猶太教在離世和神話傳說上面有甚多相似之處，他們對死亡、來世的態度和宗教儀式上面有很明顯的不同。基督教認為死亡是獲得永生的途徑，因此死後比生前更好。基督教信仰靈魂的永恆和肉體的復生，相信死後對塵世的神聖審判將決定靈魂是升入天堂獲得永生還是下往地獄接受懲罰。羅馬天主教徒認為，人死後的靈魂有四種歸宿——天堂、地獄、地獄的邊境和煉獄。按照麥百恩神父（McBrien）的說法，有些人將永遠在天堂和上帝在一起；有些人可能會在地獄中和上帝永遠分離；有些人會在地獄邊緣徘徊，只擁有自然的幸福；剩下的人將會在煉獄中承受暫時的懲罰，直到罪惡被饒恕。

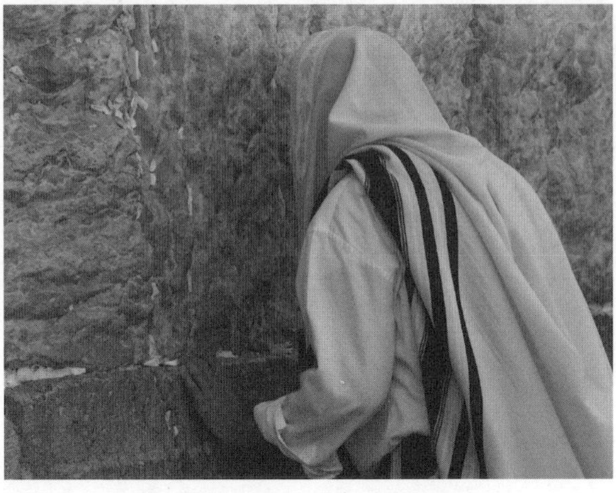

在傳統的宗教中，猶太人對著耶路撒冷的聖廟西牆祈禱。猶太人的葬禮習俗和儀式強調上帝沒有讓個人免於死亡，而是讓以色列的歷史免於消亡。

對基督教徒而言，耶穌和使徒保羅的教導是理解死後神學的最重要來源。耶穌告訴他的信徒：「我是復活和生命，那些信奉我的人，逝者重生，生者不滅。」

使徒保羅在《哥林多前書》第十五章的第一封信中，談到了耶穌復活的信徒的重要性。在這章中，耶穌被刻畫為「最先從死亡中復活的人」、「戰勝死亡的人」（1《哥林多前書》15：26，修正標準版）。保羅在歷史的最後闡釋（1《哥林多前書》15：52-58，修正標準版）：「死人要復活成為不朽壞的，我們也要改變。這必朽壞的總要變成不朽壞的；這必死的總要變成不死的；這必朽壞的既變成不朽壞的；這必死的既變成不死的；那時經上所記『死被得勝吞滅』的話就應驗了。

死啊，你得勝的權勢在哪裡？死啊，你的毒鉤在哪裡？

死的毒鉤就是罪，罪的權勢就是律法。感謝上帝，使我們藉著我們的主耶穌基督得勝。」

基督教徒對待死亡有兩種基本觀點，二者之間有些矛盾。第一種觀點已經描述過了——透過對耶穌基督的信仰，基督教徒已經戰勝了死亡並從上帝那裡贏得了永生。下面的文章（羅馬書 8：31-39，修訂標準版）中有一個例子：

面對這一切，我們可說什麼呢？若是天主偕同我們，誰能反對我們呢？他既然沒有憐惜自己的兒子，反而為我們眾人把他交出了，豈不也把一切與他一同賜給我們嗎？誰能控告天主所揀選的人呢？是使人成義的天主嗎？誰能定他們的罪？是那已死或更好說已復活，現今在天主右邊，代我們轉求的基督耶穌嗎？

那麼，誰能使我們與基督的愛隔絕？是困苦嗎？是窘迫嗎？是迫害嗎？是飢餓嗎？是赤貧嗎？是危險嗎？是刀劍嗎？正如經上所載：

為了你，我們整日被置於死地，人將我們視作待宰的群羊。

然而，靠著那愛我們的主，我們在這一切事上，大獲全勝，因為我深信：無論是死亡，是生活，是天使，是掌權者，是現存的或將來的事物，是有權能者，是崇高或深遠的勢力，或其他任何受造之物，都不能使我們與天主的愛相隔絕，即是與我們的主基督耶穌之內的愛相隔絕。

基督教徒的第二種死亡觀強調人類需要有真正失去的經歷。這種觀點在耶穌（約 11:32-36，修訂標準版）回答他朋友拉撒路關於死亡的問題時得到了例證：

瑪利亞到了耶穌那裡，看見他，就俯伏在他腳前，對他說，主啊，你若早在這裡，我兄弟就不會死。耶穌看見她哭，並看見與她同來的猶太人也哭，就靈裡悲憤，又受攪擾，便說，你們把他安放在那裡？他們說，主啊，來看。耶穌哭了。猶太人就說，你看他何等愛這人。

C・S・路易斯在《卿卿如晤》（A Grief Observed）中闡釋了基督徒的這兩種矛盾觀點：「聖保羅的話只能安慰這類人——他們愛上帝超過愛逝去的人，並且愛逝去的人超過自己。對一位母親而言，如果她為自己死去的孩子哀傷而沒有為自己的失去哀悼，只要想著自己的孩子死去的那一刻就將得到再生，這位母親就會獲得慰藉。而且她相信自己並沒有丟失更重要的東西，僅僅是失去了主要的或者自然的快樂，那麼這位母親仍會『讚美並永遠熱愛上帝』。以上帝之名得到的慰藉，不朽的精神與她同在。但是她失去了身為人母的幸福。無論何時何地，兒子再也不會伏在她膝頭，她也不能為孩子洗澡，給他講故事，或者為他的未來操心，再也不能看到孫子出世。」

伊斯蘭教

和基督教一樣，在伊斯蘭教的傳統中來世也是重要內容。現實世界和死亡之域被一座橋分開，所有靈魂都必須在審判日走過這座橋。死後所有人都將接受神聖的審判，審判將決定他們永久去往的地方，以及他們在那裡是獲得獎勵還是接受懲罰。這所有的一切都取決於他們對上帝的忠誠以及在人間的道德品質。《古蘭經》中記載有七層天堂，七層地獄（「火獄」），每一層的人獲得的獎勵或接受的懲罰都不同。一個人生前不信奉上帝或者對先知默罕默德不敬是導致在火獄中受罰的最重要原因。其他原因還有說謊、貪污、褻瀆神明、拒絕承認審判日和地獄之火、沒有善行、生活奢靡。

像猶太教和基督徒一樣，伊斯蘭教教徒認為上帝是最慈悲的，同樣強調上帝的作用。因此人一生都應當保持道德高尚。伊斯蘭教對正義和責任的追求主要體現在他們相信死後有進入天堂和地獄之分。《古蘭經》中對於天堂和地獄進行了生動形象的描述。不過一些伊斯蘭神學者認為上帝的審判會被憐憫而左右，加百列天使會為要接受懲罰的人求情，那些人最終將被原諒。下面的悼詞（《古蘭經》中的婦女章的開頭）闡述了伊斯蘭教對於神聖正義和憐憫看法：

> 以上帝之名，最仁慈最富有同情心的上帝。讚美屬於您，人類的主啊，最慈悲為懷、最寬容的主啊，您是審判日的主宰者。
>
> 能讓我們服侍的只有您，只有您能救助我們，在正直的路上指引我們前進，只有您祝福過的人才能走這條路，那些惹您憤怒或誤入歧途之人都不能。

印度教

和我們之前討論過的宗教傳統不同，印度教沒有單一的創始人或單一的宗教經典。儘管吠陀本集被所有的印度教徒公認為權威，但是印度教並不是教條式的。印度傳統中存在許多神學和宗教

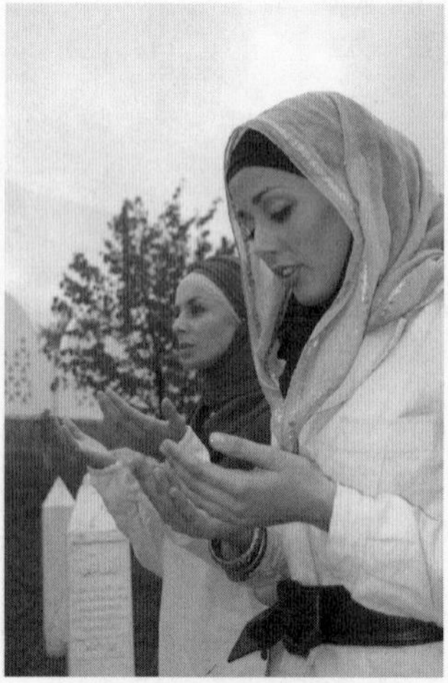

穆斯林女性在墓地祈禱。

學。印度教是多神論，每一個神都是終極實體的一部分或表現形式，但是成為印度教教徒的必要條件不是相信上帝的存在。本質上，印度教是一個滲透著宗教意義的社會風俗系統。

理解印度教需要明白三個基本概念——因果、法則和解脫。因果是指因果關係的道德法律；它的意思是人要為自身行為的後果負責。法則是指生前善行和惡行的平衡。解脫則意味著宗教責任、需求和慣例。一個人在何種程度上履行了法則決定著他的因果。反之，解脫是聖潔生活的回報。獲得解脫的主要途徑是透過獲取真知、做善事、內心有愛和熱愛上帝來克服精神的無知。

在印度宗教中，影響與死亡有關的態度和行為的中心信條是再生和靈魂輪迴。對印度教徒而言，人的現世是由他前生的行為決定的，人們現世的行為也會影響未來。按照R・W・海本斯（R. W. Habenstein）汀和W・M・萊莫（W. M. Lamers）的說法，「靈魂的終極目標是獲得再生的自由，這種自由是透過超靈（梵天）的再吸收或者統一得到的——宇宙的存在是無形的、自存的、無限的、永恆的。」人們體驗再吸收的方式是透過最終瞭解自己和上帝來克服精神的無知（戒罪）。解脫帶來了再吸收並且終止了輪迴——再生和靈魂輪迴的迴圈。

猶太教徒、基督徒和穆斯林都相信靈魂是永恆的並且期待來生，而印度教教徒希望靈魂在死時被吸收。對印度教教徒而言，來世並非他們的目標，真正的目標是讓自己的靈魂和超靈結合。虔誠的印度教教徒可能會經歷「永恆的精神復生」的懲罰。

在印度教傳統中，死亡帶來了兩種可能性——自由或是輪迴。這兩種可能性都不會讓他們感到內心恐懼，即便是與自己的朋友和愛人分離所帶來的悲傷和空虛也不能讓他們恐懼。與基督教的雙重觀點類似，死亡在印度教中一方面帶給人美好的希望，另一方面仍然會讓人感覺到和摯愛的分離的失落。

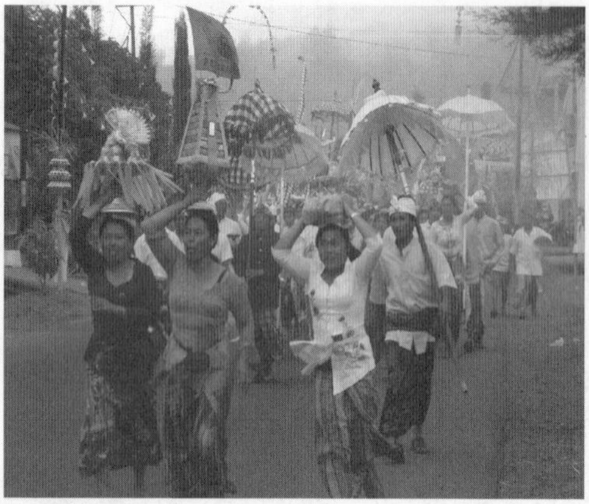

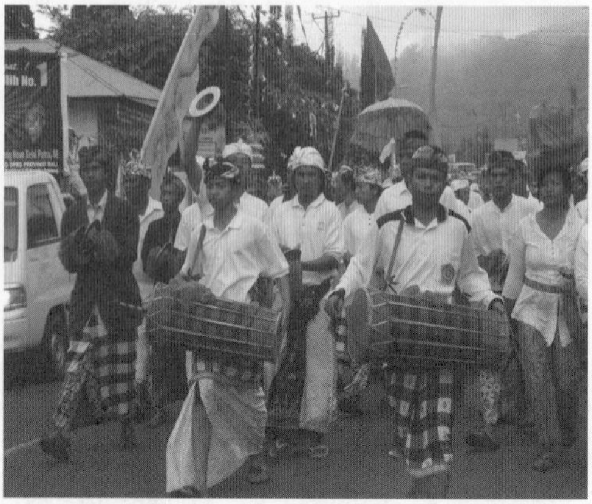

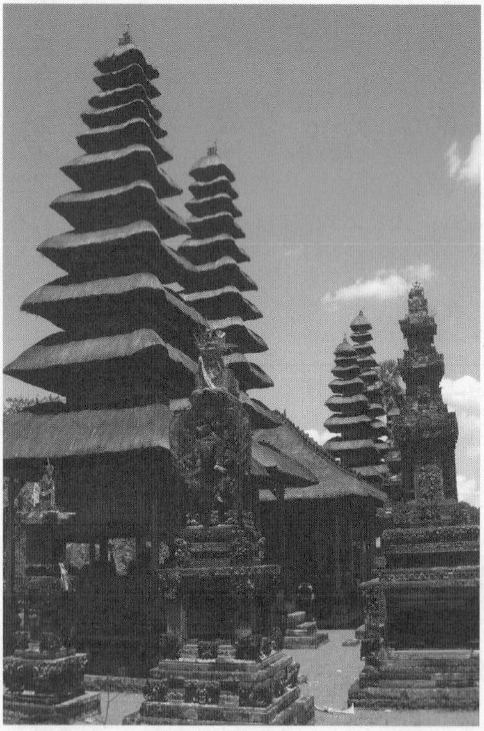

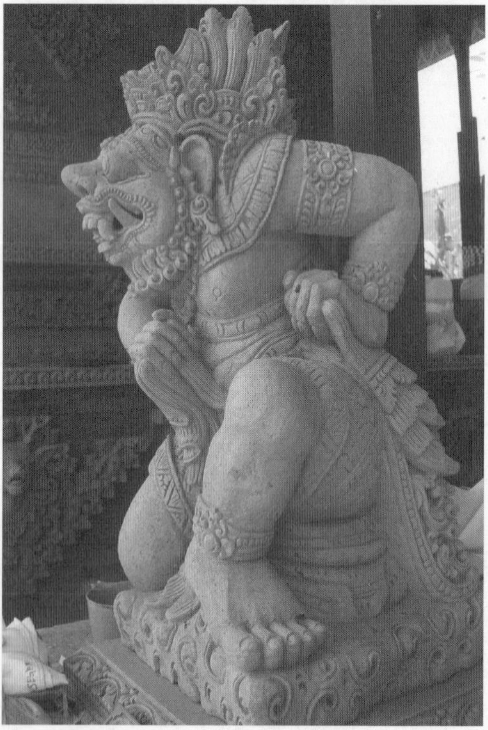

在峇里島，虔誠的印度教徒去寺廟朝聖，這是印度神靈所在的地方。峇里島女性三分之一的時間都在為參加儀式做準備和參加宗教儀式。

不同文化中的死亡

《薄伽梵歌》中的轉世之說

印度人把死亡和出生看作是進入現世的出口和入口。在《薄伽梵歌》中，這個過程被描述成一個最著名的類比。這是一首詩，我們會在火葬儀式中動情背誦這首詩。幾百年來，它給予苦難的印度人慰藉：「就像一個人會扔掉破衣換上新衣，靈魂的具體表現形式也是拋棄殘破的身體脫胎換骨。」

這個類比充滿了暗示，不過我只能向你們簡短地介紹幾個。首先，衣服只是衣服，不代表穿衣服的人。同樣，穿破舊衣服的身體也不是真正完整的人。其次是生命持續性的相似。當穿破的衣服被丟棄後，人還會穿新的衣服。同樣地，隨著身體的分解，內在的精神仍會留存。最後，都隨著時間的變化而變化。當衣服不能滿足人的需要時就會被換掉；同樣地，當身體不能繼續存在就會被丟棄。

不過，這並不意味著印度教教徒不會為死亡感到悲傷或因死亡帶來的損失而哀嘆。死亡總有種神祕的元素會令人悲傷和心痛。在我們感到痛苦並渴望美好事物，渴望被溫柔的相待和愛人的陪伴時，堅信他們的美好和真實與我們同在是最大的安慰。那些消失了的通常是有時限的東西。

來源：雷邦禪，宗教局，聖尤拉夫學院。轉載已得到作者允許。

佛教

世界上有形形色色的佛教，最盛行的是小乘佛教、大乘佛教和聖密乘佛教。在東南亞地區（馬來西亞、泰國、寮國、越南、柬埔寨和斯里蘭卡），小乘佛教最為盛行。大乘佛教在朝鮮、中國、日本和尼泊爾比較常見。聖密聖佛教歷來在西藏、蒙古和西伯利亞的部分地區盛行。儘管這些宗派彼此之間、和世界上的其他宗派之間都存在一些差異，但佛教徒通常都以悉達多・喬達摩（「最開明的人」或「佛祖」）的生活為藍本。

佛祖於西元前五六三年出生在印度北部的皇室。小時候，他為凡人壽命的有限而憂心忡忡。他的家人試圖不讓他遠離人類的苦難和死亡，但是以失敗告終。佛祖二十九歲時離開了曾經的特權生活，開始尋找自我救贖的辦法。在拋棄了苦行生活和抽象哲學後，他透過冥想獲得了啟迪。在生命剩餘的五十年裡，他成了一名傳教士，向社會各階層的男男女女傳播救世之道。

佛祖在第一次佈道中傳授的救贖之道稱為「四聖諦」。第一聖諦，人生就是無盡的死亡和再生，人活著就是要經歷苦痛折磨。第二聖諦，苦痛的根源是人類永遠無法滿足的貪欲。第三聖諦，放下貪欲即可得到救贖。透過完全毀滅無知，人們得到啟迪，輪迴轉世被打破。第四聖諦，人可透過八聖道達到內心平靜祥和。下面是帕杜（Pardue）的話：

> 用於此目的的恰當冥想即是「八正道」，由戒律（屍羅）和冥想（三昧）結合而成，共同淨化了人的動機和精神。八正道會讓人獲得智慧（般若）、教化（菩提樹）和不可言喻的涅槃（「吹熄」），涅槃是最終從道成肉身的輪迴中得到解脫並神祕地超越所有概念化的存在。

佛教鼓勵信徒從對生活、人際關係和擺脫苦痛和悲傷的執著中解脫出來。佛教認為，生活、人際關係和欲望都是暫時的，人只有接受這個事實並釋然，才能最終得到開悟。

在佛教冥想《神祕之路》（The Way of the Mystic）中，邁德漢娜迪（Medhanandi）說：

> 世界上有兩種死亡，一種直接導致死亡，另一種會帶來安寧和啟迪。如果我們時刻懷揣著心事，就無法做到卸下重負。我們會被自己的妄想所累，我們會想「我是受害者」或「我太悲傷了」或「我的五個朋友都死於愛滋，我也活不下去了」。這種死亡會導致直接的死亡。

但當我們用正念和冥想面對現狀，就能卸下重擔完全接受它，用純淨的心面對接下來的結果，煩惱和執念就消失了。這種死亡會帶來證悟。

她也曾在《隱藏在悲傷中的快樂》（The Joy Hidden in Sorrow）的文章裡說過：

> 我們遭受的痛苦是折磨人的，但只要心存正念，就能以此結束所有的痛苦。這不是什麼消極的事，而是一種崇高的行為。它是產生於苦難之中的完整的自由；來自我們對苦難的頓悟——來自一種真正的智慧——而不是因為我們擺脫了苦難，一心只想著愉悅和幸福。我們仍然能感覺到痛苦，仍然會生病和死亡，但我們不會再懼怕，不會再因此而顫抖。

不同文化中的死亡

積撒・苟答彌的故事

在積撒・苟答彌的故事中，這個教誨得到了應驗。積撒・苟答彌不美也不富，卻嫁入了豪門，並且最終在產下一子之後獲得了婆家的認可。然而這個孩子有天突然夭折了，積撒・苟答彌陷入了深深的悲痛之中，無法接受孩子已經夭亡的事實。在這種深不見底的絕望中，她懷抱著自己的孩子去見佛，並堅信這世間的至尊聖者可以使孩子復活。

佛要她到一個從來不曾有人去世的人家取一點芥末種子。結果她發現沒有任何一個家庭可以倖免於死亡之手，於是她明白了一切無常。至此，積撒・苟答彌得以走出失去兒子的陰影，也走出了悲痛。

來源：《神祕之路》，邁德漢娜迪，1998。網址 http://www.buddhanet.net/mystic.htm 可查看。

當我們能夠去面對自己最大的恐懼和弱點，當我們能夠帶著勇氣和開放的心態踏進未知的領域，我們就離這個祕密——從人的領域到真正的自我實現的跨越——更近了一步。我們觸摸那些我們最恐懼的事物，我們將其轉化，並看到其中的虛無。所有的事物都可以生存於這種虛無之中，並成為現實。在這個時刻，我們就可以解放自己。我們不會因為悲劇和所承受的痛苦而被削弱自身的力量。如果我們屈從，如果我們可以與之共處，澄澈而堅定地——與最兇猛的情感、最不能言說的失落和死亡講和——我們就可以解放自己了。在這種釋放中有著動人的光輝。詩人魯米（Jelaluddin Rumi）寫道：「藏寶藏最安全

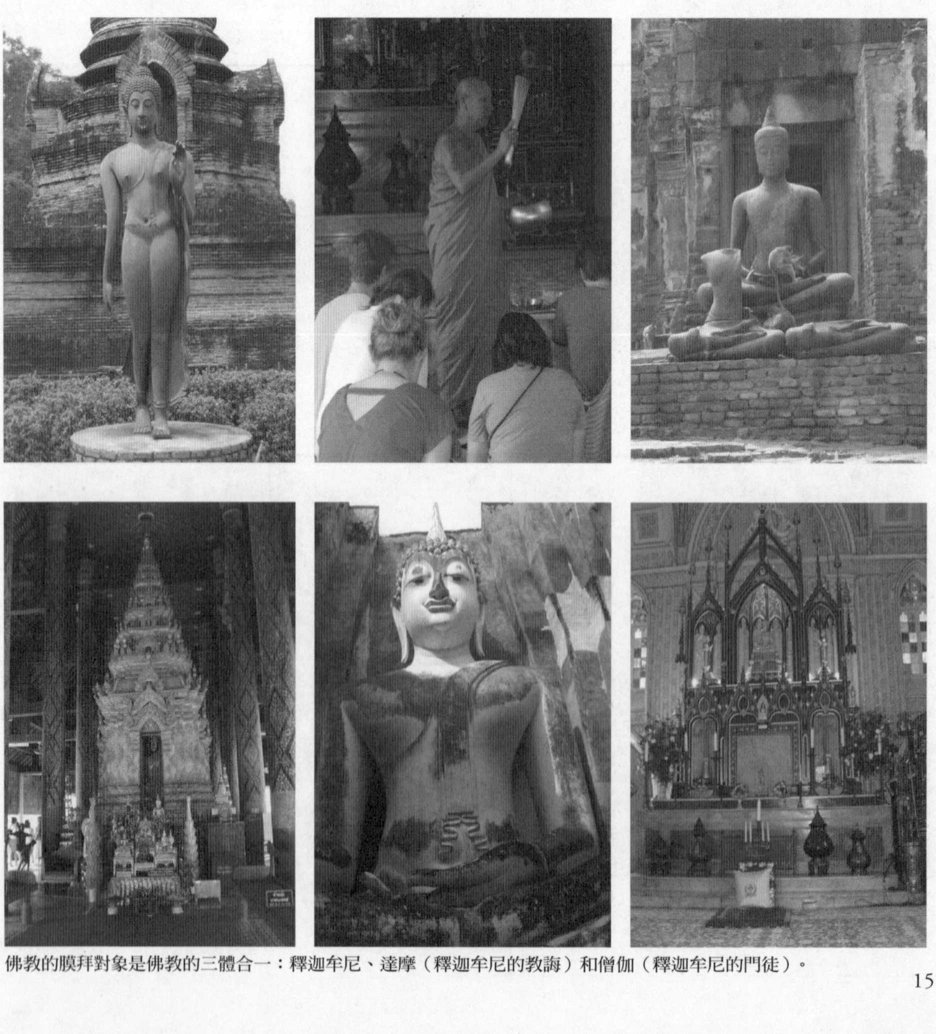

佛教的膜拜對象是佛教的三體合一：釋迦牟尼、達摩（釋迦牟尼的教誨）和僧伽（釋迦牟尼的門徒）。

的地方是那些荒無人煙的、最不會引起人們注意的地方。為什麼每個人都把寶貝藏在一眼就能看到的地方呢？這也就是說，快樂隱藏在悲傷之中」。

和信奉印度教的人一樣，佛教徒的目的不是去期待來生，而是去感受涅槃——它具備所有存在物和不存在物的屬性。按照瑪格麗特．艾爾（Margaret Ayer）的說法，涅槃是一種平靜和自由的狀態，來自於不停變換著的苦難的幻象。

涅槃存在於蠟燭燃燒最盛時的火苗之中——一個常人體會不到的地方。艾爾的書中說，當有人涅槃時，「他便再也不會被看到了。涅槃透過消滅欲望、自私、邪惡和幻想，以達到智慧、聖潔和平靜」。佛教主張肉體的死亡讓人以輪迴轉生的形式再一次感受生命，在「塵世」中死去是極樂、安寧和自我實現的途徑。與印度教徒和其他我們研究過的宗教傳統不同的是，佛教徒的最終目標是一種清醒的狀態，而不是為脫離肉體的靈魂找一個象徵性的位置。

○對死亡的世俗解讀

即使喪葬產業和大部分美國人通常將宗教和死亡的意義融合，世俗和存在主義對死亡的解釋仍有助於維護面臨死亡時的社會秩序。這種解釋傾向於強調以經驗的、自然的和「塵世」的角度來看待死亡。

根據葛蘭．弗農的說法，「當死亡被賦予世俗意義並且被看成是失去了意識、自我控制和身分時，個人會認為他或她可以用獨特的價值觀和宗教觀去證明自己的身分以避免永生當中的社會孤立。」如果我們將宗教定義為一種關於高強度價值觀和／或超自然意義的信仰及行為系統，那麼那些有著世俗傾向的人就容易帶有不堅定的來世觀念去信仰宗教。再者，因為任何死亡降臨到人身上都有很多後果，我們希望即使是宗教信徒也可以賦予死亡一些世俗的意義。

弗農指出，那些用世俗視角解釋死亡的人有以下信仰和態度：

一、他們往往拒絕或不強調對來生的信仰。

二、他們普遍認為死亡就是一個人的終結。

三、他們傾向於看重生還者的需要和擔憂。

四、他們往往對自己強調現在，對後人強調現在和未來。

五、任何對永生的信念都與個人在生命中的活動和成就有關——包括一個人的後代和創造的社會關係。

在宗教對死亡的解讀中得到安慰的人與以世俗觀念看待死亡的人之間有著巨大差別。事實上，他們都將死亡放在更高層次的語境中來恢復個人和社會生活中的秩序。

對於那些虔誠信教的人來說，透過與超自然物保持一定關係可以遠離混亂和焦慮狀態。對於不信教或有世俗的觀念的人，他們也能在與他人、事物和因果的交流中得到一樣的好處。這種交流儘管和超自然沒有關係，仍然能夠提供一種超越個人有限生命的參考框架——一個人也許會死，但他或她所關心的事物在他們死後仍然存在。

第一章討論過，存在主義者對死亡的觀點是每個人都為自己的生命和死亡創造意義。因為人們生存在一個充滿敵意的世界，這裡的每個人最終都會死亡，人類的最根本任務是在一個無意義的世界中發現意義。刊登在一九六五年《時代雜誌》上的古典文學作品〈死亡是常客〉（On Death as a Constant Companion）很好地闡釋了這種觀點：

現代人對死亡有著強烈的恐懼，尤其擔心生存和死亡無意義——一種存在主義的觀念。「只有一種真正的嚴肅的哲學問題，」阿爾貝．加繆（Albert Camus）寫道，「那就是自我毀滅。」也就是說，為什麼要在一個無意義的世界中生活？存在主義者的回答是人必須看在生存的份上，看在那些他能自由追求的東西的份上活著。但是不管有多少爭論，存在主義似乎從不能夠證明在死亡邊緣只有一道通向虛無的暗門。

○象徵性永生

從存在主義者的角度來看，人一生的創造性努力給個人帶來了生存和死亡兩方面的意義。一種實現的方式是創造象徵性的永生，包括永生的替代品——比如歷史的連續性、藝術表現、甚至是性的生物力。象徵性永生是指相信個人的意義在他或她死後繼續存在。對於教徒來說，象徵性永生通常和靈魂的概念有關。靈魂要嘛回到它前世的狀態，到來生去，轉世成為另一個人，要嘛和宇宙相統一。對於世俗之人來說，象徵性永生就是被別人記住，創造一些對別人有用或別人感興趣的東西，生前參與的事業和社會活動在死後繼續發揚光大。

許多父母決定生孩子的原因之一是處於對繼承人的需要——需要某一個人使家族的姓傳承下去。有研究表明，在美國，只有女孩家庭比只有男孩的家庭更有可能不斷地生孩子（希望能生一個男性後代）。對於古老的希伯來人來說，叔嫂通婚的傳統制度需要遺孀和已故丈夫一位親戚發生性關係以獲得男性後代。如果可以將自己的一部分傳給孩子，那麼孩子就是獲得象徵性永生一種方法。

在既定社會中有高尚的死亡和低賤的死亡。犧牲性命以保護家庭或國家普遍被認為是高尚的死亡。以前女性死於分娩被認為是高尚的死亡。正如烈士的犧牲，如果死亡被認為有意義，有很多人便會慷慨赴死。考慮到有意義的組成部分的正確結構（見第一章），不死相對而言會更加困難。比如，死亡也許比自認為或被別人認為是懦夫或賣國賊要好。如果死亡推動了事業向前發展，是可以接受的。實際上，人們真的會為了升職加薪、藝術上的成就或知名度工作到死。拋開具體內容，人們最關心的是事情的意義。如果死亡帶來了積極的意義，那可能就是一件值得的事。

一個人的死亡會對他或她所在的群體或社會帶來影響。英雄更可能在死人中產生，而不是活著的人。英雄的意義是一種象徵意義。一個人不可能自己成為英雄。社會將這種地位授予少部分社會成員——這也是一種獲得象徵性永生的方式。死亡通常是英雄所做事情的一部分。當某物死去，新的事物會產生或者被創造出來。耶穌基督的死亡一直被賦予重要意義。就像耶穌基督的死對人類的影響遠大於對他的一生。羅馬天主教會只將聖徒身分授予去世多年的人。

德蕾莎修女死後，教皇保祿二世為她行了宣福禮，並授予她「真福德蕾莎修女」稱號。宣福禮是一種天主教儀式，是天主教會追封已過世人的一種儀式，用意在於尊崇其德行、信仰足以升上天堂。天主教徒相信，以真福者的名號禱告，真福者將會為你向天主說情。宣福禮是封聖四步中的第三步，宣布死去的人成為聖徒。德蕾莎修女的宣福禮儀式的等待期是史上最短的。在一九九九年早期——德蕾莎修女死後至多兩年時間內——教皇保祿二世省去了通常情況下的五年等待期，允許立即追封她為聖者。通常，羅馬天主教會只追封那些死去很多年的人為聖徒。二〇一四年四月二十七日，在一個前所未有的雙重儀式上，教宗方濟宣布兩位二十世紀的前輩，教皇約翰保祿二世和若望二十三世成為羅馬天主教會的聖徒。

「我們宣布並認定神聖的若望二十三世和若望保祿二世為聖徒，我們將其記錄入聖徒的名冊，他們將因此受整個教會尊崇。」

我們可以從不以教會為基礎的民間宗教中發現相似的觀念。民間宗教關心的是支援政府並且為之提供超經驗或者超自然的身分的超驗意義。政府也許會在有罪之人死去多年之後赦免他們。意義是一個靈活卻充滿力量的東西。再者，從美國民間宗教的角度而言，只有死去的人的照片才能印到郵票上被紀念。這些郵票現在仍然被美國郵政稱為「永遠的郵票」。

智慧箴言

你可以帶走那些青銅或者石頭做的東西，只給我一個能夠一年記起我一次的人就好。

來源：達蒙・魯尼恩（Damon Runyon）

發展與他人的關係也是死後被記起的一種方法。有些人認為如果我們影響了別人的生活，我們死後就以另一種方式存在於他人的生活中。器官捐贈為這種象徵性永生提供了一種有形的方法。透過這種方式，一個人甚至可以確定他或她身體上的一部分會在另外一個人身上繼續存在。現在越來越多人選擇死前捐贈自己的器官和組織給能活下來的人。在許多城市地區，腎臟基金會、眼庫和器官移植中心會給捐贈者發卡片，當死亡降臨時就可以安排器官移植。

一些人寫書（即使是關於死亡和臨終的書）的原因之一就是讓自己獲得象徵性永生。只要有人讀他們的書，他們的影響力就可以在生物體之外存在。電視明星和電影明星也是如此。只要每年三百六十五天每天好幾遍重播《我愛露西》，有線電視就會使露西・波爾一直存在。同樣地，每年《綠野仙蹤》在電視和網飛公司放映的時候，年輕的裘蒂・嘉蘭就會從死亡中復活。

一些名人在去世後比生前賺的錢還多。富比士記者波莫蘭茲（Dorothy Pomerantz）發布的二〇一三年賺錢最多已故名人榜為：一、麥可・傑克森（一億六千萬美金），二、貓王（五千五百萬美金），三、《史努比》創作者查爾・休茲（三千七百萬美金），四、伊莉莎白・泰勒（兩千五百萬美金），五、雷鬼始祖巴布・馬利（一千八百萬美金），六、瑪麗蓮・夢露（一千五百萬美金），七、約翰・藍儂（一千兩百萬美金），八、二十世紀五〇年代的海報女郎貝蒂・佩吉以及愛因斯坦（一千萬美金），十、筆名蘇斯博士的希歐多爾・格賽爾以及史蒂夫・麥昆（九百萬）。對此我只能說：「這都是命啊！」

當我們使用發明家的產品，記得政治家的成就，為傑出運動員的成績歡

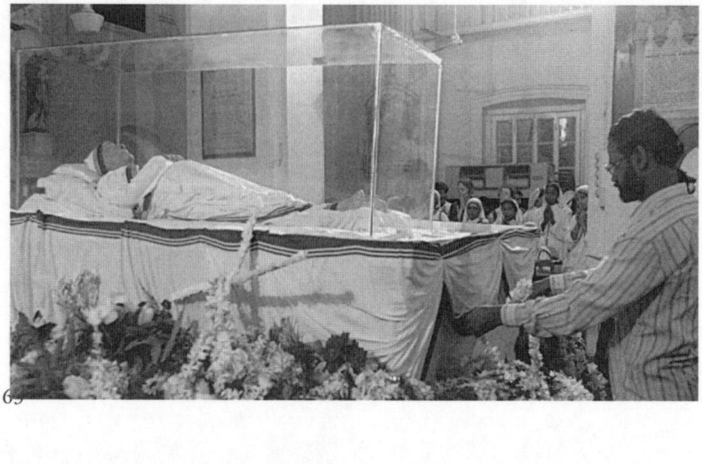

「永遠的聖徒」修女德蕾莎，她的遺體在葬禮之前被瞻仰。

呼時，這些優秀人也可以獲得永生。對於醫學從業人員和仿生學發明家來說，不僅生者會銘記他們的貢獻，還延長了人們的生命，讓死者以永生。

人有限的身分被群體的永恆所保護。就像美孚石油公司是約翰・洛克菲勒的遺產，約翰・雷明和兒子的保險機構即使在他們死後也依然存在（假設公司的新所有者出於利益的考慮改變公司的名字）。（邁可・雷明的父親在一九八三年去世，他最年長的哥哥在二〇〇九年變賣了父親的公司後於二〇一四年去世，但是約翰・雷明和兒子的保險機構在今天仍然存在。）

那些為政治運動和事業獻身的人也是如此。馬克思、列寧、史達林和毛澤東——作為共產主義領導者——不管當局如何掩蓋，他們都會被未來的共產主義者銘記。我們甚至讓惡棍、殺人犯和賣國賊臭名永存。我們大部分人都用一生的時間追求永恆，而臭名昭彰的約翰・威克斯・布斯、李・哈威・奧斯維德、詹姆斯・厄爾・雷、奧薩馬・本・拉登、亞當・蘭紮和亞倫・艾莉克西斯卻永遠留在人們的記憶中，這似乎有點諷刺。

對於存在主義者而言，人的一生是在尋找和創造意義中度過的。尋找人生意義是每一個人都面臨的問題。另外，當人們試著去為自己創造意義時，往往牽扯到身邊重要的人。在許多層面上，個人創造出的意義就是群體和社會的意義。象徵性永生只能是生者賦予死者的東西。不過生者都有一個共同的信念，那就是在他們死後，他們的繼承者會記住並延續他們生活的意義。像宗教對死亡的解釋一樣，永久性的意義可以使人們面臨死亡時保護自己和社會秩序。

對存在主義者來說，追求象徵性永生的過程給生命提供了目標和滿足感。但是對存在主義的批評者而言，即使是象徵性永生也不能戰勝死亡。從這種觀點來看，對於那些只能依靠別人獲得永生的人來說，仍然有一個迫在眉睫的問題：如果發生了一場核子毀滅，沒有倖存者怎麼辦？

實際問題

明星在死後如何獲得永生

麥可・傑克森在二〇〇九年去世時有近五億美元的債務。接下來的一年是他職業生涯中比較好的一年，評估資產的律師說他們已經整理出了可以賣一億美元的東西，另外，飆升的唱片銷售數量和其他的收入累計達五億美元。

這樣的事並不少見。一些明星在去世後幾十年會繼續在新的項目中創造比生前更多的價值，獲得更多的收入，還有大批的代理人和經紀人想要代表他們。去世的名人可以像活著的人一樣賺大錢，而且麻煩比活著的人少。

馬可・羅斯勒（Mark Roesler）代理過最多的世界名人：如果和他一起漫步在好萊塢大道上，他會指給你看他的六十二位顧客，他們都在好萊塢星光大道上被永遠銘記，比如埃洛・弗林、葛洛麗亞・斯旺森和琴吉・羅傑斯。

他的客戶名單中還有二十世紀最有名的明星：演員英格・麗伯曼、貝蒂・大衛斯、娜塔利・伍德和瑪麗蓮・夢露，棒球界傳奇人物貝比・魯斯和賈里格，歌手艾拉・費茲傑拉和比莉・哈樂戴。羅斯樂說：「我們為兩百五十位客戶服務，涉及娛樂、運動、音樂和歷史各個方面。但他們大部分都去世了。」羅斯樂的公司被稱為全球「CMG」，總部設在遠離閃耀的好萊塢的印弟安納波利斯邊緣的一個工業園區。

他真正的顧客是繼承者和逝者的地產代理，由他們最終決定CMG提供的資產處理方案。產品宣傳從隨身用品到死後名譽，無所不包。羅斯樂已經和美國郵政簽了兩百多項授權合約。

這家機構為所有已故顧客都創建了網站並並使他們的粉絲俱樂部保持活躍。羅斯樂說：「這些網站每天至少有一千五百萬的訪問量。」這是羅斯樂二十五年前從法學院畢業後開闢的合法娛樂商機的一部分。在二十世紀八〇十年代早期羅斯樂的事業發展之前，逝去的名人無法控制自己的名譽不被用來盈利。他們的後嗣鮮有人會抗議他們的照片和角色被利用，也不會去追究別人因此收穫了多大利益。

因此羅斯樂開始試著在法庭上、在州立法中改變這個局面，幫助建立如今稱為後期宣傳的法律。「我們有權利保護我們的名譽、肖像、形象、簽名、聲音，使其不被商業手段利用。」

許多人認為，貓王的例子為管理麥可・傑克森的遺產提供了最好的商業模式。貓王一直是死後收入最多的明星，現在仍每年吸金五千五百萬美元。但是貓王不僅僅是一個已故的名人，他也是一個目的地，參觀他在田納西州的故居「雅園」需要付三十三至七十美元。雅園和貓王其他的房產現在被娛樂業企業家也是億萬富翁的羅伯特・西勒曼（Robert Sillerman）掌管。西勒曼不僅代表著貓王，他幾乎擁有貓王的一切財產：四年前他花了一千萬美元買下了貓王百分之八十五的資產所有權。他說：「這不論是對我們還是對貓王家族來說都是一件好事。」西勒曼認為貓王的情況是獨一無二的，事實證明貓王帶來的利益也有一些衰退現象。不過他的一些商業項目其實得到了增長。

來源：《六十分鐘》，2009 年 9 月 27 日，CBS。

○瀕死體驗

過去，大部分人對死亡學領域做出的假設之一是真正的「專家」並不存在於我們中間——他們都死了。隨著雷蒙德・穆迪（Raymond Moody）的《生命之後的生命》（Life After Life）的出版，許多人開始向這種假設提出挑戰。一些人有過瀕死經歷或曾被醫學權威診斷為臨床死亡，這些倖存者告訴我們：他們知道死是什麼感覺，他們的經驗證明可以支持對來生的理性信念。

如何定義瀕死體驗

瀕死體驗（NDE）是一個人瀕臨死亡（比如昏迷中的人或曾經歷心臟病發作的人）時的體驗，

人處於無意識的狀態，卻感覺好像「有什麼事發生了」。穆迪的新著作在全美國引起關注，越來越多的人對瀕死體驗感興趣。書中納入了有瀕死體驗的人或者被診斷為臨床死亡的倖存者的描述。穆迪對一百五十多位有瀕死體驗的人進行採訪後形成了一個理想的模型。穆迪和其他科學家都發現，大部分「死後重生」的描述存在共同之處。儘管沒有任何兩種瀕死體驗是一模一樣的，大部分瀕死體驗都有以下九個特徵：

一、感到自己正在死亡。起初許多人沒有意識到他們正在感知的經歷就是瀕臨死亡的狀態。他們發現漂浮在自己身體上方並且感到疑惑。他們會想：「我怎麼會在上面看著我自己？」

二、平靜和無痛。疾病或者意外事故常常伴隨著劇烈的疼痛，但在瀕死體驗中這種痛會突然消失。根據心理學教授肯尼斯・林格（Kenneth Ring）的研究，百分之六十有過瀕死體驗的人說他們的感覺是平靜和無痛。

三、靈魂出竅。人們感覺到自己升了起來，從上往下俯視自己的身體。大部分人說他們不僅有意識，好像還有某種形式的肉體。林格說百分之三十七的調查對象都有靈魂出竅的經歷。

四、隧道。在靈魂出竅後會進入一條隧道。許多人被拉入黑暗後會進入一扇大門或一條隧道。有些人在進入隧道後聽到了「嗖嗖」聲、電動震動的聲音或「嗡嗡」聲。儘管大家的描述各有不同，但都說隧道盡頭泛著白光。百分之二十三的受訪者說進入了黑暗之中，而其他人將其描述為進入了隧道。

五、散發光芒的人。在經過隧道後，人們通常會遇到散發

智慧箴言

奧西曼提斯（OZYMANDIAS）

客自海外歸，曾見沙漠王國
有石像半毀，唯餘巨腿
蹲立沙礫間。像頭旁落，
半遭沙埋，但人面依然可畏，
那冷笑，那發號施令的高傲，
足見雕匠看透了主人的心，
才把那石頭刻得神情惟肖，
而刻像的手和像主的心
早成灰燼。像座上大字在目：
「吾乃萬王之王是也，
蓋世功業，敢叫天公折服！」
此外無一物，但見廢墟周圍，
寂寞平沙空莽莽，
伸向荒涼的四方。

著可以穿透一切光芒的人，讓人感覺到充滿愛。有個人說：「描述為『光』或者『愛』都是同一個意思。」他們可能會遇到逝去的好友或者親人，儘管他們渾身散發著光芒讓人難以辨認。在林格的調查中，百分之十六的人看到了光芒。

六、靈光。在遇到散發光芒的人之後，他們會遇到沐浴靈光的神。有人看到了上帝或阿拉，有人看到了其他聖潔的存在。大部分人想永遠伴隨在神靈身邊。

七、人生回顧。神靈會帶領人們以第三者觀點的方式回顧一生，像看電影一樣。和看電影不同的是，人們不僅看到每一個行為，也看到了行為產生的後果。神靈幫助人們將一生發生的事進行全景式回顧。

八、升天。一些人還經歷了「漂浮」的過程，他們感覺自己很快升入了天堂，像人造衛星和航空飛行員那樣觀察宇宙。

九、不願回來。很多人說超自然的環境讓他們感到愉快，因此不願回來。有些人甦醒後甚至埋怨醫師。

科學家對實驗性心臟驟停的老鼠進行持續腦電圖拍攝，研究其中功率密度、連貫性、定向連接、交叉頻率耦合的變化。研究發現，在心臟驟停和之前等電位腦電圖結束後的第一個三十秒內，同步伽馬振盪達到短暫的高峰。心臟驟停時的伽馬振盪在全球都是一致的。另外，震動頻帶表明 θ 波和 α 波的前後軸定向連接和嚴格相位耦合都顯著增加。瀕死過程中的高頻度神經生理活動超出了清醒狀態的水準。他們總結說，哺乳類動物的大腦在瀕死過程中產生的神經關聯可以有意識地處理資訊，雖然結果是自相矛盾的。

二〇一二年普拉納布．巴塔查裡亞（Pranab Bhattacharya）研究發現不同文化中都有瀕死體驗：

瀕死體驗存在於世界各地的文化中，包括印度教文化。瀕死體驗的具體內容取決於經歷者的性別、年齡、專業、宗教、精神信仰以及對死神、鬼魂、地獄和天堂的信仰。在受訪的人群中，成年人產生瀕死體驗的頻率是百分之五至百分之四十八，兒童約為百分之八十五。因為這些經歷像夢一般游離，而且人們在大腦顳葉皮質的作用下容易忘記自己的瀕死體驗，不然有過這樣體驗的人可能達到百分之百。

有一些經歷和瀕死體驗很像，比如回顧在地球上度過的一生；靈魂出竅的過程中可以從多個角度看見自己的肉體和周圍的環境，通常是俯視；感覺身體正通過黑暗的隧道；看到了比太陽還要光芒萬丈的聖潔的靈魂。看到上帝並與之交流、看到異域、見到逝去的親人、看到自己的未來本質上都是相似的。很多人也有過恐怖的經歷。靈魂出竅的過程分別通過外部的環境、情況、人物等等得到了「證實」。即使是沒有宗教信仰的人在經歷瀕死體驗之後對死亡的恐懼大大減輕，很多人由此開始相信「來世」和轉世。

有些瀕死體驗可能是藥物導致的，比如致幻藥物和氯胺酮之類的麻醉藥，電動刺激右側顳葉或大腦邊緣系統也可以產生類似的效果。也有人提出，大腦自身產生的迷幻（和內啡肽）也在瀕死體驗形成過程中有一定作用。不過，也有一些瀕死體驗，比如很快地回顧過往經歷、獲得外部資訊、對周圍環境的清晰認識，都無法合理的解釋。願望滿足、否認死亡、與死亡抗爭或者其他大腦防禦機制都無法充分解釋這些事情。大量瀕死體驗的資料顯示都證明存在非物質的現實。

根據羅達博夫（Rodabough）和科爾（Cole）的研究，根據普遍的醫學定義，大約有兩千三百萬美國人曾經有過短暫的死亡或者瀕臨死亡的經歷，其中有八百萬人有某種瀕死體驗。這種現象很普遍，一九七八年一些研究人員和有過瀕死體驗的人共同建立了國際瀕死研究學會（International Association for Near-Death Studies，IANDS）。今天，這一組織在除了南極洲之外的所有大陸都建立了分部，在美國的三十八個州有很多分會。該組織每季度在《生命特徵》（Vital Signs）上發布一次時事通訊，為大家發聲，贊助每年一度的北美會議，提供大量教育資源。這一組織還鼓勵有興趣的人和專業人士進行研究，每季度發布《瀕死研究雜誌》（Journal of Near-Death Studies），並為研究瀕死體驗的學者提供部分補助。

截至二〇〇五年已經有八百餘篇關於瀕死體驗的文章發表在期刊雜誌上，有六十五次以上相關研究，共調查了兩千五百多位聲稱有過瀕死體驗的人。這些實證研究提出以下主題：瀕死體驗的內容和後果，瀕死體驗發生的環境和發生率，瀕死體驗實驗的特點。對瀕死體驗的科學研究已經進行了三十多年，為全面理解死亡和意識的本質提供了基礎。

一份調查對最近的瀕死體驗研究進行了回顧總結，發現只有百分之四至百分之九的共產黨員和最多百分之二十三的重大疾病患者有瀕死體驗。研究者認為，這是因為人們看到的超自然情景，比如明亮的光和隧道、感到平靜，可能是臨死前的開悟。不過，更客觀的說法是，所有瀕死體驗現象的出現都是因為影響神經系統的化學物質在大腦受壓或瀕死前發生了變化。不過，如果這個說法成立，所有患重病和瀕死之人都該有瀕死體驗，而事實並非如此。

對瀕死體驗的解釋

在我們理解瀕死體驗和本章其他內容的關聯時，可能會想到以下三個問題：

一、瀕死體驗是真的嗎，這會對我們理解瀕死過程帶來什麼影響？

二、這些瀕死體驗能否為來生的信仰提供實證支援？

三、宗教信仰如何影響瀕死體驗的內容或者臨床死亡經歷？

我們對二〇〇三年至二〇一三年期間八十多例關於瀕死體驗的實證科學研究進行了回顧總結，發現科學界對於以上問題也沒有統一的解釋。對於以上問題，我們不得不說，如果瀕死體驗不是真實的，至少對經歷者來說他們的感受是真實存在的。和愛情一樣，瀕死體驗非常主觀，也無法從他人那裡得到證實。史蒂文生（Stevenson）、庫克（Cook）、麥克林－賴斯（McClean-Rice）的研究就得出了這樣的結論，他們說那些聲稱經歷瀕死體驗的人之中只有百分之四十五的人由醫療專家診斷為有嚴重的、危害生命的疾病或損傷；剩餘的人並沒有危及生命的情況。我們的結論是，很難證實一個人到底經歷過什麼。不過，不管我們有沒有辦法證實或推翻一個人死過，我們只能在科學意義上說這個人聲稱自己有過瀕死體驗。

神經外科醫師亞歷山大・埃本（Alexander Eben）認為，只有當一個人自己經歷瀕死體驗時才能有一個科學的解釋。人的大腦中有皮質，它的存在讓我們成為高級人類。他自己的瀕死體驗的特別之處在於大腦皮質在他昏迷的七天中沒有活動。他很確信他的內在自我在那段時間沒有問題、狀態良好。他在暢銷書《天堂際遇》（Proof of Heaven: A Neurosurgeon's Journey into the Afterlife）中寫到，在他瀕死體驗大部分過程中，有一位年輕的女士一直陪著他。她無聲地向他傳達了三個資訊：「你永遠被愛、被珍視」，「你無需懼怕任何事物」，「你不會犯錯」。在此之後，亞歷山大醫師決心用餘生的時間研究意識並證明人類之所以為人類不只是因為有發達的大腦。

回到和愛情的類比中，我們只能從別人嘴裡聽說他或她戀愛了。那人是否真正感受到了愛我們從實證中得到證實。從個人的角度看，這並不重要，因為一個情況若是真實的，就一定會帶來真實的行為結果。

芭芭拉・沃克（Barbara Walker）聲稱許多有瀕死體驗的人過後都會感到憂鬱，因為護理人員、家人通常不會相信真的存在瀕死體驗。有瀕死體驗的人如果告訴護理師或神經病學專家他們的經歷，會被認為是產生了幻覺。肯尼斯・林格觀察發現，因為配偶無法理解他們的瀕死體驗，還導致了很多人的離婚。

如果我們試圖證實存在來生，我們會遇到和瀕死體驗一樣的問題。科學是怎樣界定來生的呢？科學認為，來生是無法因為瀕死體驗而被證實或推翻的。科學的結論是基於主體間性的理論。主體間性是指有自己的主觀傾向的獨立的觀察者，在獨立調查後認同某事是「真的」，不幸的是，體驗來生（並回到人世）的機會並不是每一個觀察者都有的。提爾曼・羅達博夫（Tillman Rodabough）的研究給出了關於瀕死體驗的很多形而上學的、生理學的、社會生理學的解釋。因此，儘管有瀕死體驗的人認為自己的經歷是合情合理的，他們的證據卻是不科學的。科學在這個時候既不能證實也不能推翻來世的信仰。

為了回答我們上面關於宗教信仰對瀕死體驗和臨床死亡體驗影響的最後一個問題，有一些科學證據可以給予一些提示。根據雷蒙德・穆迪和R・R・坎寧的說法，來生體驗大多是宗教背景、訓練、信仰作用的結果。只有羅馬天主教徒看到了聖母瑪利亞和許多天主教聖徒，而摩門教徒看到的是約瑟夫・史密斯。像夢一樣，現世經歷和來世經歷之間存在一定連續性。比如，人們在來世見到的人穿的衣服和其文化傳統和信仰相符。另外，人們在來世看到的親屬仍是當年去世時的年紀。實際上，現世和「來世」之間存在太多連續性，經歷來世體驗的人並沒有太過驚奇。凱西・卡麥茲提出的問題回應了這些證據：這些瀕死體驗是否是出於共同的神話？澳大利亞的艾倫・卡拉漢更近的研究顯示瀕死體驗大多發生在宗教信仰歷來盛行的地區。他的研究認為社會和歷史因素是瀕死體驗如此相似的最好解釋。

儘管很多人對瀕死體驗及其病因學不贊同，但人們一致認為瀕死體驗對於經歷者來說意義非凡。根據

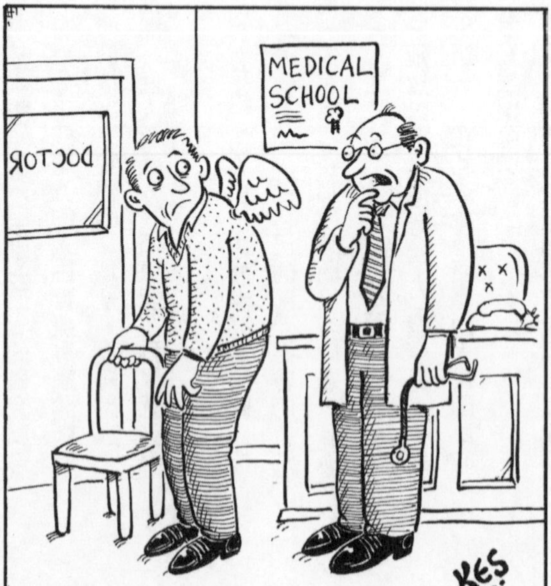

「你說有了瀕死體驗之後才第一次看到他們？」

P・M・阿特華特的研究，百分之六十五有瀕死體驗的人的生活發生了重大變化，百分之十的人的生活發生了根本性的變化。斯基普・詹森（Skip Johnson）認為經歷瀕死體驗的人會有以下變化：

一、不再懼怕死亡。人們不再懼怕自我意識的毀滅。

二、感受到愛的重要性。瀕死體驗可以從根本上改變一個人的價值體系。他們意識到兄弟般關愛的重要性。

三、重視宇宙聯繫。人們會認為宇宙存在的一切事物都是相互聯繫的。很多人對自然和周圍的世界有前所未有的尊重。

四、感激學習知識。人們感知到知識的重要性，不為一己私欲。很多人開始新的事業或者進行嚴峻課程的學習。

五、對控制有了新的看法。人們認為需要把握自己生命的進程。

六、緊迫感。一些人意識到生命的短暫和脆弱。

七、精神方面的完善。人們對精神世界越來越好奇，開始拋棄一些只說教的宗教教條。

八、憂慮減少。一些人越來越能控制生活中的壓力，變得更寬容、更有耐心。

九、很難再次進入生活。有些人很難再次融入日常生活，特別是價值觀發生天翻地覆變化的人。有些人說自己獲得的心靈感應能力讓自己、家人、朋友都很驚慌。

最終，有證據證明有瀕死體驗的人（甚至是自殺未遂的人）不會主動結束自己的生命來回到「來世」。實際上，大部分人在經歷瀕死體驗之後找到了活下去的新理由。坎特（Cant）等人聲稱幾乎所有病人在有過瀕死體驗後心態更加積極。最後，作者希望護理師透過有效的溝通和良好的傾聽幫助病人和家屬更好地理解相關體驗，更好地度過難關。

○結論

宗教是有關神聖之物（那些有終極意義的事物）的信仰和行為體系。宗教有文化實踐意義因為宗教必須要滿足特定社會中個體的基本社會需求。這裡宗教的主要功能在於解釋無法解釋的事物。最「原始」或者最簡單的社會用超自然的方式解釋一些事實，而非用理性、實證的方式。因此，日食或者月食被認為是上帝給世人的指示。這些非自然的解釋在某種程度上是有必要的，因為那裡沒有與之相矛盾的理性或者科學的解釋。科學和技術發達的社會很少會依賴非自然的解釋。但是，非自然的解釋也很有必要，特別是在科學解釋不完善的時候。我們經常聽到醫師說：「醫學無法治癒這位病人，現在只能聽天由命了。」有時醫師會說：「這位病人挺過來真是個奇蹟，對此我無法解釋。」因此可以說在科學和理性無法觸及的地方，宗教卻可以勝任。我們比沒有文字的社會更加不依賴於宗教或者超自然的解釋，但是當知識無法解釋的時候，我們會尋求宗教的解釋。

即使是在世俗社會，宗教和精神性也經常幫助人們應對不尋常的事情——特別是疾病、臨終和死亡。宗教不僅有助於恢復被死亡打亂的正常秩序，虔誠的宗教信仰和精神取向還可以幫助個體更好地應對自己和心愛之人的死亡。對於其他人來說，宗教或者精神性的世界觀帶來的作用也可以透過現世中的拚搏實現。

死亡的過程

CHAPTER 5

當妻子珍妮去世後，阿甘說：「媽媽常說死亡是生命必經的過程，但我多麼希望它不是。」
——阿甘正傳

我不害怕死亡，我只是不想親眼目睹它發生。
——伍迪・艾倫

比起死亡本身，我們往往更害怕死亡的過程：痛苦、孤獨、體力和精神活動的喪失、不能再進行最喜歡的活動、可能要接受養老機構護理、喪失獨立能力、退化到對別人極度依賴。當莫里・施瓦茨（Morrie Schwartz）飽受肌萎縮性脊髓側索硬化症的折磨時，他告訴曾經的學生米奇・艾爾邦「依賴最明顯的標誌就是要讓別人幫你擦屁股」，這段故事記載在米奇的暢銷書《最後十四堂星期二的課》中。喪失體力有時可能會讓人感到恥辱。施瓦茨教授想教給米奇的一個道理是，這段時光可以用來回顧自己的生活經歷，並與他人一起分享。施瓦茨去世後，活著的人反覆思考這些經驗教訓，就會明白什麼才是生命中重要的東西。

被困在床上不能動就會有很多的時間來思考。往積極的方面想，這些時間給病人整理自我的機會，去完成還沒完成的事，比如告別、立遺囑（如果還沒立的話）、彌補犯過的錯等。這種閒散的時光可以用來沉思和回憶已經消逝的日子。病人可能會對於醫師對自己的預後有些想法，可以在這段時間制定一些計畫。

很少有人有過瀕死體驗，瀕死之人也不清楚自己該做什麼。我們想符合別人的期望，遵從社會的慣例，但是「瀕死規則」對個人來說卻無從得知。當然，我們不會將死亡的過程社會化，所以將死之人只有在這個過程中慢慢摸索。「雖然現在美國人的平均壽命變長了，但社會的高齡化速度和死亡率比出生率更高，所以我們在生活中碰到他人去世的情況比以前更多，對死亡的過程也會更加見慣不驚」。此外，死亡越來越是一個循序漸進的過程，如今慢性死亡比急性病死亡更普遍，人可以看到死亡的慢慢降臨，也許就能為這種不可避免的事做好準備。而突然死亡的人就沒有時間來告別，不會意識到大限將至，也無法主動地為生命畫上圓滿的句點。

另一方面，醫護人員的能力是有限的，他們已經被社會默認為是「延長壽命、減少痛苦」的人。因此，病人和醫護人員都對這種「關愛將死之人」的設定感到很彆扭。這種窘境也常常與病人缺乏預後意識有關。事實上，相關的醫護人員可能並不清楚病人和家屬到底瞭解多少實情，「我怕說多了話會透露一些他們並不知道的事」，所以他們只能盡量保持沉默，卻讓這種情況變得更加尷尬。

正如第一章所說的，朋友和家人也沒有很多關於死亡的體驗，所以也會感到彆扭。事實上，他們可能因為自己太過不安而沒有起到幫助病人的作用。

他人的故事

臨終的教誨

社會學教授莫里·施瓦茨臨終前的十四週裡，他以前的學生米奇·艾爾邦每週二都會去看望他，並把這些經歷寫進了《最後十四堂星期二的課》。在飽受肌萎縮性脊隨側索硬化症折磨的時候，莫里曾說：「你該感謝有這麼一段時光，可以讓你知道死亡是怎麼發生的。」他沒有表現出絲毫的自哀自憐。

施瓦茨教授說，讓生命有意義的方式就是去愛別人，去奉獻社會，努力創造出帶給你目標和意義的東西。（金錢並不是最有意義的！）沒有愛，「我們都是折翼的鳥兒」。

施瓦茨教授讓我們想起了一種佛教說法，那就是我們每個人肩上都有一隻小鳥，它每天都在問我們：「今天是最後一天嗎？我準備好了嗎？我做好所有該做的事情了嗎？我成為我想成為的那個人了嗎？」

莫里說：「變老不僅是在衰退，更是在成熟。它不僅有走向死亡這樣消極的一面，也有積極的一面，那就是你明白了自己會死，因而會抓住機會好好活著。」

施瓦茨發現，人在給予的同時也會收穫尊重。你不一定要有多大能力。在醫院和療養院裡有很多孤獨的人，他們只想有個伴。陪孤獨的人打打牌，就能受到別人的尊重，因為這樣的你是被別人需要的。

「死和活著一樣自然，」莫里說：「都是我們經歷的一部分。」所有活著的事物都會死亡。死亡只能結束生命，卻不能結束關係。

摘自《最後十四堂星期二的課》

○死亡的意義

死亡的意義很大程度上取決於當時的社會背景。意義是人類行為的基本組成部分，因為人們回應的是現象的意義而非現象本身。意義在社會中產生，並在社會中永存。

人們對死亡相關情境中意義的回應主要包括以下幾種：時間意義，空間意義，規範和角色意義，價值意義，客觀和主觀意義以及社會形勢意義。現在我們就來看一看這些意義以及它們對死亡過程的影響。

時間意義：處理預後情況

人類學家科林・特恩布林曾對喬治・狄金森說過：「美國人總想永遠活著。如果問他們想活多久，他們也許會說九十歲以上，因為他們覺得自己不太可能會活到一百歲。但如果他們真活到了一百歲，他們還會想活到一百零一歲、一百零二歲等等。」特恩布林說，非洲人清楚自己壽命的極限，並接受這一事實。也許理查・普賴爾（Richard Pryor）總結的很對：「即使我活到一百歲，我還想再活一段時間。」

關於死亡的過程，我們首先想到的是時間概念。我們面對的事實是，臨終之人的時間正在一點點流逝。可是，死亡的過程是從什麼時候開始的呢？我們與那些末期患者相比，沒有在走向死亡嗎？從我們出生的那一刻起，我們就在走向死亡。我們認為那些末期患者會比其他人更早死去，但並不都是這樣的。我們可以診斷出一些致死率特別高的疾病，我們認為患有這些疾病的人比沒病的人更容易死。末期患者很關心他們剩餘的時間。「我還能活多久？」不僅僅是肥皂劇裡常出現的問題，也是一般醫師都會聽到的問題。家庭醫師平均每年會聽到六次，而腫瘤科醫師每年聽到的次數多達一百次。病人都想知道他們患的是不是絕症，但通常醫師不太敢告訴病人他們的絕症診斷。

根據社會學家兼醫師古樂朋的研究，醫師一般不會預測病人剩餘的壽命，就算他們要預測，也會多估計二至五倍的時間。古樂朋說，預後就像預言，預言家透過預言塑造預測的未來，透過透露好運和警告厄運來改變被預言者的行為。克樂朋研究發現，只有百分之十四的醫師會與病人實質性地討論他們的剩餘時間，而大部分醫師都堅持一種默認的做法：不預測，就算預測了，也不要提前說出來。

由於當今社會強調消費者的知情權，與二十世紀六〇年代相比，現在醫師更傾向於會告訴病人診斷結果。在一九六一年的一項調查中，只有百分之十的醫師贊成告訴癌症患者他們的診斷結果，反之，在二〇〇八年的調查中，百分之九十八的醫師說一般不會向臨終患者隱瞞他們即將死去的事實。這種轉變是美國醫學會一九八〇年的政策改變的體現，即鼓勵醫師告訴病人他們的預後：醫師一定要告訴病人他們的診斷結果和治療的本質和目的，而不應向病人隱瞞。美國醫學會曾同意醫師自己決定是否告訴病人，但一九九一年的《聯邦病人自決法案》（Federal Patient Self-Determination Act）中規定，醫師必須讓病人自主決定他們自己的醫療方案；現在醫師一般都會告訴病人他們的診斷結果，無論那有多麼可怕。

一項關於醫師對臨終患者態度的研究表明，那些從事醫學行業十年之久的醫師比剛從醫學院畢業的學生更傾向於告知病人診斷結果。在十年後的後續研究中，他們甚至更開放地與臨終患者和家屬交流病情。英國的一項研究表明，

他人的故事｜關於活著

我邀請一位癌症末期的女士來到課堂。一個學生被她生命雖然短暫卻仍然樂觀的態度深深地震撼了，第二天他說：「在我走進教室前，我以為會看到一個一蹶不振的人，但是相反，我看到的是一位比我還有活力的女性，那場討論根本不是關於死亡的，而是關於活著。」

死亡辯證法（pp.182-189），作者J.M.波義耳，1981年。《照顧臨終患者及其家屬的志工職責》M.M.紐厄爾等。紐約：死亡學的建立／阿爾諾出版社

醫師、病人及其家屬在疾病和死亡問題上均有更開放的態度。但並不是每個人都希望知道全部實情，壞消息應該在一種支援的氛圍中慢慢講出來，這種開放態度其實應該收斂一些。

在所有的醫療部門中，腫瘤科醫師的病人患絕症的概率最高。腫瘤科醫師平均每月告訴三十五名患者壞消息，要嘛是癌症，要嘛是腫瘤復發，要嘛是治療已不再有效了。關於該怎麼告訴病人壞消息在醫師中並沒有一致的說法，如果病人自己不問或家屬要求不說，超過百分之四十的腫瘤科醫師不會把預後告訴病人。傑羅姆・格魯普曼（Jerome Groopman）說，差不多也有同樣多的醫師會委婉地說出殘酷的事實。

克里・蓋斯普森（Kerry Gasperson）研究了一年級醫學生對於在臨床上告知病人壞消息的態度，她發現這些學生最關心的問題是該怎樣通知絕症的消息。專家們對於委婉地傳達壞消息的方式也莫衷一是。馬奎爾（Maguire）和福克納（Faulkner）贊同用委婉的表達來緩解病人對現實的恐懼，而蒂莫西・奎爾（Timothy Quill）堅決反對委婉地告訴病人診斷結果。一些臨床醫師認為，如果通知診斷結果時含糊不清，溝通就會很困難。比如在很多例子中，那些患了惡性腫瘤的人被告知不是癌症時都鬆了一口氣，但在這個時候放鬆並不是什麼好事，因為惡性腫瘤其實就相當於癌症。或者我們可能會選擇性地聽，只聽我們想聽的消息。

美國的一些少數族群認為病人不應被告知預後。一項對加州八百名老年患者的研究表明，來自韓國和墨西哥的移民家庭與本土美國人相比，不希望絕症末期的家人決定自己的醫療方案。在調查中，誠實地對家人說出病況的本土美國人是韓裔美國人的兩倍，是墨西哥裔美國人的一・五倍。與美國的文化不同，對於那些來自韓國和墨西哥的移民來說，家庭存在感遠高於個人存在感。在日本也是類似的情況，醫師很少告訴臨終患者他們已經到了末期。就像是一種緩衝機制，許多亞裔美國人從小就被教育在表露自我時要掩飾自己的行為並避開眼神交流。

雖然在過去，很多醫師並不贊成告訴病人他們已經病危，伊莉莎白・庫伯勒–羅斯卻持相反的看法，但預後中不應包括他們剩餘的壽命。賈尼斯・羅森柏格（Janice Rosenberg）在〈預後藝術成為更寶貴的技能〉（Art of Prognosis Becoming an Increasingly Valued Skill）中提到，專家們認為現在並沒有確切的方法預知患者到底還能活多久。雖然當醫師認識患者時，任何疾病的預測效果會有所提高，但對於非癌症疾病的預測依然很困難。庫伯勒–羅斯認為，告訴患者具體的剩餘壽命會奪去他們的希望，除了讓他們知道情況很糟糕、生命受到威脅之外沒有半點作用。如果患者迫切要求知道自己剩餘壽命的話，可以告訴他們一定的時間範圍，比如：「得了你這種病的人有百分之六十都活了三到五年。」這種說法既滿足了患者的要求，又給了他們希望，而且說的也是事實。醫學上不能保證某個人還能活一年——有些活不到，而有些會活得更久（有的甚至比醫師活得還久！）。羅森柏格說，醫師應該告訴有精力的患者，他們仍然有一定的時間來考慮他們的計畫和目標。

當醫師把消息告訴病人並詢問還有什麼問題

實際問題

傳達壞消息

以下是肖恩・莫里森（Sean Morrison）和簡・莫斯里（Jane Morris）對於通知患者壞消息的六步建議：

一、把談話安排在一個不會被打擾的私人環境下進行。

二、從患者（和家屬／或家屬）已經知道的事說起。

三、瞭解患者（和家屬／或家屬）到底想知道多少。

四、告訴患者（和家屬／或家屬）診斷結果和預後。提供不同的治療方案並對每種方案的優點和負擔做出實際的評估。

五、回應患者（和家屬／或家屬）的情緒，理解他們的反應。

六、提出一個關於治療的規劃並為未來擬一份協議書。

摘自〈我不知該說什麼：如何幫助和支持臨終患者〉，作者R・E・巴克曼，1992年，紐約：維京出版社；R・S・莫里森&J・莫里斯（1995年，7月）《緩和醫療：對患者的臨終關懷》老年醫學，50，45-50。

時，病人一般都會說沒有，這沒什麼好奇怪的，很多時候病人並不理解醫師說的話。的確，作為病人我們本該堅決地多問一些，因為我們自己的生命正處在危險之中，我們有權多瞭解。但對醫師來說，要給病人一個「壞預後」沒那麼簡單。一九九九年六月六日，在英國謝菲爾德舉行的一次臨終關懷會議上，西西里・桑德斯（Dame Cicely Saunders）分享了一句話。當她告知病人噩耗時，病人對她說：「聽到這種消息我很痛苦，但你在告訴我時應該也不好受吧？」

死亡的過程被稱為死亡軌跡。醫護人員與患者的相處方式與患者的預期壽命有很大關係。死亡軌跡可能很長，也可能很短，短暫的死亡軌跡通常是由急病引起的。在現實生活中，經歷較長死亡軌跡的患者可能會遭受失去社會價值的打擊，而且醫護人員也可能放棄他們，因為他們的健康狀況在不斷下滑。另一方面，就算護理師知道病人已經到了末期，但他們的態度取決於醫師的正式通知。一旦醫師這麼通知了，他們就會認為患者沒救了。這種態度的改變由醫師決定，但只要醫師不下最後通牒，態度就不會轉變。如果患者沒有「按時」去世，對他們的家人和醫護人員來說也是一種壓力。

空間意義：隔離與限制

即使沒人告訴患者他們已經患了絕症，他們自己遲早也是會發現的。很多時候社會空間相關的因素會暗示患者他們已經到了末期，他們只要觀察自己的身體狀況和周圍人的態度，就差不多

他人的故事

分享面對死亡的經歷

我見過的最動人的場景是臨終患者與支持他們的家人在一起的時候。有時最後一刻人和人的聯繫比知道診斷結果之前任何時候都要緊密。

我認為病人應該知道他們想知道的情況，也應該鼓勵家屬更開放地與病人分享他們的心情。孤獨終老才是最可怕的。而那些家屬不敢說實話的，或自己感到害怕和悲傷卻不敢告訴家人和醫師的人，就會孤獨地死去。

一名醫師對於一項調查 1093 名醫師的研究的評論，《死亡教育及醫師對臨終患者的態度》（pp.167-174），作者 G.E. 迪更生 &A.A 皮爾森，1980-1981，歐米茄，11（2）。

知道自己什麼時候要不行了。醫院中有專門關懷臨終患者的地方，當患者被移到重症病房或腫瘤病房時，顯然就是真的要死了。當十七歲的湯姆・納爾森（Tom Nelson）到了癌症末期，他被從雙人病房移到了單人病房（見 CBS 的《與死共存》節目），他問道：「是不是人快死的時候才會這樣？」

對患者來說，被局限在醫療機構中意味著很多，最重要的一點：他們都是獨自一人。空間意義讓患者明白，他們已經遠離了那些給予生命意義和目標的事物——家人，朋友，事業。對於臨終患者來說，這便是脫離社會的第一步——即個人努力不再被社會需要。

在任何醫療機構中，這些限制都會減弱病人的社會和個人權力。羅德尼・科（Rodney Coe）曾說，醫療機構造成這種後果的過程有三步——地位剝奪，資訊掌控，行動限制。當患者換上病人服並被人以保管的名義沒收貴重物品時，地位剝奪便開始了。那些本用來區分病人社會地位的因素都被剝離了，病人們重新處在了一樣的原始地位。羅德尼・科說：「所有個性的符號、物質和其他的東西都被剝奪了，所有病人都只是眾多病人中不起眼的一員。」這也許就是為什麼醫師都當不好病人的原因——當他們住院時，他們必須要放棄他們醫師的地位。

第二步是資訊掌控。當患者被禁止翻查醫療記錄和醫院的其他重要資訊時，個人權力就迅速地減弱了。個人權力決定了自己生活的方向，如果不瞭解自身的狀況和所處的位置的話，就不能做任何重要的決定。許多醫院用掌控資訊的方式，禁止病人及其家屬查看醫用圖表和記錄——這是一種「無知是福」的理念。

第三步是行動限制。禁止病人離開病房甚至病床進一步減弱了病人的權力，病人只能依賴他人。這種限制影響了病人的自主性，也可能會使他人遠離病人。

社會空間因素對於病人脫離社會有很大影響。這種脫離透過兩種方式實現：病人遠離他人，他人遠離病人。如果病人被疾病折磨到衰弱，也許就沒有足夠的精力進行正常的社會交往了。外表吸引力的減弱也會讓病人遠離社會。一些人知道自己已經到了末期後，會自我隔離起來避免看到死亡剝奪了自己的一切。他們也許會用隔離作為接受死亡的信號——「現在跟死了也差不多」(提前死亡)。

當對病人重要的人開始遠離他們時，就到了病人脫離社會的第二種方式。在這種情況下，病人沒辦法阻止自己脫離社會。家人和朋友會減少探望的次數，標誌著他們接受了病人社會意義上的死亡。「絕症」的標籤會讓病人感到羞辱，其他人也許不同意，也許對待他的態度也許會有所不同。

奧維爾・凱利(Orville Kelly)是「把握每一天」(Make Each Day Count，一個支援癌症患者權益的組織)的創立者，有一次他講了一個故事。朋友邀請他共進晚餐，餐桌上擺著最好的瓷器和鍍銀餐具——只有一個人例外，奧維爾面前擺的是紙盤，塑膠的叉子、湯匙還有刀。凱利先生雖然是客人，但因為他得了癌症，所以就得用一次性的餐具，以免會傳染給別人！

蘭德爾・瓦格納(Randall Wagner)是美國癌症協會裡一名活躍的志工，他回想了一段在高中足球隊的經歷。當時他得了白血病，但已經好轉。他的朋友帶了一瓶熱巧克力，卻只有兩個杯子。蘭德爾用了第一個杯子，他喝完後就把杯子還了回去，好讓別人用。但卻沒有人願意用他用過的杯子，別人只是告訴他：「你就拿著吧。」

很多人害怕會感染癌症，但癌症是不傳染的。同樣地，很多人因為害怕染病，也不敢靠近愛滋病患者。由於愛滋病只會透過性交、靜脈注射、血液和母嬰傳播，所以坐在愛滋病人身邊或與其共處一室並不會被傳染。許多人一般不知道怎麼與癌症患者、愛滋病患者或臨終患者相處，所以他們只能採取遠離的方式來應對自己的這種不足，而這麼做又加劇了對病人的隔離。

規範與角色意義：患者應有的行為表現

規範是指在特定情況下採取合適的行動計畫或方式，而角色是指處於特定社會地位的人應該採取的具體行動計畫或行為方式。末期患者的死亡相關行為裡，規範的定義還會包括患者應該堅強、接受自己將死的事實。患者不應該用哭或語言表達對死亡的感受，當病人偏離了規範，護理師常透過忽視他們來懲罰這種行為。伊莉莎白・庫伯勒—羅斯舉了一個關於這種偏離的例子：

> 患者站在護理師的辦公桌前，要求更多護理師更多關注她和其他患者的需求，而護理師們被這種不恰當的干擾行為弄得很生氣。患者病得很嚴重，所以他們不會正面對抗她這種不合適的行為，而會用少看望她、不與她交流、甚至碰面也不打招呼的方式表達他們的憤怒。

角色和規範的意義不同，它會把人在特定社會地位裡應該有的行為具體化、細節化。比如，如果一個妻子兼母親是家裡的支柱，那麼在她死之前，她就應該盡可能滿足家裡的經濟需求。甚至可能她要安排自己的葬禮，確保付清帳單，確定好遺囑，為她的孩子們設好信託基金。

前面提到過，在規範和角色意義中的一個重要方面就是患者與脫離社會過程（即社會遠離個人的過程）的關係。而個人也可能會不參與社交或不再扮演之前的社會角色，慢慢脫離社會。這種脫離社會過程不僅是避開與人交流，更是脫離了社會結構（就像人辭掉工作去環遊世界一樣）。

患者除了會有脫離社會的過程之外，也被期望扮演好病人的角色。人們以為他們會想要恢復健康、想獲得更多治療，雖然所有人都知道這些治療只會延長死亡的痛苦，卻不會延長生命。但偏離這種角色設定會引起家庭的衝突，尤其是當患者已經接受自己將會死去的事實，甚至已經想死去，而家人卻不願放手。二〇〇五年佛羅里達州泰莉・夏沃的經歷就可以說明這點。她的家人想讓她活著，但她的丈夫卻決定拿掉她的餵食管放她離去，許多人認為他有犯罪嫌疑。庫伯勒—羅斯寫道，死亡在某種時候對於患者來說會是一種解脫，但很多時候家人並不能理解這一點。如果家人們能理解，並幫助他們從生命中的責任和有意義的關係中解脫出來，病人就能走得更輕鬆一些。約翰・哈威（John Harvey）說：

當你認識到時間已經所剩無幾，反而會有種自由的感覺，長期的結果似乎也沒那麼重要了。這種無所畏懼的真實感常常來源於對死亡命運的對抗。

而我們這些活著的人，卻往往是那些將死之人的絆腳石。我們不想讓他們死，所以我們不願放手，不願讓他們說完再見便抽身而去。

價值意義：重評生命與死亡的價值

價值和其他的意義體系一樣在社會中產生。它們本不存在於現象中，卻被人們與現象聯繫起來。死亡本身沒有好與壞，但人們卻用不同的價值定位不同的死亡。每種價值意義都有重要的行為後果。

在我們的社會中，很多人害怕死亡，因為他們認為死亡是不幸的。我們往往認為死亡是入侵者——專門破壞我們的好事。所以，過去醫療界會努力推遲死亡時間，支持病人活下去。即使死亡已經無法避免，人們也會依靠機器，多活一天是一天。我們覺得死亡是應該想方設法避開的事，所以我們會認為，那些想死的人不是腦子有問題就是失去了理智。但是當大部分末期患者都接受了他們會死的事實後，死亡對他們來說已經變成了一種恩賜。這也許是因為人們會創造出價值等級，不同的價值有不同的意義。對於末期患者來說，尊嚴比在痛苦、屈辱、折磨中活著更有

他人的故事　不要拋棄患者

當我說與臨終患者相處和與其他人相處一樣可以自然愉快時，我的意思並不是我已經對他們會死的事實麻木了，也不是說我對待他們的心情和對那些會好轉的患者心情不同。最初，我們這些醫師會麻痹自己的感情，以此減輕痛苦——有我們的痛苦，也有患者的痛苦。但這個過程會過去，當醫師把患者當成一個實實在在的生命，而不是隨時會離去的人（或令人害怕的人），那麼照顧臨終患者雖然還是很悲傷，卻不再是讓人討厭或想逃避的事了。拋棄患者才是最可怕的事——無論是對病人來說，還是對醫師來說。

一名醫師對於一項調查1093名醫師的研究的評論，《死亡教育及醫師對臨終患者的態度》（pp.167-174），作者G.E.迪金森&A.A皮爾森，1980-1981，歐米茄，11

價值。所以死亡對於已經接受現實的臨終患者來說其實是積極的。

丹尼爾・戈爾曼（Daniel Goleman）的調查說明，患者面對死亡命運時會更堅定遵守他們心底的道德觀。他們會變得更遵循道德，更苛刻。他們會對違反自己道德標準的人更嚴厲，對支持他們的人更友善。但思想開放的人對和他們價值觀不同的人會變得更寬容。調查者說這些發現在心理上影響了對死亡的恐懼，這種「好好生活」的文化榜樣和它的道德準則會讓人們不再害怕死亡。文化決定了要想幸福生活應該怎麼做，而如果一個人生活得幸福，他也不會在死亡時經歷太悲慘的事。

客觀和主觀意義：接受自己臨終的現實

前面的討論主要是關於對於客觀主體——臨終患者的意義。從生物學的角度來看，人是一個生物體——物質上的客體，而從社會心理學的角度看，患者是一個社會客體——一個個體。

接受自己臨終現實的重要過程就是與他人探討這種情況。雖然死亡已經走近，但患者也許還是想表述自己的經歷，把他們對死亡的想法說出來。社會學家亞瑟・法蘭克（Arthur Frank）自己在四十歲時曾患過兩種疾病，他認為太多病人缺乏交流。他說，人們都覺得不該討論患者的病情，所以只是簡單地重複醫師告訴他們的話。當患者用醫學術語交談時，他們會否定自己個人經歷的感情和感受。法弗蘭克說患者需要表達他們在瀕死過程中的希望、恐懼和預期。但這種談話會讓我們感到尷尬，所以我們不會過多進行，而正因為缺乏練習，我們才會覺得這種談話很困難，因此完全避免它。

當死亡越來越近，患者就會感覺到那些已經去世的人來召喚他們了。有時他們會說，天使或宗教人物在向他們招手。喬治・迪金森的一個朋友在醫院工作，周圍都是慢性病末期的孩子，他說有個小女孩說「房間的角落有個手捧鮮花的漂亮女人」叫她跟她去找其他小朋友玩。而當時房間角落裡並沒有人，這個朋友就知道了，只有孩子自己才看得見。小女孩回答：「我還沒準備好。」幾天後，小女孩又說她看到了「角落裡的女人」開心地笑著，叫她去跟其他小朋友玩。小女孩說：「現在我準備好了。」幾小時後，她就去世了。所以，在人準備離世的時候，他們和死去的人之間是有一種聯繫的。

與生者的分離——那些進入末期的病人開始認為自己「跟死了差不多」。理論上，這些相信自己生命有意義和目標的臨終患者，已經到了艾利克・艾瑞克森所說的生命周期的最後階段。生命即將結束，這些臨終患者也正在慢慢接受這一事實。而已經接受「臨終」標籤的患者，也開始思考自己是誰，提前開始經歷預期中的死亡。家人們看他們的眼神也好像已經失去他們了一樣。而脫離社會角色的過程，空間的隔離以及醫護人員對他們的絕症診斷加重了他們是「病人」的感覺。病人似乎處在了一種處於活著和死了之間的狀態。

伊莉莎白・庫伯勒—羅斯說，身患絕症的人在辭世時需要遠離活著的人，這樣他們才能從容地面臨死亡。下面的例子說明了這一觀點：

她要求平和地死去，希望一個人待著，甚至要求她的丈夫別太插手。她說她還活著的唯一理由是丈夫不能接受她要去世的事實。

她非常生氣，因為她的丈夫還不能面對這個事實而且還在苦苦堅持著，而她願意並且做好準備放棄。我問她是不是想要脫離這個世界，當我留下她一個人的時候，她感激地點點頭。

當一個人的病情已經被自己和他人認定為末期，其他所有自我的意義就沒有那麼重要。雖然某位病人可能是律師、民主黨員、母親、妻子或長老會成員，她傾向於認為自己的主要角色是一位身患絕症的病人。疾病末期這一標籤占據主要的地位，因為它是主宰其他狀態的指示燈。因此，之前討論的大多數象徵意義都融為了個體的自我意義。

庫伯勒—羅斯的死亡五部曲——對於個體而言，接受臨終標識作為自我定義的一部分並不容易。在暢銷書《論死亡與臨終》中，伊莉莎白．庫伯勒—羅斯認為，患者在接受臨終的事實時經歷了以下五個階段：否認，憤怒，談判，抑鬱，接受。她在近三年的時間裡採訪了大約兩百名成年患者才確定了該階段理論。

第一階段是否認，病人試圖否認自己的病是致命的。這一時期人大多感到震驚和不相信（例如，病人希望是醫師看錯了X光片）。病人希望醫師診斷錯誤。他可能尋找其他的醫療服務，希望證明自己的末期診斷是錯誤的。當診斷被核實，病人常常會進行自我孤立。

智慧箴言

伊莉莎白．庫伯勒—羅斯的死亡過程階段

精神病學家伊莉莎白．庫伯勒-羅斯概括的死亡過程的各個階段如下：

一、否認（震驚和不相信）：不承認她或他的疾病狀況已是末期，不承認死亡即將來臨。

二、憤怒：將失去的痛苦投射到別人身上。

三、談判：做最後的努力以保住性命，為了生存向一切人和物祈禱。

四、抑鬱：即將死亡的現實讓人一蹶不振。

五、接受：面對即將死亡的現實，並做相應的準備。

選自伊莉莎白．庫伯勒—羅斯的《論死亡與臨終》。

第二階段是憤怒，這是大多數病人的正常反應。病人可能把憤怒發洩在一些人身上——向醫師發怒，認為他們沒有盡力；向親人發怒，因為他們比自己活得久；向其他病人發怒，因為他們的病不是末期；向上帝發怒，因為他放任自己的死亡。換句話說，找一個代罪羔羊——患者尋求可以指責的人或事物。如果他被困在這個階段，其他人就無法讓過程繼續。

如果一個人已經將末期標籤納入了自我意義，這一時期的他可能會討價還價，希望爭取更多活著的時間。第三個階段是談判，包括為換取生命延續而向上帝做出承諾，希望剩下的日子沒有痛苦和肉體上的折磨。例如在電影《終結》（The End）中，畢・雷諾斯（Burt Reynolds）想以溺水的方式自殺。他在海裡游了很遠，但是後來改變了想法。他和上帝討價還價，祈禱上帝把他變成世界上最好的游泳者，這樣他就可以游回岸邊。作為上帝同意他願望的回報，雷諾茲承諾從他下半生的收入中拿出大部分捐給教堂。當他越來越靠近岸邊的時候，他意識到自己可以活下來了，他把向上帝的承諾減到了收入的一半，然後百分之四十，越來越少，到達岸邊時他的承諾已經減到什麼都沒有了。討價還價階段通常包含一個暗示性的承諾：如果推遲死亡的願望實現了，病人不會要求更多。不過庫伯勒－羅斯認為，這個承諾很少有人堅持。

第四個階段是抑鬱，病人開始意識到診斷沒有出現錯誤，X光是準確的，預後狀況很不好。病人意識到生活中有意義的事情——家庭、個人成就和尊嚴——將會隨著死亡的臨近而消失。這一階段人會整理自我並開始準備離開。一般情況下抑鬱症患者被認為需要接受輔導，此時的抑鬱反而是一個比較積極的階段，它打開了一扇門，讓病人去面對死亡將很快來臨的事實。此時是抑鬱在幫助病人向前走。

第五個階段是接受，病人接受死亡的既定事實。儘管不開心，接受事實時也沒有感覺很糟糕。病人會說：「我已經說完了所有想說的話，我做好死亡的準備了。」

庫伯勒－羅斯關於死亡的階段理論，同樣適用於離婚和悲傷。這一理論可以用於解釋任何損失，不論是直接參與者的損失或周圍人的損失。不過也有人對這一理論提出了批判，當然也有人支持。一些人反對階段順序方法的發展性質，因為這個理論缺少普遍性，不是所有的病人都表現出了五個階段的行為。也有人注意到，這五個階段並不互相排斥——一些病人可能同時表現出討價還價、沮喪以及憤怒。研究表明男人和女人悲傷的程度不同，這在理論中沒有體現出來。有些人觀察到，庫伯勒–羅斯想要讓我們相信——即將死亡的病人，可能會從拒絕到接受，再到抑鬱和憤怒，但事實上的階段順序其實更加隨意。人們應該記住，每個人都是獨一無二的，沒必要都以同樣的方式經歷危機。

凱西・卡麥茲認為，這一理論來源於先入為主的精神病範疇的經驗，而不是資料。她指出現實描述往往會成為現實的解決辦法。備受敬重的死亡學研究家羅伯特・卡斯登邦指出，還沒有支持這個理論的證據，事實上人也不會真的從階段一經歷到階段五。

這一理論沒有充分考慮到病人的看法。例如，病人發洩憤怒可能是因為身邊的人用離開自己的方式應對失去自己的悲傷。另一方面，可能因為某人在錯誤的地點、錯誤的時間出現，就莫名其妙地被病人攻擊了。例如，喬治・狄金森的一位同事在父親去世之後曾經口頭攻擊過他。當時迪金森在教授死亡和臨終課程，這個同事猛烈抨擊迪金森，說他一點也不瞭解死亡和臨終。同事並沒有撤回他的話，因為他需要釋放絕望的情緒——只能說迪金森在錯誤的地點、錯誤的時間出現了。

病人討價還價的行為可能是出於對照料者的需要，而非希望壽命延長。第三階段可能是病人請求他人幫助自己度過難關。抑鬱可能是病人身體狀況每下愈況的結果，而不是情感上對於臨終的回應。當病情惡化時，病人的力量將會減小，被認為是得了心理抑鬱症。事實上，病人抑鬱也許並不

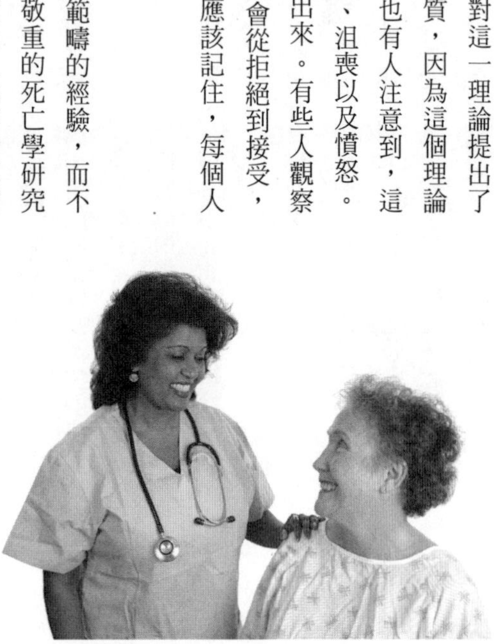

不是所有人都能體面地帶著自我尊嚴去世。在他人的幫助下，積極的自我意義可以創造和維持。其他人都成了臨終病人行為的觀眾，包括家人、醫師、牧師、護理師、同齡人甚至是在醫院大廳裡走來走去陌生人。

是因為即將死亡，而是因為疾病對身體帶來的影響。

一個人可能從某階段開始，卻永遠走不出這個階段。有人可能直到疾病結束仍處於否認階段，而有些人可能永遠走不出憤怒階段：「我才二十五歲就要死了，這太不公平。」這樣的態度可能不會改變。其他人可能自始至終都在接受階段：「我說過我病了，現在醫師也證實了我的話。」

對於死亡的過程我們的結論是，死亡過程比五個普遍、互相排斥的線性階段要複雜得多。不過庫伯勒—羅斯幫助我們瞭解五個行為中的每一個都是「正常的」，都是垂危病人採用的策略。也許是社會環境造成了臨終病人應對策略的相似之處，其他文化中可能會找到不同的行為模式。這一階段理論有助於幫助病人、照料者以及專業醫護人員應對臨終和死亡。當醫護人員和憤怒階段的末期病人同處醫院的病房時，他或她會遭受病人口頭上的攻擊，這個時候他們會知道這是正常的。醫護人員會明白病人的話不是針對自己，因而不會用更憤怒的話回擊病人。如果攻擊實在讓人不能接受，醫護人員暫時離開就好。但，是暫時離開而不是喪失冷靜或拔掉憤怒病人的維生儀器！

查理斯・科爾（Charles Corr）等人提出一個理論，理論列出了臨終病人可能面對以及需要解決的許多工作。科爾提出的四個廣泛領域是身體、心理、社會以及精神。肯恩・都卡（Ken Doka）提出了一個相似的理論，強調不同疾病階段的末期患者的任務和擔憂——急性病預後到慢性病預後再到臨終預後。因此，不同的疾病狀況採用的理論也不同，針對臨終病人也出現了不同的理論和經驗。

社會情境意義：對環境的定義——由於臨終之人處於死亡邊緣，社會情境的定義方式將對死亡過程產生巨大影響。如果醫院被認定為有利的環境，則對病人應對死亡有所幫助。如果病人在所處的地方感到孤獨，如果醫院被認為是陌生的環境，將不利於個人應對臨終和死亡。醫院再怎麼想也不是家的樣子。當一個人被困在床上，和醫院相比，還是家能讓人感受到溫暖。家裡有病人熟悉的味道、景象、聲音。在家裡病人有私人空間，可以遵循自己的計畫，而不是醫院的。例如在醫院，病人可能在早餐時間被叫醒（但也許病人才剛剛睡著一、兩個小時）。在家可以有更靈活的安排。病人可以在家養寵物——如果她或他想的話，甚至可以把寵物放在床上，在醫院這些都不允許。

政府機構有它的規則和條例，對病人來說可能不那麼合適和方便，不過病人必須遵守規則——無論是不是臨終病人。在醫院，會有人告訴病人該做什麼、不該做什麼。例如喬治・狄金森在醫院接受了手術，他急切地想要去廁所小便，於是便起床試圖步行到廁所（儘管手術後他感到非常健康）。當他的腳剛觸及地面，一個護理師剛好經過他的房間，便對他大喊：「回到你的床上去！你認為你在做什麼？」他立刻回到床上避免護理師更憤怒。兩、三個小時後，還是同一個護理師，用平靜的語氣對他說：「迪金森先生，你現在可以去了。」她不知道的是，她之前的語言攻擊已經打消了他上廁所的欲望。然而，她的話帶著要求的語氣，他很快地適應了醫院關於上廁所的規定；既然規定的執行者現在說他可以去了，他就去了（完全服從）。

和其他意義體系一樣，社會情境的定義是個人規範自身世界的一種嘗試。秩序帶來效率。因此，秩序對於醫院這種政府機構是非常重要的。因為情境意義總是包括選擇性感知，末期病人將創造社會環境的意義，將對這種意義進行回應，而不是回應環境本身。醫院的房間通常是冷漠的、千篇一律的。房間裡的冷漠環境將會影響病人對於整個醫院環境的感覺——包括員工的舉止，他們可能會被認為冷漠、沒有感情。末期病人不僅在不同的環境中經歷死亡，對於社會環境也有獨特的解釋。這造成了臨終病人不同的死亡體驗。臨終關懷醫院的活動（詳情見第六章）是一種嘗試，為臨終之人創造一

智慧箴言

關心臨終病人

不論我們如何評價臨終之人，他需要的不僅是陌生人的有效護理和醫療器械的輔助，他要的不是受感染的雙手，他期望的不是嘴裡塞滿藥片、手臂纏滿輸液管、屁股扎滿了針。他值得所有身為人的尊嚴，不需要躲閃的眼神、不情願的擁抱、滿嘴術語行話、例行的禮儀或被引用到爛的《聖經》語錄，不需要別人拿一個不存在的未來騙他。人們已經完全不知該怎樣對待臨終之人。

摘自《面對死亡》，科萬諾1972年著，巴爾的摩：企鵝出版社

個更積極、更友好的社會情境。

○與臨終之人接觸

與臨終之人接觸對於我們來說都不容易。對於醫師來說，不能讓病人好轉是一種失敗。正如外科醫師波林・陳（Pauline Chen）所說，很少有醫學預科學生選擇照顧將死之人的醫藥領域，他們更願意去挽救其他病人免於死亡。對於家人和朋友來說，永遠失去一位重要的人無疑相當令人悲痛。

醫護人員

一般而言，醫師的死亡焦慮與年齡和經歷均有明顯關係。醫師行醫時間越長，死亡焦慮越少。有項研究對剛畢業的醫學院學生進行了十年和二十年的跟蹤調查，結果顯示：越年輕、經歷越少的醫師有更高的死亡焦慮，和臨終病人在一起時更不舒服。

醫師比其他人更加抗拒死亡，因為他們的天職是延續生命。一些醫師會遠離臨終病人以減少對疾病和死亡的恐懼，可能他們只是下意識這樣做。這種「迴避」的做法確實也是一種對抗痛苦和死亡的方法。不過，這些問題可以透過訓練克服。例如，在葡萄牙進行了一項有一百五十位護理人員（包括醫師）參加的研究，參與者連續六天學習如何和病人交流，如何給予情感和精神的支持，如何對死亡焦慮進行自我反省。研究表明，這樣的教育有助於醫護人員放下警惕，積極地與臨終患者建立良好的關係。

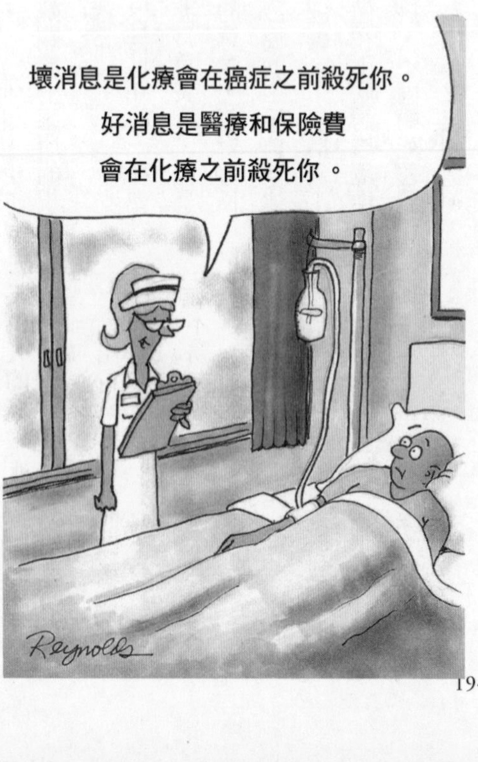
壞消息是化療會在癌症之前殺死你。
好消息是醫療和保險費
會在化療之前殺死你。
Reynolds

美國醫學經常被指責說治療的是疾病而不是人，醫師在治病時沒有人情味，沒有整體觀念。大約三十五年前喬治・狄金森和艾爾吉娜・皮爾森（Algene Pearson）對一千零十二名醫師進行了調查，研究發現那些最頻繁接觸臨終病人的醫師（比如腫瘤科醫師），比起較少接觸瀕死情況的醫師（例如產科醫師和婦科醫師）在和病人相處時更坦率。研究表明在不同的醫學專業接觸臨終病人的頻繁程度有所差異，那麼學生自身對於臨終和死亡問題的理解與感覺有可能會影響醫學專業的選擇。不過，邁可・貝爾（Michael Bell）觀察到在和癌症末期鬥爭的後期階段，醫師優越的專業技能才是我們真正想期待的，因為這時的生命依賴於醫師的技能和知識。醫師可能將病人的死亡視為自己專業的失敗並因此感到愧疚。因此，對於醫科專業學生來說，鑽研必要的專業技能對於有效應對末期病人及其家屬很重要。

醫師的社會化——外科醫師許爾文・努蘭在《死亡的臉》一書中分享一位病人的故事。一位患有心臟病的九十二歲婦女被診斷為急性的腸胃失調。努蘭勸說病人做手術，可是病人不同意，她說她活了一輩子，不想身體受任何侵犯。努蘭當時很年輕，篤信醫學真理是「延長生命，減少痛苦」。所以他並沒有聽信病人的邏輯體系，像是要利用這次突發疾病優雅死去。病人手術之後活下了來，不過兩個星期後卻中風去世了。她告訴努蘭醫師說她很失望，因為他不容許她在恰當的時候死去，才讓她飽受手術帶來的痛苦和併發症的折磨。努蘭醫師說從這次的經歷中，他明白了一心想要治癒臨終病人「最終被證明是錯誤的」。他意識到自己需要聆聽病人的邏輯，不能僅僅依靠自己的醫學邏輯。努蘭醫師於二〇一四年三月三日死於前列腺癌。他的女兒回憶說，父親說還沒準備好離開人世，因為他愛生活。他說，他不害怕死亡，但還沒準備好離開美好的生活。

除了聆聽病人的想法，醫師還需要認識到社會文化固有的複雜性。文化信仰和價值觀是促使一個人做出決定的主要因素。在做出治療決定時，不同文化和醫療政策可能導致誤解和關係緊張。根深蒂固的文化信仰廣泛存在於醫療保健體系。儘管醫師不可能通曉所有的文化信仰和行為，只要意識到醫療體系存在差異就有助於醫療人員、病人和家屬之間的互相理解和達成共識。

正如第一章所說，在臨終和死亡的問題上美國人極少被社會化。人們可能認為醫師的早期社會化經歷和社會其他成員類似。以下的故事體現了這個道理，這個故事是哈金斯醫師（Charles B. Huggins）告訴喬治・狄金森的。哈金斯曾因癌症研究而獲得諾貝爾獎，他也是芝加哥大學醫學院的教授。這個故事發生在他成為醫學院學生的第一天：

> 聽完大體解剖學教授的開場講座，同學們一起去了實驗室對屍體實際操作。我研究的是一個女人的屍體。看了一眼屍體之後（從未看過女人的屍體或裸體的女人），我對自己說：「我應該去法學院的。」

儘管這位諾貝爾獎得獎者十八歲進入哈佛醫學院時是一九二〇年，但今天很多一年級的醫科學生也都有相同的經歷和感覺，他們在解剖實驗室第一次接觸死亡的感受是共通的。在大體解剖實驗室解剖人體一般是第一個學期的任務，是未來成為醫師必經的一個儀式。學生必須在心理上和社會層面上克服切割和觸摸屍體的障礙，必須經歷對於自己和他人死亡命運的思考。在《身體：在人體解剖實驗室冥想死亡》（Body of Work: Meditations onMortality from the Human Anatomy Lab）一書中，克莉斯汀・蒙特羅斯提到，當看到別人鋸開屍體的頭骨取出大腦時，她哭了。學生除了自身對死亡感到焦慮，在大體解剖實驗課還會聽到高年級學生和同班同學講的恐怖故事。屍體的恐怖故事創造出一個有局外人和內部人的世界，會讓醫科學生嚇壞或者心理變得更強大。醫學要求醫師必須依靠情感的力量克服行醫過程中帶來的心理壓力；這種情感力量必須在大體解剖實驗室中獲得和表現。學生可以採取一連串的應對機制來緩解解剖屍體帶來的壓力，最常見的是與家人和朋友討論自己的情感和經歷。

弗雷德里克・哈弗提（Frederic Hafferty）在一年級醫科學生的社會化研究中提到，進入醫學院意味著接受醫療文化。在大體解剖實驗室解剖人類屍體等經歷給學生提供了機會，讓他們去內化不同的態度、價值觀、動機和基本原理，更好地扮演現在的學生角色和未來的醫師角色。這些經歷讓學生發現了自己在身分轉換和技能發展方面的進步。

環境適應——醫學專業的學生可能一開始會對患者持有特殊的態度和感情，不過這些態度會不斷被塑造和發展，最終符合醫學專業的要求。霍華德・貝克爾（Howard Becker）把這種「塑造」稱為環境適應。當一個人身處某種社會環境之中，只要他去瞭解成功的必要條件，並有渴望按照環境要求去表現自己，這個人就會成為符合環境要求的人。因此，醫科學生只要去學習必要的知識然後將其應用，就能成為專業醫護人員。貝克爾注意到，個人發生的變化很大程度上源於整個群體解釋反應——群體對問題達成的一致。

環境適應的過程解釋了人們經歷的改變，但是當人們從一個環境進入另一個環境時，也表現出行為的一致性。貝克爾把行為的一致性歸因於各種各樣的承諾。承諾驅使個體在生活中很多方面遵循一致的模式。

無論一個人的醫學社會化像哈金斯醫師那樣發生在很多年前，還是像蒙特羅斯醫師一樣發生在二十一世紀，醫學訓練都能把人從一個門外漢變成專業醫師。當人們提到社會化，我們指的是結構、方法和路線，從一個狀態到另一個狀態，具備新職位或組織要求的專業技巧、知識、價值觀和態度。因此，人必須達到新的文化基礎，也必須盡快走出以前的狀態。

智慧箴言

拒絕死亡

一九五九年之前，毫無疑問是第一次，當赫曼・斐費爾想採訪臨終患者時，醫院當局感到憤慨，他們認為採訪是「殘忍的、虐待人的、創傷的」。一九六五年，當伊莉莎白・庫伯勒—羅斯到處尋訪臨終之人時，她所在的醫院和診所負責人表示反對，「臨終？這裡沒有臨終的人！」在一個運作良好、受人尊敬的機構裡，沒有臨終的人。他們的行為遭到了強烈攻擊。

來源：菲力浦・亞力士，《我們死亡的時刻》。

性別或職業的社會化？——一份調查針對醫師和護理師對於死亡的態度進行了比較研究，他們發現是職業而不是性別造成了二者的差異。護理師比醫師更傾向於關注死亡的積極意義——死亡是再生而不是放棄；是充滿安寧的而不是令人恐懼的。因為醫師負責做出殘酷的決定，而護理師只是執行命令，所以護理師很少認為病人死亡意味著自己專業的失敗。

貝克爾強調環境適應以及一致性的承諾，這似乎表明職業角色的社會化勝過早期性別角色社會化。這是西爾維婭．艾希莉—卡梅隆（Sylvia Ashley-Cameron）和喬治．狄金森在解釋女護理師和女醫師對於臨終病人的不同態度中得出的結論。即使傳統上女性在社會化中更會照顧人，對於其他人的需要更敏感、更有責任感，女醫師與女護理師相比敏感度和責任感較弱。因此，造成醫師和護理師對死亡和末期病人態度差異的原因更多是特定醫療職業角色定位的影響，而非性別。

不過，傑克．卡摩曼（Jack Kamerman）注意到當護理師在診斷和治療中承擔了較大的責任時，他們對待死亡的態度可能更接近醫師。此外，因為護理師易受醫師在病人死亡時壓力的影響，他們有可能撤退到專業分工不同的保護傘下，特別是按照專業醫療模式進行護理的時候。

相反地，一份研究表明性別差異在男女醫師與病人溝通過程中起了重要的作用。也許是因為醫學院歷來沒有重視與病人面談，因此女醫師預設採用間接的溝通方式，這也是美國女性主要的溝通方式。女性的談話中很少有莽撞的內容，男性更可能打斷女性的談話，而女性對此不會有太多不悅，女性一般不會打斷男性的談話。女性間接的溝通方式的衝突之處在於醫師在社會化中應主導醫病互動。醫師要控制對話的走向和主題。女醫師將這兩種溝通模式整合在一起，與病人的關係更平等，更尊重彼此，有助於回應病人的心理問題。

女醫師成功的溝通技巧得到喬治．狄金森和艾爾吉娜．皮爾森的認可。他們對一千多名醫師進行了研究，發現女醫師和臨終病人及病人家屬之間的關係要比男醫師好。一九八六年的後續研究表明在十年的行醫過程中，男女之間出現了更多的顯著區別。也許傳統的「女性特徵」——溫和親切、善於表達、有同情心和友好待人可以解釋這些區別。

馬丁（Martin）和阿諾德（Arnold）等人在研究性別和醫學社會化的過程中發現，醫科學生認為女性臨床醫師對病人更有責任心、更敏感、更無私、更少以自我為中心；護理師認為女性醫師更有人情味，在與病人的交流中更講究溝通技巧；病人也感覺女性醫師更有人情味、有更多感情投入，是很好的傾聽者。如果醫師和其他工作人員更多地表現出這些品質，病人臨終之時就能得到更多的幫助和支持。

覺察脈絡——不論醫療人員是男性或女性，是護理師或醫師，和末期病人交流都是極其重要的。社會學家巴尼・格拉澤（Barney Glaser）和安塞姆・施特勞斯（Anselm Strauss）的經典作品中，提出了和臨終病人的互動中的四種覺察脈絡。他們把覺察脈絡定義為互動者對病人的確定狀態的瞭解情況，以及他或她對病人自我定義的瞭解情況。覺察脈絡可以是封閉的、懷疑的、相互偽裝的、開放的。

封閉的認知通常是第一脈絡。為了保持病人的信任，且不讓他或她瞭解自己處於末期狀況，工作人員可能創造一個虛構的未來。如果病人沒被告知事實，或者是被告知了但不想聽，通常會對八小時輪班的醫院護理人員帶來額外的負擔。因為醫師通常是醫療團隊的領導者，護理師有時候被迫在封閉的覺察脈絡中工作，他們不需要發表自己的觀點。因為大多數病人能夠在環境和空間中發現跟死亡有關的蛛絲馬跡，所有的這一環境是不穩定的，病人通常會進入猜疑或者充分認知的階段。

猜疑是病人和醫療人員之間的可控環境。病人猜測自己即將死亡，但還沒有從工作人員那裡得到核實。護理師必須團隊合作來反駁這一懷疑。

共同掩飾需要遵循病人和工作人員之間的微妙互動，透過「正確行事」來掩飾病人接近死亡的事實。像是在玩一個遊戲，他們表現得好像對病人的末期狀況一無所知。

如果相互偽裝不能繼續維持，開放認知緊接而來，在這種環境下，病人和其他人都知道病人即將死亡。這種環境是在安寧專案中發現的（詳見第六章）。不過這種環境可能產生模稜兩可的情況。病人必須不能自殺，應當自然地死去。然而，自然死亡是困難的。羅伯特・布勞納（Robert Blauner）強調，護理師和其他醫療人員期望病人自然死亡，但是病人卻不知該怎麼做。如果病人臨終時採取了不被接受的方式，那麼他或她在向工作人員索要東西時會很困難。

艾希莉—卡梅隆和迪金森發現，護理師在封閉的覺察脈絡中照顧臨終病人似乎是輕鬆的。因為在醫院裡護理師花費了比醫師更多的時間和病人在一起，封閉的覺察脈絡可以為護理師創造一個更輕鬆的氛圍。然而，實現封閉的覺察脈絡並不容易；因此在醫院環境中經常採用的方式是共同掩飾。英國的一項研究對於覺察脈絡有了不同的發現。五百四十八名醫師和護理師在研究中表明他們更青睞開放認知。其中八分之一的英國醫師說，如果病人清楚自己的末期狀況，和他們相處時會更容易一些。不同時期調查結果的不同，也許反映了二十世紀九〇年代文化的開放性和差異性。

不論是護理師或醫師，應對末期病人的能力都不是唾手可得的。社會中的人還沒準備好進行這樣的互動。有些人明顯比其他人更會處理這種狀況。因為擔心感染愛滋病，和愛滋病人一起工作變得尤其困難。建立和臨終患者的良好關係的關鍵是個人對死亡的看法，還應該有良好的溝通技巧。如果一個臨終病人被視作患了癌症的活著的人，而不是即將死於癌症的人，並被給予做人的尊嚴，死亡過程帶來的創傷必然可以得到緩解。最終，醫療工作人員、病人和家屬都會受益。

親朋好友

親友和臨終患者接觸是十分重要的，接觸的頻率一定程度上取決於關係的親密程度。多陪陪臨終之人，或者透過其他方式和他們接觸，都可以讓病人明白你是關心他們的，這段關係對你很重要。只要和病人保持聯繫，說什麼並不重要，重要的是你主動和他們接觸。

家庭成員和朋友不僅要明白末期病人的正常需求，還應繼續保持和末期病人的關係，繼續把他們納入家庭和朋友的關係網中。病人家屬在是否結束生命的決定中發揮著關鍵作用，主治醫師提供對病人的診斷、預後和替代治療辦法，家屬根據自己的理解做出決定。

家屬和朋友公開地討論和臨終病人的關係是很重要的。如果家屬和朋友從來沒向臨終之人說過他或她對自己的重要意義，現在是一個恰當的時候。如果用語言表達很困難，那就把它寫下來並且和病人分享這些情感。還可以一起回憶你們經歷的美好時光。追憶往事是非常有意義的互動，也能緩和隨後而來的悲傷。

家屬和朋友也能以自覺輕鬆的方式和臨終病人接觸。例如，有些人可能選擇參與個人護理，監視藥物治療，提供資訊和說明打扮；其他人可能對一起對話、大聲閱讀或一起看電視、聽音樂感到輕鬆；也有一些人可能透過一起參與宗教儀式找到了自己以及病人的意義。家屬和朋友需明白應該讓臨終病人自己決定是否想參加各種各樣的活動。

假設死亡不是突發的、意外的，家庭成員和朋友會陪伴病人走過臨終的過程，他們會注意到身體的變化和有時更激烈的痛苦。如今慢性疾病致死率不斷增加，典型的死亡軌跡被延長。家庭成員和朋友對病情嚴重性的瞭解程度在和病人交流時很重要。也就是說，每一個人對疾病預後是否瞭解的同樣多？臨終相關知識的意義對於列出的認知類型有用，意義很大程度上取決於社會環境。

美國臨終關懷和救助醫學學會（American Academy of Hospice and Palliative Medicine）前會長艾勒・比奧克（Ira Byock）指出，臨終之人對家屬和朋友也有責任。對他們來說，努力調節緊張的關係是非常重要的。臨終之人可能希望一個人待著，但是他應該認識到家屬和朋友可能因為自己的孤立而感到難過。獨處是臨終病人的權利，因為死亡主要是一個人的事，但是比奧克注意到朋友和親屬在經歷病人死亡的過程中也有內心的變化。將死亡放在社會背景下看，病人、家屬和朋友都應該把彼此的感受記在心裡。比奧克認為家庭是一個過程：家庭意味著彼此聯繫、感恩和照顧。他發現在這個意義下，個體也可能有如同家人般的親戚和朋友。他認為病人會注意到誰來了，當某人不來時他們也會想念。比奧克觀察發現，即使是孤身生活很多年的人，對他們來說護理師、助理、志工都可能如家屬一般親切。

實際的問題　臨終的徵兆以及如何緩和痛苦

臨終關懷存在的意義是幫助家人在熟悉的環境中照顧臨終的病患。這段時間對家人而言是個非常艱難的時期。以下內容可以讓護理者在病人走到生命盡頭時做好準備和預期，並瞭解相關病症症狀。瞭解什麼症狀可能出現而什麼不會出現是很重要的。

症狀：臨終關懷病人越來越嗜睡，很難保持清醒。

措施：在病人看起來比較清醒的時候適時安排一些活動和談話。

症狀：病人的時間和地點意識開始混亂，不記得一些人。

措施：告訴他現在的時間和日期，以及現在陪伴他的人是誰。

症狀：當人的生命快到盡頭時，神經系統會發生變化，腸胃和膀胱功能會開始失控。

措施：向臨終關懷護理師要一些襯墊放到病人身下，並諮詢皮膚衛生的資訊。探討使用導尿管進行尿液引流的可行性。

症狀：手腳摸起來冰涼，身體下側部分隨著循環系統的變慢而變得發黑。

措施：用毯子為病人保暖。不要用電熱毯，因為組織完整性發生了變化，電熱毯可能會灼傷皮膚。

症狀：由於進食減少，病人可能無法咳出分泌物。這些分泌物會在喉嚨的底部累積，從而導致呼吸聲帶有噪音。這可能是病人逝去之前的喉鳴。

措施：把床頭升高（如果用的是醫院專用床的話）或增加幾個枕頭。把冰塊（如果病人還可以吞嚥）或一塊濕潤的毛巾放到病人嘴裡可以緩解口渴感。把病人放在適當的位置可能也會有幫助。

症狀：隨著神經系統的衰弱，聽力和視覺反應會變慢。

措施：永遠不要認為病人不能聽見你說話，和平常一樣與病人交流。

症狀：病人可能會躁動不安地拉扯被單和枕套，會出現幻覺。

措施：保持冷靜，說話慢一點，堅定一點。不要認可病人的幻覺，溫柔地提醒病人時間、地點和人。

症狀：病人由於以上身體機能的下降可能無法按需進食飲水。

措施：用濕布潤濕病人的嘴。經常清理病人的口腔。用潤唇膏使病人的唇部保持濕潤。

症狀：病人可能出現呼吸型態不規律，甚至有時可能無法呼吸。

措施：升高床頭或使用枕頭來抬高病人頭部。

症狀：如果病人使用導尿管，隨著腎臟功能減弱，病人會有尿液減少的現象。

措施：需要清理管子以防止堵塞。如果你不知道怎麼做，聯繫臨終關懷醫院的護理師。

來源：〈家庭專案的臨終關懷，拜訪洛杉磯護理師協會〉

與臨終家庭成員相處的壓力——當一個人的健康狀況開始惡化並即將走到生命盡頭時，家人和朋友需要在情感上以及其他方面應對即將到來的死亡和與日俱增的照顧病人的壓力。儘管有些朋友和家庭成員不願承認，但大部分人都明白死亡即將來臨。這些人會圍聚在病危的人身邊，有時候朋友之間和／或家人之間還會產生怨恨。

家中有臨終病人會對家庭互動帶來負擔。主要的護理人員會感到身體上和心理上的疲倦，這是因為缺少睡眠和照顧臥床不起的病人的負擔——比如抬高病人身體、為他翻身和換尿布。一些家庭成員還會面臨經濟上的壓力。一段時間過後，家人和朋友可能會希望（儘管他們不會說出來）病人直接死了最好。國家人文基金會所贊助製作的影片《死亡》，講述了四十歲癌症末期患者貝爾和妻子哈莉特的故事。哈莉特有一次真的對貝爾說：「你為什麼不直接死掉，讓這一切都結束呢？」她和她的治療師有同樣的想法。貝爾處於臨終狀態讓哈莉特非常痛苦。她認為那個說「我願意」的男人拋下她獨自一人撫養兩個幼小的男孩。她說如果他現在就死去，她還有時間為孩子們找個繼父，就可以幫助她撫養令人頭疼的青春期孩子！都卡說，除了氣憤和怨恨，家人和朋友也會對他們不能一直好好對待病人而覺得有罪惡感。

家人和朋友如何才能減輕和臨終之人相處的壓力？梅洛迪・奧爾森（Melodie Olson）是一名護理師，她說應對策略包括「任何可以改變人與環境之間的關係、從而改變心理生理壓力帶來的負面影響」的事物。研究老年醫學的專家都卡建議，顧問團和自助小組可能對家人和朋友有所幫助。他們也可以尋找有效的壓力緩解方法：完善問題解決方式；進行規劃和交流；不去或委託別人去充滿壓力的環境；改變自己不切實際的希望；調節生活方式，如合理膳食、規律運動、社會支持、放鬆和冥想。最後一個建議是，一定要保持自己的身體健康，這是應對壓力和照顧臨終之人最大的策略。

對家人和朋友來說，自我緩解壓力是很重要的。一個人不要試圖做所有的事情，而應該尋求家人和朋友的幫助。如果有很多的家人和朋友，照料病人的任務便可以共同分擔，可以輪流照顧病人。不過，如果家人和朋友很少的話，可以讓病人住在臨終照護醫院，這樣就能得到志工的幫助，從而減輕壓力。不管是哪種情況，任何人都不要一個人一周七天、一天二十四小時地照料病人。

幫助孩子面對即將去世的父母——死亡學家菲利斯・西爾弗曼（Phyllis Silverman）說，當父母一方病危，家人應該主動尋求任何可能的資源的幫助，盡可能地讓這些資源發揮作用。家人和朋友可以幫助處理日常生活的細節問題，例如當孩子放學時陪在家中，幫忙一些日常事務如做飯、洗衣服和其他家務。有些醫院允許健康的孩子進行探望並鼓勵孩子裝飾病房，這樣孩子就能與臨終的父母互動並參與照顧他們。西爾弗曼說，醫院政策比較寬鬆的話，孩子們「覺得與身邊所發生的事聯繫更緊密」。

社會工作者格麗絲・克里斯特（Grace Christ）觀察到，大一點的學齡兒童比起小一點的孩子需要更多時間接受父母的死亡。這個結論是她調查了八十八個家庭和其中一百五十七個孩子（三到十七歲）之後得出的，這些孩子的父母有一方罹患絕症或死亡。一直都清楚父母身體狀況能讓孩子更加理解現在的狀況。看望病危的父母是很有意義的，即使幾乎無法和父母進行語言上的交流。克里斯特說，看望父母可以讓孩子清晰地知道父母要逝去的事實，也給孩子和父母最後告別的機會。及時地告知孩子父母可能去世的消息，孩子會提前做好痛苦的準備，有助於孩子在父母死後度過痛苦的時期。

孩子們喜歡畫畫，畫畫對他們來說是表達自己的方式。伊莉莎白・庫伯勒－羅斯講了一個癌症末期的母親故事。庫伯勒－羅斯醫師受邀到他們家裡和孩子們交流。孩子們的父母害怕告訴他們死亡臨近的事實，認為他們理解不了。庫伯勒－羅斯坐在小女孩面前，給了她一些蠟筆和紙張，讓她畫畫。小女孩畫了有四張椅子的餐桌，其中一張椅子斜靠著桌子，而不是像其他椅子一樣直立著。庫伯勒－羅斯請她解釋一下這幅畫。

小女孩說那三把直直的椅子是爸爸、哥哥和她的。「那個要倒的椅子是媽媽的。她在醫院快要死了，她不會再回家了。」這段話出自一個被認為對媽媽要死去的事實一無所知的孩子。透過讓她畫畫可以看出，她能清楚解釋她對事情的理解。這個小女孩不是在一個封閉的意識環境裡，而是處於一個虛假的環境中。

讓父母病危的孩子與其他有相同經歷的孩子交流是很有幫助的。「我也很重要」（I Count Too）之類的支援小組鼓勵孩子在其他有類似經歷的孩子面前表達自己。支援小組有時會請心理諮詢師在講習會上為孩子指導和建議。經歷父母一方去世的孩子需要外界的干涉，因為他們之前不曾經歷過這種事情。心理諮詢師能夠提供工具幫助孩子們面對父母一方要逝去的事實。如果沒有這種幫助，這些孩子就像是坐在沙箱裡卻沒有玩具玩的孩子。我們必須提供玩具！

○有尊嚴的死亡

什麼是「有尊嚴的死亡」呢？對於「老西部牛仔」來說，有尊嚴的死去可能意味「穿著靴子」在騎行路上死去。對於戰爭中的士兵來說，在戰壕中為了任務或國家而死是有尊嚴的死。對於一些早期的愛斯基摩人來說，如果一個年長者在集體狩獵中身體垮掉無法再回到帳篷，人們就會留他在外面，讓他死得有尊嚴。畢竟，耽誤狩獵團體回去對他來說並不是光榮的事，他寧願在別人的懷念中有尊嚴地死去。為了救孩子而五度衝進著火的大樓卻再也沒有回來，也是有尊嚴的死。然而，今天我們大多數人，既不是牛仔女孩或牛仔男孩，也不是士兵，也不是為家族獵食的獵人，更不是救兒童於火海的勇士；所以，這種死法不管有沒有尊嚴，都不適合我們。

在不同的文化背景下，人們對有尊嚴的死法的看法也不一樣。以下的故事是一名英國護理師告訴喬治・狄金森的。一名患了癌症的年長的中國人來到醫院，看樣子很痛苦。因為這個病人不會說英語，所以工作人員透過和她女兒對話來確認他們的病情判斷。他們在病人手臂上放分流器並開了一些止痛藥。然而，在病人手術不久後，女兒卻帶她出院回家，並拔下了分流管。儘管媽媽很痛苦，女兒和醫務人員溝通時卻出現了錯誤。因為母親的宗教信仰認為死亡的痛苦是有尊嚴死亡的一部分，女兒並沒有打算讓醫務人員給她母親減少痛苦。對於母親來說，痛苦是必要的，不僅是為了尊嚴，也是為了能有一個很好的來世。因此，文化的不同造成有尊嚴死亡的不同方式，在世界上大部分地區，痛苦地死去並不是有尊嚴地死亡的先決條件。

死亡是每個人必然會經歷的人類活動。每個人都從社會上學到死亡的意義和死亡的恰當方式。每個人都希望有尊嚴地死去。比如，人類學家瑪格麗特・米德（Margaret Mead）就以對待生活的方式結束自己的生命。在死前的幾個月她接受了公開的電視訪談，人們看到一個病危的女人在生命最後的日子裡是如此活力充沛、理性聰慧，和年輕時一樣開朗大方。她的談話非常生動，即使是在談論死亡臨近時也沒有壓抑和沉重。在節目最後，她簡單總結了對生活、工作和死亡的態度。然後她起身，慢慢地走進了舞臺的陰影深處，在此過程中她始終面向攝像機。她給了大家一個動人的微笑，揮了一下她的手杖，對大家說「再見，再見了，再見了」，隨著她步入黑暗，她知道這是她最後的告別。那是一個普通的動作，卻非常優雅。這個動作是她生活、寫作和待人方式的寫照。

儘管在對待死亡這件事上還找不到一個可以作為模範榜樣的人，或許已故的明尼蘇達州參議員胡伯特・韓弗理（Hubert H. Humphrey）先生可以算一個，他在生命的最後階段依然對生活處於掌控地位。即使是在臨終時候，他還保持著積極的心態，經常打電話給朋友祝願他們一切都好。他打電話給前總統尼克森祝他生日快樂，儘管其他參議員對尼克森並沒有多少好感。從這件事中，我們可以看出韓弗理在生命最後日子的生活表現。因為恰當的死亡通常和一個人過去的生活方式緊密相關，參議員韓弗理死時和平常一個樣。同樣，賈桂琳・甘迺迪也像往常一樣淡定而優雅地度過了生命中的最後日子。

艾弗里・韋斯曼（Avery Weisman）概述了恰當死亡的四個特點：一、意識：對死亡的到來有清醒的意識，同時也知道沒有人能夠「救」病人；二、接受：對臨終現實的接受可能取決於和病人交談的人，以及病人準備好要與之交談的人；三、適當：適當是指疾病的非醫學特點，可以將順心的死亡和其他令人反感的事情區分開來，根據社會期望和標準來看一個病人的決定是否正確、合適；四、時間性：這是關於何時是最好的死亡時間。

有人建議臨終照護工作者將善終作為另一個目標。善終意味著一個人能以自己希望的方式死去。一個人為了讓死亡有意義，會盡可能控制它。儘管只能實現部分善終，護理人員可以幫助他們實現對死亡的控制。

安妮・霍金斯（Anne Hawkins）寫了一篇關於死亡的文章，提到了不同文獻對死亡的不同解釋，包括西蒙・波娃的理論。西蒙・波娃的死亡模型認為她媽媽死於癌症屬於安樂死，因為她沒有受什麼痛苦。赫伯特・康利（Herbert Conley）說如果人可以從心理上接受死亡而不覺得有什麼遺憾，依然能夠關注到他人的需要，保持尊嚴和自我安定，那麼死亡就是人生最美好的時刻。康利關於死亡的看法和伊莉莎白・庫伯勒－羅斯的死亡概念不謀而合：成長的最後階段。賴爾・沃滕貝克（Lael Wertenbaker）提出了英雄式的死亡模型：一個人將死前承受的痛苦看作是對勇氣、膽量和英雄主義的考驗，那麼他的死亡就是勇敢的死亡。艾倫・卡拉漢對澳洲一百位病危的人進行了研究，發現大部分病危的人都會對死亡做些個人準備（比如喪禮安排），而且看起來對善終都有隱含的看法，都會以一種實際的方式滿足在世者的需要。善終被認為是在合適的時間、合適的地點死去。

根據醫學研究所（Institute of Medicine）的說法，善終就是病人、家人、護理人員都沒有經歷不必要的痛苦和折磨，符合病人和家屬的願望，某種程度上符合臨床、文化、倫理標準。根據一份研究，臨終關懷醫院的協調員認為得以善終的病人一般都有以下特徵：有控制感，討論臨終的實際隱含意義，探討死後世界的樣子，討論宗教或精神話題，回首往事，有幽默感，不迴避痛苦的事

不同文化中的死亡

蘇格蘭的死亡傳統

羅里・威廉斯（Rory Williams）曾經研究過蘇格蘭亞伯丁老年人的善終狀況。他問：「人如何被定義為臨終？」有的情況下，臨終由醫師定義，並以死亡告終。第二種情況：人在定義為臨終狀態之前就已經死亡了，定義必須被重構。還有一種情況：有些人被認定為臨終，事實上卻沒有死亡。這三種情況都與是否為善終有一定相關。善終一方面是指以一種快速的、無痛苦的、安靜的方式死去。然而，這種觀點與病人需要好好照顧的觀點是相衝突的。太快的死去可能對病人而言是好事，但對死者的親友而言卻很痛苦。因此，善終取決於死亡是病人還是家屬的意願。因此臨終有兩大理想狀態：盡可能快速地、無意識地死去，以及在親人愛的陪伴中死去。然而，這兩種觀點都與第三種臨終互相矛盾：那些被認為生不如死和死了更好的人仍然活著。因此有兩種「好的臨終」和一種「壞的臨終」。

摘自《一個清教徒的遺產：亞伯丁老人們對死亡和疾病的態度》，（98頁-100頁），羅里・威廉斯，1990，牛津克拉倫登出版社。

實，注重個人儀容，有親人陪伴會很開心，用神態動作表達關心。在對罹患肺癌的成年人的調查中，塔沃尼・休斯和同事們（2008）總結了病人眼中的四種善終：在熟睡中死去，沒有痛苦地死去，平和安詳地死去、快速地死去（見表5.1）。貝弗莉・麥克納馬拉（Beverly McNamara）和同事們認為，善終不是指在某個時刻死去，而是一系列關係和準備工作的複雜集合。因此從這一點來看，善終不是單一事件，而是一系列社會事件。

總結相關文獻，發現善終在病人、護理人員和家屬眼中有如下共同點：不遭受痛苦和折磨，對死亡有清醒意識，接受死亡隨時到來，有自主性，準備好與親人分離，永遠抱有希望，可以決定何時死去。對醫師來說，病人的善終包括預期的、平和的、適時的死亡；理智的／一致的、正確的、舒適的照顧；和家人、病人、護理人員有效的溝通。最後，研究人員格蘭達—卡梅隆（Granda-Cameron）和霍爾丁（Houldin）總結出了善終包含的要素：對痛苦和病症的管理，病人的尊嚴，家人的陪伴和支援，對死亡有清醒意識，病人、家屬和醫護團隊的良好交流。這些是理想中善終的特徵，對善終的定義是主觀的，因此每個人的看法都不同。比如，對於某些人來說，為活著而奮鬥到生命的最後一刻也是善終。

在《善終的承諾》一文中，伊齊基爾和琳達・伊曼紐爾（1998）說發達國家有能力將善終作為護理的標準。他們

表 5.1　肺癌病人眼中的善終特點

特點	認同的人數（總數為 100 人）
睡眠中	84
無痛苦	74
平和的	27
快速的	16
有家人陪伴	12
有上帝陪伴	6
沒有遺憾	4
在家中	3

資料來源：T・休斯，M・舒馬赫，J・M・雅各斯 - 勞森，S・阿諾德（2008）。面對死亡：成年肺癌患者對善終的看法。美國臨終關懷和緩和醫療雜誌，25，39-44。

提出⑴社會很關注善終，⑵醫師比之前有更有效的醫療措施和其他方法來緩解痛苦，⑶臨床醫師意識到了瀕死的多重意義，以及表達關心和消除痛苦一樣重要，⑷臨終照護醫院越來越多，而且有越來多的人選擇去這些醫院，⑸預立醫療自主計畫已被強烈認可，⑹醫學院、醫院和專業機構越來越注重培養醫師照顧臨終病人的能力。如果社會真的更加重視善終，病人對死亡的恐懼有望大大減少。

實際問題

臨終病人的權利清單

- 我有權利被當作一個活著的人對待。
- 我有權利保有希望，儘管希望的內容可能會變。
- 我有權利被那些充滿希望的人照顧，不管這多麼有挑戰性。
- 我有權利用自己的方式來表達對死亡的情緒和感受。
- 我有權利參與關於我的護理決定。
- 我有權利得到持續的醫療治理和護理，即使無法被「治癒」只能得到「舒適」的照顧。
- 我有權利不孤獨地死去。
- 我有權利不受痛苦。
- 我有權利得到問題的誠實回答。
- 我有權利不被欺騙。
- 我有權利在家人的幫助下面對死亡，並幫助家人接受我死亡的事實。
- 我有權利安詳、有尊嚴地死去。
- 我有權利保持自己的個性，不會因和別人相反的決定而受譴責。
- 我有權利期望我的身體能在死後有一處庇護所。
- 我有權利被細心、敏感、知識淵博的人照顧，他們會努力理解我的需求，在幫我面對死亡的過程中感到滿足。

摘自《癌症護理》（33頁），M・多諾萬和S・皮爾斯，1976，紐約：阿爾普頓世紀園出版社。

○臨終的孩子

羅伯特・卡瓦諾認為，兒童和成年人享有同樣的權利。他們有權利知道自己是否有生命危險。如果被蒙在鼓裡，孩子們就像成年人一樣，很難從最初的否認和孤立階段掙脫出來。這種情況下，孩子就不會在最後的接受和順從階段獲得本屬於自己的平和、尊嚴。

與臨終的孩子相處

死亡預後一旦清晰和明確，應該讓孩子知道。臨床醫師、護理師和家屬顯然需要時間控制自己的情緒。現在我們知道怎樣友善地對待臨終的孩子。讓孩子知情就是友善，讓孩子一無所知就是殘忍。孩子是生命即將逝去的病人，他們的需要才是最重要的。卡瓦諾說當孩子知道自己身體的真實狀況並可以自由地談論它時，他們可以像成年人一樣勇敢。

以下建議是基於羅伯特・卡瓦諾的觀察：

首先，病危的孩子不是一般的孩子。孩子經歷過一段時間疾病帶來的種種限制、痛苦和剝奪，會加速他們的成熟過程。久病的孩子通常會有一種超越年齡的成熟。

其次，孩子比相同情況的成年人內心更柔軟、更想要知道實情。在病床上等待未知命運的孩子會經常

智慧箴言

「聆聽」是「告知」死亡的關鍵

該怎樣告訴孩子他或她將要死去的消息呢？羅伯特・卡瓦諾認為，成年人有足夠的勇氣，這並不構成問題。如果在我們創造的氛圍中孩子可以推論出結果的話，孩子自己就會明白。

誰應該來告訴孩子，做這個催化劑呢？羅伯特・卡瓦諾認為任何經常去看望孩子並足以承擔後果、受孩子信任、善於傾聽的人都可以。很多成年人都不合格。

摘自《面對死亡》（142頁-143頁），羅伯特・卡瓦諾，1972，馬里蘭州巴爾的摩：企鵝出版社。

因為病床旁大人們的悲傷和不加隱藏的淚水而深感羞愧。他們能感覺到周圍的人在掩飾什麼，他們相信一定是自己曾經做錯了事所以才會受到這樣的懲罰。他們特別害怕被孤立。再沒有比從同伴那裡獲悉自己即將死去的消息更加讓他們難過了。

最後，有一定意識能力和警覺能力的孩子可以猜測到自己要面臨的困境，因為他們在電視上看過類似的場景。他們會想為什麼醫師會來得這麼頻繁，為什麼每個人都那麼友好，為什麼會收到好多禮物。曾經有人對健康、患慢性病、患絕症的孩子的死亡意識進行了對比研究，發現受死亡威脅的孩子對死亡的理解最深。相反地，健康和患慢性病的孩子需要一定的時間、認知或智力達到一定水準才能開始理解這些概念。人類學家邁拉・布魯邦德－朗納（Myra Bluebond-Langner）在工作中發現，臨終的孩子在死亡到來前會意識到這一事實。不過布魯邦德－朗納說，瞭解和吸收這些資訊對他們來說是一個長期過程。孩子最終要嘛會說出自己對死亡的看法，要嘛會在最後幾星期或幾個月整夜未眠，因為他們害怕、內疚、自我限制和困惑。

溫古雷亞努（Ungureanu）和桑德柏格（Sandberg）說，與病危孩子打交道的護理人員往往會感到精疲力竭，熱情消失，產生繼發性創傷壓力和替代性創傷。兒科醫療專家在工作中也有很多慰藉，如一位護理師所說：「在與病危的孩子接觸之後，生活對他們而言變得更有價值了。」另外一位護理師說：「我學會了珍惜很多細微的事情，當我起床看見陽光閃耀時覺得很幸福。」有一位護理師在與病危的孩子接觸之後，對死亡的看法發生了轉變：「我的工作讓我明白死亡不一定是最壞的事情。和受傷或生病相比，死亡可以說是一種幸運。」

透過在醫院裡觀察並與三到九歲的白血病兒童交談，布魯邦德－朗納做出總結：他們大部分不僅知道自己要死去的事實，而且知道這個過程是最終的和不可改變的。孩子們或許希望知道自己的身體狀況，他們也需要知道，但是成人會因為孩子的開放和誠實而感到痛苦。布魯邦德－朗納說，相較於年齡因素，生病和治療經歷對於孩子意識到自己死亡命運的過程更重要。

儘管一個人可能不知道該對病危的孩子說什麼，也許對此很傷腦筋，重要的是我們要讓孩子知道他們受到支持和關心。他人的支持在人的一生中都很重要，不論是對病危的人或對其他人來說都是如此。拉比哈樂德・庫什納講的故事可以說明這一點：

> 一個小男孩去商店買東西，但是過了好久才回家，媽媽問他：「你去哪裡了？」他回答：「我看到一個小男孩，他的自行車壞了，我停下來幫助他。」「你知道怎麼修車？」媽媽問道。「不知道」，小男孩說：「我坐下來陪他一起哭。」

很多時候，我們都不知道怎麼「修自行車」，但是像故事裡的小男孩一樣，我們可以用其他方式支援別人。

幫助孩子應對死亡

孩子們有時為了不讓父母傷心，會有意識地隱藏自己的感覺和反應。孩子這麼做不利於別人幫助他們應對死亡。格里・考克斯（Gerry Cox）建議用幽默、藝術和音樂來讓孩子表達關於死亡的感受。

傾向於「家醜不可外揚」的成年人不太可能運用幽默。考克斯說，幽默、大笑與保持祕密是對立的。一起大笑是分享和表示支持的一種積極形式。人獨處的時候一般不會大笑，和別人在一起時才會。大笑和哭泣一樣都有傳染性。一個人越灑脫，就越有自嘲的胸襟，但那些嚴肅的人卻不會這樣。考克斯觀察發現，一起大笑是關心和支持的表現。

如何讓一個病危的孩子開懷大笑呢？透過讓一個孩子開懷地笑，我們就可以知道他或她喜歡什麼。在電視上看不同的卡通節目可能會讓一些孩子開懷大笑。對於其他孩子來說，在遊戲療法中用孩子喜歡的玩具就能營造出令人開心甚至幽默的場景，孩子可以進入到一個充滿嬉鬧和創造力的虛幻世界中，他會暫時忘掉疾病。

對於一些孩子來說，小丑到醫院或家裡看望他是一件快樂的事情。其他的孩子可能喜歡與小狗或小貓玩耍，在與小動物玩耍過程中感到快樂。

考克斯說，音樂是另外一種不需要流利的口語就能表達感情的一種形式。音樂是一種治療方式。歡樂的音樂可以引起孩子的歡笑，或許能把孩子的情感從絕望中拯救出來，讓他覺得幸福。儘管歌詞在音樂治療中並不是最重要的，歌詞也可以發揮很大作用。容易記住的曲調會讓人不斷重複，可以為孩子們營造一種「快樂」的氛圍。小孩子很喜歡別人唱歌給他們聽，就像喜歡聽別人為他們念故事書一樣。對於病危孩子來說，任何可以轉移他們痛苦的方式都可以改善他們所處的環境。

考克斯說，運用幽默、藝術和音樂可以消除孩子們和他人的距離感，可以保護他們的自尊心和減少對死亡的焦慮。對於病危孩子來說，這些治療方法都是表現社會支援的有效方法。不同的治療方法都是為了幫助這些孩子，不論是透過講故事還是運用幽默感。考克斯建議，病危的孩子可以透過寫信、畫畫或放飛一顆帶有訊息的氣球來告別。而且大人們需要支持和鼓勵這些行為，或許這是最重要的。

智慧箴言

兒童醫療輔導師

兒童醫療輔導師的工作目的是保證兒童在醫療機構和其他困難環境中依然能夠盡可能地正常生活。他們透過與孩子玩耍、做自我表達遊戲、幫助孩子適應治療和教育來有效地工作。以家庭為中心的護理提倡兒童醫療輔導師與醫師、護理師、社會工作者和其他人一同努力來滿足每一個孩子和家庭獨特的情感、發展和文化的需求。兒童醫療輔導師一般在兒科住院部工作，也經常出現在特別的部門，如急診室、手術和重症監護室、門診部門。兒童醫療輔導師在各個國家都有，在美國有大約四千人從事這一行業。

兒童醫療輔導師的工作是讓兒童能在醫院裡更輕鬆，讓他們的生活更有趣。「樂趣」這個詞看起來在醫院裡並不適用，但是兒童醫療輔導師凱利・沙夫（Kelly Schraf）講的故事卻不是這樣。有一位八歲的小女孩將接受齶裂治療手術。對於一個孩子來說，手術最可怕的地方在於戴麻醉面罩。所以，沙夫拿來一個面罩，並和小女孩說醫師要透過上面的小孔施放「睡意空氣」，並且提醒她這種氣味不好聞。她說可以在面罩裡放一些好聞的東西——泡泡糖、草莓和棉花糖，讓小女孩聞起來覺得特別。她最後在小女孩的面罩裡放了一層口香糖。在手術前最後一次看望時，小女孩居然咧開嘴笑了！

J・戈爾德（2012年7月23日）。兒童醫療輔導師幫助生病的兒童保證生活品質。《凱瑟健康報》；兒童生活：引導兒童和家長（2012）。馬里蘭州羅克維爾市：兒童醫療協會。

臨終孩子的父母

臨終孩子的父母很有可能會面對很多令人焦慮和不確定的因素。在診斷期間，父母瞭解到他們和孩子面對的可能是長期疾病的折磨甚至是死亡。整個家庭的經濟狀況很有可能因為疾病開銷吃緊。在疾病漫長的折磨中，家庭會一直飽受壓力甚至有時產生危機。家庭生活會圍繞著生病的孩子，有時會導致父母對家中其他孩子的疏忽。

經常和罹患絕症的孩子接觸的心理輔導師發現，孩子父母和兄弟姐妹有可能患創傷後壓力症候群。護理患絕症的孩子的專家和父母要意識到，這種護理會對他們的個人生活有一定的影響，同時對他們工作中的人際交往也有影響。

有人對一百三十三個有孩子夭折的家庭進行了調查，發現在最後的護理階段有七個方面對家長非常重要：在護理孩子的過程中尊重家庭的角色，舒適的環境，心靈的呵護，能夠獲得呵護和資源的能力，交流，父母做出決定時得到支持，人道主義關懷。研究調查表明，在減輕孩子的痛苦和維持他／她和家庭成員的交流能力之間達到平衡，也是父母認為非常重要的一個面向。另外，父母希望能夠在正確的時間獲得正確和真實的資訊。

雖然父母不可能會完全為失去孩子做好準備，但是當孩子的情況不斷惡化時，他們會漸漸接受孩子無法存活的現實，這時死亡會漸漸明晰。希望孩子能夠存活變成了希望孩子能在僅有的時間內好好活著，同時父母也希望孩子死時是舒適的、沒有疼痛的。當父母最終接受孩子無法逃脫死亡的事實後，他們便盡力讓孩子剩下的每一天都是難忘的經歷。到這個階段父母要做出決定讓孩子在哪裡死去，在家中或在醫院。他們常常需要決定是否繼續維持孩子的生命和是否繼續給孩子服用抗生素。

讓父母最終接受孩子即將死去的事實是非常困難的。這種白髮人送黑髮人的現象讓人無法理解，特別是孩子在突發事故中死亡的情況會讓這種現象變得更加複雜。父母夢想孩子能夠長大成人並且以大人的身分和他們生活，這些幻想都會隨著孩子的夭折而破滅。父母經常幻想他們的孩子長大後會成為什麼樣的人？以什麼方式維持生計？是否會結婚？是否會有孩子？會在哪裡生活？

肯恩・都卡指出，臨終孩子的父母通常會保護孩子不讓他們知道自己患有絕症。這種方式不一定會成功，因為孩子們可以從多種管道瞭解自己的狀況。不論是自己身體內部的健康提示，或者是外在的治療提示，書上和電視上的資訊，甚至是周圍患有同樣疾病的同齡人，孩子們都能從中獲得相關的資訊。都卡發現孩子們問「我會死嗎？」的問題不是讓大人透露更多資訊，而是尋求安慰的表現，所以認清孩子們真正想問的問題是非常重要的。視覺藝術在孩子和大人的交流中很有幫助。

年幼的孩子可以用不同顏色的蠟筆來描述他們的想法，他們可以畫傷心或開心的表情來表達自己的感覺。遊戲治療也適用於患有絕症的孩子，給孩子一個玩偶，他或她可以扮演醫師的角色，可以透過幫玩偶打針來發洩自己被打針的負面情緒。

臨終孩子的兄弟姐妹

核心家庭中的每一位成員都會受到患絕症孩子的影響。有些家庭成員可能選擇遠離患絕症的孩子。有的父母可能會禁止兄弟姐妹和患病的孩子玩耍。其他兄弟姐妹可能會感到被父母和其他家庭成員所忽視，因為他們的所有精力都放在患病的孩子身上。父母沒有多餘時間陪伴其他孩子或帶他們出去玩。即使父母有時間，也可能因為過於疲憊而無法陪伴其他孩子，因為他們為了照顧患病的孩子熬了很多個晚上。

直系親屬以外的人和親戚可以多關注患病兒童的兄弟姐妹，可以帶他們去看電影或逛公園，只要能吸引孩子們的注意力，起碼幾個小時內孩子不去想家中或醫院裡的事。兄弟姐妹的老師應該被告知孩子們家中的特殊情況，以便給予他們特殊的關照和更好瞭解他們表現反常的原因。這些孩子可能在學校大發脾氣，或者與別的孩子打架，而他們平時是不會做這些的。他們的行為可能是在說「快關注我，我也存在，請給予我更多的關懷」。

不過，有些年齡層的兄弟姐妹可以幫助家裡照顧臨終的孩子。正如菲利斯・西爾弗曼所說，孩子們需要參與其中，需要被當作積極主動的家庭成員和幫手，他們也同樣會感到悲傷。他們可以幫忙做家務或是和患病的兄弟姐妹玩耍或為他讀故事書。家長應當鼓勵孩子們參與到照顧患病兒童的過程，並做出自己的貢獻。馬丁森（Martinson）和坎波斯（Campos）發現，被允許參與照顧過程的孩子對自己能夠幫上忙感到榮幸和快樂。

家庭中的其他孩子們應該知道發生了什麼，這樣他們可以盡快適應家庭情況的變化。應該提前考慮到患病孩子身體上和行為上的可能變化。比如，孩子們需要被提前告知接受化療的兄弟姐妹可能會掉髮，他們皮膚的顏色會因為病情發生變化，也可能會出現關節和其他身體部位的腫脹。

家庭中出現患有絕症的孩子，通常會改變孩子之間的關係，可能會拉近孩子們的距離或者緩解之前的緊張關係。孩子們在提出問題和領會的過程中，可能會快速成熟並出現超齡的理解能力。他們被迫面對一般同齡孩子不會面臨的問題和感情。的確，家中若有臨終的孩子，其他孩子各方面可能都會快速成熟。

實際問題

臨終的八個重點

社會學家卡拉・艾瑞克森總結出八條關於死亡的教訓。

一、避免過度呵護。醫療技術可以用超出常理的方式延長生命。醫療介入或許可以讓病人多活一天、一個月，卻無法保證活著的品質。

二、做出必要的選擇。有的人誤認為死亡可以透過醫療手段永遠避免。通常希望以這種方式延長生命的是患者家屬和朋友，並非患者本人。人們應將注意力從醫療手段轉向接受預期的、平靜的、有意的死亡。

三、害怕死亡時的痛苦，而不是死亡本身。患者可以透過醫療手段控制疼痛，讓自己在最後的日子裡感到舒適和可控。

四、死亡可以預見。死亡的過程有明顯的階段性，包括對周圍世界的興趣漸漸淡化，飲食減少，患者常常談到即將到來的旅行，膝蓋和小腿上出現斑點，肢體末端的皮膚呈現灰色或藍色，出現「死亡嘎聲」（death rattle）、呼吸變緩等現象。

五、在臨終前做出規劃。將規劃寫下來更能得到祝福和尊重，患者更能安詳地死去。

六、小舉動很重要。簡單的行為如將被子向上拉、打開風扇或給患者餵冰塊都是最後表達關懷和愛的機會。不要猶豫和患者進行身體接觸。

七、說出真心話永遠不晚。不要逃避直白的對話，如會讓人心存感激，獲得戰勝死亡的恐懼，活得更精彩，最終的道別，在需要時表達歉意和原諒，交流最深層的感情。

八、陪伴患者走完最後一程是榮幸。經歷過臨終情況做有意義的工作。這種經歷是一筆財富，提醒人們生活有多寶貴。

來源：K・A・艾瑞克森（2013）。《死亡之現狀：親密關係和死亡程序》。費城，賓夕法尼亞州：坦普爾大學出版社。

○結論

因為死亡是一個令人焦慮的話題，所以我們應對臨終和死亡有更好的認知。我們希望隨著人們知識的增加，對死亡有更好的承受能力。透過理解死亡的意義，我們可以更好地應對它，無論我們是醫療系統的消費者還是專業醫護人員。如果我們對自己的死亡沒有理性的認知，我們很難和絕症患者進行交流並體會他們的感受。

庫伯勒－羅斯的死亡過程理論並不是用來定義絕症患者的公式，而是一個模型，透過這個模型我們明白患者的表現是正常而符合規律的。患者的實際經歷不一定和過程理論完全吻合，但過程理論有助於家人和醫護人員瞭解患者在疾病中所處的階段。同理，巴尼・格拉澤和安塞姆・施特勞斯的死亡覺察脈絡理論，可以讓他人瞭解患者在疾病各階段對於死亡的認識。這一認知直接影響他人與患者的互動。我們與絕症患者進行交流時常常玩文字遊戲。我們知道實情，醫師和護理師也知道，有時病人也知道自己是否身患絕症，但我們都不會直接表達出來，每個人都守護著自己的祕密。死亡的話題仍是一個禁忌。

孩子們的死亡，完全不符合死亡過程的順序。應該是祖父母先去世，再來是父母，最後是孩子，而不是孩子先於他們死亡。孩子們在面對死亡的時候往往比我們想像的要勇敢，反而是他們的父母和其他家庭成員面對死亡時有所恐懼。不可忽視患絕症的孩子的兄弟姐妹，因為他們會感到被遺棄。當所有人的注意力和精力都集中在患絕症的孩子身上時，其他孩子會自怨自艾，表現出需要關懷的樣子。

每個人對恰當的死亡方式的理解都不同。對某些人而言戰死沙場最好，對於他人而言，也許經歷了美好的一天之後在自己的床上熟睡時死去最好。你理想中的死亡方式是什麼呢？

與臨終共處

CHAPTER 6

「我害怕疼痛」
「我不想一個人死去。」
「我害怕漫長的折磨。」
「我不想死在醫院。請讓我在家中死去。」
「我不害怕死，但是我擔心我的死會影響我愛的人。」
——對於「你是否害怕死亡？」的常見回答

臨終關懷醫院不幫人死亡；臨終關懷院幫助臨終之人。

許多人患病多年，隨著科技和醫藥每年的發展進步，他們的病痛得到緩解甚至完全治癒的機率每年都在增加。在慢性病早期或者緩解期，如果一個人無臨床症狀或者只是伴隨著微痛的輕微症狀的話，繼續保持良好的生活品質甚至達到患病診斷之前的狀態是可能的。

由於公眾受到了更好的健康教育，對癌症及其他病症的有色眼光在近年急劇減少。患有致命疾病的人們可以光明正大地活著。沒有了汙名，人們便可以坦白自己的疾病，更加從容地面對即將到來的死亡。在這個相對健康的階段裡，患者可以為不可避免的身體機能衰退做準備，尋找長期照護，分配財產，提前完成自己的願望。

就像我們在第五章談到的那樣，亞瑟．法蘭克發現如果想抓住疾病為我們帶來的機遇的話，我們必須積極地活著，向人談論我們的疾病。只有這樣，個人和社會都會完全接受這類疾病，到那時我們會發現疾病也沒有什麼特殊的。法蘭克建議，詛咒自己的命運倒不如抓住自己的可能。疾病只是活著的另一種狀態，但當我們挺過疾病時，便能重獲新生。就像一個即將死於肺癌的朋友告訴喬治．迪金森的那樣，「和生病之前相比，我現在看到的日出日落與潮汐都變得不一樣了」。事實上，在走向死亡的過程中，生活會變得不一樣，死亡會改變一個人的人生觀。

對於十一位身患乳腺癌的女性來說，這種「改變了的觀念」是一個更為積極地方向而不是消極的。對於這十一位女性的採訪有四個主題：主要是死亡，對生活的重新評估，在他人的支持下過正常生活，還有活著直至死亡。她們知道死亡總是伴隨在她們身邊。她們最看重的事物發生了變化。對生活的重新評估讓她們更有完整感和自我感，最關鍵的是在死之前她們是活著的——她們仍然過著生活，直到死亡降臨。

許多絕症患者所擁有的樂觀態度是令人震驚的。他們中的許多人會繼續工作，繼續治療，至少會將生活過得很充實。有的時候，生病的人還需要幫助朋友與疾病作鬥爭。喬治．狄金森之前的一個同事因癌症而面臨死亡，但他決定繼續教書。他並沒有假裝什麼事情都沒發生，而是決定坦白他的身體狀況並且積極地鼓勵那些正在面對死亡的朋友與同事也坦誠布公。這種交流使病人及其朋友都能正視死亡。他寫信給朋友們希望他們能來看他（就像他寫的那樣：「陪陪我。」），並說，如果「你不知道要說什麼」也沒有關係，能來就好。他又說：「你不用避諱健康的話題。我的情況是真實存在的，我並沒有忽視它的存在。但我決意樂觀地活著。」許多人不去探望患重病的人是因為不知道說什麼，或者怕說錯話。然而，與一位你重視的卻患了重病的人保持聯繫是非常有必要的，即使你不知道要說什麼也要去看他，讓他明白你在乎他。莫里・施瓦茨教授死於肌肉萎縮側索硬化，他對之前的的學生說：「我可能就要死了，但愛與關心卻總在我身邊。」

最近喬治・狄金森去拜訪了一位七十六歲高齡的癌症末期女性。她的乳腺癌已經擴散到全身，預後也並不樂觀。她希望他能幫助她籌劃葬禮並且為她寫訃告，這樣她那些成年的孩子們就不不必為這些事情煩惱了。桃樂西・薩奇（Dorothy Sutch）是位樂觀開朗的老太太，他見到她那天，她的行動能力已經下降到不得不依靠輪椅。他們聊了一個小時，任務結束後她伸出雙臂，笑著說：「現在我已經準備好了！」她已經完全準備好接受死亡。後來她說死亡「像是一場旅行」，「一切都如此之快，這很讓人激動，它就在我眼前」。一星期之內迪金森又去拜訪了她兩次，到了週末她便去世了。的確，死亡來得如此「迅速」。雖然迪金森無意打聽薩奇夫人，但是他之後還是從她許多朋友那裡聽說，她一直關心身邊的人，努力幫他們生活地更加快樂。即使是在臨終之時，她仍是那麼樂觀，那麼體貼。她平時是一個什麼樣的人，死時也一樣，我們也是。

我們可以從身患疾病的人那裡學到很多，就像第一章談到的，伊莉莎白・庫伯勒–羅斯醫師說和那些身患絕症的人一起工作讓她懂得感激生活。每天醒來她都因為新的一天而感恩。喬治・狄金森在與桃樂西・薩奇相識的那一個星期學到了更多關於生死的道理。

在瀕臨死亡的時候，人們會把生活安排到最充實。據說，有些大限將至的人在生命最後幾個月經歷得比他們之前經歷得都要多。臨終前的生活不管是對病人還是他身邊的人來說都是一段最有意義的經歷。

○對疾病的理解和應對

雖然我們可能很少與將死之人接觸，可能最開始我們覺得跟他們相處不舒服，但是只要我們意識到他們正在經歷的事情，就能對他們的境遇有更好的理解。透過更好的理解，我們希望能更好地應對這些疾病。

身體機能衰退

絕症患者可能會因為某種疾病出現相應的身體機能衰退。在《最後十四堂星期二的課》書中，詳細地描述了患肌萎縮性脊髓側索硬化症的莫里・施瓦茨喪失跳舞能力的過程，這是他閒暇時最愛的活動。後來他走路也出現困難，不久後便臥床不起，再後來，他的雙臂不能動，不能吞嚥，大小便也必須有人幫助，這些都是他健康時每天都能做的事情。他的語言能力受損，沒有人協助的情況下在床上翻個身都不行。我們在小時候為了適應社會學會了獨立，在垂死之時我們又變得依賴別人，照顧者所承受的生理和心理壓力是非常大的。

如果家裡有病人出現身體機能衰退，需要對家裡的設施做出一些調整。醫院裡的病床可以上下調整，讓臥病在床的人可以調整身體位置。如果病人還有移動能力的話，就需要輪椅或者助步車，或者兩者都需要。可能還需要氧氣。如果病人不能正常排泄，就必須有一個便盆。像之前提到的，家庭可能會因此而變得拮据，除此之外，還需要身體強壯的人為病人翻身、將病人抬起來，一段時間後也會對家人產生影響。照顧者的心理壓力會越來越大，病人需要的健康保健也需要別人說明。

智慧箴言　**（臨終）生活的挑戰**

臨終過程的挑戰是在瀕死時堅強地生活，而不是還活在死亡的陰影下。

摘自《死亡中的優雅》，K・D・辛格，1999。

身體機能衰退的病人似乎有無窮無盡的需求。

喪失心智能力

某些疾病，如中風，會讓病人喪失思考的能力，有時藥物和治療也會讓重病患者心智迷失或者喪失思考能力。如果病人大腦遭到損壞，那麼大腦機能很有可能會退化到孩童水準，中風時有時會這樣。說話、寫字，正常的答話能力都會喪失。在極端情況下，一個人可能還活著，但是已經喪失了心智能力，因此幾乎不可能表達他的確切需求。照顧者必須猜測病人需要什麼，而這種猜測並不都是對的。

如今，影響大約五百三十萬美國人的疾病是阿茲海默症；在美國，每七十秒就有一個人罹患這種病。對於六十五歲以上的老人來說，每增加一歲，罹患阿茲海默症的機率就多一倍。八十五歲以上的老年人中，有一半的人正在遭受這種病的折磨。阿茲海默症是一種中樞神經系統慢性退化的病，會導致個性改變、精神不穩定、方向感迷失、語言能力喪失，並且失去自理能力。阿茲海默症很難確診，總是在患病末期才能診斷出來。一些阿茲海默症患者非常暴躁，讓人很難照顧。最近幾年，人們對阿茲海默症的關注度明顯提高，如今關於阿茲海默症的研究也在積極開展中。

死於癌症與心臟病

癌症——癌症是一系列以難以控制增長速度以及不正常細胞的擴散為特徵的疾病統稱。一些細胞並非癌細胞（良性），另外一些細胞則是癌細胞（惡性）。現在居住在美國的人口中，大約有三分之一的人有罹患癌症的風險（不包括皮膚癌在內）。第一章我們提到過，在美國癌症是第二大殺手。

致癌的因素大多是空氣中的化學物質，我們喝的水以及吃的食物。羅伯特・普洛克（Robert Proctor）在《癌症戰爭》（Cancer Wars）中說，一般情況下，我們罹患癌症是因為一些壞習慣、惡劣的工作條件和壞運氣（從基因角度而言）。吸菸是導致癌症的一個壞習慣。G・L・韋斯和L・L・朗奎斯特指出了導致癌症的其他原因。過多的陽光照射是每年一百萬例非黑色素瘤皮膚癌確診患者的主要致病原因。過度的酒精攝入是肝硬化的主要原因，肝硬化的人極有可能患上肝癌。過度暴露在輻射環境中也可能導致癌症。接觸職業危害、環境汙染也和癌症有關。最近，不良的飲食習慣、缺乏身體鍛鍊和肥胖症都成為影響身體健康的因素。除了上述癌症誘因，遺傳也是某些癌症中的一個重要因素，雖然大多數癌症並不會遺傳。

癌症患病率和患癌原因多種多樣。在美國，主要的癌症殺手是肺癌，與吸菸直接有關；在日本是胃癌（或許是因為食物多用碳烤）；在印度，口腔癌比較常見，或許是因為經常咀嚼檳榔和菸草葉；在中國，發黴的麵包會導致食道癌。宗教對癌症患病率中也會有影響，例如摩門教徒就比非摩門教徒的癌症患病率要低（摩門教徒不吸菸）。子宮頸癌在修女中很罕見，卻在性工作者中很常見。

美國癌症協會稱，從一九九〇年開始美國的癌症患病率和所有癌症的死亡率就已經開始降低。癌症病發率降低幅度最大的是男性，他們一般比女性有更高的癌症患病率。從二〇〇〇年到二〇〇九年，男性的癌症死亡率每年下降百分之一・八，而女性則每年下降百分之一・四。這些下降主要歸功於醫療進步和更好的檢查。另外一個趨勢是被確診為癌症的患者的存活率在增加。癌症患者可以活得更久。

如表6.1所示，前四種癌症——肺癌、前列腺癌，乳腺癌和結腸直腸癌——幾乎占了癌症死亡人數的一半。黑人的癌症發病率和致死率比白人高。對於男性而言，肺癌、前列腺癌和結腸癌是最常見的癌症，但是肺癌是最致死的。對於女性而言，肺癌、乳腺癌和結腸癌是最普遍的癌症，但是肺癌同樣是最要命的。

癌症患病率下降，很有可能是因為教育的改善使人們更重視身體檢查和疾病預防。最近關於吸菸的法令使媒體關注無菸教育，這無疑會使癌症患病率降低，尤其是肺癌患病率。吸菸與口腔癌、咽癌、喉癌、食道癌、胰臟癌、子宮癌、子宮頸癌，腎癌和膀胱癌都有關係。

癌症患者會發燒，冷顫，在身體調節體溫時會出汗。病人發燒的主要原因在於感染、與腫瘤有關的因素（例如急性白血病、淋巴肉芽腫病、淋巴瘤、骨肉瘤和下丘腦腫瘤），對於藥物和成分輸血療法過敏或者高度敏感。

厭食症，失去胃口或者沒有進食欲望，是最普遍的癌症症狀，可能在疾病早期或者在末期癌症擴散的時候發生。病人也可能會得惡病質綜合症，這種境況十分消耗體質，病人非常虛弱並且會明顯慢慢減重，失去脂肪和肌肉。體重的維持和足夠的營養可以讓病人感覺好一些，看上去也好看一些，會改善他們的體力狀態，也會讓他們更能經受癌症治療。

表 6.1　2008 年美國癌症死亡人數估計

癌症種類	男性癌症死亡率	女性癌症死亡率
肺癌、支氣管癌	31	26
前列腺癌	10	—
乳腺癌	—	15
結腸癌、直腸癌	8	9
胰臟癌	6	6
肝癌、肝內膽管結石	4	2
卵巢腫瘤	—	6
白血病	4	3
非霍金氏淋巴癌	3	3
食道癌	4	—
膀胱癌	3	—
子宮體癌	—	3
腎癌、腎盂癌	3	—
腦癌	—	2
其他	24	25
	男性死亡人數：294,120	女性死亡人數：271,530

資料來源：美國癌症協會（2008）。www.cancer.org

智慧箴言

死亡幽默——明尼蘇達風：曲奇餅

奧利臥病在床，靜靜等待死亡的到來。忽然間他聞到了烘烤巧克力碎曲奇的味道，這是他最喜歡的。他想在臨死之前再吃一次曲奇。

他從床上掉了下去，在地上爬，又從樓梯上滾了下去，爬進了廚房。他的妻子莉娜在忙著做曲奇。一股奇蹟般的力量讓他爬到桌子旁邊，剛好讓他可以舉起他那無力的手臂搆到曲奇餅。

當他抓起一個暖暖的、還潮濕的巧克力曲奇餅的時候，莉娜突然用鍋鏟打了他的手。

「為什麼？」奧利虛弱地說：「為什麼不讓我拿？」

「這是為葬禮準備的。」

癌症患者的治療方式一般包括外科手術、化學療法還有放射治療。有時候這三種手段會同時使用。治療可能帶來的副作用有噁心、嘔吐、口腔併發症（口腔潰瘍、口乾，牙齦出血）、譫妄（神志不清並且出現錯覺）、疲憊、發燒、便祕（糞塊嵌塞和腸道阻塞）、淋巴結阻塞造成的腫脹、腹瀉、睡眠紊亂（失眠並且睡眠週期被擾亂）、發癢和掉髮。

心臟病——心血管疾病（CVD）最主要的誘因是抽菸、高膽固醇、高血壓、A型行為方式（好競爭、有侵略性，神經緊張）、家庭病史、糖尿病、肥胖症、不活動及缺乏鍛鍊、高齡、性別為男性和壓力。現在心臟病發病年齡較之前晚了很多（通常超過七十歲）。男性死於心臟病的人數大約是女性的兩倍，不過在挺過第一次嚴重心臟病之後，男性比女性更能得到一個樂觀的預

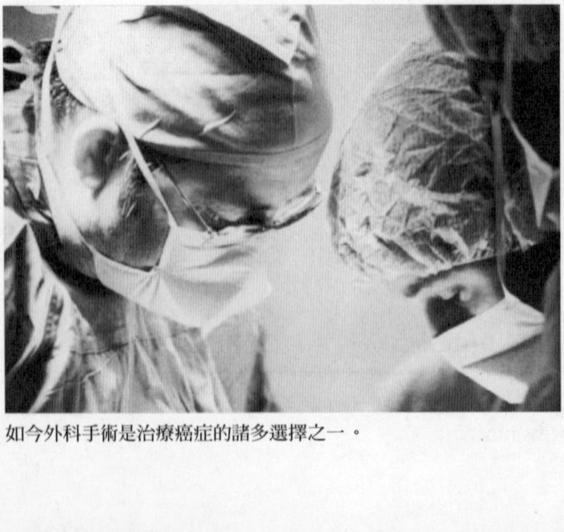

如今外科手術是治療癌症的諸多選擇之一。

後。

第一章我們提到，在美國，心臟病是第一大殺手，不過從一九九九年起心臟病的致死率已經下降了百分之三十一。除此之外，吸菸導致的死亡率（在美國是第三大致死原因）也已經下降了百分之二十九。對於膽固醇（歸功於斯達汀藥物的使用）和高血壓（如今更多的人在接受治療）的更好的防控，吸菸率的下降和更好的藥物治療都是死亡率下降的原因。雖然這是個好消息，但是人們擔心肥胖症患病率的增加會導致這一進步趨勢反轉，政府資料顯示，百分之二十六的美國人屬於肥胖。

○治療方案

對治療方案及症狀的評估

喬治・狄金森回憶起幾年前一位社會學家講的一個故事。這位社會學家做了一系列身體檢查，神經病科醫師說他腦部有惡性腫瘤。這位病人馬上問：「大夫，這是說我會死嗎？」醫師回答：「這倒不一定，可以動手術、化療或放療。如果有必要，這三種方案我們都會嘗試。」不同的治療方案意味著病人有多種選擇來對抗癌症。醫師鼓勵病人嘗試不同的治療方法，這讓病人充滿信心並願意與疾病抗爭。

當人被診斷出患有致命疾病時需要決定選擇哪種治療方案，不同的疾病有不同的治療方法。一些治療方案相對較為溫和，不太需要太多監視；而另一些治療方案可能會影響終身。比如，如果一個人患有心臟病，就需要每天吃藥，制定特殊飲食方案，從根本上精簡生活習慣並且學會減壓。若患有腫瘤，那麼病人可以選擇上面提到的治療方案：手術、化療或放療。先採用哪種治療方案因人而異，主要根據病人的健康狀況。當然了，選擇任何一種治療方案或結合三種治療方案都會對病人的生活方式帶來改變並有一定局限。但好消息是，醫學技術每年都在進步。因此，隨著發病時間的拖延，病人存活的機率會增加。

肯尼斯・多卡曾提及，不管選擇哪種治療方案，應當重視人們的感受以及畏懼心理。人們可能會因為麻醉劑、失去意識、術後疼痛、可見創傷（例如疤痕）、喪失官能或花費過高原因等而害怕動手術。化療和放療的治療過程會引起病人對副作用的擔憂。

儘管不止一例研究表明，患中小乳腺瘤的婦女只需進行乳房腫瘤切除術——切除腫瘤並保留乳房，但是許多患乳腺瘤的女性仍會選擇將全部乳房切除，她們認為這會增加存活率。根據羅伯特・普洛克書中有關癌症的策略與知識，儘管早有跡象表明男性也有對癌症的恐懼，但他們尚未擔心他們的前列腺有問題。

另一種治療疾病的方案是免疫治療（即透過刺激自身的免疫系統而獲得治療）。免疫系統包括器官、組織、血細胞以及抗感染、抗癌等物質。醫療保健的另類療法飽受爭議。醫療保健的另類療法包括：整脊療法，治療由脊椎不平直而造成的重要能量的輸送障礙；順勢療法（使用自然藥物治療病人）的信念是，如果小量的自然物質會讓一個健康的人產生症狀，那麼相同劑量的自然物質會幫助病患恢復健康；針灸（用針扎身體穴位以重新疏導體內能量運輸）是有五千年歷史的中醫療法，是一個詮釋了人體與自然之間關係的整體機體；信念治癒法透過暗示、祈禱和對上帝的信念來治療，該治療方法強調精神戰勝物質，不管你是阿巴拉契亞耍蛇的民族，抑或屬於基督教科學組織，都可以使用該方法；

實際問題

預防癌症的步驟

一、禁菸。

二、對菸草銷售課徵更嚴苛的稅。

三、嚴格監管農藥及石油化學農藥替代品的使用。

四、嚴禁將非食品農藥用於農作物，彌補相關漏洞。

五、利用職業安全與健康標準（OSHA）來解決室內污染，諸如氡和二手菸。

六、在生產香菸時，允許食品藥品監督管理局（FDA）對菸草添加物加以限制。

七、調整國內貿易慣例，避免誘發國外癌症。

八、削減石棉出口量。

來源：《癌症戰爭》，作者 R.T. 普洛克，1995。

由於人們對專業醫療效果不滿意，民間療法（使用民間方法治癒病人）在部分地區仍存在，該治療方法包括使用薑茶、蜂蜜、黃樟、食鹽和黃油。民間醫治者包括那些所謂的赤腳醫師、招魂者或是巫師。一些美洲土著相信患病是因為失魂或靈魂被占據，他們有草藥醫師幫人治病。

藥物的副作用

一些抗癌藥物會引起噁心嘔吐，這是因為它們影響了大腦中控制嘔吐和刺激胃黏膜的區域。癌症病人接受化療時會嘔吐、噁心，醫師對此應該加以重視並給予關心呵護。目前尚未找到可緩解所有病人該類症狀的最好辦法。考慮到抗癌藥物的不同療效、病人身體狀況以及病人的年齡，治療方法要因人而異。

要想解決癌症病人食欲不振和體重下降的問題，調整他們的飲食結構會有所幫助，可透過導管輸入或口服。研究者可以估量單獨服藥或混合服藥引起的噁心嘔吐狀況，並評估病人生活品質的差異，同時也可以檢驗服藥產生的危害性作用。

服用大麻來控制癌症病人化療後的噁心嘔吐情況雖然飽受爭議，但是引起了人們極大關注。美國食品和藥物管理局同意癌症患者在服用標準藥物不見起色的情況下，可以使用大麻來緩解化療中產生的噁心嘔吐狀況。然而在二〇〇五年六月六日，美國聯邦最高法院以「六：三」投票結果認定，儘管州法律允許醫師用大麻為病人治療，聯邦當局可能會起訴接受這種治療的病人。不過對於那些已經廢除刑罰的州而言，該規定並不違背州法律。因為早在二〇一二年十一月，有十八個州以及哥倫比亞特區都已經通過立法將醫用大麻合法化，這十八個州包括：阿拉斯加州、亞利桑那州、加州、科羅拉多州、康州、德拉瓦州、夏威夷州、緬因州、馬塞諸塞州、密西根州、蒙大拿州、內華達州、紐澤西州、新墨西哥州、俄勒岡州、羅德島、佛蒙特州和華盛頓州。因此，將大麻用於醫療不必再擔心被地方當局檢舉，聯邦法庭也會處理更少的此類案件。

智慧箴言

替代療法的進展

在日益繁多的醫學院裡，未來的醫師和護理師們在學習解剖和生理學的同時，也在學習針灸和草藥。這是可替代療法成為主流另一個案例。

他們的做法一直受山姆大叔（美國政府）的支持。政府已撥款兩千兩百萬美元來幫助醫學院和護理學院開展替代療法的教學。然而一些批評者表示，替代療法是尚未得到證實的治療方法。

政府還投入了額外的稅收去雇傭和培訓年輕醫師在該領域做深入研究，這也讓一些人成為替代療法提供者。

政府部門表示，醫師需要瞭解最受歡迎的治療方法，這樣他們才能夠不偏不倚地進行探討並給出中肯建議。許多高校和醫學組織均同意這一觀點。

維克多•謝爾皮納（Victor Sierpina）是德克薩斯大學加爾維斯敦醫學院（University of Texas Medical Branch of Galveston）的針灸醫師，同時也是這一研究領域學術小組的帶頭者，他表示「病人們正在使用這些療法」。不論醫師們是否認為他們應該接受這些療法，安全性是最重要的。

但一些批評者認為，這就像教哈利•波特學醫一樣，學生們對偽科學持開放的態度，對於指導他們以後訓練的科學原理視而不見，這都是替代療法幹的好事。

「我對此很擔憂，因為他們教給醫學院學生不符合邏輯的方法；但我對遠端癒合和能源領域這類生物學上看起來難以置信的理論充滿信心」，一位名為史蒂芬•巴雷特（Stephen Barrett）的退休醫師表示。巴雷特經營一個名為Quackwatch的醫學打假網站。

《替代療法科學觀》（Scientific Review of Alternative Medicine）期刊編輯華萊士•辛普森（Wallace Sampson）認為，教授替代療法表明已經接受這一觀點，並且「可能造成更多人上當受騙，帶來有失偏頗的觀點」。

前任替代療法聯邦辦公廳主任喬瑟夫•雅各（Joseph Jacobs）提出，關鍵問題並非是否應該教授替代療法，而是如何教。

「我們應在神造說和科學二者間取得平衡，」雅各說：「如果老師們不失公允地將替代療法的觀點傳授給學生，就可以幫助學生更容易和病患交流，這就是個好辦法。如果為了取得醫師們的認可，將該觀點像口號一樣傳授給學生，我認為就有點虛偽了。」

有時候，界限是模糊不清的。一些學校和替代療法的供應者與宣導者聯繫緊密，這些人在學校網站上發布資訊，或為學生和大眾提供課程資訊。以下是兩個案例：

亞利桑那大學的綜合醫療中心在全國各大醫院都有住院醫師培訓專案，其中部分是由此專案宣導者、綜合醫療中心創建人注明的安德魯・威爾博士（Dr. Andrew Weil）資助。推動此次關愛項目的私人機構布魯威爾合作組織（Bravewell Collaborative）為數十名亞利桑那大學的學生提供獎學金，幫助這些學生在綜合醫療診所實習。

明尼蘇達大學在夏威夷一家醫療中心為醫學生開設了有關替代治療法的選修課，這家夏威夷醫療中心由一位支持該舉措的慈善家資助，不過學生們仍需自付交通費和生活開銷。

來源：M・馬施尼（二〇〇九年11月2日），《替代療法的進展》，美國聯合通訊社。

吸食醫用大麻仍頗受爭議。支持醫用大麻的人們認為針對數十種諸如癌症、愛滋病、多發性硬化、陣痛、偏頭痛、青光眼以及癲癇等病症而言，大麻是一種安全有效的治療方法。支持者認為，如果用於醫療的大麻可以合法化，每年因只能服用合法的處方藥而失去性命的數千人就可以免於一死；至今還未有人因過度服用大麻而死亡。要想讓大麻有效發揮其醫療作用，不必吸食它，可以口服或當藥膏局部塗抹。如果吸食大麻，除了可能會對支氣管黏膜有一定刺激外，並不會導致肺癌。然而，反對醫用大麻的人認為，使用大麻會非常危險，且經美國食品和藥物管理局（FDA）批准的藥物已經足夠多了，不必再使用大麻治療。他們認為服用大麻易成癮，易導致重度吸毒，損害肺部、免疫系統和大腦，阻礙正常生育，影響駕車水準，並會誤導孩子。同時，他們還指出那些支持醫用大麻的人們實際上會將大麻用於娛樂消遣。

賈特曼（Guterman）發現，非吸食藥用大麻會是一個更佳選擇，它已被醫療機構廣為接受且得到政府的許可。美國食品和藥物管理局已批准名為「馬林諾」（Marinol）的口服藥粒可以用於刺激病人食欲、緩解愛滋病和癌症病人嘔吐情況。醫用大麻合法化的支持者們認為，馬林諾的口服藥粒對於有嚴重嘔吐病症的病人來說難以下嚥，且成效需費數小時，而可吸食的大麻能迅速化解自身成分，並融入病人血液，病人還可以監測自身所用的劑量。醫用大麻的政治辯論仍在持續！

疼痛與病症管理

臨終關懷應在病人生命的最後階段充分發揮作用，以幫助被各種醫療器械圍繞的病人度過安詳餘生。因為並非所有臨終病人都會平靜面對死亡，醫師們要尋求一個適當的方式讓病人盡可能舒適且有尊嚴的死去。許多病人會出現「臨終期焦躁不安」症狀，其表現是臨終前身心痛楚的加劇。臨終期焦躁不安症可在病人臨終前數天或數小時內發生。病人的症狀可表現為煩躁不安、無意識抽搐或肌肉痙攣，以及不損害其意識能力的易怒症狀。他們會出現幻覺、變得多疑並開始做噩夢。因此，此時緩解身心疼痛非常重要。疼痛多為主觀性的，特別是在身體疼痛方面，我們無法分辨該疼痛是否是因為組織損傷而造成的。疼痛是病人口中的疼痛。所以醫護人員要從多角度看待病痛。

現象論可以解釋這類臨終疾病所產生的病痛。當然，現象論的特點是認可精神生活的結構和意義中的社會性，是動力和欲望一種解釋，現象論關注主觀性。透過幫助人們理解情感和感官過程的複雜性，現象論增強了人們對於疼痛的認識，而這些情感和感官過程源於病人所經歷的疼痛以及他人對病人病痛反應的全面理解。

在當今的醫學環境下，越來越多的醫師把疼痛處理法運用到醫治臨終患者身上。這種疼痛及病症管理法首次在臨終關懷中使用，這是治療臨終病人的醫療手段典範。隨著病情的惡化，即使治療方法是有效的，臨終病人也需要緩和病痛。醫學院的死亡教育必須盡力讓學生明白如何讓臨終者更加舒適地度過生命中的最後時光。下面的案例講述了醫護人員如何讓病人更加舒適地離去而非將其治癒，正如在自然分娩中，自然死亡要用非醫學方法處理，這在一定程度上表明死亡是一件自然而然的事情，並非是醫學事件。

傳統的醫學療法常建立在PRN（拉丁語：臨時）方法之上，即在「情況需要」的時候才進行藥物治理。在實際運用中這意味著在使用疼痛處理法前，人要先受傷並要求緩解疼痛。這種方法對臨終病人所遭受的痛苦行之有效。英國醫師菲爾・哈蒙德認為醫學院對疼痛處理法的定位常「令人遺憾」，許多學生成為醫師後對病人的病痛無動於衷，不願使用疼痛處理法。

一九五八年，西西里・桑德斯發明了一種控制病痛的替代療法，這一方法至今日仍在使用，尤其是在臨終關懷醫院。她寫道：

聖約瑟夫臨終關懷醫院（St. Joseph's Hospice）和當時其他地方一樣，都可以看到人們「正在獲取嗎啡」，因此有必要介紹一下這種淺顯易懂的治療方法，即給病人提供毒品以避免病痛產生，而不是讓病人乾等著病痛再次發生。同樣地，我們也可以想出控制其他病症的方法，同時也能看到病痛的其他構成部分。但首先，我要向聖約瑟夫臨終關懷醫院的修女們致敬，向她們為此付出的不懈努力致敬。我們一起研製出了關懷病人的恰當方法，即科學的醫治和護理。我們發現了介於治療疾病（若仍有醫治可能）的積極療法和某種合法安樂死之間的替代療法。

不同文化中的死亡

不同民族中眼中的疼痛

疼痛的主觀感受多以文化為界限。在二十世紀五〇年代早期，一項研究測試了住院的退伍老兵對疼痛的反應，發現這些人毫無怨言地忍受疼痛。他們的前輩好幾代之前就都住在新大陸，他們與祖輩的國家沒有任何關係，因此也被稱作「老」美國人。在此項調查中，愛爾蘭裔美國人同樣毫無怨言地忍受著疼痛，但這兩個種族在感知疼痛的意義方面差別很大。

個人的疼痛和公眾的疼痛也是不同的。老美國人在獨處時可能會崩潰大哭，但他們從不會在公眾場合這樣做。若醫護人員在場，病人可以喊疼，因為在專業狀況下可以將病人的抱怨轉為有目的性的討論。病人們信任他們的醫師，且對醫治結果保持樂觀。

但是，愛爾蘭裔美國病人的表現卻不同。他們不如老美國人那麼積極。在公眾場所，愛爾蘭裔美國病人會掩飾自己的疼痛，但在面對醫師的時候他們也會這樣做。愛爾蘭裔美國人在生病時感到無助和羞愧，他們對未來非常消極。

義大利裔和猶太裔美國退伍老兵對疼痛表現劇烈，他們呻吟、喊叫、抱怨並討論有關他們痛苦的點點滴滴。因為他們的文化允許他們對疼痛表現得誇張。猶太裔美國人常對未來感到焦慮，因此疼痛常被看作是最終命運的警示。這類病人需要醫師的安慰，但是他們同樣也對醫師存有質疑。猶太人的疼痛常和強烈關注本身的存在意義和終極末世論問題有關聯。

義大利裔美國病人同樣也會抱怨，但是他們對醫師和醫院有信心。義大利裔美國病人關注當下問題，並非將來的事情。他們也希望用止痛劑來抑制疼痛。

儘管人類學家馬克•茲博羅夫斯基（Mark Zborowski）做的這項研究已經是半個世紀前了，所用的方法論也有瑕疵，但至少結果表明了不同文化對人類行為的影響。後天習得的行為確實會因所處文化的不同而有所差異，這也會帶來不同的結果。

選自《魔法、科學和健康：醫學人類學的目的和成就》，R•安德森編著，1996。

疼痛管理——疼痛管理治療法的理念是病人不會因此受任何傷害。因此，在疼痛開始之前就應進行有規律的藥物治療，目的在於消除曾經的痛苦記憶並面對未來將要遭受疼痛的恐懼。疼痛的藥物療法因人而異，目的是在不給病人打鎮靜劑的前提下控制疼痛和其他病症。每一種病症都應視為一種單獨的疾病，只有我們控制了這種病症，病人才能享有充實高質的生活。

美國人容易接受疼痛，不管他們是否面臨瀕死的情況。比如，一項針對兩千人的民意調查顯示，定期的疼痛已融入美國人生活，少有人會尋求醫療幫助。百分之六十的受訪者認為疼痛是「一種需要與之共存的東西」。在受訪的成年人中，百分之四十二的人聲稱他們每天都要經歷疼痛。僅有半數受訪者說在過去三年內他們曾因為疼痛求醫幫助。

另一方面，並非所有人都認為疼痛是可以接受的。比如，喬治•迪金森曾和英格蘭南約克郡的一位安寧療護醫師交談過。在交談過程中，那名醫師向迪金森詢問他對有醫師協助的自殺的看法。迪金森表示在特定情況下這種做法應得到認可，諸如愛滋病末期，「特別是當病人無法忍受這種痛苦的時候」。此時，這位安寧療護醫師反駁道：「可是病人為什麼就應該生活在病痛中呢？」對這位英國安寧療護醫師來說，沒有任何理由可以讓任何一人遭受病痛。迪金森關於醫師協助的自殺的論述就沒有繼續說下去了。這位醫師是對的。有些人認為，在二十一世紀，若能透過吸食鴉片或合適的輔助性醫療方法來控制病痛，病人便不再會遭受折磨了。例如，嗎啡就是很好的止痛藥。

焦慮和抑鬱都是長期疼痛的產物。病人擔心疼痛復發——擔心疼痛會意味著什麼。當早上醒來感到脖子僵硬時，癌症病人會擔心這是癌細胞轉移（病情擴散）的徵兆，而沒有罹患癌症的病人認為只是他們睡姿不對罷了。在這兩種不同情形下，感知到的疼痛程度是截然不同的。我們應考慮到這些病人所遭受的焦慮以及因慢性病帶來的長期抑鬱。除此之外，許多病人不只有一種病；因此，醫護人員仔細查清病人的病痛源頭至關重要。

許多藥理學方法能減緩癌症病人的痛苦。口服止痛劑更受歡迎，定期服用可防止病痛復發。病人亦可採用逐步見效的治療方法，先期服用非鴉片類鎮痛藥如阿司匹靈。在第二個階段，可服用像可待因的弱鴉片。如果弱鴉片作用不明顯，就用強鴉片作為替代。嗎啡是常被推薦使用的強鴉片止痛劑。如果在服用下一個常規劑量前疼痛不斷復發，那麼就需要增加劑量的強度。若病人不能口服藥物，可替代的療法有直腸或皮下輸入。

骨轉移是造成癌症病痛的主要原因，目前已在百分之八十三患有前列腺癌、乳腺癌、肺癌等臨終病人體內發現骨轉移。遭受骨轉移病痛的病人可以活一定年限，但同時也會遭受長期性劇痛、行動會受限。因此，控制疼痛對改善他們的生活品質影響重大。靜脈注射的鍶治療法可用來緩解因患有前列腺或乳腺腫瘤帶來骨轉移的病人的病痛。透過血液輸送，注射一劑鍶可以同時緩解多處痛點，同時也可以延緩新病痛的發生。

除了傳統的醫藥治療法外，藝術和音樂治療法也可以用來緩解病痛。在醫療模式中，常常需要先解決身體上的問題。藝術和音樂治療法的目的是轉移病人對身體疼痛的注意力來緩解病痛，重新恢復體能，最終透過降低病人對疼痛的感知而達到一種平衡。

脫水處理——一些病症會表現為脫水，不過要醫治並不難。一小部分即將臨終的脫水病人會口渴，這一症狀可以透過使用潤唇膏、喝一點水、吃碎冰塊、舔舔硬糖得到緩解。在少部分病人中，電解質失衡可能會導致神經肌肉興奮和抽搐，這可以透過使用鎮靜劑緩解。噁心嘔吐有時也是脫水的一種表現，多透過

他人的故事

忍受疼痛

一位罹患癌症的老年男性病人不願吃止痛藥，護理師便和他進行了一場交談。護理師瞭解到他是二戰諾曼地登陸時的一名戰士，經歷過很多疼痛和困難。他的很多戰友都在戰爭中身亡。出於對戰友的深情厚誼以及諾曼地登陸的記憶，他告訴護理師他可以忍受病痛，這樣的疼痛可以帶給他過去的回憶，基於對逝去至親戰友的敬意，他必須「忍受病痛」。

1999年春，英格蘭謝菲爾德，由一名護理師口述給喬治•迪金森。

止痛劑來治療。但是一般情況下，脫水實際上會減少噁心、嘔吐和腹痛的發生。除此之外，因脫水造成的尿量減少也可能會減少尿路感染的發生。肺部分泌物也會隨著脫水而減少。因此，病人會少咳嗽、充血、嗆住以及短氣。據調查，比起接受醫療補水的病人而言，脫水的臨終病人會經歷更少疼痛和不適，他們更不需要疼痛治療。脫水也會減少身體浮腫狀況，因此可以提高人們的幸福感並減少他們對於腫瘤的壓力。

不同文化中的死亡

對疼痛藥物治療的抗拒

烏干達政府允許本國醫院使用嗎啡，但是管理不善即意味著供量的不穩定。嗎啡便宜、有效又簡便，易於管理。但是，根據世界衛生組織報導，每年都有超過五百萬癌症病人因沒有機會使用嗎啡而在病痛中死去。使用嗎啡只需每週花兩美元。

在像美國一樣的富裕國家裡，遭受病痛折磨的病人可以百分百接受嗎啡治療，但在低收入國家，只有百分之八的病人可以接受嗎啡治療。在許多國家（多達一百五十個國家），你幾乎得不到嗎啡。一些政府不提供或是嚴格管控，因為他們擔心嗎啡會被製成海洛因。許多醫師也不願給病人開嗎啡，因為他們害怕病人會對嗎啡上癮。

在印度，病人是否能得到嗎啡取決於他在哪裡看病。在一些地方，僅有百分之一到百分之二的癌症病人能接受嗎啡治療。病人們常認為嗎啡等同於死亡，他們拒絕使用嗎啡來抑制病痛。出於這個原因，許多腫瘤學家不會把病人送到可使用嗎啡的診所。當仍有一線希望時，醫師們都不會放棄救治自己的病人。假如一位醫師建議病人就病痛緩解向專家尋求幫助，這也是間接告訴病人他已無法透過醫藥治癒。

然而，令人欣喜的是這種治療方法一直都在進步。總而言之，自從一九九五年來，低收入國家的嗎啡使用量多了十倍。

選自J・塞爾伯納（2012年11月7號），國際公眾電臺，癌症系列，第五部分：放棄舒適。

器官移植

如今，許多等待器官移植的人處於死亡的邊緣，而其他已經接受器官移植的人得以存活下去。美國有約九萬五千名病人在等待器官移植；在美國，每天都有十七個人在等待重要器官移植的過程中死亡。因此，這些病人會非常焦慮地等待器官移植。器官和組織捐贈延長了很多人的壽命，同時也大幅提高了他們的生活品質。如果沒有從其他人或動物身上得到新器官或組織，病人體內的某些組織或器官可能會停止運作並造成死亡。一些器官和組織來自遺體，其他來自活體。有超過二十種不同的組織和器官可以被移植，包括眼角膜、皮膚、骨骼、肌腱、骨髓，腎臟、肝臟、胰腺、血管、腸子、肺以及心臟。美國第一例面部移植手術於二〇〇八年十二月進行，一位女性的面容有八成嚴重損毀，她成功移植了一位已故女性的面部。隨著醫學和儲藏技術的發展，我們可以從千萬里之外的地方獲取並運輸來重要的器官以實現器官移植。心臟和肺在移植手術前可儲存六小時，腎臟可以儲存七十二小時。

主要的器官移植，諸如腎臟、肝臟、胰腺和心臟，始於二十世紀五〇年代和六〇年代。現在，越來越多的人傾向於捐贈自己的器官和組織。如表 6.2 中所顯示的，在二〇〇八年，美國共實施了兩萬七千九百五十八例器官移植手術，絕大多數來自已故的器官捐贈者（占了百分之七十八），其他的是活體捐贈。至少是針對腎臟而言，活體捐贈比死者器官移植更便宜，移植成功率更高，劇烈的排斥反應少，受

表格 6.2 美國 2008 年從死亡供體和活體供體上進行的器官移植數

移植類型	移植數
腎（不包括胰腺）	16,514
肝臟	6,318
胰臟	836
腸	185
心臟	2,163
心肺	27
肺	1,478
總數	27,958

來源：美國器官捐贈組織

體存活率和器官長期運作率也更高。

統一州法全國委員進一步完善了「統一遺體捐贈法」(Uniform Anatomical Gift Act，UAGA)，有助於規範器官移植問題。直到一九七一年，所有五十個州都採取了這一法律，只是稍作改動。這項法案允許十八週以上的人在死時捐贈部分或全部遺體。若遺體或部分遺體在病人死前未被捐贈，家屬可以決定是否捐獻，不過要基於親屬關係的優先性。這個優先排序為：配偶、成年兒女、父母、成年兄弟姐妹、合法監護人或其他有權處理遺體的責任者。

各種問題影響器官移植。比如，捐贈者和受贈者身體組織是否相容就是一個問題。捐贈者的缺乏，導致選擇潛在接受者存在一定困難。在某些州，由於缺乏對死亡的法律界定，外科醫師不能從大腦活動停止而心肺仍然正常工作的人身上取出健康的器官。全國資訊協調網路的不健全對器官移植提出了另一個難題。

器官移植的問題還包括對死亡定義的不同，這是在第二章討論的話題。捐贈者什麼時候才算死亡？幾十年來，只有在醫師確定捐贈者的大腦已經完全停止工作時才能取出他的器官。捐獻者腦死亡後，在對其實施器官摘除手術前，還需要繼續提供呼吸器以確保含氧富足的血液流向捐獻的器官。不過一個相對新穎方式是撤掉所有的維生裝置，讓大腦極少活動——一個不符合腦死亡標準的過程。這個過程稱為「心臟停止死亡後器官捐贈」。聯邦政府、器官庫和其他機構都支持這個方式，因為它可以使更多的器官為人使用，給更多家庭捐獻的選擇。關於這個方式的爭議在於國家法律規定捐獻者只有在被宣布死亡之後才能捐贈器官，前提是病人已不可挽回地完全喪失腦功能或心臟功能。另一些人說死亡的定義是有缺陷的，應更關注知情同意和在嚴重腦損傷後存活的機會。

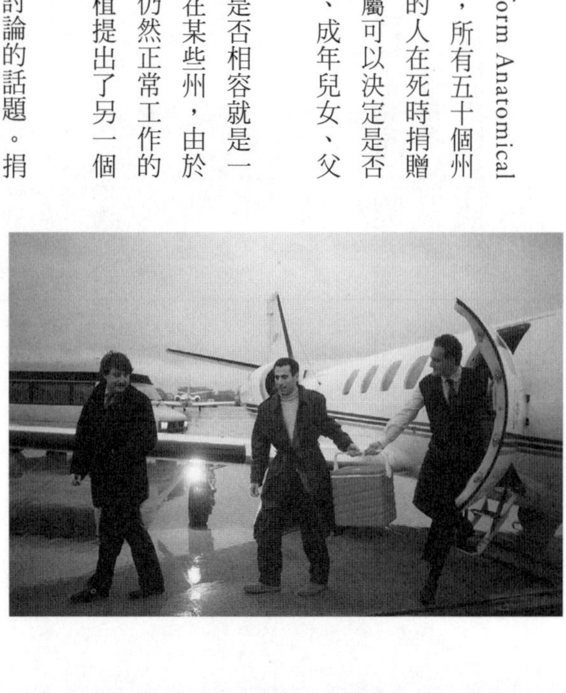

從二十世紀中葉開始，器官移植已經使成千上萬的人過著正常的生活。快捷的交通讓器官更快到達接受者那裡。

其他難題包括誰會支付昂貴的移植費用問題。一小部分保險公司的保險涵蓋心臟和肝臟移植。一九七三年，美國聯邦醫療保險的末期腎臟疾病計畫中已經涵蓋了腎移植手術。儘管實體器官移植的費用很高，但是病人明白可以因此活命，獲得的好處是實實在在的。

因為醫學技術更加先進，器官移植手術更加成功，對器官移植的需求大幅上升。例如，二〇〇八年有六千兩百二十九名美國人由於缺少器官捐獻而死亡。還有一個事實讓這一問題更加嚴重，美國衛生維護組織、保險公司和其他協力廠商逐漸不再支付器官移植的費用，將造成接收器官和組織移植的大部分都是能夠承擔這項費用的人。這種不公平的資源配置就是第一章中衝突理論的典型例子。

建議參照西班牙的方法來解決器官捐獻缺乏的問題。一九七九年西班牙人採取了「選擇退出」的器官捐獻方式。這個計畫默認所有人都是捐獻者，除非主動選擇退出。目前，美國有一個「選擇參加」機制，通常是在申請駕照時填寫一張申請表。現在西班牙有百分之八十的潛在器官捐獻者，事實上他們沒有等候名單。「選擇退出」也是歐洲其他國家的器官捐獻機制。

實際問題

標準的捐獻卡

（捐贈者姓名）的捐獻卡。如果醫學上需要，我希望死後捐出全身器官來幫助他人。以下的文字和標記均為我的意願。我將捐獻：

一、＿＿＿＿醫學需要的任何器官和部分。

二、＿＿＿＿以下特定的器官和部分——用於器官移植、治療、醫學研究或教育目的：＿＿＿＿

三、＿＿＿我的屍體用於解剖研究。

由捐獻者本人在兩位見證人的見證下簽字：

＿＿＿＿＿＿＿＿＿＿ 簽字日期 ＿＿＿＿＿＿＿＿＿＿ 城市和州

＿＿＿＿＿＿＿＿＿＿ 捐獻者姓名 ＿＿＿＿＿＿＿＿＿＿ 捐獻者出生日期 ＿＿＿＿＿＿＿＿＿＿ 見證人 ＿＿＿＿＿＿＿＿＿＿ 見證人

○緩和醫療

緩和醫療（控制疼痛）一詞在一九七四年首先由加拿大外科醫師巴弗・芒特（Balfour Mount）提出。緩和醫療是在多個領域中探索滿足病人及其家人需要的治療方法，包括物理、心理、社會和精神領域。緩和醫療幫助病人在生命的最後階段盡可能輕鬆、有尊嚴地活著。緩和醫療是以個人和家庭為中心，是各學科之間的融合。不過緩和醫療幫助的不僅是臨終關懷計畫中的人，而是更大的人群。本章重點關注臨終關懷，這是因為在二十一世紀緩和醫療的臨終關懷是貫穿於醫療制度中的最優模式。這種關懷治療需要滲透在醫療護理中。例如，最近有人對全美國各地養老院進行了一項調查，調查對象為接受腎透析的三千七百多位老人和三百多位末期老年失智患者，這項調查表明許多虛弱的美國老年人

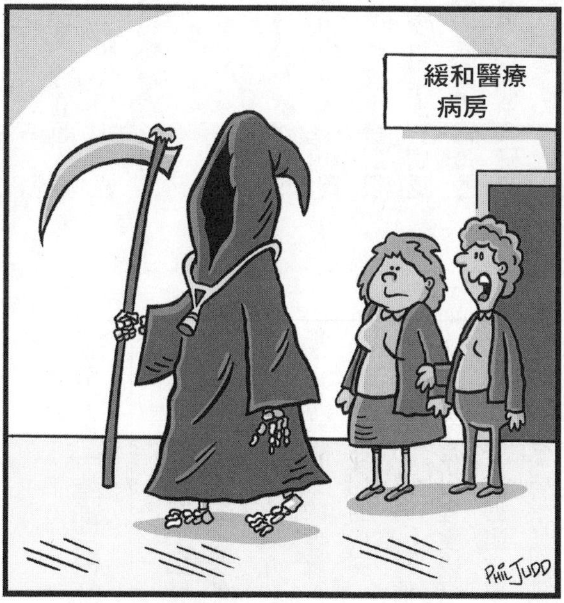

「這是我們新的緩和醫療專家！」

在生命最後階段在養老院接受的治療是無意義的，應該由緩和醫療取代。

現代安寧運動的先驅者一直主張，臨終關懷原理在治療癌症方面有巨大成效，但是「不應只局限於腫瘤學方面，還可以應用於老年醫學、神經學、家庭醫學和整個藥學」。不過薩利・德里（Sally Derry）認為，將緩和醫療廣泛用於治療慢性且漸進的疾病還有很長的路要走。

實踐醫學（定義為用創新性和強有力的方法論調查，並結合臨床知識和病人及家屬的需求來形成最合適的治療方案，而這個治療方案由專業人士和跨學科組織決定）是緩和醫療的一個重要面向，在美國和其他工業化國家發展很快。儘管專業的臨終關懷組織贊同並支援這個專案，但是這一項目還沒有廣泛地實施。實踐醫學並不意味著忽視臨床經驗與病人及其家人的願望，而這些都是緩和醫療中重要的組成部分。這種實踐將臨床知識和發現，與系統研究中獲得的最可行的外部證據結合。有效的緩和醫療證據更像是一個篩子——就像I・J・希金森所說的，我們的知識中存在縫隙和漏洞。疾病末期的患者是最難研究的，而且沒有第二次機會來更正治療方案。因此，重要的是透過合適系統的觀點對現存的研究加以利用，為病人及家屬將這些資料的價值最大化。菲爾・哈蒙德（Phil Hammond）的《相信我》（Trust Me）是一本半開玩笑的書，書中提了很多建議。他說循證醫療被認為是一個國際化的概念，每次自然科學都「勝過」不理性的文化信仰。但是哈蒙德不贊成這一觀點。他說，假如你患了胃病，在法國你會得到一劑栓劑，在德國你會去做健康療養，在美國你會去進行手術，而在英國你會得到一張等候名單。

他人的故事　護理醫師

我和很多醫師一樣專注於護理的連續性。我們專業知識的獨特之處在於對病人日積月累的理解，不僅僅理解他們的疾病，更理解他們的生活。這種理解歷經多年慢慢變成信任。病人及家屬做出重要決定時，最需要信任關係的支撐，而這個時刻是我們最珍視的。這些時刻支撐著我，讓我對醫療永保熱情。

摘自2000年《美國醫療協會雜誌》

一九七五年第一家緩和日照中心在英國雪菲爾成立後便迅速發展。這種日照就像針對孩子和老人日照，只是這些人因為不同的疾病表現而需要特殊的治療。緩和日照機構的優點在於方便病人外出，參與不同的活動，保持和他人的聯繫。病人享受的服務包括外科醫師的看護、護理師的護理、洗浴、職業療法、工藝美術、香料按摩、推拿、理髮和休閒。明顯可以看出，緩和日照中心為病人及其家人提供的服務是很有價值的，並被當作緩和醫療不可分割的重要部分。

現在一些國家已經承認緩和醫療。英國是緩和醫療的領導者。英國承認，緩和醫療對癌症醫學實踐和絕症治療都有重大貢獻。近年有研究對四十個國家的「死亡品質」進行了排名，英國處於領導地位，很可能是因為英國最早開始研究這一領域。病人在接受專業臨終照護組織的治療過程中都會有對「死亡品質」的擔心，不管這個組織有什麼樣的專長。這些病人可以從緩解疼痛、控制症狀和家庭支持中受益，這些都是緩和醫療實踐者的長處。美國健康醫療體系越來越看到緩和醫藥和緩和醫療的效果，並朝著這個方向改變。

安寧運動

緩和醫療的所有目標也是安寧運動的目標。臨終關懷發展成了對死亡過程恐懼和公共機構處理死亡的典型方式的回應。臨終關懷直接解決的是患者主要關心的問題，比如症狀與疼痛控制的問題，對別人控制自己生活的擔心，還有對孤獨死去的焦慮。臨終關懷的主要目標是提高病人家庭的自主能力，幫助病人在死亡前控制疼痛並保證生活的品質，使家屬在病人死亡過程中和承受喪親之痛時獲得支持性的幫助。美國國家臨終關懷組織（現改名為國家臨終關懷和緩和醫療組織）一九八五年幫助了十五・八萬名病人，這個數字到二〇一〇年

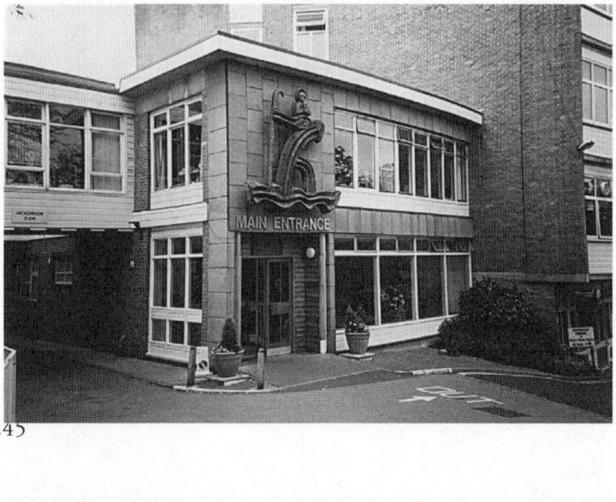

英國倫敦的聖克里斯多夫臨終關懷醫院是全世界臨終關懷的典範。除了負責六十六位臨終關懷病人的日常護理，聖克里斯多夫也是一個教育中心，為健康醫療專業人士講解緩和醫療。

上升為一百五十八萬人。臨終關懷醫療保險金涵蓋的病人比例與其他保險相比，在二〇一〇年為百分之八十四，服務的平均長度為十九．七天。安寧運動宣稱，盡可能充實並完整地活到死亡的那一刻是每個人的基本權利。一些傳統的治療方式強調醫治病人而不是照顧病人，忽視了病人的這一權利。

二〇一〇年，百分之三十六的美國臨終關懷項目是非營利的，百分之五十八是營利的，百分之六是政府運作的（例如美國退伍軍人事務部醫療中心）。大部分臨終關懷病人的治療是在他「家」裡（私人住宅，養老院，住宅設施）進行，剩下的病人在住院機構或急性護理醫院接受治療。有住院部的臨終關懷機構類型的包括獨立的，從屬於醫院系統的，從屬於家庭健康機構的，從屬於養老院的。如表格 6.3 所示，美國大部分臨終關懷病人為七十五歲以上的白人女性。在二〇一〇年，因癌症接受臨終關懷的病人數量比例最高，為百分之三十六。在表格 6.4 中列出的其他高危險疾病還有心臟病、老年癡呆和肺病。

讓我們看一下二〇〇六年的情況，全球兩百三十四個國家中有一百一十五個國家建立了一種或多種臨終關懷緩和醫療服務，然而只有三十五個國家一定程度上完成了和其他主流治療部門的融合。儘管世界上只有一半的國家有臨終關懷緩和醫療服務，但是這些國家有全球百分之八十八的人口。英國醫學社會學家大衛．克拉克（David Clark）說：「不過，最需要臨終關懷緩和醫療服務的地方，卻只有最少的服務。」

許多醫師接受的訓練是以恢復病人的健康為首要任務。在治療侵略性癌症時，許多病人也要經受一系列可以延長壽命的手術，即使治療方案有時看起來並不是那麼現實。大部分臨終關懷病人事先已經接受了一些手術、化療或者放療。然而在臨終關懷中，治療病人的目標變成了以舒適為首要，每一個病人在所有的治療決定中都發揮重要作用。

表格 6.3　2010 年臨終關懷病人的種族、性別、年齡比例

病人種族	**比例**
白種人	77.3
多種族／其他種族	11.0
黑種人／非裔美國人	8.9
亞洲人，夏威夷人，其他太平洋島上居民	2.5
美洲印第安人 / 阿拉斯加土著人	0.3
病人性別	
女人	56.1
男人	43.9
病人年齡類別	
小於 24 歲	0.4
25 ～ 34 歲	0.9
35 ～ 64 歲	16.1
65 ～ 74 歲	15.9
75 ～ 84 歲	27.9
大於 85 歲	38.9

來源：國家臨終關懷和緩和醫療組織事實和資料：美國臨終關懷，2011 版（2012）。國家臨終關懷和緩和醫療組織。

表格 6.4　2010 年美國臨終關懷機構在初步診斷後接收的病人比例

初步診斷	**比例**
癌症（惡性）	35.6
肺癌症診斷	64.4
心臟病	14.3
虛弱，未特別指出的 （包括患有多種疾病並不斷惡化的體弱長者）	13.0
老年癡呆，包括阿茲海默氏病	13.0
肺部疾病，包括肺阻塞	8.3
中風或昏迷	4.2
腎疾病，包括末期腎臟疾病	2.4
非肌萎縮運動神經元	1.2
肝病	1.9
肌萎縮性脊隨側索硬化症	0.4
後天免疫缺乏症候群／愛滋病	0.3
其他診斷	5.4

來源：國家臨終關懷和緩和醫療組織事實和資料：美國臨終關懷，2011 版（2012）。國家臨終關懷和緩和醫療組織

由於重視生活的品質，臨終關懷注重之前提到的減輕痛苦的各個方面，包括減輕身體疼痛但不局限於身體疼痛。臨終關懷醫學研究人員花費相當多的時間研究控制疼痛的各種方法，這些方法不僅可以緩解病人所描述的疼痛，還可以抑制和疾病相關的症狀。

儘管一些醫師使用鎮定劑控制病人的疼痛，但是大部分關於控制疼痛的觀點正在不斷發展。外科醫師試圖尋找既能緩解病人疼痛又無需鎮定病人的平衡點。為了實現這種對疼痛的控制，對醫療保健醫師進行大量重新訓練是很有必要的。

臨終關懷人員也治療與社會、心理、金融、精神有關的疼痛。疾病末期患者在朋友和熟人不去探望時會經歷社會遺棄或自我隔離。這些人因為沒有應對死亡問題的能力，不知該對病人說什麼或所做什麼，或是根本不知道病人遭受的經歷就不去探望他們。非常諷刺的是，臨終病人在人生中最孤獨的時刻是最需要社會支援和陪伴的。

病人及其家人也常遭受經濟問題，家庭需要支付巨額醫藥帳單，但家庭收入卻在減少。最後，當人們思考存在問題和人生終極的意義和目的時，也會經歷精神上的痛苦。病人及其家人常會問「上帝為什麼讓這件事發生在我身上」以及「為什麼壞事會發生在好人身上」。

批判性的問題是：什麼構成了生活的品質？人們在死之前最想實現什麼願望？他們最想做什麼？邁可．雷明有位病人在明尼蘇達州諾斯菲爾德接受臨終關懷，當他被問及最後的願望時，他說他最想搭直升機兜風。在NBC電視臺的幫助下，他實現了這個夢想。像這個病人一樣，絕大多數的人在人生中都有未完成的心願。有一些人希望和朋友及家人和好，還有人希望梳理一下自己的人生經歷，寫一下回憶錄，在花園種種植物，看日落或者計畫一下自己的葬禮等等。一位三十七歲的女性在生命最後幾個月，還在為考取房地產從業證書而複習並且最終通過了考試，最後在丈夫的幫助下賣掉了兩套房子。於是她在三十七歲臨終之際找到了人生中的第一份工作。另一方面，臨終之人更關心的可能是他人，就像肯塔基州一位四十歲左右的男性擔心的那樣。他的妻子不會開車，所以他特別擔心妻子無法獨自開車送孩子上學或做其他的事。他請求社工教她妻子開車，這樣她就能考取駕照。社工同意了，於是他的妻子得以在他死之前考取了駕照。他臨終前的願望實現了。

不同文化中的死亡

英國和美國監獄的臨終關懷項目

監獄臨終關懷的目的是使疾病末期的病人以盡可能恰當的方式有尊嚴、在他人的關懷下死去。監獄臨終關懷在十九世紀八〇年代傳到美國，現在大約有三十九個監獄臨終關懷項目。而英國只在二〇〇四年成立了一個監獄安寧專案。在整個歐洲，只有極少的幾個監獄安寧專案正在實施。有限的監獄臨終關懷資料暗示著社會對關懷臨死犯人的輕視。

與監獄外的臨終關懷項目一樣，志工在監獄臨終關懷項目中占主導作用。許多志工是監獄犯人，而不是監獄外面的人。現在在只有一個監獄臨終關懷項目的英國，最常用的方法是將臨終犯人轉移到社區醫院或將他釋放。研究認為英國的這個項目在臨終關懷現場設施方面落後於美國。在監獄安寧專案中，需要注意的問題不僅是舒適問題，限制和在安全環境中進行照顧也是很重要的。

美國的實踐顯示監獄安寧專案本輕利厚。這些項目也會為病人和照顧他們的獄友帶來情感上的積極影響。對犯人的臨終關懷項目還在發展初期，因此還存在著許多問題，比如使用麻醉劑來緩解疼痛的問題，犯人和治療專家之間彼此不信任的問題。現在，越來越多的犯人可以接受臨終治療，特別是在美國。

來源建立監獄臨終關懷：對於英國和美國的綜合評價，緩和醫療，26（8），969-978。

臨終關懷治療是由跨學科的安寧團隊提供的，每一門學科都會對治療方案提供一些幫助。各學科在自己的專業領域互相合作。

每個跨學科的臨終關懷都包括不同層級或級別的治療。團隊以病人及其家人為中心。安寧運動強調病人在健康治療專家和其他經訓練的專業人員幫助下做出自己的決定。這個過程中最關鍵的人物是病人專屬的醫師——他會一直負責病人的治療並在必要時為病人開藥方。

團隊下一層級的人員包括臨終關懷專業護理人員。首先包括醫師，他們需要直接進行治療。下一層級是護理師，註冊護理師負責病人治療的協調工作，也需要有照執業護理師和護理師助理，尤其是在住院部。

臨終治療社會工作者是這個團隊的中樞，他們花費大量時間與病人的家人在一起，促進家庭成員之間相互交流。儘管家庭成員們意識到病人將要死亡，但他們可能不會主動和其他家庭成員或病人談及這件事。社會工作者可能要花時間解決一些社會問題，比如酗酒、婚姻問題，處理病人的孩子和孫輩的問題。

牧靈關懷是團隊的基本職能。大型的安寧團隊會有牧師，牧師會直接為病人及其家人進行牧靈關懷，為安寧團隊其他成員提供精神問題方面的建議，動員社區的神職人員一起關懷他們的教徒。小型安寧團隊中的全部牧靈關懷都是由當地神職人員提供的，他們和臨終關懷人員聯繫緊密。

安寧團隊還提供財務諮詢。由於病人及其家人在治療期間往往會耗盡財力，安寧團隊常常幫忙尋找其他協力廠商的賠償機構，例如醫療保險、醫療補助計畫或一些私人保險公司，並幫病人尋找其中適合的項目。

安寧團隊的另一層級為大量的衛生保健專家和社區中的主要領導人，可以在病人治療過程中提供幫助。臨終關懷也需要精神病專家和心理學家的幫助。他們也會到公共健康護理機構——比如護理師機構——去尋求護理師、家庭醫護助理或者家務助理的幫助，請他們繼續提供特殊的衛生保健服務或者分擔病人護理工作。物理治療師、語言治療師和職能治療師可以為治療病人提供建議，以保證每天的治療效果達到最大化。最後，律師和喪葬承辦人員可以協助病人處理個人事務，也可以滿足病人死後的需要。

藝術家在安寧團隊中的作用越來越大。康涅狄格州的安寧團隊首創了藝術專案，他們認為藝術是幫助病人在生命最後一程中獲得滿足感的一種方式。在許多專案中，金屬製造、攝影、制陶、戲劇、舞蹈、音樂等領域的藝術家協助病人以自己喜歡的方式表達自己。例如，音樂治療師會努力瞭解疾病和死亡背後的含義，將其與音樂背後隱藏的意義連結起來。在疾病治療過程中，音樂治療師會選擇對病人及其家人有特殊意義和價值的音樂，治療師在治療過程中也會選擇病人所喜歡的音樂。

經過訓練的志工是「團隊治療臨終病人的方法中不可或缺的一部分」。許多志工都經歷過親人的死亡，他們發現這種經歷給予他們一個幫助他人的機會。有些志工是退休的衛生保健專家，比如外科醫師和護理師，其他非專業的志工很樂意幫助臨終病人及其家人。最近，一項關於志工的研究中提出了其中的具體原因：想幫助那些患有致命疾病的人緩解痛苦，想幫助他人對抗死亡，支援臨終關懷理念，從關心之人的死亡中獲得人生經驗。

在志工參與臨終關懷全面培訓專案之前，志願協調人員會對他們進行面試，並要求他們填寫一份特別設計的調查問卷，這份調查問卷可以評估他們對臨終病人的情感。除了最初的志工培訓專案外，每一個安寧專案都有定期的在職培訓來保證並提升志工的技能。一些志工從事的是照顧病患的工作，例如提供交通服務，短時間陪伴病人好讓家人可以離開房間一下，搬運器械，或者在病人死後向其家人提供喪親諮詢。

無償志工的收穫是兩方面的，既可以被病人及其家人認可，也可以獲得知識，但不能擁有可以產生社會差距的專業地位。志工可以在不涉及情感和專業問題的情況下，作為陌生人聆聽他們的想法，志工對病人及其家人的支撐作用不是其他任何有關人員可以比擬的，這些志願者既是陌生人也是朋友。

志工有時也是臨終病人及其家人的發言人。有時病人及其家人和朋友害怕向醫師或其他醫療人員詢問病情，志工作為親密的朋友和知己，經常替病人及其家人向負責治療的醫師回饋他們的需要。邁可・雷明曾經擔任一位正在治療的男病人的主要志工。當病人向護理師抱怨他的疼痛時，卻被告知要「勇於面對」。由於雷明瞭解醫療體系，所以他能夠聯繫合適的人重新評估病人的疼痛治療。

志工最後角色是教育者。在這個社會中大多數的人沒有經歷過死亡事件。臨終關懷志工總結自己的相關工作經歷，向病人及其家人傳達有用的見解。志工可以幫助病人及其家人和朋友瞭解死亡的過程。死亡的過程通常是複雜、壓抑、無序的。除此之外，大部分病人及其家人需要別人認可他們的感覺和經歷。病人及其家人在這一過程中可能很難理解自己的感覺、情感和經歷，他們需要被告知這是很正常的。

在整個社區中存在很多影響因素，可能有助於照顧病人或幫助其得以實現。病人的家人和朋友最好盡可能地參與病人的照顧。當他們不能在特定時間提供病人所需要的照顧時，臨終關懷人員就會尋找所有可能的方法來滿足病人的需要。在病人的臨終過程中家人的支持是最重要的，其中也包括許多近親和遠親、朋友、鄰居、當地教堂人員或其他公民團體。

安寧專案高度依賴社區利益和社區支援，這就需要有計劃地進行公共資訊專案。臨終關懷的觀念必須使醫學界和社區人員信服。特殊的活動不僅需要經濟支援（特別是當臨終關懷項目正在發展

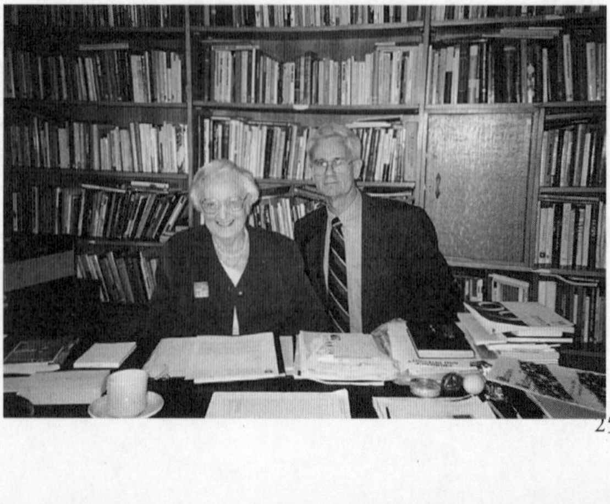

代安寧運動的創始人桑德斯醫師和喬治・迪金森，在英國倫敦聖克里斯多夫臨終關懷辦公室。桑德斯醫師有護理、社會工作和藥學學歷。

中），也需要所有人願意在管理機構授予臨終關懷資格認證、醫療證明和同意給這個區域的人提供服務前作證。

關懷單位——患者家屬

臨終關懷概念最顯著的特徵之一是，不論在什麼時候臨終關懷都會讓病人選擇生活的方式和場所。以患者為中心的治療是客觀的、無條件的、經過授權的。

邁可・雷明曾在一個安寧專案做過志工，其中一位病人的例子體現了這一治療理念。這個病人的孩子都已經成年，但他卻始終單身一人和狗住在一起。他患有肺癌，想獨自在家中死去，此外他還有菸癮和酒癮。安寧專案認為只要可行就一定尊重病人的意見。因此，臨終關懷護理師每四小時去一趟他家裡，警察局的人從晚上十點到早晨七點每小時去查看一下。病人的病痛在不使用鎮定藥物的前提下控制住了。臨終關懷志工（也是一個有資格證書的職業護理師）每天去病人家裡兩到三次，並且他也和病人的家人和朋友一樣滿足病人對於酒和菸的需要。安寧團隊成員的每次拜訪都不超過十分鐘。病人最終以自己想要的方式死去了——在家裡，免於病痛，在自己的掌控之中。

儘管有的安寧團隊成員和病人家屬對其死亡方式持保留意見，但是每個人都尊重他的決定權。臨終關懷認為，病人及其家人可以參與對病人治療的決定，並且不會因為他們的觀點與護理團隊的觀點相反就否認他們。

傳統的健康治療重視病人而忽略他的家人。可能許多健康工作者會說，如果給他們機會私下陳述他們的觀點，他們會希望家人離開。傳統上，醫師、護理師、社會工作者或牧師的配給比率是建立在只有病人需要關注的假設之上。儘管臨終關懷工作者確實沒有義務滿足病患家人的身體需要，但是他們確實相當關注病患家人的社會、心理和精神上的需要。

臨終關懷挑戰了醫療衛生體系，他們對病人提供了極高的專業人員配給率。例如，康涅狄格州的公眾健康法——它是關於臨終關懷許可的規章，規定每六個病人就需要配給至少一位註冊護理師全天候照顧，每三個病人至少配以一位護理師人員（有照執業護理師或者護理師助理和註冊護理師）。

然而，家庭護理所包含的遠比工作者的數量多。醫療工作者需要知道如何應對病人家人的恐懼、擔憂、眼淚和心煩意亂，並應該知道在恰當的時候說恰當的話。這就需要良好的傾聽，來決定怎樣的服務最為有效。

由於需要大量服務人員，安寧服務相對昂貴。促進該項服務的發展對整個社會而言是一項挑戰，因為它關係到死亡的權利以及生命的品質。傳統醫護服務中，忙碌的護理師在值夜班的時候可能需要滿足一整層病人的需求，通常無法在怕黑的臨終病人身邊陪護。傳統護理師也沒有時間安慰沉浸在悲傷中的病患親屬。

跨學科團隊能夠為不同領域的成員提供支援，確保良好地運用團隊整體資源滿足家庭的需求。例如，如果值夜班的護理師被問到關於精神關懷的問題，而且需要盡快給出解答時，可以諮詢隨行的神職人員。在安寧服務中，病患家屬也參與決策。相對於由醫護人員做決定、其他人遵從決定的原有模式，病患家屬參與決策的模式向習慣於原有模式的醫護人員提出了更高的要求。

安寧服務的費用

雖然安寧服務為每一位病患提供個性化的服務來滿足其需求（包括整個團隊的專業人士和志工），但是由於百分九十以上的服務在病患家中進行，避免了多項住院治療的高昂費用，這項服務的性價比很高。二〇一一年的財政資料顯示醫療保險賠付率為日常家庭保險每天一百四十七美元，一般住院保險每天

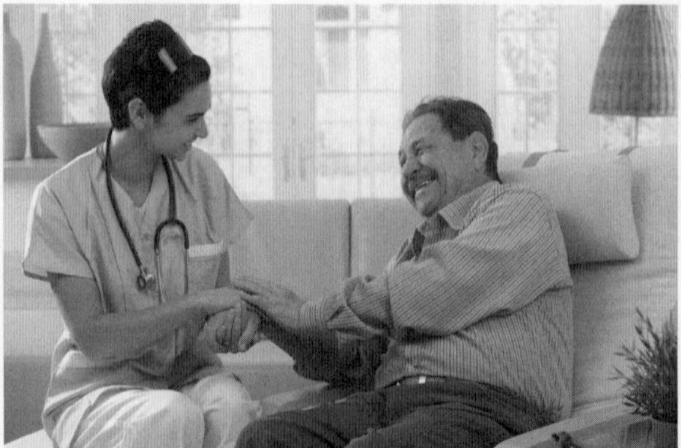

安寧服務是為了照顧臨終者，而不是干預死亡進程。雖然這些患者處於病症末期，但他們仍然活著。我們需要時刻記住這一點，並且據此來對待病患。

六百五十二美元（用於只能住院治療的病症），資料來自二〇一一年度醫療保險賠付政策。安寧服務費用主要來自醫療保險，美國百分之九十三的安寧服務可以獲得醫療保險支援。二〇一〇年的醫療保險已經為百分之八十四的享受安寧服務的患者提供了保障，其中個人保險占百分之八，醫療福利占百分之五，其他來源包括捐助、補助金、個人賠付共占百分之三。如表6.5所示，享受安寧服務的病患大多數在自己的居所離世。

實際問題　如何應對致命疾病

安寧服務可以幫助你：

一、進行針對疾病的談話。如果確診為癌症，大方承認。試圖掩蓋病情並不能讓情況好轉。

二、接受死亡是生命的一部分。

三、將生命中的每一天視為嶄新的開始、上帝饋贈的禮物，全心全意享受每一天。

四、瞭解生活並不完美

五、祈禱，只要你願意。祈禱不是為缺憾而哀嘆，而是自己內心力量的體現。

六、學會在身患疾病時好好生活，不總想著自己將因此而離世。每個人都會以某種方式走向生命的終點。

七、減少親人朋友們的負擔。不想成為別人同情的對象，就得用實際行動證明。

八、為後事盡可能做好安排，比如計畫葬禮、寫遺囑等等，並且讓家人理解你的用意。

九、制定新的目標，瞭解自己的不足。有時候生活中簡單的小事最能帶來喜悅歡欣。

十、探討家庭成員之間的問題，如果可能的話，也讓孩子參與。畢竟，你的問題不僅僅關係到你一人。

安寧服務由臨終關懷醫療保險（一九八二年開始實施）提供理療保險保障。安寧服務專案必須經過嚴格的評估，保證服務符合醫療保險要求，並且必須直接提供以下服務：護理、醫務社會服務、醫療服務、諮詢以及志願服務。在近期的醫療保險病患研究中，除前列腺癌和中風患者外，選擇安寧服務的群體相比沒有選擇該服務的群體花費更低。

安寧服務可以為某些病患減免費用（遵循醫療保險條例的規定）。醫療保險支付諮詢委員會提供的資料顯示，二〇〇九至二〇一〇年有百分之二十選擇安寧服務的病患生前獲得了費用減免，其中的三分之一由病患提出減免申請，三分之二由臨終關懷醫院提出。

通用電氣是美國最早為員工提供臨終關懷福利的大型企業之一。目前臨終關懷福利覆蓋了百分之八十中型和大型企業的工作人員。另外，大多數的私人保險公司都提供了綜合臨終關懷福利項目；與此同時，透過保險公司向員工提供的大多數保單都以福利待遇的形式將安寧服務包含在內。但是大多數安寧服務專案仍然依賴補助金、捐助等方式來滿足沒有醫療保險、補助和保險賠付的病患及其家庭的需要。

臨終關懷的宣導者希望每位末期病症患者，不論身分和年齡，都能有資格獲得安寧服務相關的費用減免。他們堅信該項服務從長遠看節省了可觀的費用。如果病患及其家庭選擇安寧服務，許多病患不再需要住院。一個基本的社會問題是，我們是否真正看重死者的生活品質，並努力將其實現。

雖然安寧服務相比一般健康護理服務需要更多的服務人員，然而事實上前者的費用仍然較低。由於大多數病患可以在家中接受安寧服務，費用相比其他任何形式的住院醫療有一定幅度的降低。由於提供的服務等級不同，住院安寧服務費用高於療養院的費用，低於一般醫院的住院治療費用。

表 6.5 臨終關懷病患離世場所

離世場所	比例
病患居所	66.7%
個人住所	41.1%
私人療養院	18.0%
養護機構	7.3%
安寧病房	21.9%
急症監護醫院	11.4%

來源：國家安寧服務臨終關懷組織，現實與資料：美國安寧服務 2011。

智慧箴言

動物安寧服務

寵物安寧服務的出現屬於人類安寧服務的衍生現象。這一現象象徵著人們對寵物死亡方式和痛苦的深切關懷。如同人類的安寧服務，動物安寧服務致力於為身患絕症的動物提供安撫和臨終服務，使牠們在最後的日子盡可能享受到高生活品質。關注點從治療轉移到關懷，接受死亡是不可避免的結局。

動物安寧服務可以被視為過早對動物施行安樂死的替代選擇。動物安寧服務絕大多數在家中進行，如果有必要，可以帶小動物去見獸醫。有一些獨立臨終關懷醫院專門照顧年邁、患病以及受傷的動物。動物安寧服務並不是免費的，通常比直接安樂死要貴一些，所以較高的價格可能會成為動物安寧服務推廣的障礙。除非將動物放在加州桑塔羅沙光明避難所（BrightHaven）這種完全依賴捐贈來照顧年邁和殘疾動物的機構，或者能夠聯繫到科羅拉多州立大學的安寧服務中心，否則服務費用是不可避免的。不可否認的是，該項服務為動物提供了更平和地走向死亡的方式，也給予我們的動物夥伴一個善終。

摘自〈最後一步：對臨終寵物的深思〉（2012）芝加哥傳媒大學。

公眾態度

臨終關懷興起時，人們對於臨終和死亡有了前所未有的開明認識。在時代提供的機遇面前，人們能夠為他人做一些實事，越來越多的人把握機遇並積極參與其中。與此同時，公眾對死亡的認識也促進了媒體的宣傳。這些都為管理機構組織安寧服務補助聽證會提供了群眾基礎。

在未來，公眾態度對於關懷絕症患者及其家屬將具有更大的影響。公眾態度決定了醫療專家是否進一步擴展家庭服務範圍，是否強化照料末期病人的專業技能。病患及其家庭實際上是消費者。在這個消費意識覺醒的時代，購買服務的消費者在某種程度上可以控制所提供的服務類型，醫療專家會越來越多地根據客戶意願做出反應和相應的調節。促進醫務人員提高專業技能的最重要因素就是病人的需求。同時，尤其在醫院之間的競爭中，消費者的意願會促進此類機構提供更為人性化的服務。

許多醫師、護理師、社會工作者、神職人員以及醫院和療養院其他的員工都聽說過安寧服務，並且主動地參與技能培訓，將安寧服務的理論綜合運用到病患的日常護理。當某種流行的運動形成趨勢，緊隨而來的問題就是這種趨勢是否會被制度化，並對現實規範、管制以及成本費用等問題的調整中失去了原本的精神內涵。安寧服務正處在這樣十字路口。我們有充分的理由相信至少兩件事中其一會成真：安寧服務將繼續對絕症病患提供專門的照料，或者醫療制度將融合安寧運動帶來的先進醫療服務理念。毫無疑問，將安寧服務融入醫療服務系統是一種雙贏的選擇。

目前來看，美國的安寧服務滿足了大多數美國人希望在家人的照料中辭世的願望。不過，有時候人們不情願參與安寧服務。有相當一部分人仍然對安寧服務的理念不瞭解，有的甚至不知道社區裡有臨終關懷醫院。護理人員可能也不願與病人家屬討論關於安寧服務的話題，怕讓他們心煩。近來關於護理師日常交流的研究顯示，他們很少談論安寧服務。不過，南卡羅萊納州的醫師們指出，醫師大多數情況下會建議轉診病人進入安寧服務專案，而不會直接推薦一般病人及其家屬。選擇安寧服務被視為是放棄生命。這種錯誤的觀念影響病人的決定，導致病人最終沒有選擇對他而言更為有利的安寧服務。過晚進入安寧服務專案，會讓病患錯過諮詢服務、社會支援等提高餘生的生活品質的機會。

如同本章之前所述，參與安寧服務的群體的人種分布並不均衡，尤其是非洲裔美國人和拉丁美洲人很少。一個可能的原因在於非洲裔美國人的生命聖潔的哲學思想。選擇安寧服務被認為是偏向非侵略性的治療。安寧服務的重點在於生命的品質，並不與大多數非洲裔美國人關於壽命、為救贖而受難的信仰相悖。其他影響因素包括知識和信任的缺乏、不同的精神信條，以及醫院中缺少數民族裔的員工等等。塞西爾・嚴庫（Cecile Yancu）和同事們指出，安寧服務的理念代表了白人文化中的核心部分，比如獨立自主；而非洲裔美國人的文化更青睞家人之間的關懷。影響拉丁美洲人選擇安寧服務的因素包括他們對於死亡和臨終照護的理解，語言差異，較低的轉診率，臨終關懷護理人員的要求，以及他們優先考慮醫療制度而不是安寧服務。嚴庫和同事認為，一般民眾對安寧服務缺乏瞭解，非洲裔美國人和拉丁美洲人尤其如是。

安寧專案的評估

人們越來越關心安寧服務的結果評估。患者經歷的是以走向生命終結為結束的服務，這是最關鍵的一點。醫療服務的提供者希望弄清楚最終結果是否與實施的干預有關。史蒂芬・康納（Stephen Connor）指出了進行該項評估所付出的努力以及消極影響因素。他認為評估的一個方式是讓病人評價自己的感受。根據二〇一〇年資料，安寧服務持續時間的中位數僅為十九・七天，死亡期限的接近降低了交流的可能性，透過這種方式獲得評估十分具有挑戰性。對心理和精神護理進行評估比較困難，因為在資訊理解的過程存在許多變數。再者，人口資料變化很大，有些家庭成員會猶豫是否坦誠他們的感受和焦慮。康納在文章中提到，目前還沒有可供使用的評價精神狀況改善程度的經驗測度。大量使用定性指標應該更為有效，而不是目前廣泛採用的定量測評。症狀監控資料顯示了安寧服務的優越性，並且可以與不採取該項服務的資料進行比較。

總而言之，儘管還存在上述的一些問題，安寧服務已經在整個醫療體系中占有一席之地，美國著名的死亡學家羅伯特・卡斯登邦認為，許多醫療專家以及相關部門管理者都相信安寧服務能夠做到他們所提倡的內容，並且以一種理性、負責、性價比高的方式進行服務。

他人的故事

堅毅與榮耀：人類軍事戰爭中的健康問題

「一位案例研究員曾問我：『你認為自己的修復的能力源於什麼？』這很簡單：『軍人的意志力』。」克里夫・戴維斯說。

戴維斯的胰臟癌經由血液擴散到了肺部。臨終照護人員十分敬佩他的堅毅個性，但也希望他能接受現實——他原本不必承受巨大的痛苦。

一九九六年戴維斯罹患了輕微的中風，後來病情加重，他的腿以及軀幹一側的大部分功能都受到損傷。他與疾病抗爭，但是卻又遭受了兩次中風。

如今戴維斯需要依靠輪椅和輪氧設備。他正在接受一項新的疼痛治療，但他並沒有因此身體虛弱。

他今年六十二歲，不是一位普通人。在受疾病困擾之前，他有二十三年的從軍經歷：四次開赴越南，有七年時間都在執行名為「國際旅行」的特殊任務。

戴維斯兩次負槍傷，分別在頭部和手臂，背部曾被刺刀刺傷。在越南，他乘坐的直升機在輕型武器對戰中失去了尾部螺旋槳，墜毀後他的椎骨粉碎。他是五人機組中唯一一名倖存者，獲得了四枚紫心動章。四枚。

身為戰地軍醫，他冒著槍林彈雨搶救受傷的士兵。被調到空軍部隊以後，他加入了空軍救援與恢復小組，主要任務為深入越南北部、柬埔寨以及寮國來拯救被擊落飛機中的飛行員。

戴維斯成為了醫師助理、降落傘檢修工、跳水運動員、水下攝影師、小型武器專家以及燒傷專家。

他加入了九個共濟會項目。他協助清理圭亞那的瓊斯鎮的廢墟，吉姆・瓊斯（Jim Jones）和另外九百人在那裡製造了「革命性自殺」。

他有兩個女兒，第一次婚姻以失敗告終。一九八六年，他在一次「空中行走」活動中與雪麗相識並一同度過了第一個感恩節，後來與雪麗結婚。他們每週去釣魚三次。他非常喜歡釣魚。

之後，戴維斯在維吉尼亞州醫院做志願服務，協助為殘障人士的工裝背心設計了專門的線條。

「真是難以置信，他在被疾病困擾的時候還總想著別人。」雪麗說到。

如今，戴維斯非常容易疲勞，但是他的頭腦清晰、意志頑強並且被家人的愛所包圍。

「正是軍人精神支撐著他一直前進。」朋友德蕾莎‧溫格說。

來源：〈堅毅與榮耀：人類軍事戰爭中的健康問題〉A‧派克。2009年10月11日。

結論

如今被診斷為心臟病或者癌症並不等於被判了死刑。在醫療不斷進步的今天，許多人都在「與臨終共處」。雖然身患絕症，病人仍然可能在接下來的許多年中繼續生活。人們對癌症的認識和接受水準越來越高。在人們眼中，這種絕症與來自生活各個其他方面的挑戰沒什麼不同。治療途徑也日益增多，這會給予病患更多鼓勵。各種組織與器官的移植技術也完善了絕症的治療方法。

美國人的生活模式從初級群體聚集模式，發展為從屬的、非人格化的模式，於是死亡發生的場所也從家中轉移到了醫院或者療養處——逐漸遠離親人朋友，轉向各種機構。安寧服務的發起可以被視為這一轉變的逆向運動。當我們在從屬定向的社會中尋找初級群體關係時，就會選擇在熟悉的家庭環境中度過最後的時日，而不是在死氣沉沉的醫院裡。也許我們正在回

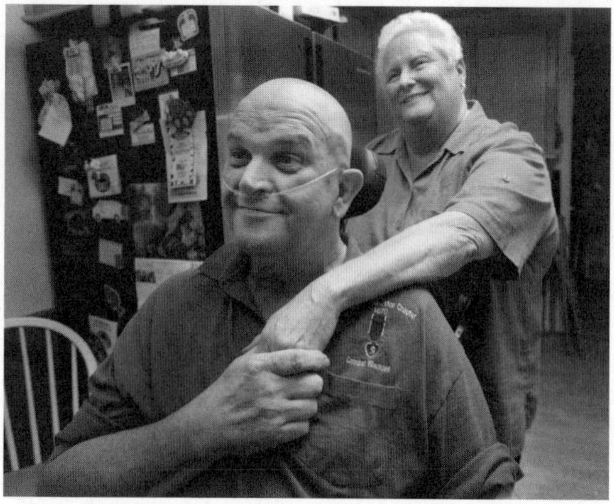

克里夫‧戴維斯被診斷為胰臟癌，但他憑藉堅韌的性格面對病痛和疾病帶來的困擾。身為一名曾受表彰的軍人，他將自己的堅忍性格、定期志願服務以及為他人的無私奉獻歸因於「軍人精神」。戴維斯先生於二〇〇九年十二月十一日去世。

歸對彼此的關懷——對死亡的尊重。

安寧服務是關愛與憐憫之心的回歸，發揚了鄰里互助精神，這正是當下城市生活所缺失的。安寧服務意味著當病患有需求時，專家們要多走些路到病人家中進行服務——病人可以打電話請醫師出診。例如，安寧服務會鼓勵十四歲以下的孩子見一見患有絕症的親人，而不會要求他們在醫院的大廳裡等候。安寧服務始於社區範圍內的基層運動，同時也有城市大型醫療機構的參與，以更好地提高醫療水準。羅伯特・卡瓦諾認為，臨終關懷的護理理念幫助我們發掘、面對、理解並且接受內心對於死亡的真正感受，為我們提供了一個愉快度過餘生並自主選擇離世方式的機會。簡而言之，這項活動將走向死亡的過程轉變為一場生命的讚禮。

隨著美國聯邦政府對安寧服務提供資金支援，以及政府對完善服務專案的嚴格要求，安寧服務專案應當努力不為相關的官僚機制所累。安寧服務需要繼續關注病患家庭，並且不帶偏見地、毫無保留地提供服務，把每一位病患當作自主的人來對待。

在醫療保健系統中死去

CHAPTER 7

我離開了醫學院。因為我不知道怎麼委婉地通知壞消息或是應付虛弱的病人。而這些，都是我將來要面對的。

——菲爾・哈蒙德博士

在自己的床上死去無疑是好的。更好的是，死的時候還穿著自己的靴子。

——喬治・歐威爾

在美國的醫療保健系統中，大部分人認為醫師是唯一需要對患絕症末期的家庭成員負責的。不過，儘管醫師被看作是權威人士，中國人認為家庭和醫師需共同為患者的治療負責。研究發現，美國式的生活強調個人中心、自信和獨立，以青年人為導向。然而，中國人看重世代的延續性、家族的團結、對長輩的尊重和情境中心——個人的意願從屬於家庭的意志。在中國的醫院和美國一樣，當患者、醫務人員和患者的家庭成員知道患者即將死亡的時候，他們傾向於互相隱瞞（在第五章中討論過）。在中國的文化中，互相隱瞞在某些醫院中是主要做法。

傳統的中醫療法（針灸和草藥治療）一般和西醫療法結合使用，而且中國醫師都會接受二者的培訓。在中國，醫院花費通常很高，患者的家屬可能會承擔大量勞動——諸如清潔地板、送飯、送病人去實驗室或照X光。施耐德（Schneider）認為，給家庭成員帶薪休假可能會有所幫助。

然而，美國人的死亡場所通常是一些機構。中國人傳統上習慣在家中過世。在家中，中國人可以用比較符合傳統的方式對待死亡。同時中國人相信，如果一個人在遠離家的地方死去會變成孤魂野鬼。此外，如果選擇在家中過世，臨終之人通常也可以參與到日常生活中，在臨終的同時可以感受生活。當有人在家中去世，中國人認為這象徵了他們和死者之間關係的完整和團結。由此可見，死亡在不同的文化中有不同的意義，也有相似之處。現在讓我們看看美國醫療保健系統是如何對待死亡的。

○應對死亡的醫療模式

美國醫療模型的基本思想是，在生病的時候，我們去找一個醫師把我們治好。然而，如果我們身患絕症，醫師並不能把我們治好。因此，死亡不適用於這一醫學模型——身患絕症的病人往往被拒絕或被敷衍了事。西醫專注於生命和讓患者活命，或協助他們死去。該模型忽略了一個事實，那就是疾病可能是死亡過程中的一部分。當治療疾病時，醫師有可能試圖治癒身患絕症的人。隨著當今人類壽命的延長，一個人更可能身患慢性疾病並因此最終死亡。相對於延緩疾病，現代醫學的目標更傾向於治癒疾病。

美國醫療模型忽視醫學亞文化中疾病的本質是致死，無法接受死亡是生命週期中正常的一環，把臨終的病人看作偏差。當一個人被貼上「偏差」的標籤，一個相互作用的整體框架就被創造了出來，「正常人」會據此對偏差（即臨終患者）做出反應。不管個人是否對偏差的標籤負有責任，受侮辱的個體會名譽盡失，無法像正常人一樣被尊重。

塔爾科特・帕森斯（Talcott Parsons）——美國社會學家、最知名的結構功能主義者之一、早期的醫學社會學家之一——觀察到醫師不會從整體上觀察病人，而更傾向於把他或她看作一個有特定疾病的人或者是身體有恙需要治療的人。因此，醫師的目標是利用醫學技術治癒病人的疾病並將健康和正常的社會功能還給他或她。帕森斯指出，疾病是對社會健康價值的排斥。結構功能主義者（如第一章所說）假定，大多數人在大部分時間都很健康，而那些生病的人可以被醫療制度「治好」，這樣社會才能良好運轉。

死亡視為醫療場域中的偏差

如上文所述，醫學界對待病人尤其是臨終病人的態度強化了「醫師即治癒者」的觀點，維護醫療亞文化的秩序。臨終的病人在醫療亞文化中是偏差，因為死亡對「醫師即治癒者」的形象構成了威脅。喬治・狄金森回憶起幾年前向一份醫學雜誌提交過一份關於醫師對待絕症患者的態度的手稿（他在文中把那些病人稱為偏差），編輯回信說臨終病人不能被稱為「偏差」。（在醫療場域使用這樣的詞不恰當！）

丹尼爾・錢布利斯（Daniel Chambliss）在醫院觀察病人的過程中，發現病人首先從家庭、工作甚至是個人經歷中分離。最重要的是，疾病（絕症或其他病症）是異常的，因為它是健康的日常生活中出現的非正常故障。醫院的病患穿著病人服，成為了被觀察和討論的對象。對於患者來說，在醫院要經歷無休止的被觀察、被問話、被觸碰、被扎針。特別是在醫學院中，有醫學生和住院醫師如影隨形地跟在主治醫師後面的時候。

病人喪失了隱私權。錢布利斯認為醫學需要可以處理的對象——明確的問題、可治癒的疾病以及充滿感激的、信任醫師、護理師和醫院的病人。不符合這些要求的患者（患有慢性病或不可治癒的疾病的人或是固執的人）比醫藥效力更具挑戰。他們挑戰醫學的整個世界觀。他們在醫療系統看來確實是偏差。

死亡也造成了社會醫療體系在科學客觀性上的尷尬和情感上的破壞。因此，如果不去控制死亡對社會醫療體系構成的破壞，可能會導致大量的衝突。

標籤理論——人們主要用標籤理論解釋偏差。這類理論並不關注行為本身或行為主體，而是在於觀眾的觀察。歐文・戈夫曼認為，被貼上標籤的人在別人眼中從「完整且正常」的人，成為「有污點且打了折扣」的人。因此，定義偏差的關鍵是觀眾對其的定義。所以，在分析醫學亞文化中的臨終的偏差病人時，必須對參與互動和貼標籤的醫學觀眾進行研究。

有了這樣的標籤，一個相互影響的整體框架就建立起來了，正常人可以據此對偏差做出回應。假設所有臨終的病人都是偏差，那愛滋病患者和愛滋病帶原者將會受到怎樣的歧視。愛滋病患者被貼上了兩個偏差標籤，一個是將死之人，一個是愛滋病帶原者。很多愛滋病毒或愛滋病相關的問題被當成了道德的問題，這是因為愛滋病病毒是透過不受歡迎的和／或非法的行為傳播的，如同性戀關係或靜脈注射毒品。因為愛滋病感染可以透過性傳播並且會致命，因而引起了一部分人的恐懼。J・M・史密斯指出那些受疾病影響的人會受到道德的譴責並有可能會被歧視。因為歧視會將公民從有意義的社會參與中剝離出來，被歧視的群體可能沒有任何動力去遵守社會規範。

喬治・狄金森教過一個身患愛滋病的學生，他對死亡很感興趣便去應聘一個殯儀館的志工。結果他的請求被拒絕了。後來，他開玩笑地說，不知道自己被拒絕是因為同性戀身分還是因為愛滋病。在評價積極適應的過程中，很多人更關心一個人是如何感染愛滋病的，而非他們病症目前處於的階段。因此，無論患者是透過性行為、靜脈注射毒品或者輸血患上愛滋病，都必然會背上偏差的汙名。

據醫學社會學先驅伊里亞德・弗里德森（Elliot Freidson）說，當一個人被貼上偏差的標籤時，正常的互動會被影響。雖然其他人可能不認為偏差應為自己的汙名負責，但是他們一般不會因此困擾或否決它。因此可以假設，在互動過程中，偏差會引起觀眾的反感。觀眾可能會採取迴避的方式來試圖管理並減少反感的情緒。

偏差招致懲罰——一般對偏差的主要反應是某種懲罰。法國社會學家埃米爾・涂爾幹認為，懲罰的主要目的不是懲罰偏差本人，而是鞏固對規則的攻擊。因此可以說疾病是對健康的社會價值的否決，或者說，身患絕症的病人是對醫師在醫學院學到的治病救人的知識的否決。

愛滋病患者中可能存在恐同症。病人可能會對生病感到極度羞愧或責怪自己「罪有應得」。另一方面，今天有很多人正致力於改變愛滋病的汙名。愛滋病的汙名和歧視在全球都存在，雖然在不同的國家、團體、宗教組織和個人中的表現不同。它們與其他形式的汙蔑和歧視一同出現。聯合國愛滋病規劃署（UNAIDS）的報告指出，截至二〇一二年，百分之六十一的國家有某種形式的立法來保護愛滋病毒感染者不受歧視。然而，只靠政策或法律無法抵抗對愛滋病的歧視。只要整個社會不去瞭解愛滋病毒和愛滋病以及那些負面態度和歧視給患者帶來的痛苦，汙蔑和歧視將繼續存在下去。偏見是最主要歧視，需要在社會和國家層面給予解決，並且愛滋病教育發揮了至關重要的作用。現在，愛滋病病毒的治療已經取得了很大進展。二十年前電影《費城》上映時引發了關於愛滋病的熱議，相比之下，今天死於愛滋病的人變少了。不過，愛滋病毒還在肆虐，疾病預防和治療措施的努力還在繼續。然而，對身患愛滋病的人來說最糟糕的經歷往往是被羞辱和被歧視。我們希望透過更好的教育減少負面的汙蔑，個人被單獨對待，而不是被一竿子打翻，不會因為他們可能與大多數人「不同」而受到歧視。

臨終之人被認為無法承擔正常的角色，儘管他或她也不喜歡自己得病，並且努力配合醫護人員康復。因此臨終之人永遠烙上了偏差的標籤，因為其無法被治癒或康復。

醫療環境中死亡的正常化

死亡的過程和生活的過程一樣正常；它們共存於同一個世界。死亡必須被認為是正常狀態——正如伊莉莎白・庫布勒–羅斯為這本書所取的書名：《死亡：成長的最後階段》（Death: The Final Stage of Growth）。它是人為創造的病態世界。現代醫學和技術創造了名為醫院的大工業中心。在那裡，環境是人工的，病人和醫務人員必須去規範死亡的過程。臨終正常化是指，雖然處於死亡邊緣，仍然要維持一定的角色、關係和身分。無論對患者還是對其他重要的人來說，瀕臨死亡時的正常生活都是一個挑戰。患者的角色和社會關係可能會被改變。在病人身體上的變化是有序可循的，也必須被接受。病人的自我看法可能會受到影響。肯尼斯・多卡指出，其他人可能會過度保護身患絕症的對象。

臨終之人生活的正常化和病人生活的正常化是不同的。臨終是正常的，而常態是由病人決定的。在嘗試正常化病人的過程中，醫務人員努力避免使病人陷入誇張的病態心理狀態。在死亡正常化的過程中，臨終之人必須讓醫務人員明白規範過程已經在進行了。

醫院是一個允許死亡發生的地方。病人在臨終的時候需要很多事物可以讓剩下的時間更好過。

醫院有為臨終之人專門準備的房間。事實上，正常化的建立不是基於種族偏好、社會模式和家族行為。正常化注重自尊、目標導向和消除孤獨感。它生成了一個社區，在這裡允許患者繼續充分參與人際交往。

臨終之人會重新定義自己的社區。臨終之人是自己神廟的大祭司，彷彿生活中有了一個神聖的地方，只有那些被接納的人才能進入這個神聖的場所。它超越了人類建造的醫院和其他容納病患的世俗場所。只有當醫護人員認識到死亡過程中的這一超自然元素，醫院才將能夠真正容納臨終之人。當前的醫院將人的身體看作一部可以被維修的機器，不過維修的過程中靈魂不能離開駕駛員座位。持有這一看法很難真正接納將死之人。

在對死亡進行正常化的時候，和對生活正常化一樣，醫院病人會不知所措，不知道如何處理與疾病有關的事件。在去個人化的醫院環境中，通常由患者自己完成的任務交給了專業的護理人員。醫病之間的力量差距慢慢體現出來，因為醫師擁有資訊、知識和治病技能，這進一步造成了患者控制感的減少。

> **他人的故事｜臨終時的病症**
>
> 毒藥滴入我們的靜脈。輻射傷害我們的肺部。官僚主義削弱我們。缺乏人情味激怒我們。我們煩躁、感到濕冷、暈船、嘔吐。我們是壞夥伴。顫抖，痛苦。以自我為中心。
>
> 摘自《看蟹》，C・米德爾布魯克，1996。

科技社會中的死亡

技術必要性（Technological Imperative）是一種文化價值，使得人們難以決心遵循自然規律放任死亡的發生。大多數西方社會有這種想法，尤其是在美國。這種概念認為，如果我們擁有去做某事的技術，就應該去做。這種思想暗示著，在可以依靠技術做成某事時，行動比不行動更好。然而，醫學倫理學家丹尼爾・卡拉漢（Daniel Callahan）運用技術邊緣策略（Brinkmanship）的概念捕捉到一系列在現代死亡過程中產生的實際的、道德的困境。因為醫學技術可以超乎人想像地延長生命，人有什麼理由去避免這樣的邊緣政策呢？卡拉漢問。

新技術或實驗的常規社會化過程很快被認為符合臨床實踐的標準。例如，到上世紀七〇年代初，機械呼吸器或呼吸器都是美國醫療中心和社區醫院的標準設備。該技術是可行的，因此應該被使用。呼吸器促成了重症加護病房的創立並很快被作為基礎設施使用。

沙倫．考夫曼（Sharon Kaufman）觀察到科學技術的進步是現代醫學的一個主要特徵並具有重要價值。當代臨床實踐中最大的進步在於技術的使用，幾十年來因為毫無目的性而飽受爭議，技術的發展一直缺少反身性指導。考夫曼指出，技術的使用鑄就了醫療實踐的目標和方向。不過，臨床醫學是有目的的——挽救生命和掌控疾病的進度。道德也在引導和合理化藥物的使用中發揮了作用，特別依賴並承諾使用技術。這些手段和目的作為基本假設而存在，為醫療實踐者的活動賦予意義，也為公眾在醫療實踐對過程和「有利事物」的認知賦予意義。

有研究者觀察到，醫療機構在應對健康危機時必然會使用科技。一般情況下，機構決定研發技術的背後往往有財務的推動——例如政府補貼。大多數醫院已經建立起配有著高科技設備的病房（例如冠狀動脈血栓和新生兒重症加護病房）。這種昂貴的高科技設備需要昂貴的專業人員來維護，所以導致了醫療成本的明顯上升。

社會學家古樂朋醫師指出，醫師對抗疾病的技術在數量和複雜性上呈現爆炸性的發展，造成他們對於自己能力有不切實際的幻想。醫師往往把死亡看作個人的失敗。古樂朋說，用於治療嚴重疾病的醫療技術為了推遲死亡，更關注透過管理和預測來控制死亡的發生，對此我們就不足為奇了。這種管理表現為安樂死的不斷技術化。今天，隨著各種醫療技術的不斷湧現，醫師的相關預後增加了。例如，一個產科超音波就可以揭示寶寶身體內部的構造，不然只有等到寶寶出生時才會知道。同時，基因檢測技術的出現為醫師的預後提供了另一個重要的工具。對基因的分析可以在症狀出現前幾年或幾十年預測出相關的醫療結果。

除了醫學技術的進步，死亡場所也在發生變化。早在二十世紀，死亡通常發生在家中，臨終之人被家人和朋友圍繞。在二十一世紀，死亡更可能發生在「幕後」機構——醫院、療養院和其他護理機構。一個普遍的看法是，現代醫學技術和技能可以把我們從病痛中拯救出來。人們相信死亡在可預見的未來不會出現，死亡會變成一個可逆事件，就像演員在舞臺上被「殺死」後，在以後的演出中又會重新出現。第二章中討論的人體冷凍技術就說明了這一點。

如第十二章中所說，當人們開始質疑社會在醫療進步中付出代價（如果沒有法院的判決，禁止拿掉那些無救治希望的患者或腦損傷的病人賴以存活的呼吸面罩、餵食管和藥物治療），生前預囑於一九六七年出現，顯示人們努力從技術緊握的拳頭奪出死亡的權利。儘管如此，二十一世紀的「一切」都是高科技；因此，不論後果如何，現代醫學仍然強調高科技。

臨終之人所處的環境

如果一個人可以有權選擇在什麼地方死去，大多數美國人會很快做出選擇。如第一章所說，絕大多數的美國公民願意在家裡去世。簡單列舉一些可能的去世場所：醫院、家、療養院和安寧療護病房。

醫院——超過百分之七十五的成人在臨終前會在醫院住些時日，幾

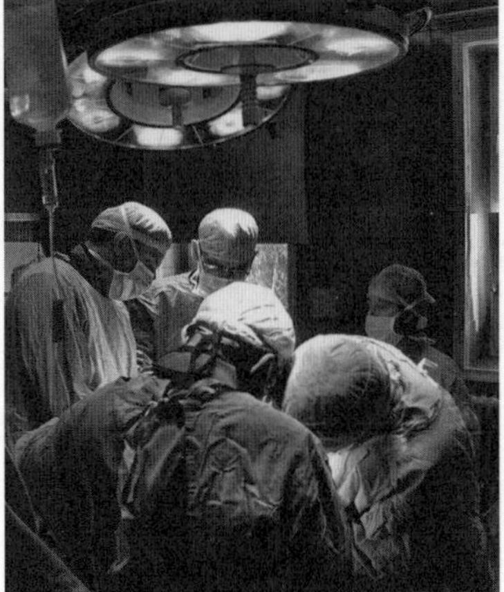

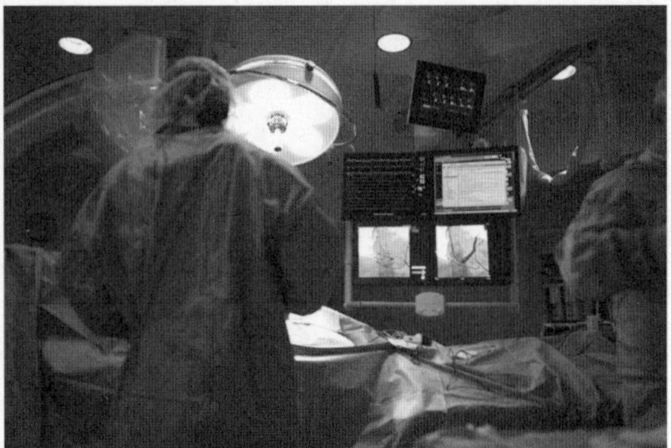

二十一世紀的醫學依靠先進的技術。不同於上世紀二〇年代初期的手術室，現在的手術室更像是《星際大戰》裡的場景。

乎百分之六十的人在生命的最後一年至少看過五次醫師。在美國，人們生命中的最後一年會花掉三分之一的醫療保險，這其中的三分之一用於他們生命的最後一個月。重症監護室的花費節節攀升。二〇〇七年到二〇一〇年之間，病人去世前兩年花費的醫療保險比例上升了百分之十三，也就是每名患者近七萬美元。因此，醫院和醫師成為了走向生命的盡頭的人頻繁拜訪的對象。

泰羅克・帕瑞斯和芮妮・福克斯（Renee Fox）認為，從社會的角度來看，住院治療使得家庭免受在家中照顧病患的破壞性影響，也透過引導病人和傷患進入醫療監管機構避免了他們的問題對社會造成更大破壞。醫院是一個專業化、合理化、去人格化的官僚機構，可以透過專家和專業知識（暗中保密的知識）發展自己。正如德國社會學家馬克思・韋伯所說，醫院在日常運行中越成功地消除純粹的個人因素和感情因素，它就越接近完美的官僚主義。

韋伯認為，現代社會在本質上是官僚主義社會。當死亡變得官僚化，就需要發生在專門的機構。這同時也產生了「臨終之人的正式照顧者」這一社會角色。隨著這樣的官僚化，社區和家庭負責照顧臨終者的模式成了過去式。當臨終階段被積極的醫療程序延長，醫療技術和死亡之間的敵意就被樹立起來。在這樣的醫療環境下，死亡變成了一個可能會被打敗的敵人。醫師在社會化過程中保持對臨終和死亡的情感中立及無動於衷，也越來越缺少人情味。

大衛・蘇得諾（David Sudnow）在經典作品《前進：死亡的社會組織》（Passing On: The Social Organization of Dying）中，把公眾比作了民營醫院。蘇得諾透露了醫務人員是如何用標準化、程序化的方式應對死亡的。制度環境下的死亡官僚化造成了沒人情味的死亡方式。因此，制度環境中臨終的常態化基本上是為了適應官僚體制的模型而被重新定義。

在醫院等待死亡的方式向來無法讓患者控制日常生活的環境和死亡的過程。如今在美國，臨終病人的異化是「自行加劇了的自然性無力感和社會性無力感的融合」。我們都知道有一天我們一定會死，因為這是生命的自然本質。然而，在社會導向下，死亡被看作是偷走我們最珍貴財產的竊賊。在第五章討論過的巴尼・格拉澤和安塞姆・施特勞斯的懷疑、封閉和相互偽裝意識（特別是相互偽裝）經常存在於醫院環境中。

家——根據裘蒂絲・海斯（Judith Hays）和同事的研究，在社區樣本和臨床樣本中，大部分人傾向於在家中逝世。在澳洲和義大利的成人樣本中，支持在家中逝世和在醫院逝世的比例是三：一，而在洛杉磯的一個多種族樣本中，英裔和日裔美國成年人傾向於在家中逝世和在醫院逝世的比例也是三：一，非裔美國人是二：一，墨西哥裔美國人是五：三。對臨終地點偏好的臨床研究已經在英國、美國、加拿大和日本的絕症病人中開展。在醫院和家中二選一時，根據報告，百分之五十四到百分之七十四的臨終病人更傾向於在家中逝世。當住院接受安寧也是一個選項時，百分之五十三到百分之五十八癌症臨終患者和百分之三十二的愛滋病臨終患者更希望在家中逝世（百分之十五到百分之二十九的人傾向於在療養院辭世）。

如前所述，雖然大家更希望在家中辭世，但是大多數美國人最終都是在醫院或療養院之類的機構中逝世的。在安寧機構接受臨終照護的美國人大多最終在家中離世——在安寧的護理之下。然而，不是所有在家中離世的人都與安寧計畫有關。只有從上世紀七〇年代初開始，在安寧的護理下於家中辭世才成為一種選擇。

美國第一家醫院在一七一三年於費城建立。到一八七三年為止，全美只有一百七十八家醫院。然而在二〇〇七年，這一數字已經增加到五千七百多家。因此，在美國的歷史上很長一段時間，在醫院逝世不是大眾的選

他人的故事

醫院和醫師的低下地位

喬治・歐威爾根據自己一九五〇年在歐洲醫院的經歷寫道，五十年來醫病關係發生了巨大改變。二十世紀之前，醫院被視為和監獄一樣的地方，而且是那種老舊的、地牢一樣的監獄。醫院是充滿著汙垢、痛苦和死亡的地方，是墳墓的前一站。只有極度貧困的人會想去這種地方治療。整個醫療行業都被認為是令人恐懼的。十九世紀以來，可以找到大量與醫師和醫院相關的恐怖文學。對醫院的恐懼現在可能仍然存在於窮人之中。

摘自〈窮人如何死去〉，喬治・奧威爾。收錄於《射象》。

擇，因為醫院當時幾乎不存在。即使在醫院數量激增的二十世紀，許多農村地區去醫院也不是很方便。因此，在家裡辭世是唯一的選擇。同樣地，由於當時沒有在二十世紀下半葉才出現的生命支援設備，在許多情況下，醫院面對奄奄一息的病人所能做的也寥寥無幾。因此，在家中逝世是早期美國人的主要方式。二十世紀下半葉之前療養院也沒有普及，因此，家庭是人們辭世的不二場所。

喬治・狄金森還記得上世紀五〇年代於家中辭世的祖母。那時社區沒有養老院，安寧也不存在，她也不需要在醫院接受治療。她在九十多歲的時候身體虛弱不堪，因此她選擇在家中與世長辭。不同的親戚輪流熬夜照看她並滿足她的各種需求。醫師有時會過來做一下檢查。她在熟悉的環境中辭世，被家人環繞。在某種程度上，這就是美好的晚年。

養老院——六十五歲以上的美國人約有四分之一在養老院辭世，超過百分之四十的六十五歲以上老人會在養老院度過一些日子。慢性病護理療養院的居民已經介入生死之間，他們三個明顯階段：急性危機（一般在進入之前），長期的生死徘徊階段（由診斷和共存條件共同影響），臨終階段。

養老院會協助需要被人照顧日常生活的人。養老院提供相當於醫師、護理師、護理師助手、語言和職業治療師、社會工作者和社會活動引導者的服務。養老院是為既不需要住院也不能在家中得到照顧的人準備的。然而，監管方面的障礙使得養老院很難提供專門的安寧服務，因為其主要任務是維護和促進居民的身心健康。這就忽視了一個現實，那就是所有永久性居住的居民都會去世，物理性和功能性的體質的衰退、體重的減輕、食欲的減退、症狀的加重都是死亡過程的一部分。

事實上，在養老院每天都有人去世。社會學家賈比爾・古銳姆（Jaber Gubrium）使用參與觀察法研究養老院的居民。他的民族誌的題目是《在莫里馬諾爾活著和死去》（Living and Dying at Murray Manor）。古銳姆指出，住在養老院的人認為養老院是他們最後的居所。當一個人被從家裡送到醫院，至少還有回家的希望——當人們被送到養老院時，這個希望就沒有了。養老院的環境和醫院不同，不那麼官僚化、不用受很多管制。他們的日常生活是由管理部門定好，他們只是遵照執行。住在養老院的人傾向於將死亡定義為自己的未來。在莫里馬諾爾，臨終有各種各樣的預兆，包括身體上的危機，如心臟病發作，被轉移到另一層樓，以及來自配偶和其他家人的日常報告。與世長辭之後，遺體會在晚上從前廳裡取出——天亮之後，通過電梯出入坡道被帶到地下室。

研究證明，美國的養老院的護理存在缺陷，並需要創造性、創新性的解決方案。比如，人員不足現象部分原因是工資低、附加效益少、很多養老院工作環境艱苦。養老院是由國家授權的，並必須滿足聯邦的標準才能參加醫療補助和醫療保險。雖然在養老院也可以提供臨終服務，但是效用很短，並且常常是在臨終之際才能享用。

安寧療護病房——安寧療護病房是在設施內進行的，比如聖克里斯多夫和康乃迪克州臨終關懷醫院那樣獨立式的臨終關懷醫院。這樣的安寧療護病房在很多方面是必不可少的。為了使病人的痛苦和症狀得以控制，在住院護理設施內待上幾天可能是有必要的或者說是有益的。在家裡照顧病人可能會讓人很疲倦，病人在別處被照料便可以換得幾天休息時間。在疾病特定時期，由於病人病情或家庭的環境，家庭照料可能會變得不合適。臨終照護住院治療設施一經允許使用，病人就能在不同的疾病階段在家庭照料和住院治療之間自由切換。

當病人接受住院臨終照料時，醫護人員會做出特殊的努力來盡可能使病人感到像在家那樣輕鬆自在。在英格蘭謝菲爾德的聖盧克臨終關懷醫院參觀時，醫療顧問向喬治・狄金森展示了病人進入醫院的入口處，來到臨終關懷醫院的病人在這裡都會受到幾分鐘的熱烈歡迎。從心理學角度來看，對於臨終關懷醫院的適應程度都取決於照料的體貼程度。

儘管近幾年傳統醫藥趨向於在專門的醫院或護理室集中治療，臨終關懷治療卻重新聚焦家庭。因為在住院臨終治療設施中，家庭是照料的單位，應該為大量家庭成員的參與提供足夠的空間。另外，這樣的治療需要一個像家一樣的環境，主要是為了臨終照護醫院更像家外的家。他們鼓勵病人帶自己最鍾愛的事物，如照片、最喜愛的椅子或一些植物。

對那些想探望住院的臨終病人的人並沒有強行規定探望時間，人們可以在任意時間進行探望。任何年齡的探望者，包括兒童，都沒有任何探望限制。而且，家庭寵物，比如狗和貓，也能來探望病人。臨終關懷醫院的目標是提供一個像家一樣溫暖的環境，病人及其家屬能夠在其中享受到社交的樂趣。

康乃迪克州臨終關懷醫院體現了上面提到的原則。該機構位於康乃迪克州的布蘭福德市，一九七四年在美國開創了安寧療護病房。正如當時設想的那樣，家用房間不受制式規定，只為家庭成員的舒適考慮。臨終治療相當強調品味、吸引力和為病人提供的食物的營養價值。康乃迪克州臨終關懷醫院還專門雇用了在巴黎受過培訓的美食大廚來監管食物準備。廚房可供家屬自由使用，其中配有冰箱、微波爐、爐灶和洗碗槽。洗護用具也同樣為他們保留。醫院提供帶有壁爐的大型起居室。十間房間，每間配有四張床，這樣有助於病人在家庭圈內發展社會支援體系。那裡也有四間單獨的臥室，緊挨著病人房間的是寬闊的走廊，走廊上也有供家屬聚會的地方。還有一個公共的房間，或者說是小教堂，不僅用來進行宗教儀式，也用來作為各種藝術節提供展示的平臺。病人們在志工的引導下，在一個漂亮的客廳裡放鬆自己。病人死後會被送往看望室讓家屬進行最後探望。二〇〇一年，康乃迪克州臨終關懷醫院進行了擴建，繼續滿足病人的身體、心理、社交及精神需求。康乃迪克州臨終關懷醫院將研究作為新的任務，並新成立了訓練部，這個終照護機構是集教育、訓練、研究於一體的股份有限公司。這個機構是首個獲得國家聯合委員會頒發「緩和醫療先進單位」證書的緩和教學醫院。康乃迪克州臨終照護醫院保留了非營利性的家庭式護理體系，現在擁有五十二張床位。

臨終照護住院設施似乎是末期病人最後的休養場所。一般在這裡的時間比較短，很多人在住院後一到兩天內死亡，平均住院時間為三周左右。

○醫療護理學校的臨終關懷教育

正如在第二章所提到的，當醫科學生第一次遇到死亡情形時，醫療教育歷來只能提供有限幫助。對一本主流醫療教科書總結後，發現其中很少提到應該怎樣對待和照顧臨終之人。在美國一百二十二所醫科學校中，整學期臨終和死亡課程的數量從一九七五年的七個增長到二〇一〇年的二十一個。一九七五年，百分之八十的醫學院以偶爾的講座或簡易課堂的形式進行死亡教育，到了二〇一〇年已增至百分之百。然而對一千多名腫瘤科醫師調查後發現，百分之七十三的人所受的醫療教育中根本沒有或者缺乏充足的關於末期病人預後溝通的內容，百分之九十六的人認為此項學習應成為癌症護理訓練的一部分。因此，如今醫學院對於臨終和死亡的重視程度仍然不夠，但不可否認的是，學生接受訓練的比例還是有所增加的。除了死亡和臨終課程，二〇一〇年美國百分之九十九的醫學院提出了緩和醫療的問題

如今的藥物越來越複雜，醫藥學專家能夠使得病人活得更長。然而隨著對臨終病人技術和服務上的拓展，主要照顧者有更多的責任。可能需要額外的訓練來降低醫師對於理解

他人的故事　在臨終照護醫院去世

經過醫院一星期和地區醫療中心幾天的觀察，我們發現父親患有一種罕見癌症。十個星期後癌症就會奪取他的生命，不過他堅持與疾病抗爭。他兩次嘗試化療，都無濟於事。父親的疾病到了最後期限，我們幫他登記入住臨終關懷醫院。我和母親都不能再滿足父親的照顧需求。我們不知道別人能否達到這麼多要求。臨終關懷醫院的醫護人員把父親照顧得無可挑剔，他們就像從天堂下來的天使讓父親舒適安逸地度過僅有的時光。他們會為他讀書、跟他說話。他們讓我所有的家人日夜守護他。

臨終關懷項目給予病人及家屬的幫助著實令人欣慰。他們幫助我們應對喪親之痛，並呼籲我們繼續著眼當下。事實上，有好幾位員工參加了父親的葬禮。

來源：1997 年 12 月 12 日收到的一封信，來自喬治・狄金森「死亡與臨終」課上的學生。

和幫助臨終治療的憂懼。

對重症病人及其家屬的護理是跨學科、全方位臨終照護至關重要的一部分。在所有健康專家中，護理師總是為末期病人及其家屬提供最及時的關心、撫慰和諮詢。相比於其他護理人員，護理師花最多的時間來陪伴末期病人及其家屬。護理師還是末期病人及其家屬的發這人，就治療病人的症狀和多學科團隊進行合作，並且基於與病人及其家屬朝夕相處的經驗提供護理。不過，有關護理師對於臨終關懷態度的研究表示，護理師在照顧末期病人時也會感到恐懼。

比較英、美兩國護理學院和醫學院本科的緩和醫療和臨終照護，發現美國護理學院和醫藥學院的平均授課時間大致相同，分別為十四小時和十七小時。另一方面，在英國，護理學院的平均授課時間為四十五個小時，醫學院為二十個小時。美國兒童專業關於臨終問題的平均授課時間為三十三個小時，超過了美國護理學院和醫學院的課時數，但少於英國的護理學院。

醫學院校的大體解剖——麻塞諸塞州大學醫學院將臨終和死亡的學習納入大體解剖課程中，在課程前幾個星期中進行教授。該課程鼓勵學生去辨認和明確表達對於死亡和解剖屍體的感受，要是沒有這種討論，學生可能會對人類的死亡變得麻木。畢竟，一些醫科學生最初看到屍體會有些緊張不安。例如，研究發現百分之十的學生在第一次解剖後的一星期內會有壓力反應，在接下來的幾個月會慢慢減輕，兩年後才完全消失。

一項研究對八十四名一年級醫科學生在解剖實驗室的反應進行了調查，發現百分之五十四的學生在完成解剖後比解剖前表現出更少的死亡焦慮，百分之二十九的學生比解剖前增加了死亡恐懼，百分之十七的人沒有變化。因此至少根據此項研究，解剖課程會使學生對死亡變得不敏感。布倫特．羅賓斯（Brent Robbins）和同事在二〇〇八年做了關於解剖前後對比的最新研究，隨著時間的推進，學生會變得更加熟悉屍體的狀態，在解剖人體過程中感受到更多的是敬畏和驚訝。

雖然降低死亡焦慮是好事，但是某些醫師在醫學院上學時就開始對死亡麻木，也造成了他們成為醫師後對待臨終患者時缺乏人情味。為了解決這個問題，一些醫學院提出把屍體當作正常病人而非物體來對待。克莉斯汀・蒙特羅斯觀察到泰國的醫學院對屍體充滿尊敬。解剖學學生需要瞭解屍體的名字和他們的一些經歷，並把屍體當作偉大的老師對待。美國的一些醫學院在解剖實驗結束時對會被解剖的屍體進行一個紀念儀式。透過這樣的方式，學生對這些教他們體會生命的人表示感謝。

最近幾年，在將死人用作學習工具的倫理和效率問題上存在爭議。人們擔心屍體解剖對學生帶來的消極影響會超過其帶來的好處。有些醫科院校透過讓學生接觸已經被教導員解剖過的屍體，近距離地觀察人體結構。一些醫科院校已經改用虛擬屍體。

不過，某項調查表明使用真實屍體來研究解剖可以積累更多知識，即使這些學生在考試中的筆試分數不比那些只聽課、閱讀的學生高。此外，據推測，研究屍體會為學生注入一種同理心，學生會帶著這種同理心對待病患。羅賓斯及其同事在研究中發現，學生越來越好奇屍體的獨特結構以及屍體和書上人體模型的相同與不同之處，或許這是使用真實的屍體而非虛擬屍體的又一個論據。

表 7.1　美國和英國醫護學校的臨終照護課程（按百分比統計）

	美國醫學院	美國護理學院	英國醫學院	英國護理學院
課程主題	N=99	N=407	N=24	N=52
對死亡和臨終的態度	95	97	100	100
與瀕死患者溝通	99	92	89	98
與患者家屬溝通	95	92	96	96
悲傷與喪親之痛	90	98	92	92
死亡的精神與文化內涵	92	91	67	86
死亡的心理內涵	91	90	92	84
瀕死體驗（如痛苦、焦慮）	80	86	79	94
死亡的社會環境（比如家庭關懷）	79	80	89	73
臨終營養	67	73	58	61
愛滋病患者研究	44	71	37	49
新生兒問題	29	70	33	27
安樂死	48	66	89	71
生前預囑	93	98	75	61

培養對社會和心理需求的敏感度

大多數醫師接受的醫藥訓練歷來最關注病人的身體狀態而不是病人的社會和心理需求。誠然，病人想要（或者說是需要）一個瞭解其身體狀態的醫師，然而這只是他們需求的一部分。不過，情況也發生了一些變化，例如，達特茅斯醫學院提倡學生把病人看作一個生物—社會—心理的人。達特茅斯要求醫科學生觀察末期病人，瞭解什麼是臨終狀態。因此病人被看作是老師。人道主義的死亡教育應該既幫助臨終病人又幫助醫科學生。

耶魯醫學院為一、二年級醫科學生開設研討會，專門解決他們在與臨終病人和重症病人溝通中出現的問題。大約三分之一的一年級學生參加了這門選修課。學生參加這門課程的目標是：一、學會與病人交談並聆聽；二、學會建立不被友誼干擾的職業關係；三、明確同情的含義，並非多愁善感，也不需要醫師在無知的情況下保持謙遜；四、瞭解人類共同的弱點、死亡的命運和我們在臨近死亡時都需要陪伴的事實；五、充實學生對於病人的理解。

培養溝通技巧

很多實習醫師發現，他們所受的教育和訓練既不能讓他們看到緩和醫療的價值，也不能幫助他們應對死亡恐懼和病人去世後的傷感。在一九八六年，一項對六百多名醫師的調查表明，大多數醫師同意醫學院應該更重視與末期病人及其家屬的溝通技巧。另一項對南卡羅萊納州三百五十名家庭醫師的調查表明，大多數醫師認為他們在與末期病人及其家屬的關係處理上所接受的醫學教育並不充分。最近，一項對醫科學生的調研表明，在醫學課程中可以也應該將更多精力放到臨終關懷的教育上，以幫助學生更好地進行臨終關懷。另外，一項全國性研究對六十二所醫學院中四年級學生進行了調查，發現那些接受更多臨終教育課程的學生感覺準備更充足，並認為他們的臨終關懷教育程度比其他人高。

在一項研究中，共一千五百名實習牙醫、護理師、藥劑師、內科醫師和獸醫中有百分之九十一的人表明教會學生如何與病人及家屬有效溝通是很重要的。不過，其中百分之三十六認為他們的學校在這方面還有待加強。最近，針對三百一十九名南卡羅萊納州牙醫進行了一項調查，結果表明只有其中百分之五的人認為牙科學校的教育讓他們與臨終病人的溝通做了充足準備。在美國五十八所牙科學校中，有五十二所學院接受了調查，其中百分之五十的學校表明「臨終、死亡與喪慟應被納入牙科院校課程中的重要主題」。最近對南卡羅萊納州的三百四十七名獸醫進行了一項調查，其中百分之三十五的人認為他們接受的獸醫訓練讓他們得以輕鬆地與患有末期疾病動物的主人進行溝通。這些獸醫中百分之七十五的人表明獸醫學院應該更加強調與患有末期疾病動物的主人的溝通。

美國醫科大學聯合會看到了與病人溝通的重要性，一九九一年在入學考試中增加了兩個三十分鐘的限時作文來幫助醫學院評估學生的溝通技巧。在二〇〇四年秋季，美國所有醫科學生必須通過一項衡量臨床技巧的新測試，也是對醫師與病人的溝通水準的評估。美國醫科學會一九九六年宣布，從一九九七年開始醫師要學會幫助病人及家屬為死亡做準備，提供有效的方式來減少痛苦和治療精神性併發症。醫學教育聯絡委員會指出，醫學教育課程應該包括所有的器官體系，也必須包括預防、急性、慢性、持續性、復原性和臨終照護的重要方面，美國很多醫學院響應號召，在課程中加入了臨終照護課程。

二〇〇〇年美國醫學協會發現，某些醫師比另一些醫師更容易做到對末期病人保持友好、得體的態度，並且有良好的醫學判斷，不過該協會認為這種技能能夠透過學習獲得。一個名為「臨終照護醫師培訓」為期兩天半的課程逐步流行起來。醫師不僅可以學到如何使用藥物來緩解呼吸短促、噁心、痙攣、煩亂和其他症狀，也可以學到在醫學院沒有學過的控制痛苦的具體方法。他們會學習鼓勵家屬與臨終病人躺在一起，如果家屬願意的話，學習不讓病人呼吸困難的情況下關掉呼吸器，學習幫助家屬應對病人死時發生的身體變化。

一項對南卡羅萊納州四百四十一名家庭醫師的研究發現，那些曾經在醫學院學習過末期病人及其家屬有關知識的醫師，比那些沒有受過相關教育的醫師對死亡有相對積極的態度。美國匹茲堡大學那些對死亡有個人或專業經驗的學生與沒有相關經驗的人相比，在幫助臨終病人及其家屬方面有著更積極的態度和更多的知識儲備。另一項針對兩百六十二名高年級醫科學生的調查發現，這些學生支持開展正式的臨終課程並看到了對末期病人進行臨床實習的重要性。一項研究對一百六十六名一年級醫學生在臨終照護醫院的實習進行了調查，發現他們在實地觀察後態度發生了重大改變。因此，與末期病人接觸似乎對醫科學生有好處。

醫師自身對於患者來說也有治療作用，只要醫師定期地與患者交談並讓他們不必擔心自己會隨著死亡的臨近而被遺棄。醫學生必須明白自己的角色很重要，可以從中學到本領，包括如何為搬到不同的環境中（例如醫院、家、療養院或臨終照護醫院）的病人護理，怎麼為其提供精神與情感支援。

臨終之人需要一段時期的混合治療，這段時期病人也需要一些侵入性的治療，甚至是在緩和醫療的時候。醫師可以透過提出和討論問題來幫助病人，還可以將家庭成員、牧師、顧問加入護理計畫。

一些倫理學家認為，為了實現更好的臨終照護，醫學教育要注重特殊能力的培養。比如，在學生們學習與病人會面時，除了關心醫學問題，還必須學著解決患者的情感問題和精神問題。學生們不僅應瞭解生

智慧箴言

醫學院必須對死亡教育更加重視

醫師沒有學過如何辨認病人是否進入最後階段，如何處理死亡有關症狀，也沒學過照顧臨終病人的特殊需求。醫科學生學會的是與疾病進行鬥爭，並把病人死亡當作失敗。學校訓練他們用侵略性的方式治療疾病、對病人使用侵略性的測試、程序和藥物，直到死亡的到來。死亡過程和臨終之人很大程度上被忽視。如果醫師和其他醫護工作者的教育體制繼續強調基本科學知識而不教學生如何關照臨終之人，這種情況會繼續存在。

摘自〈醫學教育必須解決臨終關照問題〉。

前預囑（見第十二章），還應知道如何與病人談論它們。學生應當學會詢問並關注病人最需要什麼，並學會在面對照顧臨終之人的重任時好好照顧自己。

倫理學家還認為，要重新調整醫學教育的方向，應該增加學生與臨終病人的接觸。正如本章前文所討論的，在耶魯大學醫學院，參加關於重症病人選修課的學生會被分配到一位臨終病人。摩爾曼（Mermann）建議與臨終病人多接觸，他認為醫學院課程會忽視醫病雙方的個性特點，尤其是在現實中面臨災難的前景時，還會引起雙方的不安與恐懼，醫學課程還會忽視現實中可能產生的痛苦與遭遇。學生們也可以陪同社會工作者與護理師們到臨終病人家中去探訪。學生們還可以參加臨終照護醫院的培訓，也可以每週為臨終病人志願服務——這種情況在英國十分普遍，但在美國卻很少見。

關於向臨終病人告知他們的病情，對一千一百多名醫師的研究顯示他們主要有兩種說法：一種是他們總與病人討論預後情況，因為病人需要瞭解；另一種是他們會詢問病人的意願，病人同意後他們才會與其討論，或者當病人主動問起他們才會談論。關於要不要告訴病人剩餘的時間，百分之四十三的醫師回答他們「總是」或「通常」會說，百分之五十七說「有時」、「很少」或「從來不說」。

對某些醫學生來說，與臨終病人建立和睦關係是一種可以在經驗中慢慢積累的內在素質，或者可以獲得關於這方面的一些引導。即使醫學院會教授價值觀、倫理以及溝通技巧，但無法保證他們能夠在臨床實踐中被靈活運用。

艾勒・比奧克是美國臨終關懷及緩和醫療協會前任會長，他認為臨

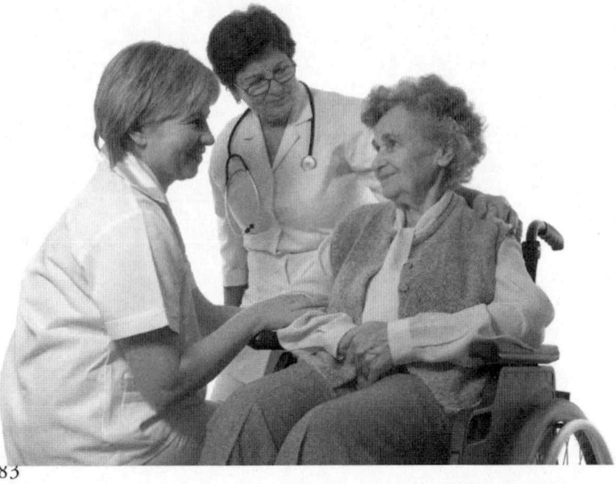

醫學教育應該重視培養醫務人員的良好溝通能力，這和科技能力一樣重要。和睦的醫病關係有助於幫助病人對抗疾病。

終病人護理教育仍然不夠。他指出，在一些醫學大學中治療藥物文化根深蒂固，把注意力放在不惜一切代價維持生命上，護理成了次要的，對於資金、舒適度、人的尊嚴以及生活品質的考慮屈居次位。問題不在於專業醫護人員都很無情，而是他們沒有真正理解臨終照護的意義。

安妮・蘇利文（Amy Sullivan）與同事對醫學院院長調查後發現，百分之八十四的院長認為臨終照護非常重要，並支持將更多的臨終照護教學加入課程中。這些院長支持將臨終照護課程與現有課程或臨床見習結合起來，而非另開課程。美國與英國的很多醫學院都採取了這項建議。

○臨終開銷

我們常常聽說這樣一種醫學情景，在生命的最後階段，病人為了延長生命會採取多種手段。最終的醫療帳單可能高達六位數，但有時卻只能換回幾天或幾星期生活品質不高的日子。這真的值得嗎？無論年齡、收入、保險等級是多少，大部分美國人認為每個人都應該得到延長生命的護理。但每年支出的醫保費有七分之一都會花在生命最後的六個月裡。這真是分配醫療保健資源的最有效方式嗎？

二〇一〇年美國醫療保健支出，較一九九〇年增長了三倍多，更是一九八〇年的八倍多。美國GDP大約有百分之十六・二都花費在醫保方面。這在所有工業國家中名列前茅。如果沒有改革，醫療保險支出在不久的將來還可能持續增長。一九九九年以來，雇主擔保的健康保險保費增加了百分之一百一十九，雇主與工人都承擔了沉重的負擔。

政府的醫療保險與醫療補助占據醫療保險支出的重要比例。二〇一〇年，公共健康支出占醫療保險總支出約百分之四十（醫療保險與醫療補助），其餘被私人與自掏腰包的支付所占據（分別為百分之四十六與百分之十四）。住院治療成為健康支出中最大比例（百分之三十一），醫師與臨床服務占百分二十一。處方藥僅占總支出的百分之十，卻是健康支出中增長最快的部分之一。造成健康醫療支出上漲的因素包括處方藥與科技、慢性病以及人口高齡化以及管理費用。

與疾病相關的費用多種多樣，可分為直接與間接兩種。直接費用一般包括住院和居家治療的大量醫療護理費用（如醫務人員的服務，藥物治療以及醫院設備的使用）。間接費用包括醫院的高昂運營成本（比如郵資、公用事業以及建築的保養費用）或是與生產力流失的相關成本（例如人員失業造成的資金流失）。

前衛生教育和福利部顧問約瑟夫・卡里法諾（Joseph Califano）認為，美國的醫療保險金融模式稱得上是一個貝殼騙局。豌豆代表醫療保險費用，貝殼代表賣家（如聯邦政府與保險公司），最終，美國人民支付了所有衛生保健費用，無論是末期疾病還是慢性疾病。但醫療費用從公民流向提供者共有三種模式：一、由消費者直接支付；二、私營保險公司；三、政府不同等級的徵稅。

關於控制開銷，有研究者提議著重以下幾個面向：一、投資資訊科技，比如建立電子病歷卡；二、提高品質與效率，比如減少醫學實踐中無謂的變化與非必需的照顧；三、調整對醫師的補償費用以確保其與所獲效益和病人恢復狀況相當；四、加強政府管理，控制醫療保險專案人均支出，而非關注治療的量；五、透過向從事健康和預防工作人員提供經濟獎勵減少長期治療費用；六、透過更透明的價格提高消費者在購買中的參與程度，成為對價格更敏感、更加謹慎的消費者；七、透過消除或改變對雇主贊助醫保的免稅狀況來改變對雇主贊助的保險的稅收優惠，從而為擴大覆蓋範圍提供資金，同時降低最慷慨也最昂貴的健康計畫的激勵作用。當然，並非每個人都會同意這些提議，但這些足以引人深思並引發討論。

正如上面所提到的，百分之四十六醫療費用來自私營保險公司。第一大私營保險公司是一九三〇年成立的的藍十字公司（Blue Cross）。在藍十字這樣的公司裡，個人（或其雇主）通常按月付保費，生病後便能獲得醫學治療。接著帳單會被送到保險公司，它會承擔醫療帳單中的大部分費用

（在某些情況下承擔全部費用），這種協力廠商支付模式如今在美國十分盛行。這三方分別為：病人、醫師或醫院、保險公司。

在二十世紀後期，管理式醫療機構進入了人們視線。這種私人保險公司透過甄別可能用到的醫保來控制醫療支出，也可以透過限制醫師與醫療機構提供的服務來管理支出。病人的要求和主張與購買者願意支付的價錢相平衡。

政府透過稅收建立的公共福利制度以健康為目的，包括醫療保險和醫療補助。二〇一〇年，美國百分之四十醫療支出由醫療保險與醫療補助承擔的。因為每年美國去世的人中有百分之七十的已年滿六十五歲，或者更老，他們的治療費用可能被醫療保險體系涵蓋。醫療保險誕生於一九六五年頒布的法律，主要是為了支持美國老年人的急性醫療項目。醫保的第一部分是醫院保險，第二部分是針對醫師服務的補助醫療保險。截至二〇〇六年，醫療保險還涵蓋了處方藥物。慢性病與長期護理不包括在醫療保險計畫裡；因此，許多人的醫療保險不足以支付其費用。醫療保險項目存在的空缺多年來一直是重要的政治問題。平價醫療法案解決了這一問題。截止二〇一四年三月三十一日，七百一十萬美國人簽了健康保險協議，另有四百五十萬人在平價醫療法案擴大適用範圍的情況下簽了醫療補助

不同文化中的死亡

瑞典的醫保

瑞典已經證實，資本主義國家透過建立國民醫療保健制度，可以有效實現醫療服務供給體系社會化。瑞士國民醫療保健制度由稅收支持。瑞士的稅收是全世界最高的，同時也是最主張平等國家之一。普及健康保險能夠消除瑞典臨終之人對資金的擔憂。喬治・狄金森有位朋友在瑞典逗留期間必須做場大手術，她所有住院以及手術費用不到五美元，而她必須支付在病房打的長途電話費用。

瑞典醫師的工資按工作小時數支付，而不是治療的病人的數量。在緩和醫療藥物方面，瑞士是世界上領導者之一；因此瑞典病人臨終之前的痛苦可以在很大程度上被消除。綜合醫院由國家及自治區政府所有。瑞典的藥品要嘛是免費的要嘛很便宜。瑞典繼續致力於推廣由公共資金支付的廣泛而平等的醫療服務。

摘自《醫學社會學》，W・C・科克漢姆，2012年。

協議，還有三百萬十八至二十五歲的年輕人透過父母的保險專案直接得到保險。儘管一直遭到一些政治團體的反對，平價醫療法案讓很多之前未有醫保的人涵蓋到醫保之中。

對於美國的低收入群體，醫療補助為各個年齡層的人提供健康保險資金。醫療補助與醫療保險同時產生，但二者功能大不相同。有學者指出，醫療補助被看作「慈善」而「非應的援助」。每個州運作著各自的醫療補助專案，同時接受聯邦政府百分之五十至百分之八十不等的捐助，具體根據各州的人均收入而定。然而即使有醫療保險與醫療補助，仍有四千八百萬名美國人沒有保險來支付醫療費用，二〇一〇年三月由國會通過並簽署的聯邦醫療保健計畫（ACA）正致力於緩解這個問題。許多人沒有健康保險專案僅僅因為他們負擔不起，但一些人只是出於不相信健康保險（病來了才掏錢治，或者聽天由命，不考慮萬一得了大病怎麼辦）。

在美國，醫療保障與收入水準密切相關——醫療保險常常帶有附加價值。黑人與西班牙裔尤其可能得不到保險，因為他們在「窮忙族」、從事的工作無保險金的人以及生活在工會不團結且醫療補助保險不普及地區的人們中的代表不成比例。無論是什麼種族，沒有個人醫療保險的年輕人比有保險的年輕人的死亡風險高百分之三十五。因此，有個人醫療保險比沒有保險可以增加人的生存機率。收入若被用來購買健康保險和可以促進健康預防疾病的產品和服務，就能降低死亡風險。因而，收入與死亡率之間一定有相關性。

因為個人主要的醫保支出通常花費在生命的最後個月，臨終的過程可能會很昂貴。目前的醫保成本危機讓許多人成了窮人，僅僅因為他們得了不治之症或死得太慢。艾勒・比奧克指出，醫療保險和保險行業需要減少生命最後階段的開銷，醫院、診所以及健康管理組織（HMOS）已建立起一批遏制費用的措施，旨在實現「少花錢多辦事」。這樣一來，護理費用被轉移到病人及其家屬身上。

艾勒・比奧克說：「美國人如今常說，患有不治之症的人或老年人被認為是消耗國家資源。

這是在告訴老年人或患有不治之症的人──限制你們對資源的使用，走開，為那些更年輕、更有活力、能奉獻社會的人讓路。」我們的社會崇尚生產者而非嚴格意義上的消費者。患有不治之症的病人和老人們需要消費很多，但往往無法創造財富，因此他們往往被認為不值得接受醫療服務。

基因學家里基・里維斯（Ricki Lewis）說，儘管用水晶球精確預測未來不現實，到二〇六〇年，在基因干預的作用下，用基因測試預測病人未來健康狀況的能力可能會達到前所未有的精確水準，這將帶來深遠影響。疾病在發作前就能得到遏制，醫療費用會隨著壽命更長、身體更健康的人群的出現而大幅減少。讓我們拭目以待。

同時，社會學家葛列格・韋斯（Greg Weiss）與琳妮・隆奎斯特（Lynne Lonnquist）指出了全世界醫保體系普遍面臨的一些挑戰：

一、國家和政府應該多大程度上介入醫保體系？應該怎樣介入？
二、公有醫療部門和私人醫保部門是否都是必須的？
三、醫保體系中，醫師數量應為多少？初級護理醫師與專家醫師應該怎樣分配？
四、基於成本與公平分配的考慮，醫保一體化應怎樣優化組合？
五、如何最合理地控制醫保成本的增加？

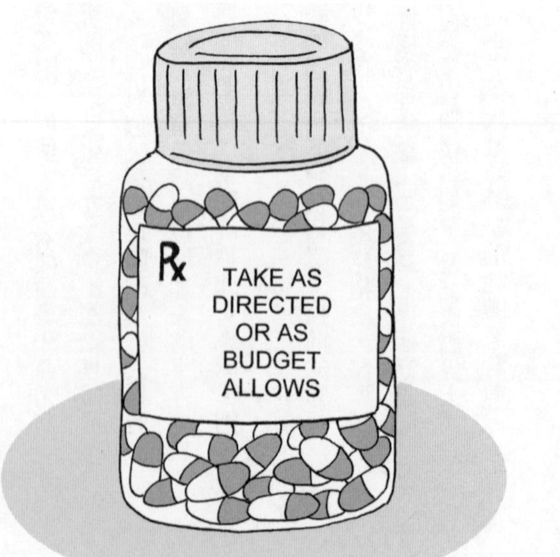

請遵循醫囑或在預算許可下使用

○結論

也許有人會認為活著的成本很高，其實死亡的成本也不低。我們的社會是否應該支持透過縮短死亡過程來降低死亡成本，像傑克・凱沃基安醫師一樣？政府能做的是否只有停止支付重症老年患者的醫療保險費用？對於以上兩個問題，大部分美國人的答案可能是堅決的「不」。在美國醫療保險成本逐步上升的情況下，我們還需要更加仔細研究臨終開支，以更好地管理這些開銷。

十分鼓舞人心的是，許多專業的醫學院在學生社會化的過程中教育他們用更人性化的方式進行醫療護理。他們更加強調緩和醫療，還有更多全面的個人治療——身體的、社交的、心理的以及精神的。如今，絕症患者的選擇包括去醫院、療養院、臨終照護醫院或待在家中。可能不是每個人都有權利選擇自己死亡的場所，但今日人們的選擇要比過去多得多。我們必須向醫學治療的一個目標前進，那就是臨終病人是醫學亞文化中正常的一面，應該像一個正常人那樣被溫暖地對待，而不僅僅是「六一四號病房的腹部腫瘤案例」。

生物醫學問題與安樂死

CHAPTER 8

要是活著這樣受苦，傻瓜才願意活下去；死了可以了卻煩惱，還是死了的好。
——《奧賽羅》，威廉 · 莎士比亞

所有的物質都是毒藥，所有物質都不是毒藥，唯一的區別是它們的劑量。
——帕拉塞爾蘇斯

一位九十歲高齡的女士被送到紐約一家醫院的急救室，胸部劇痛，生命垂危。經心電圖診斷，她的疼痛是由嚴重的心臟病發作導致的。老人的兒女們被告知，如果不有所作為，他們的母親可能會死。血管成形術（該技術透過將導管刺入動脈來移除阻礙血液流向心臟的障礙）或許是能使她活下去的最佳方法，但鑒於她年齡過大，加之是心臟病的緊急發作，這一手段也存在風險。他們的母親或許會死在手術檯上，或許會死於大腦損傷，也可能在呼吸器上結束生命。結果是不確定的。注射溶解血栓劑可以幫助她溶解血栓，但一次簡單的注射也存在著血流入腦的風險。「所以我們應該做什麼呢？」老人的兒女問道，他們無法做出決定。兒女們提出，或許他們可以徵求一下老人的意見，因為她現在意識清醒，似乎有行為能力。醫師和老人的家人們認為，醫師們能挽救老人的生命，但只有她自己能決定這份努力是否有必要。當醫師向老人解釋所有的選項時，老人希望醫師能保證她平安無事，但醫師們表示並不能做到萬無一失。最後，老人看著病房裡的一群醫師，緩緩地搖著頭，說她不知道該怎麼做。因為病人及其家屬都無法作出決定，老人被推回了心臟病加護病房進行觀察。在這樣的生死抉擇面前，該由誰來做決定呢？又應該做出怎樣的決定呢？這些問題可不容易回答。

因為工作的特殊性，醫師們每天都要面對這些生死攸關的局面。難怪醫師的壽命通常比從事其他職業的人要短，或許正是因為醫師們不得不做出事關生死的艱難決定。兒科專家應該盡多大的努力來救治一個出生時剛滿一磅的早產兒呢？一個頭顱在車禍中幾乎粉碎的少年是否應該依靠設備來勉強維持生命呢？對於一個依靠生命維持設備生存的九十歲老人而言，「正確」的決定又是什麼呢？即使是最精通醫學的人也會在這些扭曲和令人困惑的抉擇面前陷入兩難的境地。

隨著醫學技術的改革發展，如今已經可以延長危重病人的壽命，使他們的健康情況有所好轉，維持重度傷殘病人的生命，或是盡量推遲死亡日期的到來。這一延長生命的手段引發了倫理上的爭議，這一爭議涉及生命品質與資源配置，因為我們充滿多樣性的社會缺乏統一的共識，這些問題顯得尤為突出。E・W梅班及同事評論道，如果技術的應用僅僅能夠延長一個已無治癒可能的危重病人的生命，那麼不僅社會需要承擔巨大的代價，對病人本身而言，回報也微乎其微，甚至會有消極的影響。然而，由於宗教或其他原因的影響，一些人認為有必要不惜一切代價挽救病人的生命。在盡力挽救病人生命的過程中，或許會研發出新的治療方法，使病人獲得更高品質的生活。有些人或許還會問：「我有什麼資格判定一個人是否該死去呢？」

做出與生物醫學問題有關的決定會涉及許多因素。醫療技術隨科技研究不斷進步，僅僅是其經濟成本就讓人們陷入了兩難的境地。唐納德・約拉門（Donald Joralemon）認為，人們已將生物醫學和一些消極的負面問題聯繫起來。比如說，它對一些讓世界上大部分人飽受折磨的疾病基本發揮不了治療作用。此外，醫療專業人員的缺乏以及公共衛生預算的嚴重受限，還使得人們難以獲得生物醫學保障。然而，從另一方面來看，生物醫藥也已經取得了積極的成果（例如壽命的延長、天花的根除、器官移植技術以及其他疾病的有效治療方法）。在本章中，將闡述二十一世紀我們所遇到的生物醫學問題。這些問題大都不那麼明確，處於難以界定的灰色地帶。那麼這些問題該由誰來決定呢？判斷的依據又是什麼呢？

實際問題　做出生與死的抉擇

一、一名新生兒被確認為腦死亡。孩子的母親十分虔誠，她希望醫師支援自己的孩子生命。她的願望應該被滿足嗎？

二、一個嬰兒有著嚴重的內臟缺陷。醫師建議進行持續治療，但孩子的父母卻說：「適可而止吧。」

三、一名患有痛苦的致命疾病的少年已經做好了死亡的準備，然而她的父母卻堅持繼續治療。

四、一位老人給了一個成年子女代理她醫療保障事宜的權利，當有代理權的子女認為應該讓母親死去時，另一個孩子卻不同意。

摘自〈當決定事關生死時〉，1998年2月6日～8日，《美國週末》第26頁

○倫理行為

就倫理行為而言，我們必須意識到，醫學倫理學除了將有關醫學倫理的問題清晰地展示出來，以供人們觀察討論以外，並沒有別的作用。《死亡研究期刊》的法學和倫理學編輯亞瑟・朱克（Arthur Zucker）指出，如果我們指望醫學倫理學來為我們解答這些問題，那麼結果肯定會令人失望。

什麼是倫理行為

倫理行為指的是對道德信念的有意識的反映，似乎通常應用於一些特殊的案例之中，這些案例的背景與其本質恰恰相反。在專業性的場所，比如醫院中，倫理行為往往基於專業人士群體的道德原則，並且可能反映出這一群體因其社會公僕形象而獲得的長遠利益。在醫藥領域，生物倫理學語言的使用使得道德爭論變得更加抽象，由權利驅動，帶有利己主義傾向，更關注離散情況。倫理行為是在嘗試回答這個問題後的行動——「我們應該做什麼？」實際上，這一問題應該是：「我們能做什麼？」從倫理學的視角出發，人類往往被視作自發的決策者，在舒適的房間裡對問題進行邏輯的分析，以提出解決模式。然而，這只是假設的理想世界，在現實生活中，決定並不是這麼做出的。

在醫院裡，影響決定的因素不只是醫學上的問題解決方法，還有在醫院這一專業官僚機構中的生活。對患者的反應往往嚴格地基於醫院的規章制度，而未考慮患者的個人狀況。例如，喬治・狄金森有一位朋友的年邁母親突發疾病，而在此之前她已經昏迷了數月之久。這位九十五歲高齡的老人被火速從療養院送往醫院急診室進行手術。她的生前預囑被人們忽略了，醫院裡的工作人員依照所謂的「醫療常規」做出行動，他們受的教育要他們這樣做。這場手術「成功地」挽救了病人的生命，老人又活了三個星期，最終在重症監護室裡離開了人世。如果學生們能夠接觸到「真正的環境」（「生活場景」），他們就會發現，實踐並沒有那麼強的學術性，而更像是真實的生活場景。他們將會對「我們能做什麼？」這一問題做出回應，而不是「我們應該做什麼？」就這位朋友母親的事例而言，除了使她保持舒適的狀態以外，不採取行動應該是合適的做法。

然而，在大眾媒體的討論，以及關於平價醫療法案所涉及的醫療改革的政治辯論（二〇〇九年至今）中，人們將商討一項針對老年人的條款，因為其中提到了臨終準備以及預立醫囑。反對該法案的人（大部分都來自共和黨，尤其是茶黨）試圖引起民眾對「死亡小組」（death panels）建立的擔憂，因為它一旦建立起來，就會使對老年人的關懷建立在功利的基礎之上——政府可能會殺死老年人以減少醫療支出。當提到「別人的母親」時，大部分人會認為不作為沒什麼不好的，但是當事人換成「我母親」時，事情就不那麼簡單了。許多老人對預立醫囑抱有懷疑的心態，因為他們害怕自己將來對醫療保障的選擇可能會因此受限。

丹尼爾・錢布利斯注意到醫療保障中的倫理行為與倫理問題產生的源頭，即組織與社會背景，是密不可分的。他強調說，倫理問題並不是這一體系中偶然或孤立的問題，實際上，就算是無意的，它們也是這一結構的基本產物。人們在有組織的、社會性的背景下工作，擔當著不同的角色，而這些倫理問題影響著他們的行為。倫理決策不是在假想的「自由選擇空間」內做出的。比如說，儘管護理師和醫師的職責都是治療病人，他們的職業角色卻完全不同。醫師明顯擁有更大的權力，他們可以發號施令，因專業科學技術而獲得報酬，同時負有保證病人健康的法律責任。另一方面，護理師的工作是執行醫師的命令，因組織能力而獲得報酬，擔負著日復一日照顧病人的義務。因為經過了訓練，醫師們傾向於主動進行積極治療，不願停止治療。而當一名病人情況不見好轉，還哀求著想拒絕治療時，護理師們往往都會感到不耐煩。因此，在權利更大的醫師和「執行命令的人」之間就出現了這樣一個道德的兩難境地。

喬治・狄金森提到，在二十世紀六〇年代，腎臟透析機還很稀少，不像現在這麼常見。一名實習生曾悲傷地向他說起他們醫院的一名年輕女病人被中斷了透析治療，這也就意味著她會死去。之所以中斷她的的透析治療，是因為醫院裡有四名亟待治療的病人，卻只有三台透析機。因此，緊缺的資源使人們選擇了應急分配。建立在醫院規章上的「官僚主義決定」註定了這名女孩要結束透析，面對死亡。腎臟透析的停止意味著急性腎衰竭的發生，將人引向死亡。正如錢布利斯所言，某些機構會在關乎生死的緊急關頭做出沒有人情味的決定。

當今的病人們認為他們有參與關乎自身的決定的權利——他們希望自己的意見能成為影響醫師決斷的決定性因素。病人有拒絕治療和選擇停止治療的權利，這是為美國醫學界公認的。對有限資源的合理分配（在資源供不應求時決定誰來接受治療和器官移植）在現在這個預算緊張的時期是一個問題。

當牽涉到由現代醫學科技引起的多方面的倫理問題時，人們該怎樣做出決定呢？在如今這個專業化的社會中，不僅僅是我們要做出關乎生物醫學問題的決定。面對這些棘手的醫學決定時，有一名專家可以協助我們，他就是生物倫理學家。這一類專家剛剛加入醫學的大家庭。生物倫理學家們在醫院和學術醫學中心工作，依靠他們在哲學和法律方面的專業知識，幫助解決與醫療及臨終關懷相關的難題。這一醫療諮詢服務迎合了病人、病人家屬以及醫務人員的祕密需要，為他們搜集有關病人病情及願望的資訊，並討論各自是如何看待病人的狀況的。通常，這一搜集資料的過程會以「最正當的決定」而告終，問題就此解決。然而，世界並不完美，在某些情況下生物倫理學家會將所有的當事人召集在一起談話，如果沒有成果，那麼醫院倫理委員會將會進行官方審查，提出正式的建議。魯斯・蓋伊（Ruth Guyer）指出，生物倫理學家並沒有醫學上或法律上的權威。

魯斯・蓋伊將生物倫理學家描述為有生物倫理學學位的人。據報導，美國有二十六所大學提供生物倫理學的碩士學位，十九所大學提供生物倫理學的博士學位或是以生物倫理學為研究重點的哲學、法學、醫學或宗教學博士學位。生物倫理學家經過哲學、法學、醫學、心理學、宗教或人文科學以及社會科學的訓練，學會了在工作中就醫學的問題「誇誇其談」。生物倫理學家還可以是醫師、護理師或是學習過道德哲學的臨床醫師。喬治・狄金森回憶起在二十世紀八〇年代初的一次會面，對方在波士頓某家醫院裡工作，自稱是一名「道德哲學家」。在與他交談過後，迪金森意識到他就是當今人們所稱的生物倫理學家。

一九九二年，聯合委員會（其前身為美國衛生管理評估委員會）要求衛生保健機構尋求一些途徑來解決人們對生物倫理學問題的擔憂。截止到二〇〇〇年，百分之九十五的綜合醫院都已提供了倫理諮詢，或是開始籌備這一服務。

許多人希望倫理諮詢這一衛生保健領域的生物倫理新舉措能夠使醫學變得更人性化，更有倫理。然而，從社會學的角度來看，生物倫理學家們的動機或許是好的，但是他們在衛生保健體系中所處的位置可能會扭曲他們所做出的決定。考慮到他們所代表的人群的利益，大部分生物倫理學家都宣稱，他們代表的是患者的利益，保護他們的自主權利免受醫學力量的壓制。但是記者露絲・沙利特（Ruth Shalit）卻得出了截然相反的結論。她指出，逐步壯大的生物倫理學家群體正憑著他們在倫理方面的專門知識以及為管理式醫療高層主管所提供的服務大筆獲利，因此他們願意用好的標籤和崇高的原則來粉飾他們所做出的削減成本的決定。

當我們看到生物倫理學的組織架構時，醫學機構中生物倫理學家的存在使得他們與機構裡的其他專業人士產生了密切的關係。他們把生物倫理學家所扮演的角色比作美國法律體系中的公共辯護人。兩者的正式角色都是代表在龐大而混亂的官僚體系中的客戶利益，但是，像公共辯

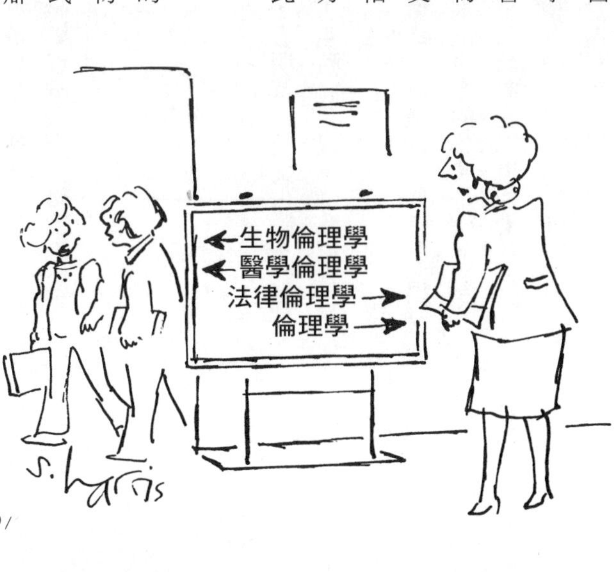
←生物倫理學
←醫學倫理學
法律倫理學→
倫理學→
S. harris

護人一樣，生物倫理學家必須還要與這一官僚體制中的其他成員保持良好的關係，儘管他們中的許多人對客戶不利。考慮到這一組織情境，生物倫理學家們會傾向於站在醫學專業人士和醫學機構的立場上，與那些勉強度日的人對立——即病人及他們的家人。

○屍體在醫學研究與訓練中的使用

在美國，關於用於醫學研究及藥品生產的胎兒組織的交易存在爭議，表明特定的文化觀念影響對可分割和不可分割的人體部分的界定。或許器官移植、基因工程、人工生殖將足以壓倒我們直覺所感受到的與自己身體的清晰聯繫。

胚胎幹細胞研究為人們提供了能夠治療許多疾病的激動人心的潛在療法。但是這一具有爭議性的研究使得許多保守的立法者對其應用猶豫不決。在布希政府對胚胎幹細胞研究的公共基金下達的八年禁令期間，對該研究的資助也轉移到了個人領域。自二〇〇一年以來，國會已提出了大量的法案，以待處理這一問題。最為保守的論點對聯邦政府贊助墮胎這一行為提出了質疑。保守派所提出的途徑可以總結為：所有人類都應該被當作人來平等對待；實驗不能對人有任何故意的傷害，這裡還包括胚胎——從受孕的那一刻起，他就是一個嶄新而獨特的生命個體，需要呵護和營養來長成一個成人。一個更為自由的觀點，正如約瑟夫．弗勒徹爾（Joseph Fletcher）在其著名的《情境倫理學》（Situation Ethics）一書中所言，認為每個情境都有其倫理上的獨特性，因此我們永遠無法斷定某一特定行為總是正確或總是錯誤。弗勒徹爾提出，以不同方式對待不同的人是道德的。

二〇〇九年三月九日，歐巴馬總統取消了聯邦政府對胚胎幹細胞的資助的長達八年的禁令。歐巴馬政府傾向於支持那些相信「這些小細胞有幫助人們瞭解、甚至治癒一些對我們而言具有毀滅性的疾病的潛力」的科學家。這一行政命令的頒布意味著歐巴馬新任期內第三次逆轉了布希任期內的政策，這一逆轉體現在公共健康目標和關乎人類生命本性的倫理問題的交叉點上。

胚胎幹細胞為人們所渴求，因為它們有著轉化成任意類型細胞的能力，就如形成了一塊等待被填入合適指令的白板一般。從理論上說，這些細胞可以為被損傷的或缺少的細胞提供現成的替代組織供應，協助那些患有糖尿病、亨廷頓氏舞蹈病和阿茲海默症等疾病的患者，或是脊髓受傷的人。因此，胚胎幹細胞在醫學領域有著巨大的潛力。國立衛生研究院的研究員們發現了一種途徑，可以增殖來自鼠的胚胎幹細胞中的專門神經元，而這些神經元的數量實質上是無限的。最有希望成為這些人類幹細胞來源的是生殖診所所丟棄的試管胚胎。

幹細胞的另一來源是流產的胎兒，而這遭到了一些人的反對。胎兒幹細胞與其對應的胚胎幹細胞相比，雖然有一些技術上的不同之處，但是有許多相同的性質。反對利用被丟棄的胚胎獲取幹細胞的人之所以提出這一論點，是因為他們相信生命從受精的那一刻起就開始了。因此，那些利用四到五週的胚胎獲取幹細胞然後丟棄的研究者們就犯下了墮胎的行為。

負責移除身體部位這一任務的人被稱作技師，他們被會回收身體部位的公司所雇傭，而這些公司，例如伊利諾州的組織贈予基金會（Anatomic Gift Foundation），也被稱為收穫者。因為聯邦法律禁止買賣人類組織或人體部位，所以這些公司找到了一種方案，既能促進這一交易，又是合法的。來自流產醫院的胎兒組織被以捐贈的形式捐給收穫者們，作為回報，醫院會收到一筆實驗室場地租借費，技師們就在那裡進行解剖。收穫者再將人體部位捐贈給研究員，研究員會根據一張正式的報價單將提供人體部位這一服務的費用捐贈給公司。這一流程是合法的，因為人們沒有買賣任何來自流產胎兒的身體部位。通常，胎兒會被解剖，而他們的身體部位會經海運到達目的地。

有將近百分之七十五選擇墮胎的女性同意捐獻出胎兒組織。反墮胎者認為，如果女性認為墮胎其實可以帶來一些好的事情，那麼她們會更輕易地做出流產的決定。因此，倫理問題是很難與科學問題分離的。

在美國，自十九世紀以來人類屍體就已經被用來訓練醫學學生。最初，這樣使用屍體是違法的，但是由於醫學院大體實驗室使用屍體的必要性，他們最終得到了批准。雖然，以學習為目的使用屍體可能不會得到所有人的同意，但是屍身不應該變為商品。通常來說，捐獻者們之所以願意捐獻出他們的身體，是因為想要促進科學事業的進步。

有剩餘遺體的遺體捐贈項目不允許為了利潤而將這些屍體賣出，只能按成本價格出售。但是，隨著許多大學擬定了價格表（一條腿售價三百五十美元，軀幹售價五百美元）和許多私人公司競相爭奪標本，對屍體的爭奪也在逐漸升溫。這些把遺體捐獻給科學事業的家庭相信醫學院會遵循倫理，相信他們使用這些屍體是為了讓學生學習。然而，這些捐贈者會簽署一份合約，這份合約允許醫學院以任何合法的目的使用他們的遺體。一般醫學院是有足夠的屍體的，有時他們還會有「剩餘」。現在在醫學院中越來越流行用電腦軟體來學習大體解剖學。因此，或許有一天，醫學院中不再需要那麼多的人類遺體。

屍體也會被美國交通運輸部使用，為了測量不同的碰撞保護裝置在汽車發生碰撞時的有效性。近幾年來，在碰撞試驗當中，屍體的使用已經明顯減少，但是他們現在主要被用來校準人像模型。每年只有幾十具遺體會用來在車輛碰撞試驗中測試碰撞保護裝置。根據《新英格蘭醫學雜誌》上一篇文章的說法，公眾並不知曉這樣的情況，但急診室中的實習醫師，有時會對那些即使被努力治療了也無法康復的病人進行不必要的侵入性操作，只是為了進行練習並且沒有獲得知情許可。儘管這樣的練習不會造成任何身體傷害，並且三分之一的實習醫師贊同這樣的做法，但這樣的操作對於某些人來說還是有疑問的。醫師們是反對這種練習的，他們堅決認為這種做法在醫學上是不必要的，並且會侵犯病人的權利和尊嚴；同時，這種操作可以在其他設備上學習。根據L・C・康建和同事們的說法，這種練習會把病人變成「僅僅是用來教學的物體」，可能會助長實習醫師和住院醫師的不合倫理的態度，特別是因為它是在沒有得到病人同意的情況下完成的。這樣的「練習操作」包括在腹股溝用軟管穿過股靜脈，這一操作最好是利用活著的病人來進行學習，因為跳動的血管就像地標一樣，引導軟管的插入。雖然在醫學研究和訓練中利用人的身體或其一部分是對社會有益的，但是這種做法還是無法得到來自社會各界的支持。

○ 器官移植

英國著名社會學家克萊夫•希爾認為，對於器官移植的態度體現了人們對「神聖」的不同的文化解釋。在美國，用藥物保存屍體是合理的，而且這一做法已廣為使用，同時對於那些不接受移植就會有生命危險的人來說，身體部分的移植是一種可以被接受的理性解決方案。同樣地，使用動物器官也是可以的，雖然在一些國家比如以色列和丹麥是禁止的。

克萊夫•希爾發現，在日本人體器官移植面臨著巨大的阻力，這是由於日本社會的兩面性。一方面，日本尋求突破宗教和傳統的形式，另一方面，日本社會對於整個西方輸出的關於生死問題的處理

智慧箴言　沒有病人的手術教學

為了避免一些因為利用活著或者已死去的病人而帶來的倫理困境，在越來越多的教學醫院中，外科住院醫師們使用機器而不是病人來進行手術演練。光是模擬設備的花費就超過了一百萬美元。該系統的設計，是為了訓練住院醫師們通過小切口來完成腹腔鏡檢查或者微創手術。這種類比裝置，讓外科醫師們感覺到自己真的在切入組織。

學生們透過電視螢幕來觀察醫師們正在做的事情。醫師們也可以在逼真的模擬病人身上練習使用維持生命的設備，這種類比病人的胸腔會隨著呼吸而上下起伏。一些內科醫師對這些模擬技術持懷疑態度，並且他們也不相信一個電腦操作的系統，不論多麼逼真，可以教給醫師們真正的手術室裡需要的技能。這樣的類比程序不會帶來工作的緊張感，而在那種真實的環境中，為救治病人有爭分奪秒的緊張感。在我們高度電腦化的社會中，沒有人知道二十一世紀會為手術室帶來怎麼樣的變化。

摘自〈沒有病人的手術教學〉，美國高等教育記事，45 期，A49-A50。

方法都抱持懷疑。在日本，一九九五年之前只出現過一起心臟移植手術，而負責這次手術的醫師因謀殺而被起訴。日本人擔心祖先們因為身體被褻瀆而憤怒，這種擔心源自於宗教信仰。日本對於器官移植的反對，類似於早期在美國和歐洲國家中對於人壽保險的反對，它們都蘊含了相似的問題：什麼東西應該是神聖不可侵犯的，是人類無法計算的。

在器官移植中出現的一些倫理問題成了列入器官接受名單的判斷標準，比如年齡、逝者器官的所有權、稀缺器官的分配、健康的人作為器官捐獻者接受手術、從窮人那裡購買器官來救治富人、為了可行的組織替換而墮胎。如果不同動物身上的實體器官也可以用來實現器官移植的目的，被稱作異種移植（xenotransplantation），這麼做的倫理風險會有所減輕。除了許多動物組織的排異反應問題之外，利用動物來完成移植的這一行為也面臨著倫理問題。動物們有權利嗎？如果有，人類的權利難道優於牠們的權利嗎？是不是應該在窮盡各種人類器官替代的方法後，再考慮異種移植包括故意使動物死亡？為了獲取器官而傷害健康的動物，為了食物而吃掉死去的動物，這些行為存在倫理問題嗎？

在過去十年間，異種移植引發了大家極大的興趣。人們的注意力集中在豬這一物種上，豬已經大量被人們當作食物，豬的心臟瓣膜在最近三十年裡也一直被使用。現在，人們正努力飼養出可專門提供器官的豬。一項在美國的調查顯示，如果有需要的話，有百分之五十一的被調查者願意接受動物器官。

美國最初的捐獻政策是單純的自願性質，捐獻是合法的，而且希望志願者能夠自告奮勇的捐獻。法院規定，有能力的成年人可以自願捐獻器官給親屬，未成年人在父母和法律的允許之下也可以做出捐獻。然而，捐獻的器官很快就供不應求了，於是演化出了一個鼓勵捐獻者捐出器官的武斷政策。

在美國，人們必須同意捐出器官。他們可以在申請駕照的時候做出保證，或者寫入遺囑，或者在他們去世之時，家人替他們承諾捐贈（家屬有持續代理權）。加拿大正在考慮推出一個「退出」制度，它會假定每個人都是自願捐獻者，除非你主動要求不捐獻。

器官捐獻帶來了一些嚴重的倫理問題。由於器官移植的需要，人體器官大量的供不應求，於是在世界上的某些地方存在器官交易的現象。儘管這樣的交易在美國是違法的，德國一家公司還是會定期地給那些在報紙上宣布破產的人發送信函，說他們願意以高價收購一個腎臟；而這個腎臟之後會以更高價出售。

許多有關器官捐贈的倫理道德及社會問題被提了出來：一個人是否可以為了賺錢而出售自己的身體部分？當少量的人從這種價格高昂的技術的公共融資中受益時，大部分人只能選擇那些價格沒那麼貴的途徑，這樣合適嗎？應該用怎樣的標準去挑選接受器官的人？這樣的判斷標準符合民主社會的價值觀嗎？器官移植會對醫學和生活品質帶來怎麼樣的結果？對於器官捐獻的倫理，人們的問題可能比答案更多，因為對於這些問題人們有五花八門的答案。

《護理標準》（Nursing Standard）的讀者座談會提出了捐獻者的家屬得到捐獻者葬禮費用補貼是否合理的問題。在美國，近期法院對這個問題的判決更加讓人捉摸不透：造血幹細胞的捐獻者可以獲得補償。法官安得魯・克萊費德（Andrew Kleinfeld）宣布：

> 當使用「骨髓移植」的「周邊血造血幹細胞離析」方法時，不符合法律對「人體器官」或「其中部分」的移植規定，所以法律判定補償捐贈者不違法。

結果，社會上形成了一個聯合利益網，包括需要骨髓移植的病人，來自明尼蘇達州專業研究骨髓移植治療的醫師，還有名為「期待更多骨髓捐獻」的網站，加州有一個非營利組織願意透過獎學金、住房津貼或禮物的方式給予捐獻者三千美金，作為他們捐獻的交換。

蘿拉・斯皮尼（Laura Spinney）討論了器官移植的新趨勢以及與「黑市」相對的「紅市」。她的書為外科、生育以及領養領域的「專業護理人員」描述了全球的人體交易。斯皮尼指出，世界衛生組織估計世界上有百分之十的器官移植是通過非法途徑獲取的。她引用並評論了調查記者斯科特・卡尼（Scott Carney）關於全球器官、血液、卵子、代理孕母的交易趨勢的研究。斯皮尼探討了許多倫理、社會和醫學問題，財政資源對這個世界的捐獻者和受捐者來說是分配不均的（對於個人和國家都是），這些問題是由於醫藥從業者在這樣一個環境中做器官移植手術所導致的。

人類學家唐納德・約拉門指出，同時也存在有關於人類肉體所有權的問題。法學家們發現，法庭和公眾在認可人體產生的物質——比如，血液、毛髮、精液和卵子的財產權和商業價值方面已經取得了很大進展。具體的身體的哪一部分被當作與人格是一體的，不同文化之間觀點不同。唐納德・約拉門指出，在美國賣頭髮是一種合法的經濟投機行為，但一些社會（比如那些流行巫術的地方）有更為寬泛的身體完整概念，人們認為賣頭髮可能會招致巫術的懲罰。

什麼時候人才算是真正的死去了，才能把器官摘取出來？就像在第二章中所討論的，為死亡下定義並不容易，不過為了器官捐獻的目的，「腦死亡」的定義在今天的英美許多國家地區是被接受的。但是，一項關於少數民族群體對於器官捐獻態度的調查顯示，他們普遍懷疑為了獲取器官，病人可能會被貿然地或過早地宣布腦死亡。

一九九二年，匹茲堡大學醫療中心採取了一個飽受爭議的方案：把「沒有心跳的屍體」也劃為潛在捐獻者的範圍內。這個範圍包括一旦沒有儀器支援就可能結束生命的人，但是只要這些人的生命一直被維持著，他們就不會被判定為腦死亡。如果他們的父母或近親要求停止維持生命，並且有人在等待捐獻的器官得以完成移植，以下程序將被執行：一、帶病人去沒有維生設備的手術室；二、利用藥物使疼痛感達到最小；三、宣布病人死亡；四、在病人死亡後立即取出器官。

一九八四年的「國際器官移植法案」批准創立國際器官和移植網路。一個名為器官共用聯合網路（UNOS）的非營利組織贏得了這個聯邦合約，它將運行這個網路並管理捐獻者的器官分配。在正式的聯邦組織成立之前，器官首先會在本地進行分配，即使其他地區有病情更嚴重的病人。聯邦組織發布了器官配給的執行目標，比起地方的匹配更強調病人治療的緊迫性。器官移植醫師和器官共用聯合網路反對政府機關制定規則，他們認為器官的配給是醫學的決定，應該由醫學專家做出。器官共用聯合網路遊說國會修改有關器官分配的規定。作為答覆，國會同意這些規則可以暫停一年。但是一九九九年十月暫停令到期後，規則繼續被執行。

根據器官共用聯合網路顯示，到二〇〇九年的十一月為止，大約有十萬五千萬名申請者正等待器官移植。相比之下，在二〇〇八年全年中，只有近兩萬八千人接受了器官移植（百分七十七的器官來自於患病死去的捐獻者，其他是來自於活體供者）。這意味著，不算上新增的等待申請，四年之後才能滿足現有的器官申請者的需要。在寫作本書的過程中，資料顯示從二〇〇九年的一月一日到七月二十三日，有八千五百多位捐獻者提供了將近一萬七千個器官——大部分捐獻者提供了不止一個器官。

對於器官短缺的問題，羅伯特・薩德（Robert Sade）認為最普遍原因是捐獻者家屬的反對。薩德建議，病人在去世之前或家屬在病人去世之後，挑選一類受捐者或者特定的受捐者接受捐贈。就像遺產規劃將財產被分配給指定的組織或事業一樣。透過指定器官接受者，捐贈者會感到安心，因為捐贈是與自己的個人信念和價值觀相一致的。

英國倫理學家約翰・哈里斯（John Harris）進一步提議，屍體應該成為死亡公共財產，允許外

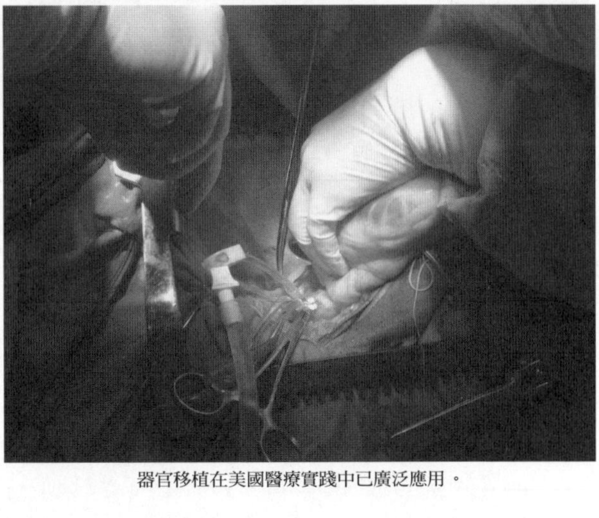

器官移植在美國醫療實踐中已廣泛應用。

科醫師直接摘取可用的器官，不用徵得悲痛的家屬同意，那樣會讓他們再度陷入痛苦。哈里斯的想法符合西方將血液和身體的部分作為生命的禮物捐贈出去的文化觀念。克萊夫・希爾指出，這個觀點認為人是匿名的、統計分析的、負擔危險的，這些人構成了社區，個體彼此之間的義務是基於抽象的共同人性，而不是特定的血緣或者親屬的連結。

哈里斯同時提議，可以建立活器官的交易市場，人們可以交易他們的身體部分以縮減等待器官的名單。或許以後離婚的夫妻會將器官捐獻作為離婚協議書的一部分。之前為配偶捐贈的器官的金錢價值將會被列入協議書中。

政府官員認為，如果把器官的轉讓交給自由市場會產生惡性的後果。最糟糕的狀況是，人們為了從器官交易中謀取利益開始謀殺他人並竊取他們的部分身體。雖然很多人反對在自由市場買賣人體器官的主意，但是政府沒有權利去干涉，政府在這個問題上持保守的觀點。

凱薩琳・霍蘭爾（Catherine Hollander）提出一個問題：「分配器官的最公平的方式是什麼？」薩米亞・瑪德沃（Samia Madwar）回答了這個問題，他宣稱，器官共用聯合網路正在考量決定器官接受者的許多因素，這與不考慮財富、地位和種族只依據接受者在等待名單的排名來平等分配的標準不同。這些判斷標準包括成功移植的可能性、受捐者的年齡和捐獻者的年齡等。這些判斷有時可能不夠客觀，即使他們會產生更成功的結果。

考慮到器官接受者的社會階層的不同，未來富人可能會有能力從窮人那裡獲取器官，這的確是一個問題。對於有錢人來說，可能花費一萬五美元不是什麼大事，而對於那些年薪相當於一萬五千美元的潛在捐獻者來說，這筆錢可能是無法拒絕的。因此誰能得到器官的問題又成了倫理問題。前紐約洋基隊的傳奇人物米奇・曼托以及電視明星拉里・哈格曼在需要器官移植時，馬上就得到了肝臟捐贈。然而那些不是名人的普通人，只能在等待肝臟捐贈的漫長過程中死去，這真的只是巧合嗎？（曼托和哈格曼都在移植手術不久後去世了。）在這個政治性的世界中，人的地位確實可以決定一些事情。在今天，金錢和影響力確實影響了器官分配。倫理的問題依然存在，並且亟需得到解決。

○安樂死

今天的安樂死定義和古希臘的「舒適的死法」和「溫和的死法」的意義是不一樣的。現在的意思是控制死亡的進程——加速或推進死亡。今天，病人和家屬需要更多的醫療護理，並要求控制臨終的過程。這反映出西方社會的一大趨勢是人們希望獲得更多控制權。在澳洲、加拿大、美國、英國和歐洲及世界的其他區域，人們害怕不能以一種溫和和舒適的方式死去，害怕死亡「不受自己控制」。

一九九八年，蜜雪兒・曼寧（Michael Manning）寫了一本書，名為《安樂死與醫師協助自殺：謀殺還是關愛？》（Euthanasia and Physician-Assisted Suicide: Killing or Caring），在書中他追溯了安樂死一詞的歷史。他闡述道，安樂死這個詞語最初僅指善終，但在現代社會卻意味著不帶任何擔憂和痛苦的死亡，而這往往需要借助藥物的使用。最近它的意思變成了「無痛死亡」——為了減輕一個人的痛苦而故意結束他的生命。

根據一家安樂死網站的研究，生命同盟將安樂死定義為「任何結束沒有生存意義的病人的生命的作為或不作為」，而自願安樂死協會則將其定義為「醫師使用藥物或注射使臨終之人無痛苦地結束生命的安詳的死亡」。

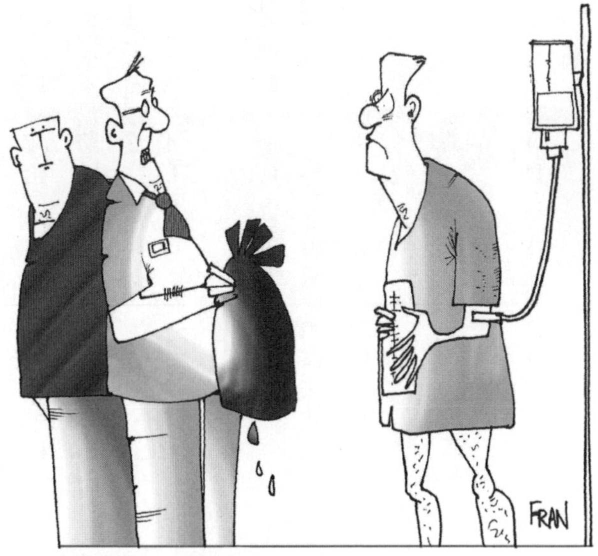

你的保險只涵蓋了移除受損器官的費用……
你得自己把器官移植到體內。

最近的一項蓋洛普民意調查發現將安樂死描述為允許醫師「用一些沒有痛苦的方式結束病人的生命」時，百分之七十的美國人贊成允許醫師加速末期病人的死亡。但是將其描述為醫師協助病人「自殺」時，就只有百分之五十一的人贊成。二〇〇五年的蓋洛普和二〇〇〇年的克拉克民意調查發現，百分之七十五的美國人、百分之七十六的澳洲人、百分之七十七的加拿大人和百分之八十二的英國人都支持某種形式的安樂死。

科技的迅速發展已經威脅到了個人的控制感。新的技術使延長生命成為可能，然而在是否開始複雜治療過程的問題上病人通常只有有限的發言權。舉個例子，如果一個身體狀況極差、醫學預後也不理想的病人想要結束生命，醫學專家是否該選擇協助他死亡呢？

瑪格麗特・巴坦（Margaret Battin）認為，謀殺與放任死亡兩者至少在表面上是容易區分的。謀殺是中斷一個本可以維持生命正常進行的生理過程，而放任死亡則是不幫助已經無法維持生命的生理過程。不過存在著一些模棱兩可的情況。比如說，撤掉人工呼吸器可以看作是放任病人死亡，也可以看作殺了那個病人。儘管存在這些灰色領域，承認謀殺與放任死亡之間存在的差異足夠反對謀殺，並不是說它們之間要有或者必須有道德上的差異。

最近《新英格蘭醫學雜誌》上有一篇非常著名的文章，作者詹姆斯・瑞秋（James Rachels）挑戰了這種情況下傳統觀念對於謀殺和放任死亡之間道德上的區別的看法。文章設定史密斯和鐘斯都有一個即將死去的六歲表弟，而他們也將從各自的表弟那裡繼承一大筆財富。一天晚上，史密斯在表弟洗澡的時候潛進了洗浴室將他淹死。與此同時，鐘斯也計畫在表弟洗澡的時候淹死他。但是當鐘斯潛進浴室的時候，那個孩子不小心撞到自己的頭，滑了一跤，一頭栽進水裡，而鐘斯也沒有救他。現在，兩個孩子都死了，史密斯殺了他的表弟，而鐘斯只是任他表弟死亡。顯然，兩個男人的所作所為存在概念上的因果區別，問題是存在道德上的區別嗎？實際上並沒有，因為他們的行徑都十分可鄙，所以鐘斯不能找藉口說他沒有殺死表弟，他只是讓表弟死了。

但是理查•特拉梅爾（Richard Trammell）爭論道史密斯的謀殺和鐘斯的放任死亡之間是存在區別的。他說這個區別就好比企圖品嘗出兩種混合了青柿子汁的美酒之間的區別。兩種酒之間是存在區別的，但是在極具壓制性的環境下，我們便無法分辨出來。正如在淹死表弟的案件中，因為兩個男人的行為都十分令人憎惡，發揮了一種掩蓋的效果，所以我們就看不出他們的行徑有何區別。

瑪格麗特•巴坦說在某些事件中殺人是正確的——給受到致命創傷而奄奄一息、無法在戰場上救活的戰士一擊以解脫他的痛苦，或者墮胎以挽救母親的生命。雙果效應從另一個方面說明了是殺人可能是正確的。根據一家安樂死網站的研究，雙果效應是一種倫理準則：只要連帶結果不是出於本意（儘管可以預見），道德上善意的行為就算造成了道德上不好的連帶結果，也是可以接受的。這個原則可以為一些情況辯護，比如一位醫師為了減輕病人的痛苦給他開了一些可能會縮短壽命的藥。邁可•雷明曾在臨終照護醫院擔任一位病人的志工，醫師為了減輕她的劇痛而給她注射了一劑劑量很強的液態嗎啡，醫師很清楚這樣的一劑藥會加快她的死亡，而她也確實在注射後四十八小時內死亡了。

我們必須清楚地意識到，弄清謀殺和放任死亡之間的差別並不能化解附在其上的道德重量。儘管我們可以在二者之間畫上一條明確的概念線，但是這種概念上的區別總是帶有一種不公正的道德上的差異。將一個過程描述為「仁慈地殺死」可能被認為是錯的，因為涉及到殺人。人們會將道德包袱附加在這種概念上的差異上。瑪格麗特•巴坦認為，每一個案例都應該具體對待。

生命神聖與生命品質之爭

報紙上時不時會報導說一場嚴重機車事故中的倖存者處於一種植物人的狀態。那病人已經死了嗎？他還是個人嗎？現在設想有一個被襲擊後永遠陷入昏迷中的人。那麼那個攻擊者是犯了謀殺罪還是襲擊與毆打罪呢？如果病人因被撤掉維生裝備或插管（胃管餵食）而死去，那麼誰該為他的死負責——是襲擊他的罪犯，還是移走維生裝備或胃管設備的醫療人員？面對這種跟醫療狀況有關的問題，人們通常會從生命意義的兩個方面來考慮。一方面強調生命的神聖，而另一方面則強調生命的品質。

生命的神聖性——從生命神聖性的角度看待安樂死的人認為所有「自然的」的生命都具有內在的意義，應被視為是一份神聖的禮物，因此，人類有責任延長生命。有一份研究認為，在醫療界，希波克拉底傳統認為醫師對末期病人的責任僅僅是在允許他們死亡的同時減輕他們的病痛。此外，希波克拉底誓言反對早期主動、故意地加速末期病人死亡的行為，並禁止向臨終的病人提供致命的藥物。根據希波克拉底誓言，作為一名醫師，一項基本的要求就是堅決杜絕殺死病人。下面兩段引文就解釋了生命的神聖性的觀念。

每個人的生命因其存在的事實而被認為是神聖不可侵犯的，否則我們所有人的生命品質都會受到損害。一位臨終病人和身邊人的關係也代表著每個人和其他人的關係。就算是應病人的要求，實行直接的安樂死也削弱了我們對受人尊重和不被侵犯的的權利的要求。

一旦我們允許除了造物者以外的人奪取對生命的主權，那麼任何對生命不利的事都可能發生。上帝要誰滅亡，必先讓他瘋狂，而安樂死合法化就是那種瘋狂的舉動。

有一份調查測試了不同種族的病人在選擇臨終治療與醫師協助死亡時的不同之處，發現黑人病人傾向於得到更多的生命支援治療，消極地看待醫師協助死亡，並比白人病人更看重長壽。同樣地，醫師對臨終治療的看法與他們的病人是類似的：在面對長期植物人狀態和器質性腦疾患時，黑人醫師比白人醫師更有可能為病人選擇侵略性的治療手段。非裔美國人會傾向於堅持生命的神聖性，他們會不惜一切活下去。

宗教也許是生命神聖性觀念的影響因素。據報導，非裔美國人比白人更加信仰宗教。因此，由於宗教原因，黑人病人和醫師也許會為治療的終止而負有罪惡感。相比較於白人，黑人更多地將長壽視為一種內在美，其中一部分原因則是老一代黑人經歷過一段被壓迫的歷史，以及他們認為痛苦應是生命的一部分而非結束生命的理由。

生命的品質——從生命的品質的角度看，品質這一概念甚至更難定義。誰能決定什麼時候的生命是有品質的呢？品質是一個相對概念，隨著一個人的成長過程及社會環境的影響不斷變化，其含義往往也會發生變化。如果你不幸癱瘓、失明或者失聰，你的生活的品質難道不會降低嗎？不過，也有許多殘疾人過著有目標、有意義的高品質生活。

堅持生命品質觀點的人們認為當生命不再具有品質或意義時，應該選擇死亡。對一個人來說是有品質的東西對另一個人來說也許就沒有意義。比如，一些人如果處於永久的癱瘓狀態會覺得生不如死，而有些人會在那種情況下找尋到意義，認為自己過著高品質的生活。有的人會覺得無法行走則意味著生活失去了品質，從而選擇死亡；而有的人也許無法承受生命中的一些脆弱性，認為那樣的生活是毫無品質可言的，所以選擇死亡。

研究發現白人更看重生命的品質。在處理長期植物人狀態和器質性腦疾患的情況時，白人醫師更可能為自己選擇醫師協助死亡。相比之下，黑人醫師不太可能將胃管餵食看成是英雄的行為，也不會對末期照護計畫抱有多麼積極的態度（末期照護計畫會限制治療）。

安寧運動注重生命的品質，因為其目標是讓病人在臨終之際活得有尊嚴。臨終關懷的哲學理念認為每個人都應沒有痛苦地死去，有權掌控他們自己的生命。

儘管先進的醫學技術可以延長生命，但也會降低生命的品質。因此，在很多支持生命品質的人看來，現代技術是一種詛咒。支持生命神聖性的人將先進的醫療技術視為一種積極的發展，因為無論生命的品質如何，生命的長度得到了延伸。然而，宣導生命神聖性的非裔美國人會因為自己種族的關係，對住院治療持消極看法，害怕被提早撤掉生命支持設備。因此，生命支持科技的某些方面並不被參與調查的非裔美國人看好。伊萬・伊里奇（Ivan Illich）縱觀科技對死亡的所有影響，闡述了這種進退兩難的困境：

如今，那些病入膏肓的人是被保護得最好的，防止死神將他們帶走。社會透過醫療系統決定一個人死前要經歷什麼樣的侮辱和摧殘，而社會的醫療化也代表著自然死亡的終結，西方人已經失去了決定自己生死的權利。人類的健康和自主權已經被剝奪了。技術的死亡戰勝了自然死亡，機械性的死亡戰勝並摧毀了其他所有的死亡方式。

不同文化中的死亡

英國法院允許丈夫協助妻子死亡

倫敦，十一月三十日，（路透社）——本週二，一位病入膏肓的英國女性的丈夫獲得了勝訴，法院批准他帶妻子去瑞士結束生命。這一裁定使一向堅決反對協助死亡的英國法律陷入了迷茫之中。

高等法院的一位法官說不是由他來決定那位Z夫人的丈夫是否能帶她去國外結束生命，並因此顛覆了一個臨時禁令。

馬克・海德里（Mark Hedley）法官在裁定中說：「我已經決定要解除這個禁令了。」

法官放寬幫助Z夫人去國外的限制時也說，只有員警才能決定是否要控告那些協助她死亡的人。

他補充說：「法院不應該間接侵犯Z夫人的權利。」

「Z夫人現在已經是刑事司法代行機構的一個案例了。」

比利時、荷蘭和瑞士已經通過了允許安樂死的法律，但是英國人在監獄裡用長達十四年的時間幫助一個病人死亡，這是歐洲最殘酷的刑罰之一。

Z夫人在二〇〇九年被診斷出腦退化性疾病，無法在無人說明的情況下去瑞士。

為Z夫人提供家庭護理的當地委員會認為讓她去國外結束生命會比較可靠，因此便將這個案子訴諸法庭。

死亡的權利——蘇格蘭心理學家約翰・比洛夫（John Beloff）認為，如果將死亡的權利看作和其他大多數權利一樣（比如財產權、教育權、旅行權、正常生活的權利），那麼我們應該像在其他案例裡那樣擁有死亡的權利，並號召社區資源來幫我們實現那種權利。

儘管絕大多數處於病症末期的人都會為生存戰鬥到最後一刻，但是有一些人無論是否處於末期都希望死去，他們認為自己有死亡的權利。一份報導指出在兩百個末期病人中，百分之四十四的人都不時地表達希望死亡快點到來的願望。誠然，一個人有死亡的權利嗎？媒體曾高度關注退休傑克・凱沃基安醫師協助想死亡的人結束生命的事。事實上，凱沃基安在上世紀九〇年代就大力提倡人的死亡權。他因二級謀殺罪被判十至二十五年有期徒刑，因一九九九年至二〇〇七年間在獄中表現良好，於二〇〇七年六月一日釋放。傑克・凱沃基安、德里克・韓弗理（Derek

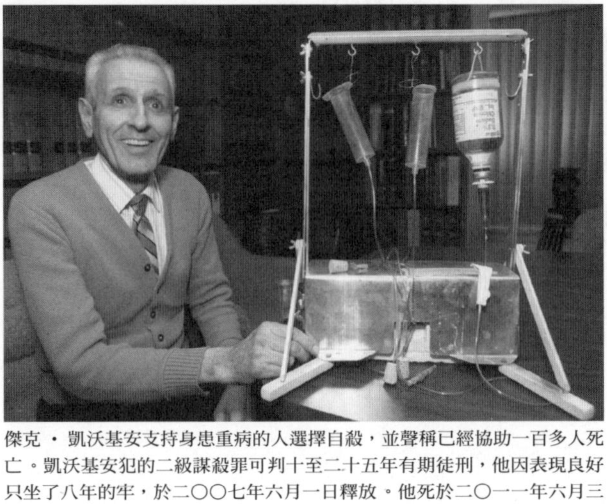

傑克・凱沃基安支持身患重病的人選擇自殺，並聲稱已經協助一百多人死亡。凱沃基安犯的二級謀殺罪可判十至二十五年有期徒刑，他因表現良好只坐了八年的牢，於二〇〇七年六月一日釋放。他死於二〇一一年六月三日，享年八十三歲。

Humphry）、菲力浦・尼奇克（Philip Nitschke）以及早期「死亡權」運動的其他領導者幫助那些奄奄一息、一心求死的病人結束生命。

一九九六年，華盛頓州第九巡迴上訴法院根據第十四次修正案，規定個人擁有決定自己何時、以什麼樣的方式死亡的權利。法院認為禁止醫師向病症末期的病人開結束生命的藥物是違反憲法的。

二十世紀九〇年代美國及全世界的新聞中都有關於死亡權的報導，二十一世紀的今天同樣如此。二〇〇四年及二〇〇五年的佛羅里達州的泰莉・夏沃案讓媒體及聯邦政府的三大機構紛紛關注這一話題。然而，醫學教育並沒有教給醫師如何做出放棄維生治療的艱難決定。醫學教育只將重點放在對疾病的診斷與治療上，卻極少告訴醫師決定中止治療時要撤掉哪些治療。法伯爾－蘭吉恩頓（K. Faber-Langendoen）和巴特爾斯（D. M. Bartels）指出，醫學教育應當教學生和住院醫師掌握複雜的撤除治療過程。

如今聯邦立法機構允許個人合法地拒絕醫學治療。病患自主權法案是一部聯邦法律，規定衛生保健行業應當告知病人有拒絕或者接受治療的權利，即使病人已經失去了做決定的能力。病患自主權法案旨讓病人有權決定自己的醫學護理方案，並確保衛生保健行業的人告知病人這一權利。值得一提的是，如果病人以後失去了自理能力，這個權利可以確保他們決定自己未來的照護（透過醫囑或者律師的方式）。有人批判病患自主權法案，因為告知病人的時機不好掌握。因此，在法庭、立法機構、民主選舉及媒體中死亡權一直都是爭論的焦點，是一個短時間內很難解決的問題。

正如將在第十二章中所討論的，病人都會有求生的欲望，所以當涉及到是否繼續醫學治療時，病人會努力表達自己的意願。當決定允許病人死亡時，臨終關懷就變得十分重要。醫療人員要盡力使病人感到舒服，滿足他們心理、社會、和精神上的需求。約瑟夫・柯特巴（Joseph Kotarba）在研究慢性痛症管理時建議，臨終關懷人員應從認知和評估兩方面深入瞭解病人的感受，這樣才能根據行為模式有效控制慢性疼痛。醫師應探究病人的認知來源，以將疼痛控制在正常的範圍內。比方說，如果一個病人信仰宗教，那麼我們就應強調宗教的作用。柯特巴說，要是病人沒有信仰，就要鼓勵病人去探尋對他有意義的事情。

很多緩和醫療人員認為不治之症最大影響是身體虛弱與心智衰弱，因為據貝芙麗．麥克納馬拉（Beverly McNamara）的觀察，人們在面對這種精力不足的狀態時往往是無能為力的。這些表現只是末期病症眾多症狀中的一小部分，還有很多其他症狀都會影響末期病人對自己的認知。噁心、嘔吐、呼吸困難、便祕、腹瀉、水腫（腫脹）、因感染和受傷導致散發臭味，還有疼痛，這些都在不同程度上與疾病和介入治療連結在一起。病人可能因獲悉自己即將死去而失去對自身的判斷力，同時也失去了改變現狀的能力。一些人將安樂死看成是一種有尊嚴的死亡方式，但其他人則認為這是違法的，是謀殺。麥克納馬拉問道：「瞬間死亡就意味著人們寧願放棄自己對死亡的控制權嗎？」

臨終病人的權利應當和照顧他們的專業醫師的權利做一個對比。麥克納馬拉認為，設想一位醫師如果到了癌症末期，可以很容易在同事的幫助下協商進行自己的藥物治療，但是一位澳洲土著居民便很難從基本的支持形式中獲益。一位末期病人有多少權利，是否能決定自己的死亡時間與地點，決定了他能夠在多大程度上參與自己死亡的決定。在病人生命的最後時刻，如果能夠充分利用資源滿足他們的需求和願望，那麼他們就能夠掌握一定程度的自主權。

很多臨終之人害怕痛苦，但也擔心止痛藥的副作用會使人衰弱，比如嗎啡。醫療人員面臨著一個困境：如果末期病人的認知功能因藥物作用而發生了改變，那麼他們該怎麼清晰地表達自己的的需求和願望呢？另外，如果病人因為病痛失去了能力，又該怎樣做出自主決定呢？值得注意的是，依賴科技減輕痛苦會導致醫學的濫用，不僅會使人們對病痛感到麻木，對死亡也是如此。

如果一個人想自然死亡，不想透過額外的手段維持生命，那麼放任他死亡就等同於消極的安樂死。正如前面提到的，如今的醫院不是一個讓你死亡的地方，而是一個不讓你死的地方。消極的安樂死是讓病人死亡，換句話說，如果病人希望透過醫師協助死亡或者主動自願的安樂死，就是積極的安樂死。除了俄勒岡州、華盛頓州、蒙大拿州和佛蒙特州，在美國的其他地方這都是違法的。而這四個州中，只有蒙大拿州是透過法庭判決來判定醫師協助自殺是否合法，而不是透過民眾投票或者州立法機構來決定。

儘管早年人們強烈支持俄勒岡州的「尊嚴死亡法」，但在二〇一二年全州選舉的最後一次投票（投票表上的第二個問題）中，這項法案未能通過──百分之四十九的支持者和百分之五十一的反對者，但在俄勒岡州「尊嚴死亡法」已經贏得了眾多支持，這項法案必將會在不久的將來回歸，並贏得更多投票者的支持。

醫師協助死亡（PAD）在以下五個國家中是合法的：德國（一七五一年被裁定為合法，但積極自願的安樂死是違法的）；瑞典（一九四三年合法，但積極自願的安樂死是違法的）；荷蘭的醫師協助死亡和積極自願的安樂死都是合法的；比利時和盧森堡。想要更深入瞭解並評估醫師協助死亡法在以上五個國家實行的情況，請參考羅賓・吉布森（Robin Gibson）的〈關於安樂死和醫師協助自殺〉（The case for euthanasia and physician-assisted suicide）。現在讓我們進一步地探討這兩種安樂死。

消極安樂死

允許別人死亡的行為往往被認為是消極安樂死。消極安樂死也包括中止醫學治療或者撤除生命支援設備。這種行為得到宣導生命神聖性和品質的人的支持，在美國和世界上其他一些國家也都是合法的。人們允許病人自然死亡。病人只能靠生命支援設備或藥物才能活著。儘管這種行為涉及到撤除設備，病人依舊是自行選擇死亡的。

允許病人死亡這件事從來都不容易。在一些情況下只有得到法庭批准才能允許個人死亡。二十世紀七〇年代有一個廣為流傳的案例，一個名為凱倫・昆蘭的人學生將酒精與其他藥物混合喝下後陷入了昏迷狀態。經過了幾個月的消極醫療預後，法庭判決撤除她的維生裝備，放任她的死亡。

常規與非常規方法——如果一個人在生前預囑中同意接受合法的消極安樂死，很明顯醫師不可以為末期病人和他們的家人採取非常規的手段。然而，要區分常規與非常規方法不是那麼容易的。維持生命的常規方法包括藥物、治療和手術，這些都會為病人帶來好處，價格不會太貴，也不會帶來過多的痛楚和不便，而非常規方法使用的藥物、治療和手術則需要高昂的費用，並且會帶來很多痛楚和不便，也不會帶來合理期望中的益處。

這些方法又引入了其他模棱兩可的概念——合理的期望、高昂的費用、極大的痛楚和過多的不便。什麼是合理的，什麼又是過度的？我們中有誰能決定使用這些高度主觀的詞語？社會應該允許哪一個群體決定這些事情：政治家、醫師、律師、法官、社區的大多數人，或者病人和家屬？

在醫學領域，很多人將常規方法定義為任何常見的、傳統的醫療措施，認為非常規的方法是不尋常的、創新性的和處於醫學實驗階段的舉措。然而，很顯然這種區別對我們毫無益處，因為科技會慢慢變成一種潮流，無論正確與否它都會作用於現代社會。因此，現在我們認為是創新的和處於實驗階段的方法，最終都會隨著時間的推移變得司空見慣。設想一個患有先天性疾病的嬰兒，如果他的父母不允許醫師做一個簡單的手術，那麼這個孩子會因無法消化食物而最終餓死。這個孩子的命運是社會學家所說的「文化落後」（在文化中，不是所有方面的變化都是步調統一的；一個方面滯後於另一個方面）的典型案例——這個情況是由高速發展的醫療科技和相對落後的生物學對生與死的定義的矛盾造成的。

如今的醫療措施可以延長生命（或延遲死亡），卻無法確定一個人的生命是否會因此而失去了意義以及一個人怎樣才算是死亡。如果醫學無法透過人工手段維持一個人的生物學功能就毫無意義，但實際情況並不是這樣。現代醫學能夠延長生命，但是末期病人在出於對衰老和長期末期治療的恐懼，也許真的寧願死去。

另外，就算人能夠區別常規與非常規方法，我們能夠接受病人（或者他們的代表）拒絕飲水和進食的請求嗎？這個問題就可以將支持生命神聖性的人和支持安樂死的人區分開來。

營養與補水——據最新研究，在臨終關懷中保留和撤掉人工營養和補水是一件非常令人困惑和情緒化的事情。正如前面提到過的，自從一九七六年法庭判決允許撤除長期處於植物人狀態的凱倫．昆蘭的維持生命治療，法庭就已經意識到了謀殺和放任死亡之間的重要差別。這使得病人的願望能夠實現，而病人本身和護理人員都不需要負法律責任。

評論家們曾經質疑對臨終病人進行靜脈注射的臨床實踐，也曾研究過人體過度失水是否會對這些病人帶來痛苦。迄今，關於人工營養與水分補給方面的研究表明，胃管餵食在臨床上很常見而非個例。不少年邁羸弱的病人在三級醫療機構度過人生的最後一段時光，許多機構都發現對於不能自主進食的病人，胃管餵食比人工餵食划算。一旦發生事故，人工餵食的索賠率較胃管餵食而言相對高些。是否對病人進行胃管餵食經常受地域和文化偏好的影響。另外一個因素是護理人員擔心為病人斷除食物和流體，因為食物在我們的文化中在一定程度上扮演著一個很重要的角色。醫師對是否要對無藥可治、神志不清的病人進行餵食也很兩難，尤其是在病人家屬強烈要求醫師有所作為的情況下。同時，法律連帶責任也會讓一些醫師產生顧慮。還有一些醫師並不贊同「醫德與人工營養和水分補給息息相關」這樣的論斷。一部分醫師贊同「處於植物人狀態的病人的監護人可以要求暫停胃管餵食」。但是也有醫師反對這種做法，認為這樣做是缺乏專業規範，會增加病人的痛苦。

在治療身患絕症的病人時，需要專業知識來解決營養和水分補給問題。從倫理學的觀點出發，在什麼情況下可以停止病人的食物和水分補給？營養不良會導致噁心、口腔潰瘍以及神經性厭食症。金泰爾（Gentile）和弗洛說（Fello）：「一個人可以在不攝食的情況下活相當長一段時間，但是水分補給則重要得多，人在缺水的情況下活不了多久。」病人家屬經常提及靜脈（IV）治療法方面的問題。對於一個虛弱、脫水、有行動能力而非臥床不起的病人，注射一到兩升流質可以很快地增強病人的體質，達到病人自己或其家屬想要的效果。然而，一但病人極度虛弱、臥床不起，甚至神志不清，採用靜脈注射的方法非但不會增強病人的體質，反而是有害的。

當停止給病人輸入食物和流質，病人就會死於脫水而非飢餓。由飢餓造成的死亡是一個涉及體重減輕和身體代謝的艱難的、漫長的過程：病人的身體機能受損，抑制白細胞的生成，從而降低免疫系統的功能。在挨餓過程的最後階段，腸胃功能開始紊亂，並由此導致無法控制的腹瀉。最終，病人心肌衰竭，心搏停止。這個過程往往要持續好幾個星期。

由脫水造成的死亡則完全不一樣，是一個快速無痛的過程。脫水幾乎是所有自然死亡（排除外傷或急性感染）的直接原因。根據金泰爾和弗洛的研究，在正常情況下，往病人體內注入越來越少的流質直到完全沒有所引起的緩慢缺水，不會引起很多不適。有關脫水的研究表明，停止攝入食物和流質的病人會在一段時間之後不省人事然後死亡。緩慢脫水的通常症狀是輕度發熱和鼻腔口腔黏膜乾燥。但是，嘔吐、嚴重腹瀉或胃內容物的機械排泄都會造成極度不適，並由此引發快速脫水。如果不進行靜脈注射，病人將會變得極度虛弱並迅速死亡。金泰爾和弗洛發現，一些病人因害怕靜脈注射的副作用而放棄這種療法。

不是所有的群體都贊同讓人死於脫水或者營養不良的做法，例如，一些猶太民族的權威法律禁止為了加速死亡而停止給病人注射能延長壽命的人體用水和人造營養液或停止其他療法。一些病人和家屬在面對這些問題時還會因為錯誤理解宗教要求而產生顧慮。

最後，根據詹姆斯・赫夫勒（James Hoefler）對這個問題的深入研究，那些在死亡和脫水方面有臨床經驗的醫師普遍認為，對於瀕臨死亡、昏迷不醒、神志不清的病人來說，「脫水遠超出他們身體所能承受的範圍」的論斷是很少被質疑的。

實施心肺復甦和不實施心肺復甦的比較——贊同心肺復甦的人贊成生活品質論的觀點，認為它是一個可以延長壽命或讓病人起死回生的方法。另外一些人則不以為然，他們反對對一個即將死亡的人實施心肺復甦。

在二十世紀六〇年代初期，一個調研領導小組認為，涵蓋開放氣道、口對口呼吸、胸部按壓等步驟的心肺復甦術是目前最有前景的復甦技術。在一九六〇年心肺復甦術被引進之前，醫療服務人員有時竭盡全力對病人實施心肺復甦，有時卻出於對病人的社會生存能力（諸如年紀和品德）的考慮，讓其死亡。與此相反，立法者和生物醫學研究人員設計出了一種護理人員可以在沒有醫囑的情況下對病人實施搶救的應急系統。現在，只有明確說明拒絕搶救的病人才可以被排除在救援名單之外。社會價值較低的病人不再系統性地獲得具有潛在價值的護理服務。蒂默曼斯（S. Timmermans）寫道：這也就意味著消極安樂死和既無效又痛苦的治療會給一些人和社會地位比較高的病人分別帶來無窮無盡的疼痛。

蒂默曼斯在書中寫到心肺復甦時，談到二十世紀六〇年代生效的心肺復甦協議和法律保護方面的明文規定，並質疑它們是否真的有利於消除社會上急診護理分配不公平現象。作為參與觀察心肺復甦全過程的社會學家，蒂默曼斯寫道，急診室醫護人員判斷是否要對病人實施心肺復甦首先取決於當時的周圍環境、病人的社會特徵、生物醫學指標以及治療方法。隨後醫護人員會考慮病人被搶救回來的可能性以及搶救過程的持續時間。二十世紀六〇年代法律修改後規定，除非病人已經表現出死亡徵候，從報警求救到抵達醫院的過程中，急救專家或者護理人員要按規定對病人實施心肺復甦，不得停止。就算病人到了急救室，除非所有的治療方案都試過卻不起作用，醫師不能停止搶救病人。然而，蒂默曼斯發現，急診室醫護人員並不總是不遺餘力地搶救在臨床分析上具有搶救價值的病人，有時候還堅持搶救在生物學上已經判定死亡的病人。因此觀之，醫護人員對病人實施救援的決定僅取決於周圍環境，缺乏統一的評定標準。

如今，我們陷入心肺復甦術的救援方法被濫用的困境中。在某些情況下，為了不增加病人的痛苦，我們不應該僅僅為了延長臨終病人幾天或幾個星期的壽命，而讓他們付出胸部受重擊甚至肋骨被壓斷的慘重代價。雖然心肺復甦術已經普及，但三分之一的病人在到達醫院之前就心搏停止的事實更加證明這種方法也有局限性。為什麼要用力按壓一位身體極度衰弱並且得了肺炎的八十五歲老太太的肋骨？為什麼要試圖救治一個剛做過腸穿孔手術並有糖尿病、高血壓、心臟病或腎衰竭病史的病人？拉赫曼認為，這些用力按壓老年人胸部的做法在道義和生理上都是自相矛盾的。迄今，心肺復甦術仍然被濫用。當病人家屬在毫無思想準備的情況下被問及是否要實施心肺復甦術的時候，做出一個果斷的決定絕非易事。因此，醫師就根據自己的判斷，直接對病人實施心肺復甦。

鑒於心肺復甦術是一種可以維持病人生命的方法，放棄心肺復甦是寫在病例上的正規指令，它表明一旦病人的心搏停止，將不再對其實施搶救。國家指導方針明確規定：醫師可以簽署放棄心肺復甦的協定，可以堅持官方認可的程序，所有的當事人都受法律保護。這種協議很常見，在任何一家大醫院每天都會有若干病人的病例被寫上「拒絕搶救」或「拒絕心肺復甦術」。在醫院死亡的病人中，大約有百分之七十的人簽署了拒絕搶救的協議。

按規定，醫師要對簽署拒絕治療協定負責。拒絕治療協議聲明，對呼吸系統和循環系統失能的病人不予搶救。簽署這樣的協議之後，醫護人員可以對垂死的病人不作為。一旦醫師在拒絕治療協議上簽字，護理師就會被安排即時監測病人死亡的全過程。護理師必須在病床邊看著病人臉色漸漸發青並聽著病人垂死掙扎過程中發出的聲音。

遵守醫師誓言的醫師以延長病人的生命為使命，所以當他們面對拒絕治療協議時，往往不知所措。錢布利斯發現，對於年輕的醫師、實習生和住院醫師來說，更是如此。在大多數情況下，一旦涉及拒絕治療協定方面的內容，所有醫師都盡量迴避他們認為出乎常理的決定。病人家屬認為醫師是內行人，選擇讓醫師來做決定。記者夏因（T. M. Shine）一篇名為《我的父親不該死，五兄弟重聚說再見》（Fathers Aren't Supposed to Die: Five Brothers Reunite to Say Good-Bye）的文章是對這個問題的最好詮釋。

夏因和四個兄弟在是否要對垂死的父親拒絕治療這個問題上產生了分歧。夏因的一個哥哥認為，拒絕治療協議上註明的「在任何情況下都不對病人進行搶救」應該理解為「至少應該試著搶救一下」。

在另一方面，通過心肺復甦來延長病人的壽命並讓其恢復健康的方法適合美國醫院的醫療模式。直到現在，病人如果拒絕治療還會引起爭議。但是，如果不在醫院裡或在緊急情況下，一旦病人的病情需要，急救醫師就會直接採取心肺復甦術。

積極安樂死

在前面的章節中，我們討論了在什麼情況下允許醫師不作為，讓病人直接死亡。這個問題涉及到的消極安樂死在美國以及在大部分國家是合法的。現在，我們將著重研究在他人協助下死亡的積極安樂死。這種協助可以是來自醫師關於怎樣了結生命的建議，也可以是醫師給病人開一張寫有致死劑量藥物的處方。這種方式通常被稱為醫師協助死亡（PAD），也被稱為積極自願安樂死（AVE），即在病人的要求下，醫師運用直接的手段結束病人的生命（如給病人注射死亡劑量的藥物）。

積極安樂死和消極安樂死之間有非常明顯的可分析性界定。一個人一旦接受「透過終止維持病人生命的治療方法來結束生命是一種合理的方式」的觀點，對他來說，接受「協助臨終病人自殺或對其實施積極安樂死是合理合

實際問題

避免過度治療的措施

避免過度治療的建議如下：

一、公眾和專業人員應該意識到，在必要情況下選擇一種平靜的死亡方式是可取的。

二、人應該立生前預囑。

三、如果要對絕症病人實施令他痛苦的治療手段，病人家屬和醫師需要採取適當的方式。

四、如果病人拒絕接受搶救，主治醫師應該清楚地在患者的病例上註明「拒絕治療」。

法的」這個觀點就更容易了。一個採訪了美國中西部兩百個市民的電話調查顯示，有九成的人傾向一些人為控制的死亡方式（例如積極安樂死和消極安樂死）。

不同文化中的死亡

荷蘭的安樂死

二〇〇〇年十月，在荷蘭議會下院以一零四比四十的選票同意在一定的限制內允許醫師幫助病人安樂死。二〇〇一年四月這項法案正式生效。在這次投票之前，AVE（積極自願安樂死）在荷蘭是違法的。但是只要醫師遵循一定的準則便不會受刑罰的。因為法案意味著使用PAD（醫師協助死亡）和AVE不會被起訴，荷蘭的病人被認為有機會讓醫師來幫助自己結束生命。新的法律規定了嚴格的準則，和之前不受刑法的那個並無太大區別，具體如下：

一、病人的請求必須是經過充分考慮並自願提出的。

二、病人不一定是患了不治之症，痛苦一定是持續且無法忍受的。

三、病人必須對當前病情和預後有清楚正確的認識。

四、醫師與病人必須達成一致：再沒有病人可以接受的合理的治療方法。要結束生命的決定必須是病人自己做出的。

五、醫師必須至少諮詢一位曾檢查過病人的獨立醫師。

六、醫師必須以醫學認可的方式來結束病人的生命。

七、醫師必須報告清楚死亡的原因是安樂死還是自殺。

八、病人必須成年。十二到十六歲的青少年必須獲得父母同意。據現有規定十二歲以下兒童無權實行安樂死。

接下來是荷蘭社會中影響臨終關懷態度的因素。百分之九十九的人口有醫療保險，所有人都有大病保險。荷蘭人民高度信任和尊重醫師，所以醫療事故訴訟幾乎不存在。百分之十五的美國病人死於家中，相比之下荷蘭有百分之四十的病人死於家中。荷蘭的教堂擁有的政治權利要小於美國的教堂。荷蘭人經常為了集體利益而一起行動。幾乎所有的荷蘭公民都有家庭醫師，其中許多人可以到病人家中出診。

研究表明荷蘭大約有一半的醫師為病人進行過安樂死。然而，他們在這個過程中似乎是謹慎地甚至是不情願地。大約有兩萬五千人提出了請求，九千名患者向他們的醫師提出了正式申請，三千人最終執行了安樂死的計畫。許多患者讓醫師答應了自己提出的結束痛苦的請求，但最後還是決定自然死亡。事實是雖然安樂死已被社會接受，安樂死只占荷蘭年死亡人數的百分之二。醫師協助死亡比例較小的部分原因可能是醫師不願將這些病例報告存檔。一九九○年到一九九五年間，超過半數以上的醫師協助死亡未被上報。醫師給出的理由是文書工作太多；對具有刑事色彩的調查的反對；不願額外審訊為這些家庭增添悲傷。因此，醫師輔助死亡的報告結構於一九九八年十一月被更改：由醫師、律師、論理學家組成的三人小組將回顧所有案例並提出有關檢查的建議。二○○○年法律規定，醫師應該繼續對由法律、醫學、倫理專家組成的小組負責，這點和一九九八年相比沒有變化。這一改變有希望讓報告更加符實。

荷蘭還因為緩和醫療的缺失和臨終照護醫院數量的嚴重不足而受到批評。從社會學的角度看，人們會試圖將這種以自治為基礎的安樂死的要求解釋為一個自由社會的副產品，其重點在於自治、控制和理性選擇。其他人會說，自上世紀七○年代以來，對病人自主性的強調與病人的解放完美地結合了。在完成了對荷蘭安樂死的研究後，範德・維爾（J. B. Vander Veer）得出一個結論：荷蘭的體系在美國並不奏效，因為社會情況大相徑庭。美國缺少全民健康保險和大病保險，而且美國的「坡似乎太滑」。

隨著安樂死在荷蘭的合法化，觀察醫師協助病人死亡比率是否會變化將會是件有趣的事。

克萊夫・希爾總結了今天對於輔助死亡和安樂死的高支持率的原因：一、隨著醫療技術的發展，對於不恰當維持生命治療的恐懼也隨之提高；二、支持率的提高其實也是因為宗教信仰的衰落以及人們越來越理性對待生死；三、隨著社會連結的弱化，人們開始選擇更具個性化的問題解決方案；四、人口高齡化導致了老年人比以前承擔了更多痛苦。希爾認為，世俗化和教育水準的提高可能會在未來帶來更高水準的公共支持。

支援積極安樂死的組織　美國一九八〇年建立了鐵杉協會（Hemlock Society）來幫助自我拯救活動中的絕症患者。一九八一年鐵杉協會出版了一本由其創始人兼主管編寫的書，名為《讓我在醒來之前死去：臨終之人的自我拯救之書》（Let Me Die Before I Wake: Hemlock's Book of Self-Deliverance for the Dying）。這本書的前十章詳細介紹了將自我拯救作為消極安樂死的替代選擇的案例（通常需要家人和朋友的說明）。這本書的其他部分提供了一些參考書目以及關於奪走他人生命的個人及法律問題的延伸討論。毫無疑問，這本書的某些內容在美國社會引起了爭論。

一年前，鐵杉協會對應的英國分部—EXIT（建於一九三五年的英國自願安樂死協會）出版了《自我拯救的指導》（A Guide to Self-Deliverance）一書。這本書的特別之處在於它向讀者提供了關於如何成功無痛地自殺的詳細指導。在美國這本書被視為故意協助和慫恿他人自殺——這在某些州是重罪。一九九一年，德里克・韓弗理出版了《最終的出路：臨終之人的自我拯救及他人協助自殺實用方法》（Final Exit: The Practicalities of Self-Deliverance and Assisted Suicide for the Dying）。最有爭議的一章是〈以塑膠袋完成自我拯救〉。這一章提供了自我

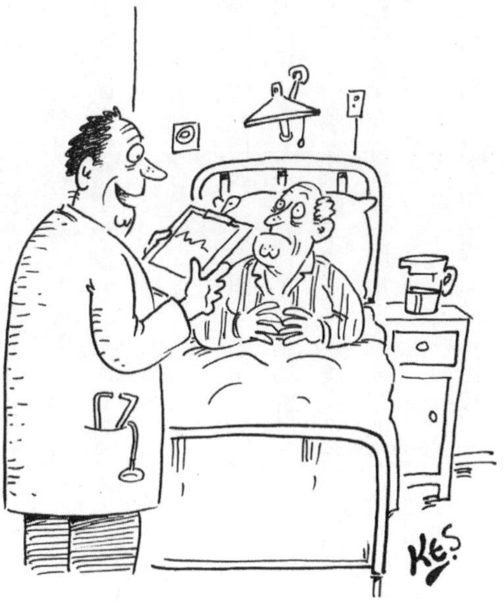

綜合考量治療可能的花費，我推薦你接受協助自殺。

拯救的詳細指導，包括在服用可導致昏迷的足量藥丸後，「將頭塞入由大型橡膠帶或絲帶牢牢繫在脖子上的塑膠袋裡」。韓弗理不保證這個做法百分百奏效，但可以預測出滿意度，他聲稱「在大量的案例中，藥物都奏效了」。當《最終的出路》一書在《華爾街日報》取得廣泛關注之後，它連續十八週位列《紐約時報》的暢銷榜單，最終銷量超過了一百萬。

直到《最終的出路》出版，鐵杉協會一直不願向其成員提供明確的自殺方法資訊。然而，隨著公眾越來越傾向於積極安樂死，鐵杉協會開始更加積極地推動自我拯救。一九九一年，該協會成了華盛頓州一一九法案的強烈擁護者，該法案可以使 PAD 合法化，該組織還捐贈了三十多萬美金進行支持。此法案最終於二〇〇八年通過，至此，只有俄勒岡和華盛頓州允許絕症患者服用醫師開出的藥來結束自己生命。

一九九二年韓弗理退休後在鐵杉社會擔任執行主任，他創造了研究和指導安樂死組織（即 ERGO!）。這是個非盈利性教育機構，旨進一步研究醫師輔助絕症患者和自願結束痛苦的患者自殺。ERGO! 在進行民意檢測的同時也從倫理、心理、法律方面給病人和醫師提供一些指導以更好地為做出結束生命的決定做準備。這個組織還向全世界其他贊成死亡權利的記者、作者、研究生以及對死亡權利感興趣的學生提供文獻。除此之外，ERGO! 還願意為臨終的病人及其家屬提供專業諮詢，前提是他們是符合條件的成年人並且到了疾病末期。患有不可治癒的精神疾病的病人也可以得到 EGRO! 的技術幫助。

鐵杉協會和 ERGO! 在區分自殺和自我拯救、自我拯救和安樂死上很謹慎。自殺常被社會和宗教譴責為一種自私的行為，或是精神錯亂的反應。許多人認為自殺是一種可以永遠解決臨時問題的不理性行為。相反，自我拯救應該是一種可以為絕症患者及其親人的長期痛苦提供永久解決方案的積極行為。

自我拯救對於病人來說是完全自願的，而安樂死涉及到其他人的行為，可能不被患者認可。美國法律中謀殺和安樂死沒有區別，因此不管當事人的動機如何，安樂死都被認定為刑事犯罪。刑事法院中為安樂死辯護時有時會說是暫時性精神錯亂。鐵杉協會、ERGO!和 EXIT 想要消除附加在自殺之上的汙名，並且想要賦予每個正在承受無法緩解的痛苦，正在經歷缺乏尊嚴、意義和目的的生活的病人主動、理性、自願實行安樂死的權利。

二〇〇三年鐵杉協會更名為「自主結束生命」協會，一年後與「同情臨終之人」組織合併為「同情與選擇」的國家組織。現在這個非盈利性組織位於美國科羅拉多州丹佛市，致力於完善病人在彌留之際的權利和選擇。這個組織還會對相關案例的當事人提出訴訟，以確保對病人足夠的臨終關懷與選擇。透過提出訴訟，該組織致力於維護絕症患者以下幾大權利：接受疼痛和症狀控制；自願暫停維持生命的治療；請求和接受緩和鎮靜；在州和聯邦憲法的保護下選擇協助自殺。

滑坡論證——人們經常反對積極安樂死的理由是所謂的滑坡論證。他們認為保留一些治療的原因同樣也是社會不讓沒有價值的人接受治療的原因。人們還進一步指出，如果一個社會希望其所有成員都有主動安樂死的權利，那麼任何一個人都有被殺的可能。希特勒統治時期德國社會那些被認為無所事事、身心有缺陷、道德和精神不健全的人——猶太人、同性戀、殘疾人會被送到奧斯威辛集中營以及其他地方關禁閉，最後被「安樂死」（處死）。

滑坡論證宣稱社會正以不可預見的步驟走向對人類生活的無視。第一步是當絕症患者拒絕醫療技術和外科手術時可以接受消極安樂死。當普通的或約定俗成的程序被撤銷時第二步就出現了，這些程序會包括靜脈注射食物和水。當社會接受合法性自殺（自我拯救）時，就到達了第三步。第四步是非絕症患者也擁有這些權利。在第五步中，醫療系統會協助病人完成自我拯救或積極安樂死（就像荷蘭現今的情況一樣），就像讓心愛動物「安眠」一樣。在第六步中，所有這些規定將適用於非絕症患者以及其代理人。最後的第七步是「奧斯威辛集中營」，即社會將「特權」授予不情願、無能及不受歡迎的人。

為了防止社會變得如此麻木不仁，滑坡論證的支持者認為任何一種形式的安樂死都不應該被社會接受，換句話說，安全起見，社會應該完全遠離斜坡。然而，其他支持 AVE 和 PAD 的生物醫學學者認為如果病人自願並在醫師協助下完成提前死亡，他們的人權和尊嚴將得到強化，並且一個納粹方式的滅絕計畫將不可能存在。在荷蘭，喬治和同事採訪了八十七個患者的親屬，讓他們描述患者安樂死及醫師輔助死亡時的經歷，發現百分之九十二的患者親屬認為，安樂死透過抑制或結束痛苦大大提高了臨終生活的品質。然而，羅伯特．特懷克羅斯（Robert Twycross）反駁說，一旦「滑動」開始就會一直持續下去。他注意到荷蘭已經在這斜坡上滑了很長的距離，因為自願和非自願安樂死都已存在於荷蘭，而且身體和精神的失調都是安樂死的理由。

在荷蘭最近的一個研究報告中，〈政府對安樂死的調查〉中得出了以下兩個基於經驗證據的結論：一、安樂死在荷蘭基本地位已經穩定了；二、自願安樂死案例的數量逐漸增多。從這個研究可看出，如果存在滑向奧斯威辛集中營的斜坡，速度也不會像一些評論家說的那麼快。

醫師協助死亡——就如之前所說那樣，上世紀九〇年代積極安樂死和醫師協助死亡的問題一直被媒體廣泛報導。在密西根，傑克．凱沃基安醫師的死亡機器是許多報刊的頭條。

如前文所提，一九九一年德里克．韓弗理講述如何自我拯救的《最終的出路》出版並暢銷。一九九一年《新英格蘭醫學雜誌》刊登了蒂莫西．奎爾醫師在病人戴安拒絕治療白血病後，透過開巴比妥類藥物來幫助病人自殺的事情。在整個二十世紀九〇年代，選民參與投票是否採取 PAD，法院也做出了關於 PAD 的決定。到了二十一世紀，這個問題依然存在。

他人的故事　病人的自殺

我一直支持這樣一種觀點：一個知情的病人應該有權選擇或拒絕治療，以及盡可能有尊嚴地死去。然而使我困擾的是，戴安居然放棄接受長期治療後百分之二十五的痊癒機會而直接選擇死亡。

那週我和她見了好幾次，專門討論她的事情，我開始逐漸從她的角度理解她的決定。我們安排了家庭臨終關懷，並且隨時歡迎她改變主意。正當我嘗試理解她的決定時，她開啟的另一領域更是讓我的感情變得很複雜。對她來說，在剩下的生命裡保持尊嚴是相當重要的。當保持尊嚴已經不再可能時，她已沒有生存的欲望。她曾聽說過臨終前人們徘徊在相對舒適的狀態中，她一點也不想進入這種狀態。我們詳細討論了她的願望。雖然我覺得她的願望完全合法，但我也知道這超出了現有醫療實踐的範圍並且我沒有能力對她做出承諾。我告訴她或許可以從鐵杉協會得到一些有用的資訊。

一週後她打電話向我要巴比妥。因為我知道這是鐵杉協會自殺的必備材料，所以我請她到辦公室來和我談談。她非常願意用關於她的失眠問題的談話來保護我，但很明顯的是她想要足夠的巴比妥來自殺，一旦時機合適她就會採取行動。她並沒有意志消沉，事實上她一直和家人及朋友保持著親密的聯繫。我知道她清楚如何用巴比妥來安眠和自殺。我們達成約定要定期見面，她承諾在結束生命前會見我一面。我在寫處方時對我所涉及的範圍感到不安——精神、法律、專業、個人。然而我也堅信我在盡可能地讓她最大程度享受餘下的人生。

接下來的幾個月對戴安來說非常緊張和重要。她兒子沒回學校，他倆可以盡可能多地說說之前沒來得及說的話。她的丈夫為了能和她有更多相處時間就在家工作。不幸的是，骨髓衰竭、疲勞和發燒開始嚴重影響她的生活。雖然醫護人員、家人和我都盡最大努力來減輕她的痛苦讓她舒服一點，她即將離世的事實已經不可否認。她的未來充滿了她所恐懼的一切：逐漸增加的不適、對別人的依賴以及在痛苦和鎮靜劑之間的艱難抉擇。她給最親近的朋友打電話，讓他們來看望自己，並告訴他們自己即將離世的消息。正如我們之前所約定的，她也通知了我。當我們見面的時候，她很清楚自己在做什麼，那就是她很害怕離開但她更害怕痛苦。

兩天後她丈夫告訴我她去世了。那天早上她向丈夫和兒子告別，並讓他們給她一小時時間自己待著。一小時過去了，但卻像隔了一輩子那麼久，他們發現她戴著自己最喜歡的圍巾一動不動地躺在沙發上。他們打電話詢問我接下來該怎麼做。當我到達他們家之後，我們談到她生前是個多麼優秀的人。雖然我們沉浸她患病死去的悲傷情緒中，他們並沒有後悔她選擇的方式和他們之間的合作。

她教會我如果我很瞭解對方並且允許對方表達其真實想法的話，那麼我可以為對方提供盡可能多的幫助。她還教會我當悲劇降臨的時候要負責並正視它。她讓我懂得了生死和誠實，她讓我知道我可以為了自己在乎的人而冒險。

關於PAD法律措施的短暫歷史——一九九一年華盛頓選民否決了一一九號法案（以百分之五十四對百分之四十六），一一九法案曾使得PAD合法化。一九九二年，加州選民沒有通過一六一號議案（以百分之五十二對百分之四十八），這個議案和一一九號法案類似。主動安樂死於二〇〇一年四月在荷蘭合法化。此後不久，比利時也使這種行為合法化（瑞士允許嚴格控制下的PAD）。加拿大最高法院在一九九三年沒有通過（五比四的投票）一位患有肌萎縮性脊隨側索硬化症的女士讓醫師協助自殺的請求。一九九四年，俄勒岡州通過了十六號法規（百分之五十一對百分之四十九），開始允許醫師協助絕症患者死去。然而，此結果在法庭上受到了阻礙，一九九七年十一月，俄勒岡州就這一問題再次投票，最終還是通過了此項措施（百分之六十對百分之四十）。二〇〇八年，華盛頓州投票通過了「華盛頓尊嚴死亡法案」。這一法案允許患絕症的成年人從醫藥和骨科醫師那裡要來致死藥量的藥劑來結束自己的生命。患者必須為華盛頓州居民，所剩壽命必須少於半年。因此，到二〇一四年為止，PAD在以下四個州是合法的：俄勒岡，華盛頓，蒙大拿，佛蒙特。自二〇〇九年起，俄勒岡州的輔助自殺及死亡的數量就一直增加。二〇〇九年PAD處方的數量是九十五，然而到了二〇一二年變成了一百一十五，增長了百分之二十一。相應的死亡人數從二〇〇九年的五十九漲到了二〇一二年的七十七，多了百分之三十。華盛頓州的數量相似，二〇一二年一百二十一人接受了可致死劑量的藥，其中有八十三人死於攝入致死劑量的藥。

個別州最近才通過選民的政治選舉使得 PAD 合法化。一九九六年，華盛頓的第九巡迴上訴法院規定華盛頓法令禁止醫師透過藥物來結束絕症患者的生命，符合條件的成年人試圖加速其死亡的做法是違反憲法的，因為它違背了美國憲法修正案第十四條的正當程序條款。同樣在一九九六年，紐約的第二巡迴上訴法院在第九巡迴上訴法院條規的基礎上又做了修改。它允許絕症患者透過醫師放棄維持生命治療的方式死去，例如機器輔助呼吸、人工營養或水分補充，但不允許病人透過服用醫師開的處方藥來結束生命。這個規定其實違背了第十四條修正案的平等保護的規定。一九九七年美國最高法院宣布，絕症患者沒有輔助性死亡的基本憲法權利，它還贊成紐約和華盛頓法律的規定：醫師給病人開結束生命的藥物是違法的，即使這是心理健全的成年人主動向醫師提出的要求。然而，各州保留了制定使輔助死亡合法化的法律的權利，因此，這問題又從美國最高法院轉移到了各州那裡。醫師依然擁有為絕症患者提供充足的緩解疼痛的藥物的權利，雖然這會縮短壽命。

一九九六年在澳洲北部，世界上第一部允許自願安樂死的法律通過了，不過在第一名患者死去後，這部法律受到了人們的懷疑。六個月後的一九九七年，在四個自願安樂死的案例被報導之後，這部法律被撤銷了。如前文所提，現如今俄勒岡、華盛頓、蒙大拿、佛蒙特是美國僅有的四個承認 PAD 合法化的州，但其他州也有類似的由選民來決定的提案——最有代表性的是最近麻塞諸塞州的選舉，法案以非常微弱的劣勢被否定（百分之四十九贊成，百分之五十一反對）。

智慧箴言

安詳地死去

安詳地死去是一生最後的追求。

——彼特拉克（1304-1374）

公眾的觀點和醫師的態度

美國的醫學倫理文獻和醫學協會都一直譴責醫師協助死亡的行為。美國醫學協會的倫理和司法事務委員會聲稱：雖然延長生命的醫學治療可能會受到一定阻礙，醫師也不應該故意製造死亡。此外，美國老年協會還聲稱醫師不應該介入，故意導致病人的死亡。

雖然有人反對醫師協助死亡，醫療行業專業人員卻開始接受。例如，極少人公開批評一九九一年蒂莫西・奎爾幫助戴安結束生命的案例。一九九六年，有三萬會員的美國醫學學生協會在最高法院支持醫師協助自殺前提交了一份摘要。

如前文所說，在美國以及其他地區的公眾對於協助死亡的觀點也開始越來越包容。一九五〇年美國只有百分之三十四的人支持絕症患者及其家人要求的主動安樂死。然而到了一九七三年，美國的一項蓋洛普民意調查發現百分之五十三的被調查者覺得如果絕症患者及其家人主動要求，醫師有權結束病人的生命。到了一九七七年，有百分之六十的人支持主動安樂死。到了一九九一年，百分之六十三的美國人支持主動安樂死，百分之六十四的人贊同 PAD。到了一九九七年，百分之六十七的美國人支持 PAD。一九九六年，百分之七十六的澳洲人覺得醫師應該聽從絕症患者對致死劑量的要求；在荷蘭公眾的支持逐步增加，在一九九八年有百分之九十二的荷蘭人支持安樂死；一份加拿大的調查發現百分之七十七的人支持對患絕症和承受極大痛苦的病人實行安樂死；而在美國，一九九四年的調查發現有百分之八十二的人同意法律許可醫師結束承受極大痛苦、患有絕症的病人的生命，如果病人有這樣的要求的話。

實際問題

2006年6月19日　公眾繼續支持絕症患者死亡的權利

十個美國人中至少有六個支持安樂死和醫師協助死亡

——約瑟夫・卡羅爾（Joseph Carroll）

二〇〇六年五月八日到十一日進行的關於價值觀和信仰的蓋洛普民意調查發現大多數美國人依然支持賦予絕症患者死亡權利的法律，無論醫師是透過無痛方式來結束病人的生命還是幫助絕症患者自殺。對二〇〇三年以來的蓋洛普資料的分析顯示老年人、經常參加宗教服務和受教育水準較低的美國人、黑人、保守黨和共和黨最傾向於反對安樂死和醫師協助死亡。

整體結果

為了瞭解人們對於醫師輔助死亡的看法，五月份的民意調查提出了兩個問題。

這個調查中有一半受訪者被問到了如下關於安樂死的問題：

「在病人及其家人的要求下，法律應該允許醫師用一些無痛的方法結束絕症病人的生命嗎？」

另一半受訪者被問到了關於自殺的問題：

「在病人要求的情況下，法律是否應該允許醫師協助患上不治之症且十分痛苦的病人自殺？」

兩個問題都顯示了十個美國人中超過六個是支持安樂死及醫師輔助死亡的。

自上世紀四〇年代這些問題一直反覆被拿出來做調查，結果表明大部分人支援醫師透過無痛方式來結束絕症患者的生命。一九四七和一九五〇年，三分之一的美國人說他們支持安樂死。這個數字到了一九七三年增加到百分之五十三。據最近的調查顯示，一九九〇年支持率更高，在百分之六十五和百分之七十五之間波動。最新資料顯示支持率有輕微下跌，從百分之七十五跌至百分之六十九，因為二〇〇五年發生了泰莉・夏沃的死亡

在病人及其家人的要求下，法律應該允許醫師用一些無痛的方法結束絕症病人的生命嗎？

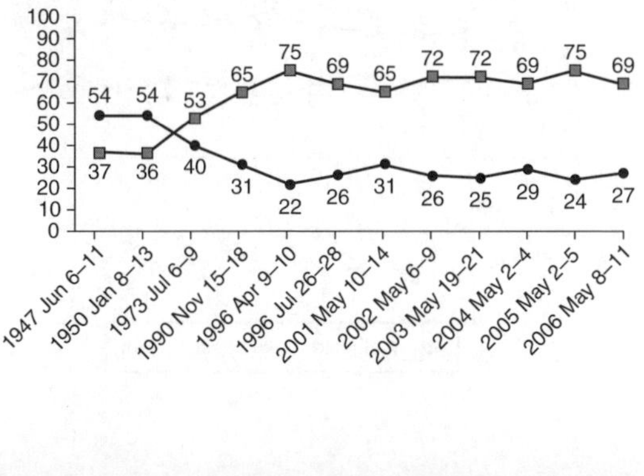

事件。

從一九九六年以來，蓋洛普只問了第二個問題，即關注在醫師應絕症患者要求幫助其死亡。那時大概有一半的（百分之五十二）美國人支持醫師協助死亡的概念。從一九九七到一九九九年，當傑克・凱沃基安醫師幫助一百三十多位病人自殺上了頭條之後，大約有五分之三的美國人開始支持醫師協助死亡。到了二〇〇一年，支持率達到百分之六十八的最高點，之後的二〇〇二到二〇〇四年，支持率跌到了百分之六十。二〇〇五年，支持率跌倒了百分之五十八，今年又回到了百分之六十四。

子群體的支持

由於大部分美國人對這兩種方式表達持續的支援，民意調查將二〇〇三年到二〇〇六年的調查結果進行了綜合，以深入理解哪一部分美國人最有可能支持醫師協助自殺和安樂死。

該表說明了支持結束生命問題中的幾個關鍵點：

天主教徒比新教教徒更有可能同時支持安樂死和醫師協助自殺；

在病人要求的情況下，法律是否應該允許醫師協助患上不治之症且十分痛苦的病人自殺？

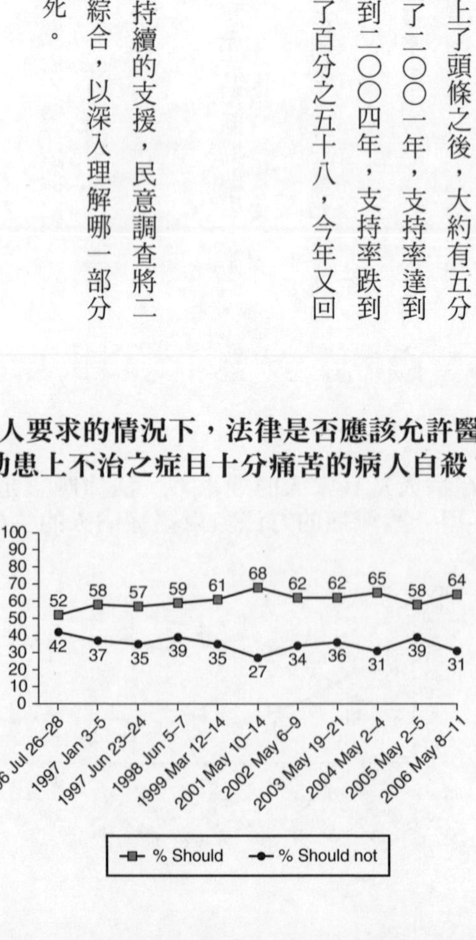

支持安樂死和醫師協助自殺的群體分布

二〇〇三年到二〇〇六年的調查

	支援醫師透過無痛方式結束病人生命（%）	支持醫師協助病人自殺（%）
總樣本	69	58
性別		
男	73	57
女	65	58
年齡		
18—29 歲	69	56
30—49 歲	72	63
50—64 歲	69	60
65 歲以上	62	47
種族		
白種人	70	60
黑種人	56	38
教育背景		
高中或高中以下	65	48
大學入學	69	60
大學畢業生	76	70
研究生	73	69
宗教		
新教教徒	61	50
天主教	71	62
無偏向者	84	81
教堂出席		
每週一次／差不多每週一次	54	39
每月一次	68	59
很少 / 從不	80	72
所屬政黨		
共和黨	63	50
無黨派	71	61
民主黨	72	61
政治思想		
保守派	57	44
溫和派	74	65
自由派	82	80

支持率甚至比無宗教人士對兩種方式的總支持率還高。

教堂出席情況同樣對人們對於安樂死和醫師協助自殺的看法產生一定影響，經常出席教堂的人支持兩種方式的可能性比不經常出席的人支持的可能性要小。

相較於無黨派和民主黨人士，共和黨對兩種方式的支持率偏低。

調查結果因個人政治思想的差異而有所不同，保守派支持兩種方式的可能性比溫和派和自由派支持的可能性要低。

相較於白種人，黑種人支持透過這兩種方式來結束絕症患者生命的可能性偏低。

有大學或研究生教育背景的美國人比受教育水準偏低的人群更傾向於支持這兩種方式。

年齡在六十五歲及以上的美國人支持安樂死或醫師協助自殺的可能性比更年輕的群體支持的可能性要低。

男性支持醫師透過無痛方式結束病人生命的可能性比女性要高；而男女性對醫師協助病人自殺支持的可能性沒有什麼本質區別。

為什麼對安樂死和醫師協助自殺的支持率在增加？可能因為：一、更高的教育程度；二、個人有更多自主權（多元化的選擇）；三、技術的發展助長了人們對於科技誤用的恐懼；四、更多無宗教人士（信教人群在減少）的出現導致了更理性的傾向；五、人口高齡化導致更多臨終前的痛苦；六、同時，愛滋病的出現對年輕人和郊區居民造成了一定的影響。

由於醫師將參與實施積極安樂死，我們必須清楚他們在這個話題上的觀點。一九九三年，一項對華盛頓地區九百三十八名醫師進行的綜合調查顯示他們持不同的觀點：一部分人支持至少在某些情況下可以使醫師協助自殺和安樂死合法化，但大多數人表示不願意親自參與這個過程。在一份華盛頓州調查研究中，狄金森和同事發現，南卡羅萊納州的五百八十七名醫師與華盛頓被調查的醫師有明顯相似的態度。他們的觀點呈現兩極分化，不到百分之十五的人對安樂死和協助自殺持中立態度。另一份調查研究了七百二十七名老年醫學專家對協助老人癡呆症患者自殺的態度，發現百分之二十一的人會考慮協助有決策力的、沒有抑鬱症的患者自殺。科寧（H. G. Koenig）說醫學界對醫師協助自殺不斷增加的支持率源於密西根州的醫師最近的一個決定，他們決定不再持反對立場，希望醫師協助自殺不會被定為重罪。一份針對美國一千九百名醫師的調查研究顯示，百分之二十四的人選擇執行安樂死，而百分之三十六的人選擇醫師協助自殺，前提是這些都是合法的。至於美國黑人醫師和白人醫師的態度，在五百名醫師的回答中，百分之三十七的白人醫師和百分之二十七的黑人醫師認為醫師協助自殺「是一種可接受的治療方法」。

一篇文獻回顧了三十九篇有關美國醫師對安樂死和醫師協助自殺態度的文章後發現，醫師對於安樂死和醫師協助自殺的支持率在百分之三十一到百分之七十一的範圍。關於PAD的接受程度為百分之十四到百分之六十六，對安樂死的接受為百分之二十三至百分之六十三。百分之十一到百分之六十三的醫師接受過有關PAD或AVE的請求。如果使其合法化，接近三分之一的醫師表示同意參與協助自殺，而同意參與執行安樂死的相對較少。綜合看來，不到百分之五的醫師表示執行過安樂死，而參與協助自殺的百分比稍高。

近年來，其他國家的醫師對於安樂死和協助自殺也發表了他們的意見。義大利一項針對三百九十六名家庭醫師的調查研究發現只有百分之十五的人對安樂死和協助自殺表示一定程度或強烈的支持。加拿大一項調查研究顯示，醫師們對安樂死和醫師協助自殺合法化的支持率在三年期間有所下降（分別從百分之二十九下降到百分之十五，從百分之五十到百分之三十七）。在英國，三百三十三名老年醫學科的醫師表示，他們強烈反對使安樂死和醫師協助自殺合法化（百分之八十的醫師贊同安樂死不符合倫理要求，而有百分之六十八贊同醫師協助自殺也不符合倫理要求）。

為什麼其他地區的醫師對於該問題的反對呼聲那麼高？一些文獻中給出的答案如下：一、合法化將會對緩和醫療以及醫病關係造成負面影響；二、積極安樂死合法化後隨之而來的將是醫師協助自殺的合法化；三、有積極主動地安樂死就有非自願安樂死，從而引起滑坡論證；四、在希波克拉底誓言（醫師從業前所立的保證遵守醫德、拯救生命的誓言）中生命的神聖性被看得很重；五、如果醫師的部分功能是「殺死」病人，病人可能會被阻止就醫。

醫師協助自殺存在一個問題，當病人執行過程中沒有醫師在場，可能出現病人自己用藥過量等重大潛在事故。病人在昏迷中可能出現嘔吐，從而導致嘔吐物的吸入。如果被隔離的病人改變了想法，他們可能在恐慌中被嗆死，獲救後也會死於肺炎。由於嗎啡、巴比妥類藥物或其他化合物會導致混亂狀態，某些患者可能會經歷恐懼或恐慌。

正如前文所說，關於醫師協助自殺和安樂死的民意調查以及醫師對於這些問題的觀點普遍不同。但總體而言，公眾的態度傾向於支持病人應該有權利去得到醫師的協助以結束他們的生命，而醫師普遍不支持該類行為，在某些情況下甚至是強烈反對。

協助自殺指南——俄勒岡州、華盛頓州、蒙大拿州、佛蒙特州是美國僅有的四個將醫師協助自殺合法化的州，下面的俄勒岡州指南可以為今後等待選民批准的州提供參考：

一、病人要求醫師協助自殺的訴求必須在三次以上，最後一次需要書面聲明，該聲明要註明日期，且病人需在兩位證人面前簽署。

二、必須有兩名醫師判定病人的預期壽命在六個月以內。

三、在開致命藥物的處方前，醫師必須在病人發出初次請求後等待至少十五天，發出最後請求後，至少等兩天。

四、醫師必須判定病人並無精神上或心理上的不適，或是抑鬱症導致的判斷力下降。

五、見證病人簽署向醫師索要致命藥物處方聲明的兩位證人中，至少有一人必須是與病人無血緣關係，不以病人的財產利益為出發點，也不是病人在治機構的員工。

隨著協助自殺和安樂死引起公眾的廣泛關注，不論其合法與否，醫療行業應該著力於透過對疼痛和其他症狀更有效地控制，來提高對絕症末期病人的關懷。然而，不論病人是不是絕症末期，痛苦與否，理性自殺可能會是某些人的答案。

最後，我們可能會有這樣的疑問，為什麼公眾對於醫師協助自殺的爭議和反對要比臨床流產小？凱薩琳・凱文（Cathleen Kaveny）給出了一個解答：

對於自己可怕而糟糕的死亡的焦慮遠比擔心美國可能會成為一個納粹反烏托邦更緊迫，更發自肺腑。人們只是不想在被遺棄、孤獨和痛苦中死去。他們不想自己因全天候護理而破產，或成為他們已經捉襟見肘的孩子生理和經濟上的負擔。在這些擔憂中，醫師協助自殺的法律有效性可以成為一種慰藉，是他們最大的擔憂「萬一」成真時的一個緊急出口。

然而，對醫師協助自殺的支持不僅僅是由於法律的原因，凱文還提出了以下可能的答案：

我們必須積極地建立一種文化生活。全民醫保，包括疼痛控制的最新技術，都必須廣泛應用。在家照顧老人和短期護理需方便可行。而基督教教堂、猶太教堂、清真寺應該讓牧師更關心病患和蝸居在家的老人。正如教皇若望・保羅在《生命的福音》說道，維護生命最後的尊嚴關乎正義與仁慈。

○結論

美國的醫師往往非常強調治療，有時候甚至超過了家庭或絕症患者的需求。另一方面，即使是在毫無希望的情況下，一些家屬仍堅持盡一切可能挽救病人。作為倫理學家兼醫師的查理斯・斑鳩（Charles Culver）說，儘管出發點是善意的，結果往往差強人意。由於日益複雜的技術，關於主動結束絕症病人生命的困境和爭議將成為常態，而且未來還將持續升溫。身體可以維持活很長時間。在這種情況下，進一步的治療不是完全沒有意義的，但是有能力做決定的病人可能不想接受更多的治療。如果病人是真的無私，可能會選擇結束生命捐贈器官以幫助其他人活得更好。然而，決定什麼時候結束生命，一旦病人宣告死亡後器官捐給誰，這些都將引發其他問題。因此，故事仍在繼續。

自殺與其他突發性、非自然、創傷性死亡

CHAPTER 9

自殺是永久解決暫時問題的辦法。
——NBC 晚間新聞

只有一個真正意義上的哲學問題，那就是自殺。判斷生活值不值得活下去，就是在回答哲學的基本問題。
——卡繆

生活中有時我們會想要暫時死亡。
——馬克 · 吐溫

不論是死於慢性病還是猝死，任何情況下人的死亡對他人來說都是一個打擊。即使一個人已經病了很長時間，宣告他死亡的消息還是讓人難以接受。那麼一個人因自殺、他殺或意外事故受傷而死的消息讓人難以接受的程度就可想而知了。前面已經提到，儘管青少年和年輕人這一年齡層的死亡率實際上很低，在他們的死因中，事故、自殺和他殺占很大比重。他們的死會對家人和朋友造成很大的心理創傷。我們先來討論一下自殺問題。

醫師協助自殺是對絕症患者的願望的醫療回應。這需要醫師和病人之間的討論和仔細考慮。沒有醫師協助的自殺則完全是另外一回事，自殺的決定往往是由那些感到抑鬱的病人自己做出的。然而醫師協助式自殺是一個相對較新的現象，而無協助的自殺自有歷史記錄以來一直存在。在西方文化中最早被記載的自殺事件是發生在大約西元前一千年的大力士參孫和掃羅之死以及《新約》中記載的猶大在最後的晚餐背叛耶穌之後上吊自殺身亡，儘管當時沒有使用「suicide」（自殺）一詞。在《舊約》中可以找到多達九個自殺行為，但是這些聖經的記載是從一種不加主觀評判的、事實的角度出發的，而不是把自殺描述為不對的、應受譴責的行為。裡面提到的種種情形使得自殺具有了正當性，包括為復仇而死（如參孫），因正義而死，因羞愧而自殺（如猶大），或因政治軍事上的失敗而自殺（掃羅）。直到四世紀，隨著聖奧古斯丁的《上帝之城》的出現，天主教會對自殺行為的批判態度才流傳開來。

○對自殺態度的轉變

從歷史上來看，人們對自殺的態度多少是有些矛盾複雜的。舉例來說，在一二八四年，對自殺身亡的人不予舉行基督葬禮，並且常把自殺者的屍體暴露於公共場合來侮辱他們。通常那些自殺者的屍體會被埋在十字路口，因為人們認為來往不斷的車輛能夠鎮壓住死者的鬼魂。但是，早期社會中也存在著因為舉辦儀式而強迫特定的人去自殺的現象。比如說，在丈夫或主人死後，他們的妻子和奴隸應該自殺來陪葬，以表現他們的忠誠和義務。在古羅馬帝國，自殺行為在社會上是被人們接受的，直到一些奴隸開始實施自殺，這種態度才開始改變。因為奴隸的自殺會造成嚴重的經濟損失，自殺就被規定為一種危害國家的犯罪。

傳統猶太教把自殺認為是一種罪，而現代猶太教長期以來對為避免被強姦、被迫奴役和偶像崇拜等而選擇死亡的英雄式自殺行為多有讚譽。直到二十世紀中期，羅馬天主教會對那些自己結束生命的人仍不予舉辦葬禮和儀式。對於二戰中日本的神風隊隊員來說，自殺就是死得偉大和光榮。在中國人看來，自殺是可以接受並值得尊敬的，尤其是那些戰敗的將軍和被廢黜的君王的自殺。在今天的伊斯蘭法律中，自殺是一種犯罪，並且有自殺的企圖就可能被起訴。

在二十一世紀，透過安放在汽車和人身上的炸彈而實施的自殺性爆炸事件在阿富汗和伊拉克十分常見。實施這些爆炸的人覺得自己能夠在死後因為所作所為被人們銘記並成為人民眼中的英雄。二十一世紀發生在倫敦、馬德里和美國的恐怖攻擊事件都是這樣的自殺式襲擊。然而，埃倫・湯森（Ellen Townsend）認為，儘管這樣的恐怖行動和自我犧牲的自殺行為相似，和那些死於自殺的人有類似的特徵，它們也不是真正的自殺性的行為。這些自殺的恐怖分子實際上是謀殺者，但是在大多數自殺中自殺者並沒有謀殺他人的意圖。湯森還提到，抑鬱情緒往往是自殺既遂和自殺未遂的幫兇，但是在自殺性的恐怖活動中卻不是這樣。自殺式襲擊的恐怖分子總是在一群人在場的時候做出決定，而一般人做自殺決定時常常避開人群、不為人所知。湯森得出結論，自殺式恐怖行為可以被認為是利他型自殺的一種非典型性的變體或是一種新型的宿命型兼利他型的自殺行為。不論屬於哪種類型，自殺性的恐怖襲擊和其他的自殺行為有所不同，自殺的恐怖分子和其他自殺者的自殺意圖也不同。但是，無論人們傾向於哪種分類，這些製造自殺式襲擊的恐怖分子也是在自殺。

聖奧古斯丁之後，人們對自殺的態度發生了根本的改變。他汲取了柏拉圖和亞里斯多德的哲學思想，構建了對自殺的反對態度，這成為在接下來的幾個世紀中基督教教義的基礎理論。基督教社會對自殺的反對持續了整個中世紀，直到文藝復興時人們看待這個問題的思路才有所拓展。進入到十九世紀之後，結束自己的生命仍然被認為是深重的罪過，但是到了二十世紀中期，這種觀點的宗教根基就不再那麼穩固了。在今天，自殺事件通常會被隱瞞，而且事情發生後人們的處境有些尷尬，不確定該問些和說些什麼。在不同的歷史時期，自殺的企圖都被認為是重罪，但二十世紀九〇年代之後情況有所轉變，這一事實證明瞭自殺的本質其實是含混不清的。

自殺的汙名

中世紀以來，在改變這種自殺造成的汙名方面，人們已經取得了很大進步。但是在西方文化中，自殺在道德上多少還是不被允許的，所以那些家裡發生過自殺事件的人會感到羞恥。那些自殺的人被人們認為是瘋子，有精神疾病或心理負擔太重。對自殺者的家人來說，和遭受到的種種非議相比，他們所愛的人自願了結自己的生命更讓他們感到悲痛。在某些特定的情況下，比如患了絕症，社會對自殺行為的態度會稍寬容一些，但自殺還是被看作一種不受歡迎的、不正常的行為。在美國，傳統觀點對待自殺行為的唯一合法和符合倫理的態度就是干預自殺，很多援助機構（如美國心理學協會）也都秉持著這樣的倫理準則。任何想要自殺的人都遭受著某種心理問題的困擾，基於這樣的假設，人們應該而且需要採取行動制止別人自殺。

同樣是為失去親人而悲痛，那些由於自殺之外的其他原因如受傷而死的死者家屬通常可以得到支援。但因為自殺仍不為社會所接受，自殺者的家人

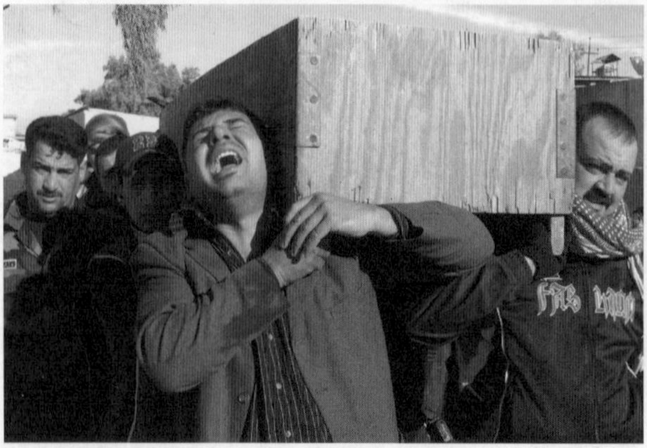

在伊拉克發生的爆炸式自殺事件中不幸身亡的足球運動員。這樣的爆炸事件在二十一世紀的很多地區非常常見。

就得不到同樣的支持和幫助。而且對自殺的禁止也讓人產生一種反對和羞辱感。事實上，自殺帶來的汙名決定著自殺者的親友所能得到社會幫助的程度和他們談論這件事的意願。

總的來說，社會公眾對自殺的態度是困惑的，有時是矛盾的。也存在完全接受自殺行為和完全反對一個人有權實施自殺的極端化看法。關於這個問題的爭論核心是人們到底應不應該被允許不受他人干涉地死去。

定義自殺行為

自殺的含義一直是有疑問的。對自殺的一種定義是一個人基於殺死自己的意圖而故意實施的自我結束生命的行動。大多數定義中都有的因素包括自己實施、行為有致命性的後果、想死的意圖或希望。定義中的意圖部分比較難界定，因為意圖是區分意外和自殺的關鍵。那麼瑪麗蓮・夢露、貓王和麥可・傑克森的死是自願的還是意外呢？因此，我們可以把以下幾種人列為有可能實施自殺的人：

一、一個菸民，知道衛生局局長已經把吸菸定為誘發肺癌的一個主要原因。
二、一個知道在每場比賽中都有人可能會死但仍舊參加比賽的賽車手。
三、一個自身需求不被滿足，透過吃大量安眠藥來喚起別人注意的人。
四、一個不繫安全帶的人，儘管研究表明繫安全帶能夠降低車禍中的死亡率。
五、一個有心臟病還是不停地吃高脂肪食物的人。
六、一個處於癌症末期卻拒絕化療和手術的病人。
七、一個吃得太多或太少以致健康受到影響的人。
八、一個有高血壓卻不吃藥，不控制飲食，也不鍛鍊的人。
九、一個酗酒吸毒的人。

或許我們大多數人不認為上述的這些人有自殺的傾向。我們更關心這些被討論的人是否有故意殺死自己的意圖。自殺意圖可以分為兩種：暗示的意圖（行為人的行為本身暗示出的意圖）和明示的意圖（行為人直接表達出來的意圖）。前者通常難以判斷。對不同的人來說，自殺企圖有不同的含義，但總的來說，不管有沒有自殺的意念，自我傷害行為都被視為有自殺企圖的體現。

自殺姿態和自殺死亡有著本質的區別。自殺姿態是為了得到別人的幫助和支持而做出的，而自殺死亡則是對自己生命的放棄。在這一點上，我們經常犯無謂的錯誤——把錯誤地造成死亡結果的自殺姿態當成是蓄意自殺，把自殺未遂當成是自殺姿態。除此之外，基於對死者家屬的保護並使人們對自殺者有一個較為積極的看法，自殺有時候也被說成是意外事故或自然死亡。因此，有時故意實施的自我毀滅行為被說成是自然死亡，有時做出自殺姿態卻真的死了的被說成是自殺。自殺行為是否是故意而為和自殺意念有關。自殺意念是指考慮自殺、有自殺的傾向和自殺的念頭。顯然，這些都是編輯自殺的統計資料時會遇到的問題。

○和自殺有關的社會因素

據世界衛生組織（WHO）統計，全球每年大約有一百萬人自殺，每十萬人中有十六人自殺，平均每四十秒就有一人自殺而亡。每件自殺事件中存在至少二十種自殺企圖。工業化國家的自殺率一般比貧窮的發展中國家要高一些。和其他工業化國家相比（比如日本在二〇〇六年的自殺率是十萬分之二十三．七），美國的自殺率處於中等（在二〇〇六年是十萬分之十一．二）。全球來看，自殺率最低為菲律賓的十萬分之〇．五，最高為立陶宛的十萬分之四十．二。二〇〇六年在美國，每十六分鐘就有一人實施自殺。在全球範圍內，自殺已經成為二十一世紀造成死亡的主要原因，在從印度到中國的亞洲「自殺帶」上，自殺已經成為了造成女性死亡的第九大殺手。在北美和西歐，自殺已經分別上升到第十四和十五位的致死原因。

自殺在童年發生的機率很小，在青春期和成年早期急劇上升，在中年至老年期持續上升。在六十五歲以上的男性中自殺率達到最高。事實上，六十五歲以上的男性的自殺率是同年齡層女性的七倍。在美國，女性嘗試自殺的次數是男性的三倍，但是男性自殺成功的機率是女性的四倍。據估計，在美國每七十八秒就有一名女性試圖自殺，但每九十秒才有一名女性真正自殺死亡。

年齡、性別、地區和婚姻狀況因素

全球範圍內，男性比女性的自殺率呈現出更大的變動，最低為菲律賓的十萬分之〇・五，最高為立陶宛的十萬分之七十・一，而女性自殺率最低為祕魯的十萬分之〇・三，最高為中國農村地區的十萬分之二十四・七。在大多數國家，男性自殺率都比女性高，中國是唯一一個女性自殺率高於男性的國家。女性自殺率在農村偏高，在城市稍低於男性，這導致了總體上女性相比於男性的高自殺率。中國大量的農村人口使男女性之間的區別變得明顯。在二〇〇六年，美國有十萬分之十七・九的男性和十萬分之四・六的女性自殺。和男性相比，女性更有可能得到更強的社會支持，有更多的感情牽絆阻止自己自殺，會尋求精神和醫藥方面的治療，或許這造成了女性較低的自殺成功率。

在一九五〇到二〇〇四年間，全世界的年輕男性（十五至三十四歲）的自殺率總體呈上升趨勢，而中年女性（三十五至六十歲）和老年女性（六十歲以上）的自殺率卻大幅度下降。男女更加平等和對職業女性更加寬容的態度被認為是自殺率下降的部分原因。非處方藥的毒性降低也是世界範圍內女性自殺率下降的一個原因。

從地區分布來看，總體來說，歐洲的自殺率比其他地區高，而拉丁美洲和加勒比海這些地區的自殺率較低一些。進一步分區來看，西亞的男性和女性自殺率最低，東歐最高。

自殺率和婚姻狀況也有關，結了婚的人比從沒結過婚的人的自殺率要低，而那些喪偶、離婚或分居的人的自殺率最高。有孩子的人比沒孩子的人的自殺率要低。這些基於婚姻和家庭狀況的資料符合埃米爾・涂爾幹的自殺是社會整合的作用的理論。

二〇〇九年美國有六十三萬三千人因為自我傷害被送進急診室，但由自殺造成的實際死亡人數只有三萬六千九百人。按比例排序，自殺的手段有用槍（尤其是手槍）射殺，占了十萬分之六・一；有透過窒息來自殺，占了十萬分之二・九；有服毒藥來自殺，占十萬分之一・一；還有透過用刀割刺、跳樓、溺水等其他手段來自殺的。有資料顯示，透過使用武器和跳樓的方法比注射毒藥、割刺的方法更危險。舉例來說，用槍自殺的超過百分之九十都成功了，跳樓的成功率是百分之三十四，而服藥過量的成功率只有百分之二。對老年人來說，不吃藥、不規律地吃藥或僅僅是不吃飯都可能成為自殺的手段。有時候老人精神上已經放棄，就會引起生理上的變化，得病的可能性就會增大。因為男性更有可能用槍來自殺（百分之八十用槍自殺死亡的人是白人男性），而女性更可能用毒藥來自殺，這明顯導致了男性的自殺成功率高於女性。斯塔克（Stack）和沃瑟曼（Wasserman）提到，和男性相比，女性用槍的時候更傾向於向自己的身體而不是頭部射子彈，可能是怕外形受到毀損。

透過對世界上最富裕的三十四個國家中青少年和年輕人（十五至二十四歲）自殺率的對比發現，百分之三十四的自殺和槍械有關。但是，自殺手段因文化差異而有所不同。比如說，在義大利，六十五歲以上的男性中，最常見的自殺手段是吊頸和絞死，其次是跳樓和溺水。女性自殺最常用的手段是跳樓。年輕人中最普遍的也是吊頸和絞死。

在香港，二〇〇二年以來，最常見的自殺方式是跳樓，其次是燒炭。自殺者在密閉的小房間裡燃燒木炭，吸入燃燒產生的一氧化碳中毒而死。在香港，這種方法吸引了一些女性自

美國不同種族人的自殺率（每 10 萬人）

美國本土人	15.1
白種人	13.9
非裔美國人	5.0
拉美裔美國人	4.9

殺。研究指出，如果她們不知道這種新型的不那麼痛苦和暴力的自殺手段，這些人可能就不會自殺。

社會經濟和文化因素

社會經濟地位高的人的自殺率也高。從事特定職業的人比如內科醫師、牙醫、律師自殺傾向較高，教師和神職人員的自殺率卻很低。在所有職業中，醫師的自殺率最高，在美國每年有三百到四百個醫師自殺，幾乎每天就有一個。不像總人口中男性的自殺率遠遠高於女性，在醫師職業中男女自殺率是相當的。這種高自殺率可能是由於壓力和醫師有機會接觸到能用來結束生命的藥物導致的。醫師們也擔心如果承認自己有心理健康問題的話，他們有可能失去人們的尊敬，收不到轉診病人，失去收入甚至被吊銷行醫執照。內科醫師的這種想法可能更強烈一些。為了打消醫師的這種顧慮，美國的一些醫學院已經啟動了一項計畫，保證學生能尋求到心理上的幫助但又不會被記到檔案裡。這種方法主要針對醫科學生和住院實習生，因為心理上的抑鬱通常是從青年期開始的。

此外，牙科醫師也有著較高的自殺率。他們也有機會接觸到藥品，而且一般在公眾眼中形象不好，因此感到缺乏自尊。只需要讓一個成年人回憶一下小時候去牙醫診所的經歷，這種經歷通常並不愉快。因此很多成年人對牙醫的印象不是太好。

從經濟角度來看，自殺並不是只對社會造成損失而沒有任何好處。自殺節省了一些可能的開支，包括治療那些自殺的抑鬱症和精神病患者所需的費用，長期的補助金，社會保障金以及送他們進療養院的費用。但另一方面，自殺造成了人力資本的損失和勞動力供給的減少。總體說來，從社會觀點來看自殺會造成人們的恐慌，在經濟上造成人力資源的浪費。不僅是基於經濟損失，更出於人道的考慮，我們都應該預防自殺。因此，在將來的社會福利和安全性原則中特別關注自殺問題，對政府機構而言十分重要。

經濟壓力和自殺研究很大程度上關注失業的問題，但史蒂芬・斯塔克（Steven Stack）和艾拉・

沃瑟曼（Ira Wasserman）指出，還存在其他類型的壓力，比如說失去住所、失去一輛車、社會關係不友好、很重要的人的去世、被牽扯到犯罪中，這些都會帶來壓力。他們把一般的壓力理論應用到對專門案件的本質分析上。他們的一個主要發現是，自殺通常是經濟壓力和其他壓力相結合所致。無疑，失掉工作的同時失去住所會對一個人造成極大的壓力，因為這樣的損失對他本人和家人的生計有很大影響。

美國原住民的自殺率比全國的平均值高（二〇〇六年是十萬分之十五・一），不同地區之間的自殺率也有所不同。不同年齡層的自殺率也不同。舉例來說，美國原住民的年輕人自殺率非常高。美國原住民的自殺通常和酗酒有關，而且比美國主流人群更多使用暴力方法（比如槍擊和吊頸）。

在美國，黑人和白人的自殺率也不同。黑人的自殺率（二〇〇六年是十萬分之五）比白人低得多。從性別來看，黑人女性的自殺率遠低於黑人男性和美國其他種族的女性，而且這種低自殺率在各個年齡層都是一致的。一項研究表明，下列原因降低了美國黑人的自殺風險。

一、參加教會活動或一些組織是自殺率低的一個原因。美國黑人的教會傳統上擔任著增強社會凝聚力、提供社會支持和減輕壓力的社會角色。宗教信仰影響著很多黑人的文化信仰，使他們認為自殺是極度罪惡的，是白人才會做的事。

二、女性在黑人群體中的核心地位也是她們自殺率低的一個重要原因。透過建立強大的社交網路，資源分享，扮演靈活的家庭角色，從宗教中尋求憤怒和沮喪的安慰，女性黑人已經學會了應對高壓、貧窮和歧視。

三、美國黑人中年齡越高自殺率一般越低。老年人通常受人尊重，很有尊嚴。他們更可能獨立生活或在一個大家庭裡生活，而不是去療養院或者退休社區。除此之外，很多黑人都盼著從社會地位和工資都低的職位退休。

四、黑人的自殺率在南方和種族融合較弱的地區更低一些。社會關係緊密的民族聚居區就像一個大家庭。在黑人不那麼容易被容納的社區裡，他們自身的凝聚力反而會增強。但是，有強大凝聚力的黑人社區對人們帶來的社會和心理上的益處被一些主要的變化削弱了，比如種族融合、城市化、去工業化和更廣泛社會的世俗化。這些變化導致人們的群體意識變弱，使得易受傷害的黑人得到的社會支持減少。

五、那些一個人獨自生活，而不是生活在大家庭中的黑人的自殺率要高一些。大家庭和家族關係對黑人能夠在受敵對的社會裡生存下去發揮很重要的作用，因為大家族有提供經濟、情感和社會支援的重要功能。大家庭充當著家庭成員和他們在外界環境中受到的壓力之間的一個緩衝，給他們尊嚴、保護和支持，因此降低了農村地區的和低收入的黑人的自殺率。

人口多樣化的城市地區比人口比較單一的鄉村地區發生的自殺事件更多。儘管人們通常認為像十二月下旬這種容易使人產生懷舊情緒的時間自殺的人會多一些，實際上在春天這種象徵新生的季節，人的自殺率最高。其次是秋天，然後是冬天，最後是夏天。一週之中自殺人數最多的時間是週一。人們選擇週一為自殺日的原因還不清楚。涂爾幹認為，社會生活的節奏和日期的分割是一致的，在一個新階段開始的時候都要開始新的活動。一個人在週六自殺的風險是最低的。

實際問題

自殺風險評估

自殺風險評估是醫師根據增加自殺風險的因素對病人所作的判斷他們是否有自殺風險的評測。自殺意圖和自殺計畫會被考慮在內。病人有無精神病史和心理狀況決定著他們是否有自殺風險以及該接受怎樣的治療。

自殺風險評估由三部分組成：病人的主觀因素，醫師客觀的觀察和測試，以及從病人家屬、朋友和門診治療那裡得到的有關病人的情況。評估是不間斷的，而且在主客觀資料中做出權衡。它也會考慮到症狀的變化，在住院治療過程中匯總成新的資訊。自殺風險評估自醫院接收病人時開始，在整個住院治療階段一直持續。

來源：自我傷害行為和自殺：自殺風險評估，《自殺和威脅生命安全的行為》

○對於自殺的理論觀點

為什麼人會自殺呢？不論是基於個人還是群體來考慮，自殺的個人和社會文化的因素如此複雜以至於我們很難給出確切的解釋。從醫學角度來看，自殺是一種不正常的需要診治的行為。但是，對像神風隊隊員、投炸彈的恐怖分子或任何一個為了組織和事業犧牲自己生命的人來說，自殺是一種責任甚至是榮譽，這時候更應該從社會和文化層面看待自殺的動機。社會學家對自殺研究做出的最大貢獻就是提供了社會學觀點——堅持把自殺現象視為社會因素導致的結果。在社會學家看來，自殺只能在共同的社會價值觀、共同的信仰和共同的社會互動模式環境中才能被理解。

涂爾幹的理論——著名的法國結構功能主義社會學家埃米爾・涂爾幹提出了一套完整的關於自殺的古典社會學研究理論。他的《自殺：社會學研究》一書不是解釋為什麼人會自殺，而是解釋自殺率為什麼會呈現出穩定性——特定人口實施自殺的人數在長時間內保持相對穩定，而且這種穩定也存在於不同的社。四種類型的自殺——利己型、利他型、失範型和宿命型都和涂爾幹的社會整合理論相關。

涂爾幹指出，儘管我們認為自殺是一種絕對個人的行

智慧箴言

埃米爾・涂爾幹的四類、殺理論

一、利己型自殺。當個人和社會脫節分離，比如一個人被置於一個特殊的類別中（如名人和明星），他們和社會整體的聯繫不那麼緊密時可能發生這種自殺。

二、利他性自殺。當社會整合過於強烈時（個人過分關心集體），個人願意為群體利益而死，比如二戰中日本的神風隊隊員，紐約、倫敦和馬德里恐怖攻擊中的恐怖分子，和很多城市街上發生的自殺炸彈客。

三、失範型自殺。這種自殺發生在社會混亂時，人們失去制約自己的制度和規範，對社會機制的失衡感到失望，比如股市崩盤後自殺的人和因經濟萎縮突然失業而自殺的中年人。

四、宿命型自殺。這種自殺提出時較晚，但近來引起了更多關注。它起因於社會規則對個人的過分壓抑和管制。社會對個人自由和價值的壓制使一些人感到絕望而自殺。

為，但它其實是在社會因素影響個人的情況下發生的。他認為，宗教透過共同信念體系形成的社群可以把人們結合在一起，因而可以抑制自殺行為。他還指出，宗教集體所形成的強大的社交關係能夠強化個人得到的社會支持，從而減少自殺的可能性。他創立了社會整合抑制自殺傾向的理論，並且把宗教概念視為一種社會整合的形式。他認為，當一個人和社會群體相關聯，和群體的價值觀、目標、規範和傳統相關聯的時候，他不太可能去自殺。社會規範對個人有控制性的影響，透過強調個人對他人和集體應盡的義務來規範他的行為，並且形成一種舒適感和安全感來降低對幸福感的威脅。那些對生活基本滿意的人受壓力的影響要小一些，因為他們感覺生活是美好的。幸福感強的人可能扮演著不同的社會角色，生活充滿意義，知道如何緩解和宣洩壓力。涂爾幹指出，透過宗教團體聯繫起來的個人之間的關係能使人產生一種歸屬感，從而抑制了自殺。然而，社會類型和社會整合程度（不論是由宗教還是其他原因整合起來）不同，自殺率也不同。

近年來，日本的「過勞死」現象（過度勞累工作導致死亡）引起了廣泛關注。這是一種利他型的自殺。這種對過度工作的痴迷最先出現在一些中年男性身上，他們超長時間工作，以致過度疲勞，通常死於心血管併發症。這些人透過努力工作來表現自己對公司的忠誠，自願加班，過度融於集體。很多人在休假不工作的時候會感到罪惡。他們為了公司的利益死於壓力和過度勞累。日本政府正在採取措施解決這一問題，鼓勵公司提供健身專案來減輕員工壓力。

十九世紀幾乎所有出版社都出版過涂爾幹關於自殺的作品。對他的理論既有支持的也有不支持的。大部分批判直接指向他的理論和研究方法，也有的指向他用來支撐論點的資料材料。一些研究肯定了涂爾幹關於家庭整合的假設，發現婚姻和家庭的穩定性和低自殺率有著很大關聯。從早期到二十世紀中期的研究結果一般支持涂爾幹的理論，但是較新的研究對它的理論提出了質疑。很多現代的研究表明，信仰特定的宗教能夠抑制自殺，去教堂做禮拜也是同樣的道理。科盧奇（Colucci）和馬丁（Martin）稱另外一些研究表明，宗教信仰和自殺之間的關係還受其他因素的影響，因此它們之間的關係並沒有那麼密切。和涂爾幹的理論相反的是，天主教徒比新教徒的自殺要少，因為他們有著更強的社會整合和更薄弱的個人觀念。天主教國家比非天主教國家死於自殺的老人數量更多。但是，根據涂爾幹的理論，天主教徒中很大一部分自殺被說成是「猝死」或「死於疾病或死因不詳」，因為當時天主教對自殺持反對態度。

在二十一世紀的今天，要找出一個在十九世紀末完成的作品的缺陷當然非常容易。事後諸葛和馬後炮在今天太常見了。但是，涂爾幹對自殺的研究不僅開創了從社會學觀點研究此類問題的先河，而且搜集了大量資料來支援自己的理論框架。這樣偉大的結合在十九世紀末可不是誰都能做到的。

衝突理論——從衝突論的觀點看，不是社會中的每個人都有平等的機會接觸到權力和實物，所以有一些人處在比他人更有優勢的地位。有的人覺得被忽視、受到欺壓、或者對一些情況缺乏控制力，因而可能會感覺有些孤獨。如馬克思所言，異化是資本主義社會中一種普遍的意識狀態，在資本主義社會中人們更關心所創造出來的產品而不是製造者本身。

馬克思指出，資本主義讓勞工與自然、與他們的工作和其他人彼此分離。除此之外，勞工們不允許有任何創造力，他們永遠不會意識到自己的全部潛力，所以異化導致了自我的迷失和自我意識的缺乏。例如裝配線上的工人在八個小時中不斷地重複同樣的工作，他們很有可能會有異化，然而手中拿著原始材料的工匠手藝人製作著一件完整的產品，他們可能不容易產生異化。

一段時間後，這些持續的異化可能會導致無助感和絕望感。在資本主義社會，一些人應對這些異化產生的難以忍受的情緒的方式是自殺。

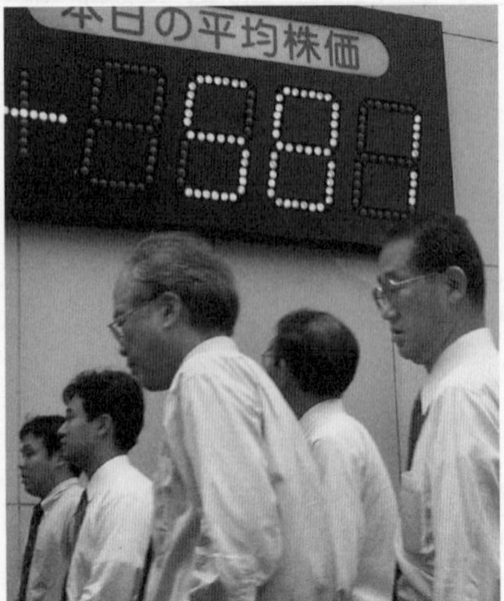

在日本勞動者（特別是男性勞動者）中普遍存在的問題是，他們和工作結了婚，可以說過度工作是他們自殺的幫兇。他們為了公司的利益過度工作，日本的一些企業目前正在處理這個被稱為過勞死的問題（因過度工作而死亡）。

擬劇化的觀點——擬劇化的觀點起源於符號互動的一般方法，它用戲劇暗喻的方法來解釋行為。使用擬劇化方法的人不會詢問問題來找出自殺者的動機，他們會觀察與自殺相關聯的事件。例如在當事人自殺後，他的家庭成員和朋友會有不同的反應方式。擬劇化分析會調查他們的行為和互動，密切關注非言語行為。他們試圖在這些行為中找到自殺的意義，而不是透過採訪自殺未遂者。

他們從旁觀者（客位研究）而不是主體參與者（主位研究）的角度來分析自殺行為。不過擬劇化分析者強調行為本身，符號互動論者強調目的。這兩種觀點都能從互動中分析出一定意義。

電影《傑克是個好司機》（But Jack Was a Good Driver）就是擬劇化方法的一個實例。在電影中，高中生傑克死於一場單一車輛肇事事故。當他的兩個朋友從葬禮離開時，他們開始回憶最近傑克身上發生的事。傑克化學考試不及格、和女朋友分了手、送完了他收藏的CD，種種行為都不像是傑克所為。他們認為傑克的「事故」可能是自殺行為（傑克車開得很好，他本可以順利地拐彎），因為他近幾週的行為表明他可能在計畫自殺。旁觀者透過傑克朋友的談話瞭解到了傑克自殺的資訊，這一行為就是擬劇化方法的典型示例。

存在主義觀點——如在第一章中所討論的，存在主義哲學承認人的存在是有限的，我們必須面對死亡，每個人必須為他自己的行為和道德選擇承擔責任。這種對死亡的預期影響著日常的行為，影響了對死亡和生命聯繫的理解。從存在主義的觀點看，可以想像到自殺者在自殺危機中面對死亡時，很可能會意識到自己的孤獨、對自身經歷的責任感。選擇死亡被認為是合理的，因為它與選擇生存一樣都是思考後的結果。

「但是，由於對愛、信任和自由意志的含義的感知，自殺在存在上難以被接受。」沃恩—科爾說（Vaughn-Cole）。有人認為自殺者不關心他拋下的生者，這種想法很難理解。自殺粉碎了人們的一些基本假設，那就是人們認為世界是有意義的、充滿仁慈的、每個人都是有價值的。自殺未遂者可能會感覺到來自社會的譴責。

存在主義可採用現象學的調查方法進行研究。主位研究方法透過詢問瀕死之人死亡的意義來研究死亡。而在研究企圖自殺時，研究者可以採訪自殺未遂者來瞭解他們在危急時刻的想法。

心理學觀點——性格特點與自殺行為相關。一項關於心理健康的調查建立了自殺企圖、抑鬱症和衝動之間的關係，調查顯示抑鬱症、衝動都明確地與自殺和自殺企圖有關。除此之外，情緒化和藥物濫用都被發現與自殺企圖有關。對戰區返回的軍隊人員的研究發現，創傷後壓力症候群（PTSD）與自殺是相互聯繫的，這在本章後半部分有詳細解釋。另一個高壓職業是消防員，最近的一項研究顯示，根據一段可比較時間內芝加哥消防員自殺率資料，消防員的自殺率高於國家平均水準。正如科尼斯（Cornies）所說，創傷後壓力症候群、抑鬱症和自殺都對現場急救員構成了真實的潛在威脅。

○生命週期中的自殺

從童年到青年期、成人期、老年期，我們對生命、死亡的看法和應對壓力的方式也隨之改變，這些改變也影響了我們看待自殺的態度。同樣地，自殺率在各個階段也是不同的，如之前所言，青少年和年輕人的自殺率很高，而老年人的自殺率最高。

兒童自殺

如表格 9.1 中所示，自殺死亡在五歲之前事實上是不存在的，在五至十四歲之間很少見。事實上，一九九九到二〇〇五年的資料顯示四歲及四歲以下的兒童沒有自殺死亡出現。作為成年人，我們更願意相信兒童不會自殺，而且童年是一段無憂無慮、快樂的時光。

就像許多其他的自殺一樣，兒童自殺很容易被誤認為是意外。死亡的原因本身就包括偶然性：交通事故、從高處墜落（跳下）、操作手槍時的致命錯誤和溺水。年幼的兒童不會寫遺書，而遺書是驗屍官用以核實自殺的一種主要證據，因此這種情況更加大了辨認難度。所以，對兒童和青少年自殺和自殺企圖的說法是不一致、混亂和有所隱瞞的。

人們一直認為抑鬱症與自殺意念和自殺企圖緊密相關，所以通常認為抑鬱症是導致自殺行為的巨大威脅。自殺行為還與衝動思維、侵略性或暴力行為相關。莉蘭妮・格林（Leilani Greening）和和同事對衝動性進行了調查，衝動性可以預示學齡男孩的攻擊性，很有可能會導致自殺。他們的研究結果揭示了衝動性、攻擊性和抑鬱症狀之間以及自殺意念、攻擊性和抑鬱症狀之間的關係。

格林和同事說，可能是衝動控制力較低導致了人際交往問題，例如同伴關係不好。持久的社會和個人適應問題可能最終導致抑鬱症狀。抑鬱情緒會增加自我毀滅行為的風險，包括自殺意念。而自我毀滅的意念又會反過來增加自殺企圖的風險。

與人生其他階段相比，童年自殺行為與家庭混亂和壓力聯繫更為緊密。如果第一次自殺嘗試出現在較小的年紀，一旦嘗試過自殺，未來很可能再次進行自殺嘗試。在早期青春期的發展中，未與父母雙方一起生活以及自我價值貶低都可能導致二次自殺嘗試。

表 9.1 2006 年美國自殺人口年齡分布

年齡組	自殺人數	總人數	比率
5-14	219	40260779	0.5
15-24	4189	42268411	9.9
25-34	4985	40182221	12.4
35-44	6591	43554885	15.1
45-54	7426	43226850	17.2
55-64	4583	31556836	14.5
65-74	2384	18909923	12.6
75-84	2075	13057166	15.9
85+	840	5285976	15.9
總數	33300	298754819	11.2

所有比例按每 10 萬人算。

來源：國家健康資料中心 2006 年的資料，美國自殺預防基金會 2009 年的資料。

青少年自殺

從發育來看，青少年和較年輕的人、成人在很多方面都不相同，而這些方面很可能會增加他們自殺行為的風險。他們可能會更加衝動，與成人有不同的時間觀念，在做決定時更加關注短期而不是長期的目標。青少年自殺行為的發生常因為家庭衝突問題，有時是為了爭取自主權；或是由於學術和紀律問題；或是由於同伴關係的破裂，同伴關係的重要性隨著青少年的成長不斷增加。

如表格 9.1 所示，十五歲時自殺率變化顯著，出現急劇的增長，自殺成為十五至二十四歲的青少年和青年的主要死因。青少年和青年自殺不是現代社會所特有的現象，但現代他們的自殺資料是二十世紀五〇年代早期至二十世紀七〇年代晚期資料的三倍多。二十世紀八〇年代至二十世紀九〇年代，青年自殺率大致趨平，二十世紀九〇年代中期開始逐步下降。在近幾年，盲目自殺模仿行為引起了媒體對自殺的關注，使家長和教育人員更加關注自殺。

許多人認為，事故和殺人都是偽裝的自殺。無數藥物濫用、致命的車禍、自我毀滅的飲食失調和酗酒事件可能都是青少年自殺的形式。因此青少年自殺的總數可能比實際報導的更高。事實上，弗里德曼和科恩指出，大家普遍默認少報自殺率以避免社會文化汙名，躲避警盤查和法律騷擾，同時從保險中獲利。在與保險精算師的談話中，喬治・狄金森瞭解到青少年單一車輛肇事死亡難以認定為事故還是自殺（由於大多數人壽保險不為自殺死亡付保金，認定結果是很重要的）。這位精算師說業內總是偏向於認定為事故而不是自殺，因為死者的父母和其他親人已經很痛苦了，儘管認定為自殺事件讓他們更加難以接受。他說證明自殺的深入調查很簡單但並不值得。所以在界定是事故還是自殺時，精算師們都傾向於認定這場悲劇是意外事故然後付保金。

大衛・穆勒（David Moller）認為青少年的自殺企圖不僅僅是尋求幫助的吶喊，還是對痛苦生活環境的覺醒和自身宿命論的審視，更是希望的缺失，喪失了期待美好未來的能力。因此，自殺嘗試是在面對無力感時想恢復自我管理的努力。絕望感包括對未來的消極預期和感覺。穆勒說，對青少年來說完成自殺是對個人力量最後戲劇性的堅持。自殺這種生命最後的行為卻諷刺性得到了對生命的肯定——自殺的動機是青少年對有價值的、穩定的、自主的生活的渴望。不過自殺必須一次成功，一次失敗的嘗試會引人側目。

在一項針對試圖自殺的黑人青少年的自殺企圖的研究中，作者總結說人際導向將有過自殺嘗試和沒有過自殺嘗試的青少年區分開來，這種導向指特別希望從他人那裡得到對自己的回饋，需要他人給予積極的鼓勵。作者說，所以注重黑人青少年內部人際關係運作和青春期外部社會環境讓將有效減少自殺企圖。

自殺的危險信號——青少年時期表現出的任何不尋常行為都可能暗示著對生活的不滿，有可能是未來更多乖僻行為的早期警告，如試圖自殺或自殺即遂。例如，一個人開始在凌晨兩點散步，而她或他之前沒有這樣做過，這很有可能是一個信號，說明有事情困擾著他或她的生活。突然的行為異常是不正常的，比如無理由地主動分發收藏的光碟。

任何有壓力的情況都可能引起自殺性的行為，特別是失去重要事物的時候。和男女朋友分手、搬到新的街區成為鎮上新來的孩子、重要之人的死亡、家庭出現離婚或其他家庭失能、或是缺乏學術成績，都是可能導致自殺的情況。朋友和家人應該對自殺的危險信號保持警惕。一項建立在大量美國青少年樣本的研究結果顯示，與同伴、家長、學校之間保持支持性的社

智慧箴言

霸凌行為與自殺

在美國及其他國家，霸凌行為與自殺有較緊密的關聯。霸凌行為受害者的自殺可能性是非受害者的二至九倍。英國的一項調查顯示，至少一半青年的自殺與霸凌行為有關。將近百分之三十的學生都實施過霸凌行為或遭受過霸凌，有十六萬兒童／青少年由於恐懼霸凌而每天遠離學校躲在家裡。任何類型的霸凌行為都可能導致自殺，包括身體的、情感的、網路的霸凌，或是傳播關於某人的暗示性或裸體的照片和資訊。

來源：霸凌與自殺。2012。奧維斯預防霸凌專案。

會關係有助於降低某一特定高危人群——有過自殺嘗試且與同伴關係不好的男孩的自殺風險。家長的支持會保護孩子遠離再次自殺的嘗試，而這似乎是受積極的學校關係的影響。

有時青少年自殺前不會留下任何跡象，即使有的已經發出了一些警告信號，但對於周圍的人來說不夠明顯。大多數人沒有接受過臨床心理學和精神病學的訓練，我們需要對身邊的不尋常現象保持警惕，由此可能阻止一個青少年自殺的嘗試，幫助他或她尋求專業諮詢服務。

解讀青少年自殺——社會學和心理學的研究表明一些相互關係的因素（如社會混亂、家庭支持不足和同伴關係不良）和個人的預報因素（如抑鬱症、情緒性和衝動性）都和自殺、自殺嘗試和自殺意念相關。青春期是充滿挫折和困惑的時期，是社會化轉變的階段。青少年正學習在沒有大人監督的情況下如何和同伴協商處理衝突。同伴關係正變得日益重要，但同齡群體中很多人自身正受青春期問題的困擾，因而增加了其他人出現行為和情感問題的可能性。青少年總是被當作孩子對待，總是感到害怕和不安，所以這個年齡群體的挫折如此多就不足為奇了。自殺可能是他們解決個人問題的可能方法。當他們感覺到壓力，對未來可能性的狹隘看法以及對現實短暫的躲避可能會沖昏他們的腦袋。衝動的行為和有限的可選的解決途徑可能會把自殺幻想變成自殺行為。自殺（雖然是永久的）就是對一系列短暫問題的解答。問題解決了，生命也結束了。

因為青少年處於兒童和成年人之間，從家庭的世界中分離出來的過程是緊張而衝突的，而當家庭的力量干預了兒童向自給自足的轉變，這個過程就會更加困難。很多因素可能會導致青少年的自殺行為。這些因素包括親子關係不融洽、社會經濟危機、性虐待、神經質高發率、酒精菸草和毒品濫用、犯罪和其他反社會行為、實施暴力和遭受暴力，以及身體健康狀況（影響較小）。克里斯托・穆徹（Christopher Merchant）和同事指出，在列舉的與青少年自殺相關的因素中，最有力的預警信號是其有過自殺嘗試。除此之外，可能導致自殺行為的精神病狀況還包括抑鬱症和焦慮症。

最近一項關於青少年被同伴侵害（特別是被霸凌）和自殺的研究發現，最常遭受的霸凌包括被人貶低外貌和言語。男性比女性更可能因為宗教和種族遭受身體霸凌或被侮辱，女性比男性更可能成為流言、性暗示、網路卑鄙行為的侵害對象。總體來說，青少年接觸到越多的同伴侵害，得抑鬱症和自殺的可能性越高。同伴侵害最大的危害在於影響自我評估。所以對於臨床醫師和其他與青少年打交道的人來說，致力於提高青少年自我評價的介入策略和預防策略可能會減少青少年中同伴傷害、抑鬱症和自殺行為的發生。

在約翰的屍體被發現之後，人們開始拼湊起他的生活，話中不可避免充滿著「如果當初」。像前文所討論的，這種自殺發生後的重新解讀遵循的是擬劇化的方法。

用於預防青少年自殺的電話危機服務熱線有多有效呢？針對青少年的服務效益調查顯示儘管熱線得到使用者的高度認可和高滿意度，但是青少年不經常撥打熱線。不使用熱線的常見原因是他們認為問題並不嚴重，自己可以解決。女性比男性更有可能撥打熱線。諷刺的是，麥狄倫・古德（Madelyn Gould）和同事發現那些最需要幫助的人對熱線的反對最強烈，所以看來青少年沒有充分利用這個幫助途徑。如果熱線服務想要在青少年中提高使用率，必須致力於改進可滿足青少年需要的特殊功能，這種功能應符合青少年的需求，符合青少年的生活方式。

網路是改進青少年危機服務的潛在途徑，它可以作為警示信號的源頭教

他人的故事

「解決辦法」是自殺

下面這封信是一個十七歲自殺的男孩所寫，很明顯對他來說死亡是解決他生活困境的方法。他的生活中出現了許多問題，但總傾向於把痛苦憋在心裡。

親愛的媽媽、爸爸以及所有人，我為我所做的一切感到抱歉，但我愛你們每個人，永遠愛你們。請不要責怪你們自己，這一切都是我的錯，不是你們的也不是其他人的錯。如果現在我不這麼做，無論如何將來也一定會做，有一天我們都會死，我只是早些死去。

愛你們的約翰

育。古德和同事建議，熱線提倡者應該看到網路的方便快捷以及青少年更傾向於使用網路來獲取幫助。近幾年人們發現，網路治療進一步發展，已經涵蓋即時通訊。網路公司引進了使客戶與治療師相連接的服務（如 MyTherapyNet.com 和 HelpHorizons.com），客戶可以使用即時通訊來進行諮詢。對於有特殊生活方式和個性特徵的個人來說，網路作是更有吸引力的媒介。對自殺的贊成和反對意見都呈現在網路上，這至少為預防自殺提供了另一種可能性。

智慧箴言

軍隊中的自殺率：與創傷後壓力有關

據美國國防部部長里昂・潘內達（Leon Panett）所說，在阿富汗的北約軍隊的自殺率飆升，特別是在二〇一二年，自殺率處於「流行期」。自殺死亡的士兵是戰鬥身亡士兵的兩倍。參加過不同戰鬥的士兵更有可能會自殺。除此之外，參加戰鬥、創傷後壓力症、濫用處方藥和個人問題都可能導致軍人自殺。

丹尼爾・魯迪古斯（Daniel Rodriguez）的故事就是創傷後壓力症的一個例子。二〇〇九年十月六日的上午，在美軍駐阿富汗最北邊的基地，魯迪古斯和其他五十個美國步兵被包圍且人數處於劣勢。這場戰役十分殘酷，地方軍隊打破了外牆後直接進行了殺戮。魯迪古斯殺了敵人也看到同伴被殺，包括他最好的朋友在離他一臂之隔被射中了頭部。魯迪古斯肩部中彈，彈片也傷到了他的頸部和腿。經過了兩天的戰鬥，士兵們撤退了。在這場戰役中，八位美國人犧牲，二十二位負傷，對美國軍隊來說這是阿富汗戰爭中最為血腥的戰鬥之一。

魯迪古斯被診斷為創傷後壓力心理障礙，他說：「這種心理障礙是一種新型癌症，每個人都希望知道這個不可治癒的疾病的治療方法。」高中時，魯迪古斯過著聚會生活，從阿富汗回來後變成了一個壓抑的人，他忍受著夜驚症和無端恐懼症，難以從戰爭經歷中解脫出來。包括魯迪古斯在內的許多老兵拒絕了沒有經歷過戰爭的人的幫助。他曾向他最好的朋友承諾，他如果能夠從阿富汗活著回來，會去追求大學時踢足球的夢想。他開始鍛鍊、戒酒，錄了一段影片展示他的足球才能，並上傳到 YouTube。影片迅速傳播，德諾斯維尼的克萊姆森教練做出了回應，讓他成為了球隊中的一員。在大學踢球的經歷治癒了他，讓他從過去的經歷中解脫出來。成為球隊的一員給了他希望，讓他得到了一直渴望的愛的感覺。他所得到的社會支持是最有益的，他十分懷念從軍隊中得到的團隊感。如今又擁有了一個新的團隊，而且他似乎已經適應了。

摘自〈近十年來軍隊自殺率達到了高峰〉

實際問題

年輕人的自殺危險信號

需要立即做出反應的行為：

一、暗示打算傷害自己（談話、威脅）。

二、探索用繩索、武器、藥品或其他方式自殺的可行性。

三、談論或寫到死亡或自殺。

需要評估的相關行為：

一、感覺到絕望。

二、憤怒或情緒激動地表達；試圖復仇。

三、魯莽或衝動行事，不假思索地參與高風險活動。

四、感覺被困住了，找不到出路或是感覺沒有人可以幫助。

五、大量飲酒和用藥。

六、退出朋友圈、學校活動、社區和家庭活動。

七、表現出焦慮或激動，難以入睡或一直處於睡眠狀態。

八、表現出急劇的情緒變化。

九、對生活失去興趣或沒有繼續活下去的理由；生活沒有目的和意義。

十、行為不成熟，對他人的安全、感覺和財產漠不關心。

來源：預防大學生自殺。《學生死亡譜》。2004 年 3 月。

大學生與自殺

對於大學生自殺率是更高還是更低的問題經過了數十年的爭論，大量的研究得出了令人信服的結論，大學生的自殺率是同齡人自殺率的一半。美國大學中每年最多有一千一百名大學生自殺。關於自殺的話題已經從校園的私人談話中走向禮堂中的公開演講，校園中越來越多地談論到這個話題。

由於在大學中存在種種壓力，大學生自殺的比例是多少呢？一項對美國七十所大學兩萬六千名大學生的調查顯示，百分之十五的學生曾經認真考慮嘗試自殺，超過百分之五的大學生表示在人生中至少曾經嘗試過一次自殺。據大多數學生描述，他們想要自殺的念頭是強烈而簡短的，一半人說這個念頭會持續一天或少於一天。想有自殺的理由包括：一、想從情緒的或身體的痛苦中得到緩解；二、戀愛問題；三、迫切想要結束他們的生命；四、學校或課業出現問題。

一些行為需要立即作出反應，而其他行為需要評估。大學教員和職工要特別注意這些信號，認真對待它們，當發現這些信號時積極尋求說明。每年美國大學有超過一千名學生自殺，這個情況必須引起我們的警覺。預防大學校園自殺的公共衛生措施是增加精神健康的文學閱讀，特別是與自殺及附屬性風險因素相關的內容。

當嘗試自殺是為了尋求幫助、並使用小刀等尖銳物品時，自殺者的第一次嘗試可能是割腕，會避開主要器官。當自殺嘗試變得更嚴重時，自殺者可能會刺入更靠近主要器官的地方。據喬治・狄金森回憶，當他還是大學新生時，和他同宿舍的一個新生割腕自殺，大廳裡到處都是血。這個學生早期的反應已經不尋常，但我們這些新生同伴並不理解這些自殺信號。他的這種希望得到幫助的行為吸引了大家的注意力，他在遠離主要器官處下刀，可能暗示的是他並不是真正想自殺。多年以後，迪金森成為明尼蘇達州一所大學的宿舍管理員，他碰到了一個多次進行自殺嘗試的學生。這個學生消失後人們開始到處找他。後來發現他半昏迷地躺在一條溝裡，已經向胸膛戳了幾刀，非常靠近主要器官——心臟和肺部。但是由於小刀的刀片較短，所以沒有傷害到任何主要器官。看起來這個學生真的想要結束自己的生命，比那位德克薩斯州的新生要嚴重的多。

成年人自殺

雖然老年人的自殺率很高，中年人對自殺也並非免疫。導致成年自殺的原因包括：無助感、失去健康、失去親人、酗酒、藥物濫用和經濟問題。除此之外，與財政問題相關的失業問題也是導致成年人自殺的主要原因。此外，根據英國的一項調查，一些家庭背景不好的中年男性缺乏認同感和男性的尊嚴，所以他們比家庭背景良好的男性更可能自殺。英國調查的結果表明自殺不僅是心理健康的問題，也是當人們嘗試處理抑鬱、焦慮和其他問題時，社會對於適應人們需求方面的無能。

正如第三章中提到的，中年人處在人生的後半段。因此對這個年齡層的人來說，他們開始對生命越來越短以及無法完成自己的心願的事實感到恐慌。這個階段的人看到同齡人死於自然原因（心臟病和癌症），開始意識到生命不是永恆的。同時，作為中間的一代，他們通常需要同時照顧年幼的孩子和正在變老的父母，對某些人來說這可能壓力太大了。自殺再次成為一個永久解決一連串暫時性問題的方法。

有些成年人的自殺未遂可能是由於冒險的文化，在這種文化裡人們還沒有真正成熟，並一直維持在這種未解決的青少年狀態。總之，一個人越年長，這種青少年冒險文化對他帶來的影響將越少。自殺未遂在這些中年人中很可能是失敗的自殺。

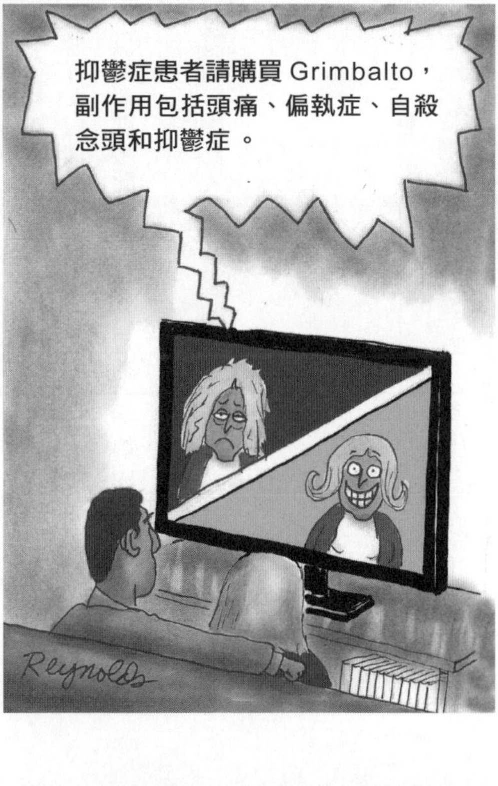
抑鬱症患者請購買 Grimbalto，
副作用包括頭痛、偏執症、自殺
念頭和抑鬱症。
Reynolds

酗酒因素在自殺的案件中占百分之三十，大約百分之七的酒精依賴者會死於自殺。約拿斯・林德伯格（Jonas Landberg）統計了從一九五〇年到二〇〇二年美國的人均酒精消費和自殺比例。統計結果並不支持美國男性中酒精和自殺相關的假設，卻暗示了人均酒精消費的改變和女性自殺死亡率的緊密關係。林德伯格指出，美國女性比男性喝酒少些且不易沉溺於酒精，人們沒有想到人均酒精消耗的改變只影響女性自殺率，而男性的自殺率卻沒有影響。

大多數自殺的成年人在自殺前會談論他們的自殺意圖。他們不會直接說「我要自殺」，而是會說一些更加微妙的話，比如「我不是以前的我了」，「沒有我你可能會更好」，「我再也忍不了了」，「人生對我來說已經失去了意義」，還有「沒人再需要我了」。自殺的行為跡象可能包括似乎為了分離而整理房間，頻繁且毫無理由的哭泣，突然紊亂的作息習慣，食欲不振，無法集中精力，喜好突然改變或者突然逃避社會。雖然這些跡象在自殺發生後會很顯眼，但當時我們卻不容易發現。

一項調查研究了六十三名自殺失敗者的需要。被調查者表示，有幾類事物有助於他們對抗自殺。很多人認為自殺哀慟支援組織和個人諮詢一樣有效。也有人認為書和網路有一定作用。倖存者之間的交流對許多人來說似乎十分有用。有些專業人士提供的幫助被認為很有用，包括心理健康專家、喪葬承辦人和牧師。非專業人士中提供支援最多的是密友、孩子、配偶或伴侶、鄰居或工作同事和兄弟姐妹。對一個人有幫助的方式未必對另一個人有幫助；因此，準備各式的治療選項是必須的。

他人的故事 致父親的信：距自殺十年後

親愛的父親：

自從你決定結束自己生命，把妻子和三個女兒孤獨地丟在這個地球上，已經過去了十年七個月又十八天。現在，這件事對我們來說不那麼難受了，但是我們仍然非常想念你。每個父親節，每一個節假日，每次我們聽你收藏的聖誕音樂的CD時，我們都記得你有多麼喜歡它們。在我們家中，除了我，沒有人真的喜歡古典音樂。爸爸，你知道嗎，我甚至喜歡華格納，母親向來無法忍受的雷鳴般的作曲家，你還記得嗎？如果你決定和我們再多待幾年，或許你就能和我一起去劇院了。但是在那天傍晚，我猜，那是我最痛苦的一天了。

我想讓你知道，我十分感謝你能夠陪伴我們那麼久，感謝你給了媽媽「偉大的愛」，感謝你幫助我和兩個姐姐，因為我必須告訴你，我有了一個非常好的愛人。我們真的很親密，我們一起環遊世界，都在很好的大學裡上學。在你最後的那封信裡你說給我們留了些錢，希望那些錢能夠幫助我們三個成長，謝謝你這樣做。

當我得知有的人甚至不知道自己的父親是誰的時候，我很感恩，因為我非常瞭解你：晚上你幫我蓋被子，故意逗我發笑，燒烤的時候為我們烤漢堡，在家前面的草地上和我踢足球，回答我們腦子裡冒出的各種稀奇古怪的問題，你開車送我們去學校時陪我們玩坐飛機的遊戲。你知道嗎，我們仍然喊那個坐在副駕駛上的人叫「副機長」。我想我們將一直喊下去。

每個耶誕節我們都演韓德爾的《彌賽亞》演到精疲力盡，在無聊的長途旅行中我們總是會演《悲慘世界》，謝謝你陪我們。我會盡最大努力保留你留給我們的記憶。那天我們進入媽媽房間，看到她坐在你床上，淚水沖刷她的面龐，她告訴我們你去世了，永遠不會回來了，我永遠記得這一幕。每次我看關於白頭到老的情侶的電影，我都會對你感到氣憤，爸爸。每次我看到父親帶著女兒散步，我都會對你感到氣憤，爸爸。那是什麼，爸？為什麼所有的這一切都無法阻止你決定吸入一氧化碳？我不想對你感到氣憤，但是我永遠無法知道你究竟病到什麼程度，不知道你是否真的希望得到幫助。我可能永遠也不會問。這無所謂，因為我知道，無論發生了什麼，我都會一直愛你，並且感謝你所給予我的一切，爸爸。我只是希望，有一天，我可以再見你一次並且能夠親自告訴你這些。

真誠地，

你親愛的女兒

來源：在一門社會學入門課堂上，教授請同學們寫一封感謝信給自己生命中有意義的人，這封信是一名大學生的作業。這名學生允許我們將信登載在這裡。

老年人自殺

正如前文所說，美國六十五歲以上的老人有很高的自殺率。老年人的高自殺率往往被認為和抑鬱有關，很可能與針對老年人的社會孤立和否定態度相關聯。老年人自殺時通常使用更加致命的方式，主要是槍械，並因此自殺成功率更高。與年輕的自殺群體差別最大的變數在於國家層面的公共政策為提高老年人的生活品質做了巨大的努力。老年人可能被不同的國家層面的因素影響，既包括國營部門（比如提供不同級別的物質支持並制定關於長期護理的相關法規）又包括私營部門（比如非盈利推廣計畫的範圍）。吉利斯—西姆斯（Giles-Sims）和魯克哈特（Lockhart）認為，老年人自殺看起來更像是由於高強度的社會管制（比如因為護理機構管理苛刻導致的宿命型自殺）或者低水準的社會整合（比如因社會孤立導致的自負型自殺）。

老年人自殺的情況可能甚至比資料顯示的還要多。比如，很少有人注意或者報導故意使用過量處方藥的情況，或者老年人因喪失生活的意願，以停止吃藥、喝水和進食來增加健康風險，又或者因為醫學條件而延遲治療。

年齡本身並不導致自殺行為。資料顯示美國最可能自殺的人群是八十五歲以上的白人男性。傳統的、獨斷的、渴望成功的中年男性可能無法適應退休狀態，而傳統上較為被動、顧家的中年女性則適應較好。因此，如果老年男性不能在新環境裡尋得滿足，在行為和自尊需求上的巨大改變可能會導致更多壓力和抑鬱。

自殺的原因——老年人自殺不是想要威脅什麼——他們只是單純想自殺且極少失手。當一位老年人企圖自殺，他或她通常會有一個深刻的死亡願望，並且尋求各種方式將其實現。自殺不是一種未有任何警示的衝動行為，相反地，它一般是可以被預知的。

正如前面提到，自殺和抑鬱之間有高度關聯。老年人通常會有很多傷感的事。他們可能有各種各樣的生理或心理上的苦惱，如果只依靠固定收入會導致經濟困難，他們的醫療支出加大，經歷朋友與家人的離世，得到的社會支持有限，無法再從事工作，經歷可能的制度化。今天，城市化可能會弱化家庭、朋友、當地宗教機構和原居住地之間的聯繫，也許正是這些導致了老年人的抑鬱和增加的自殺率。城市化趨勢和自殺率增加的關係在十九世紀晚期由涂爾幹提出。

對社區的歸屬感可能是對抗抑鬱的重要保護因素。個體必須有精力、興趣和潛能才能產生共同的歸屬感。蘇珊娜・麥克拉倫（Suzanne McLaren）和同事認為，他們必須感到自己有價值，被需要，在他們的環境裡有意義。

老年人的孤獨感可能是導致抑鬱的催化劑。在每一次經歷失去後，老年人不得不盡力讓自己振作起來，並調整自己保持內心的平靜。老年人可能失去的有工作、社會地位、健康、獨立、朋友和家庭。當個體不能很好地應對這些失去時，它們可能會帶來一段時間的壓力。如果無法和其他人交流溝通，孤獨感會變成老年人的極端壓力。

薩拉・司迪摩（Sarah Skidmore）提出，老年人自殺率高，但幾乎沒有針對老年人的自殺預防項目。舉個例子，在二〇〇六年有十個州通過了旨在遏制兒童和年輕成年人自殺的法律，然而只有紐澤西和新墨西哥通過了關於遏制老年人自殺的法律。

自殺模仿與媒體

自殺者的朋友有可能會成為自殺的模仿者。自殺模仿是指一個人的自殺或多或少是因為另一個人的自殺。根據全美國的青少年健康調查資料，費格曼（Feigelman）和格爾曼（Gorman）證實，根

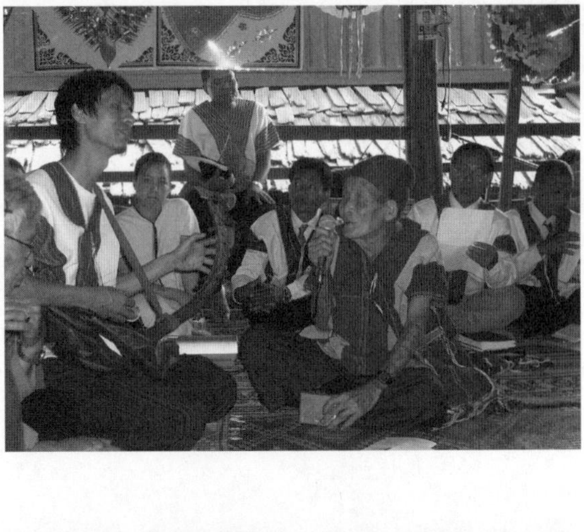

老年人有積累多年的豐富知識，在許多傳統社會中地位很高、廣受尊重。這些社會中老年人自殺率沒有現代工業化國家那麼高，這似乎不是偶然現象。

據過往的經驗，朋友自殺的直接影響是引發他人對於自殺的聯想和嘗試，並且對經歷這種創傷性事件的人帶來高度的抑鬱。另一方面，這些證據不能證明高度自殺傾向是經歷過這類創傷性失去的人生活中的障礙。

實際問題

碰到自殺危機要怎麼做

一、察覺關於自殺的蛛絲馬跡，以及絕望和無助的跡象。注意有自殺威脅和警告的話語。留意是否有人變得消沉和被孤立。

二、相信你自己的判斷。如果你認為有人處於自殺危險中，相信自己的判斷，不要忽視自殺的跡象。

三、告訴他人。與父母、朋友、老師、同事和其他人聊聊你知道的情況。如果為了挽救生命而不得不洩密，沒有關係。如果有人向你透露自殺計畫，不要怕洩密。

四、與一個企圖自殺的人待在一起。如果你認為他可能隨時發生危險，不要留下他獨自一人。在救援人員到來或危機過去之前，一直陪著他。

五、傾聽。鼓勵一位企圖自殺的人盡量傾訴。不要泛泛地說「一切都會好起來的」。傾聽並對他的話有同理心。

六、尋求專業性幫助。如果需要，幫他人約心理輔導，並陪同前去。也可以打社區熱線或是緊急電話尋求說明。

七、支持他。表現出你的關心。讓他覺得自己是有價值的和被需要的。

摘自《青年與自殺》，第96頁，作者F・克拉斯布讓，1976。

在網路聊天室相約自殺的現象越來越多，在日本最為流行。二〇〇〇年韓國發生了三起此類事件，被認為是網路自殺的第一波浪潮。日本網路自殺人數從二〇〇四年的五十五人上升到二〇〇五年的九十一人。從二〇〇三年員警開始進行資料統計算起，網路自殺人數幾乎增長了三倍。日本政府計畫為抑鬱和其他心理疾病患者投入大量資金，並號召企業增加對員工內心的關心。

媒體曾指出，模仿自殺猶以青少年居多，盲目模仿是其原因。麥狄倫．古德和同事的研究表明，媒體對自殺的報導和自殺率的增加有關係。青少年經歷了朋友的自殺後，認為死是榮耀的、可以引起關注的。對盲目模仿的自殺者的群體研究發現，青少年並不會不經思考就自殺，而是同學或熟人的自殺給了他們以戲劇化的方式解決問題的想法。卡提亞（Katja Becker）和同事的研究也證實，自殺率與媒體報導的數量、持續時長和顯著程度成比例增長，將自殺浪漫化和理想化為一種英雄式行為是網路對青少年的影響。此外，在相同時間和地理位置自殺的群體可能是受這種盲目模仿的影響。

科本自殺後，一些人擔心許多青少年會盲目模仿他的做法。這種同一時間發生在整個地理區域的自殺被認為是大規模群體性自殺。近幾年，衛星電視和網路讓大眾媒體的影響範圍擴至全球，導致電影演員或流行歌星等名人越來越重要。此外，真人秀電視節目使得社會上的名人越來越多。不過，那些傾向於模仿搖滾明星科本自殺的人往往已經有嚴重的心理問題。這些人有極低的自尊心和自我認同感，傾向於迷戀英雄，更可能做出相似的自我毀滅的行為。

然而根據史蒂芬．斯塔克的報告，有充分的證據表明在媒體對名人的自殺進行報導後模仿性自殺的風險確實增加了。針對四十二份媒體對自殺的影響的研究進行綜合分析後，史蒂芬．斯塔克發

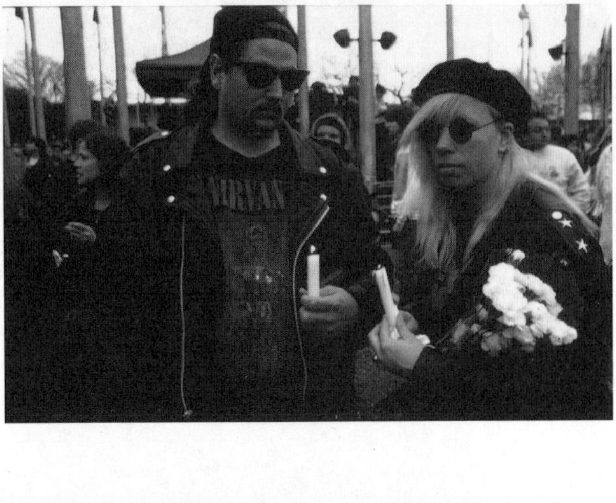

1994 年 4 月的科特．柯本自殺事件震驚了全球千萬年輕的搖滾粉絲，很多人陷入了憂傷和困惑之中。在科賓的故鄉華盛頓西雅圖，有五千人參加了他的燭光守夜，包括圖中兩位粉絲。

現，娛樂圈或政界名人自殺事件更可能引起模仿效應，比其他領域的自殺事件高了十四．三倍。如果沒有完整地融入社會生活，可能會引起模仿自殺，涂爾幹的利己型自殺就說明了這一點。如果報導中的自殺者與讀者有著相似的生活情形，那麼模仿自殺很可能發生。

儘管媒體對自殺的報導和青少年自殺群體的增長之間有關聯，但這並不表，，火媒體曝光造成了自殺率的全面增長。根據研究，網路和其他媒體導致自殺並沒有科學依據，但是可能存在一定關聯。在觀看過有關自殺的電視節目後，先前有過自殺想法的觀眾可能被勸服。那些自殺的人更可能之前就有過自殺嘗試，他們可能失去了親密的親友，或最近經歷了和男女朋友的分手。

阿德卡拉．奧爾（Adekola Alao）及同事指出，網路可以為任何年齡層自殺者提供幫助，除了幫助個人決定他們是否應該自殺外，它還可以給企圖自殺的人提供線上諮詢服務。他們報導了眾多與自殺方法相關的網站，並配有圖表。研究認為，當涉及自殺時，網路是雙面刃，既能造成傷害也能提供幫助。一個有自殺企圖的人可以在網路上瞭解自殺的方法。瑞漢娜．穆瑞（Rheana Murray）研究自殺網站，她線上採訪了這些網站的使用者以及創建和支持「如何去自殺」網站的人。其中一個網站提供了超多自殺的資訊，包括活著的目的測試，給他們提供活著還是死亡的建議，以及關於安樂死的資訊。穆瑞指出，「終結前的工作」頁面提醒有自殺企圖的人考慮寵物、帳單、葬禮計畫和其他，網站還提供了相關連結。他們甚至指導如何寫

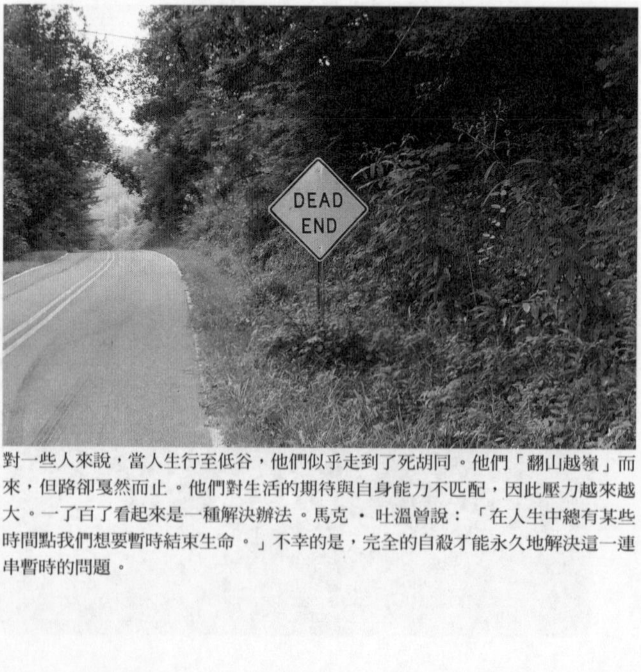

對一些人來說，當人生行至低谷，他們似乎走到了死胡同。他們「翻山越嶺」而來，但路卻戛然而止。他們對生活的期待與自身能力不匹配，因此壓力越來越大。一了百了看起來是一種解決辦法。馬克．吐溫曾說：「在人生中總有某些時間點我們想要暫時結束生命。」不幸的是，完全的自殺才能永久地解決這一連串暫時的問題。

自殺遺書。此外，穆瑞的研究還提到，網站還提供其他資訊，比如自殺的不同方法，某致命方法的時間百分比，用某方法自殺的實際時長，以及不同方法的痛苦程度。

一些國家試圖阻止人民接觸這些網站的內容。例如，美國、英國和紐西蘭通過了法律禁止在網路上發布相關內容，但是這些法律後來被法庭推翻，因為憲法保護公民自由表達的權利。現在澳洲是唯一有法律禁止網站協助自殺或提供自殺方法的國家。禁止利用網路進行協助自殺當然不容易。網路法律體系讓政府難以取得對本國以外的網站的司法管轄權，因為網路是全球共用的。米莎拉（Mishara）和維斯圖博（Weisstub）指出，對網路的控制必須與其他媒體的控制與自由協同並進。報紙的編輯和網站的擁有者一樣，可以因自己的喜好發表一些內容，即使這些內容可能煽動自殺。

○理性自殺

在歷史上有一些時期，痛苦極為常見且前景極為慘澹以至於自殺似乎可能是一個莊重的選擇。正如馬克・吐溫曾說：「人生中總有某些時間點我們想要暫時結束生命。」不過，猶太教和基督教傳統通常提倡生命神聖性，強烈禁止放棄生命，無論出於何種原因。對於一位老年人來說，放棄生命似乎是一個更理性的哲學決定。今天，老年人和其他人似乎都在詢問，生命是否因其內在價值而在任何環境下都有意義，或者生命的價值是否與環境有關。

儘管自殺通常被認為是心理疾病的產物，或是那些並不想死的人的絕望呼喊，自殺也可以被認為是一種理性的行為。事實上，自殺可以被認為是對死亡最單純的控制形式。根據查理斯・麥克漢姆（Charles McKhann）的說法，理性的自殺有兩大基礎：對避免不必要的折磨的渴望和對實現自主和自決的渴望。斯蒂芬・基尼（Stephen Ginn）和同事認為，評定自殺是否為理性（因此不應被阻止）需要滿足以下條件：當事人必須一直處於令人絕望的醫療環境，可以自由做出決定，做出決定的過程必須合理的，應當有心理健康專業人員的測評。

在他人的故事中提到的桑德斯的自殺在某種程度上是一種理性的。雅克・肖龍（Jacques Choron）認為，理性意味著沒有精神病學上的混亂和沒有缺陷的推論，動機合理且至少可以被同一社會或文化群體的人們所理解。桑德斯的行為符合以上所有條件。

理查・布安德（Richard Brandt）認為，企圖自殺的人顯然是在選擇不同的未來世界——在一小時或者幾小時後死亡，或者在之後某個時間點死亡。儘管一個人無法知道未來究竟會發生什麼，但是可以確定他們遲早都會死亡。未來做出最好的（理性的）選擇，一個人需要回答的基本問題是當所有個人願望被考慮在內，在合理利用資訊的情況下選擇哪個方案。現在這不僅僅是偏好的問題而已。

當然，一個人的渴望、厭惡和偏好可能會很快改變。當一個人處於絕望的狀態，只有他無法得到的東西——失敗的愛情或是失去的工作——才能合他的意。時間的流逝很可能顛倒所有的這一切。如果一個人今天單單按照自己的喜好行事，當絕望感超過他能承受的範圍，那麼死亡比生活更讓人嚮往。但是如果一個人考慮到幾週或幾年後的偏好，很多目標都是令人愉快的、吸引人的，那麼生命似乎比死亡更讓人傾心。因此，布安德認為未來世界的方案比當下的方案要好。

布安德還指出，人必須將自己感知機制的弱點考慮在內。人的感知機制如果發生故障，將不會和正常運作時一樣告知人可能的後果；因此最好的方案是避免人在壓力狀態下做出任何決定。如果必須做出決定，人必須回憶過去處於正常狀態時對此類事件的反應，然後去做出類似的回應。對於桑德斯來說，八十歲之後的人生顯然沒有看起來那麼令人愉快和吸引人。

他人的故事　相伴六十年的夫婦決定攜手離世

茱莉亞・桑德斯八十一歲了，頭髮已經掉光，而她的丈夫塞西爾已經八十五歲了。他最後一次收取了信件並停下與鄰居聊了會兒天。在他們的活動房屋裡，他們將一件海軍運動上衣和一件淺灰藍色連衣裙擺放整齊。

午飯過後，桑德斯夫婦開車去了李伊郡鄉下的一處角落。牛群在夏天的高溫裡吃草，夫婦倆聊著天。塞西爾・桑德斯向相伴六十年的妻子的心口開了槍，接著開槍自殺。

人們在他們選擇的下葬服裝旁邊發現了夫婦留下的紙條：

親愛的孩子們，我們明白你們很震驚、很難堪。但是我們認為這是解決變老的一個方法。我們非常感激你們願意盡力照料我們。

在結婚六十年後，唯一對我們有意義的就是一起離開這個世界，因為我們深愛對方。

塞西爾和茱莉亞・桑德斯夫婦將列印好的葬禮說明書和子女的電話號碼放在汽車的底板上。

在費城，當桑德斯的兒子，五十七歲的羅伯特被告知父母死亡的消息時，一位員警在他旁邊。他的父母並不希望看到子女因他們的決定落淚。他們留給羅伯特和他五十一歲的妹妹艾薇蓮的最後一句話是：「不要悲傷，因為我們有過快樂的人生，而且我們的兩個孩子如此優秀。愛你們，媽媽和爸爸。」

摘自《明尼阿波利斯市之星論壇報》（12A 頁），1983 年 10 月 4 日

○其他突發性、非自然、創傷性死亡

他殺

他殺的定義是故意的或者有時非故意的或者意外殺害他人。他殺是一種悲劇現象，引起公眾和專業人士的廣泛關注，是一種非法奪取他人性命的行為。暴力死亡與自然死亡有明顯區別，他殺伴隨著外在的人類行為。他殺是不被允許的，公眾需要合理的解釋，因此私下處理非常複雜。他殺是拉丁美洲第三大死亡原因，在全球排名第二十。在美國，他殺在死亡原因中排第二十一位，在西歐排名第五十七位。

今天有一些孩子太依賴家庭，如果他們碰巧住在被慢性暴力所籠罩的社區，他們也許會有死亡相關經歷。平日總暴露在暴力和死亡的環境下將增加兒童受創傷的風險並且可能削弱他們心理或情感的健康程度。巴瑞特（Barrett）指出，將兒童暴露在慢性暴力和心理創傷下將損害他們在學校、家中、社會上的學習潛能和人際關係。對死亡的理解受死亡經歷或死亡威脅的影響。心理健康、焦慮管理和生活的意義是形成死亡概念的最重要因素。文化和宗教也對這些因素有廣泛影響。

城市中的兒童越來越成為殺人暴力的受害者，因為他們更可能成為致命暴力的受害者和施行者。事實上，這種死亡氛圍比任何電視裡演繹的或其他媒體報導的更真實。在二〇〇九年，美國有一萬六千七百九十九人死於他殺（死亡率十萬分之三・七），使他殺成為第十五大死亡原因。

對於生活在美國市中心貧民區的兒童和青少年，暴力死亡比較常見。特別是在毒品買賣集中的區域，槍殺和持刀傷人都是稀鬆平常的事。比如，有人對紐約兩個貧民區年輕的暴力作案分子進行了調查，超過百分之七十五的人曾目睹他人在暴力事件中死亡。大約二分之一的人開槍打傷過自己，而且百分之七十八的人聲稱他們的好友死於暴力襲擊。許多貧民區的兒童或青少年都有創傷後壓力症候群。在目擊過暴力死亡之後，那個場景會印刻在他們腦海中。事實上，如果這種事發生過一次，也有可能發生第二次，可能下一次這個兒童或少年就成為了受害者——因為不小心出現在錯誤的時間和錯誤的地點。對此晚間新聞和報紙都有影像報導，兒童或少年因為少年犯罪團夥或年長的同胞的報復而在互動射擊中喪生或是在晚上熟睡時被射殺，這些影像對於電視觀眾或報紙讀者太過生動直觀。儘管他們可能並不是謀殺的目標，然而如果他們正好在「附近」，就可能會成為受害者。兒童或少年的早逝在正常的生命週期中按理說並不常見，但卻在暴力的亞文化中較為常見。

美國有個壞名聲，叫「遍地是槍」社會。喬治・狄金森在英國坐計程車時，有兩個司機說想移居美國開計程車因為收入更高。不過，兩位司機也都擔心在美國開計程車會被謀殺。在美國，手槍幾乎人手一把，這使得美國至今仍是世界上重度武裝程度最高的國家（第二名是葉門）。在發達國家中美國的槍殺率最高。其他國家為預防大規模殺戮，已經採取了一連串限制槍支的措施，然而這在發達國家中槍支管制最為鬆懈的美國仍然是個極具爭議的話題。二〇一四年十二月十四日，美國總統歐巴馬在康乃迪克州提出一項對攻擊性武器和高容量彈藥庫的禁令，並建立了由副總統拜登領導的旨在減少槍殺暴力的工作小組。

二〇一二年一樁大規模槍殺事件發生在康乃迪克州的山迪胡克小學，有二十名學生和六名教工被殺害。但這對美國已經不算新鮮事了，因為早在一九四九年就有類似的事件發生。事情發生在紐澤西州的卡姆登，霍華德・安魯（Howard Unruh）用魯格手槍殺害了十三人並造成三人重傷。這種大規模槍殺的駭人性質被鋪天蓋地的媒體報導所誇大，導致這些案件有極大的影響力，儘管它們僅在所有槍械類犯罪中占很小的一部分。

在過去三十年裡，他殺成為十五至三十四歲非裔美國男性的首要死亡原因，也是十五至三十四歲西班牙男性的第二大死亡原因。他們之中的大多數人將暴力視為解決生活中所有問題的辦法。結果，當有人違抗或是不尊重他們的意見，他們往往用暴力來回應。暴力又會滋生新的暴力。

不論是在學校或是鄰里，近幾年的暴力事件似乎在升級。學校發生的暴力行為受到了媒體的廣泛關注，儘管大多數青少年暴力行為發生在校園之外。其中霸凌和報復是最常見動機。在二十一世紀，幫派團夥的駕車槍擊事件太過頻繁。暴力傾向的青少年往往表現出以下需引起警惕的跡象：缺乏與他人的聯繫、封閉退縮、掩飾情感、沉默、與朋友衝突、暴躁、對兒童和動物殘酷。

智慧箴言

死刑

在二〇一〇年，三十六個州和聯邦監獄局裡關著三千一百五十八個被處死刑的囚犯，在二〇一一年十三個州處死了四十三名囚犯。在這些死刑犯裡，百分之五十五是白人，百分之四十二是黑人，百分之九十八是男性。西歐和南北美洲的大多數國家（超過一百三十九個國家）已經在法律上或執行上廢除死刑。美國和伊拉克、伊朗一樣堅持死刑，中國是最主要的宣導和執行死刑的國家之一。

並沒有可信的證據表明死刑阻止了犯罪，或是有無辜的人被判有罪並被處刑。死刑非常昂貴，加州從一九七八年起，僅處死十三名死刑犯就用了超過四十億美元。

一九九九年，美國處死九十八人，達到死刑的巔峰。最近的死刑方法從使用巴比妥類藥物改為使用鎮靜劑戊巴比妥。

來源：死刑，美國司法局資料表：聚焦死刑（2009年3月31日），為轉變而努力。http://www.deathpeanlty.org/section。

在暴力環境中接受社會化可能會使人認為暴力是合理的反應。因被挑釁而導致暴力或暴力對象是受非難的或聲明狼藉的人，就不會被大力懲罰。因此，在暴力亞文化中暴力死亡可能是「正常」的。在歷史上任何時期，都有過社區（甚至是整個國家）因為宗教問題與其他群體發生衝突的情況。兒童或青少年在恐怖爆炸襲擊時常發生和狙擊炮火殺害他人的環境裡，煎熬地度過漫長的日日夜夜。當然，他們的對死亡的認知很可能與和平環境下成長的人們有所不同。

針對影像暴力遊戲對兒童和青少年影響的調查發現，接觸暴力影像將增加年輕人的攻擊性行為，然而媒體暴力的影響力仍被新聞業所低估。早在二十世紀七〇年代，美國衛生局局長就警告，暴力電視節目可能帶來負面影響。因此，媒體可能助長了他殺和其他犯罪，儘管它們之間的關係並不總是那麼容易確定。

二〇〇九年美國發生的殺人案件中使用的武器類型有：槍炮（手槍，步槍，獵槍）、小刀或是鋒利工具、鈍物（棍棒，錘頭）、個人武器（手、拳頭、腳、推等等）、毒藥、炸藥、火、麻醉劑、勒殺和窒息。更多的受害者為男性（十萬分之八．五為男性，十萬分之二．三為女性）和黑人（十萬分之十九．六是黑人，十萬分之三．三是白人）。

實際問題

對經歷過朋友和家庭成員被害事件的人的指導

一個人的感覺很可能與他人的感覺相似又不同。對麻木的感覺是普遍的。

一個家庭並不一定會因為殺人案而擰成一股繩，因此溝通成為了重建關係的重要橋樑。

提到殺人案，一些人不想談論或傾聽細節，儘管他們需要開口。

對那個場景的回憶會不時湧現，儘管經歷者認為自己已經完全「走出來了。」悲傷的抽搐會伴隨著哭喊和其他形式的情感爆發。當完全意識到死亡的現實，抑鬱會隨之而來。

假期會變得困難，需要建立一些新習慣。

經歷者會對謀殺者、社會或上帝產生憤怒情緒。報復心理和殺死殺人犯的想法極為常見。

大多數經歷者要過很久才能心理痊癒並逐步回歸日常活動中。對死者的懷念有助於療傷。

來源：對倖存者的建議，《他殺遇害者的正義》（2012）。

意外死亡

意外死亡和自殺和他殺不同，是一種讓人很不爽的體驗。這種死亡是意料之外的，根本沒有機會和他人告別。美國最常見的意外死亡是車禍（也是意外死亡最大的死因），與機器有關的意外死亡，吸入一氧化碳之類的氣體，在槍戰中意外喪生，因食物而死（比如被一塊牛排噎住窒息而死），吸入煙塵，溺亡，過量使用藥物，在清潔產品的過程中吸入大量毒素，中毒身亡。因車禍死亡的人數是因其他原因死亡人數的三倍以上。

不同文化中的死亡

路邊紀念碑

駕車行駛在美國、加拿大、一些歐洲國家、紐西蘭或世界上的一些其他國家時，經常會看到一些諸如十字架或者永久性的標識的路邊紀念碑，它們標誌著在這些地方或附近發生過死亡事故。這種紀念碑在二十世紀末期開始流行起來，帶有宗教色彩的十字架可能會給這些地方蒙上一層神祕的面紗。這些路邊紀念碑旁邊會時不時擺上鮮花、泰迪熊、足球衫、玩具、照片或死者的一些其他私人物品。

紀念碑經常被設在有年輕人死於突發或者暴力死亡事件的地方。這些紀念碑將死者和沒有生命的案發地連結起來。這樣的紀念碑具有紀念或警示作用。每當路過這些地方的時候，家屬就會想起死者生前的音容笑貌和故人已去的事實，將他們內心的痛苦物化成可以看到的紀念碑。或者，透過設立這些具有象徵意義的紀念碑，盡量讓已故的親人永存在我們的記憶中。

如果在美國的各個州之間穿行，人們會發現這些紀念碑各不相同。聯邦法律禁止在公共用地設立紀念碑，管治這些路邊紀念碑的政策是前後矛盾的。二十一個州採納了一項「尊重路邊紀念碑」的政策。包括伊利諾和華盛頓在內的一些州開始實施「酒駕紀念碑」計畫，設立寫有「切勿酒後駕車」的標識。同時，這些紀念碑也被用來紀念在事故中喪生的受害者。至少有五個州採納了「高速公路計畫」，這個計畫要求樹立公認的標識，方便志工參與道路旁凋落物清除工作。美國交通部允許在車禍發生地附近種樹後，有十一個州發動了「綠色運動」。德拉瓦州是第一個為了緬懷在車禍中喪生的人而建立紀念花園的州。無獨有偶，馬里蘭州也啟動了一項「活紀念碑」計畫，每年培育一片小樹林來緬懷這一年中在車禍中喪失的人。

至少是在美國，大家普遍認為路邊紀念碑絕大多數和宗教有關（百分之七十三的人認為和宗教有關，百分之二十七的人認為和宗教無關）。這些紀念碑可以為喪失親人的家屬帶來慰藉。然而另外一些人認為，這些紀念碑會分散駕駛員的注意力，干擾他們的視線，有些人還會出於宗教原因避開他們，極不利於行車安全。透過各式各樣的紀念碑我們可以看出，美國不同的州針對紀念碑的政策也是不一樣的。路邊紀念碑最近才在美國高速公路附近出現，到目前為止還沒有出現被清除的跡象。

來源：路邊紀念碑：出現於二十一世紀。《我們的變化歷程：重塑美國的死亡、臨終和痛苦》，第 227 至 252 頁。

猝死，創傷性或者暴力造成的死亡，英年早逝和對可死亡預防的感知都和創傷後壓力症候群（PTSD）有關。例如，車禍很有可能會對失去親人的家屬帶來無法估量的痛苦。車禍通常牽涉到警方調查、保險索賠、審判程序、醫療系統以及媒體關注，所有的這些過程都會對家屬帶來痛苦。

聽到有人死於意外的消息時，很多人的反應都是難以置信（第五章中討論的庫伯勒—羅斯關於臨終過程的第一階段）。人們不願意相信這樣的噩耗，需要確鑿的證據才能說服自己。人們常說：「活要見人，死要見屍。」但是有些人不願去見屍體，他們怕親眼見到屍體後就沒了一點念想。還有些人怕未知的事物（死亡），因此怕見屍體。

對這些人來說，在死亡發生後的幾天或幾週裡做好調整是非常重要的。親友的幫助十分關鍵。

透過意外事故應對死亡會經歷三個明顯的時間範圍：死亡發生後，死亡發生一段時間後，死亡發生很長一段時間後。不論是死於意外車禍還是工作事故，意外死亡總是令人震驚的，那些經歷喪親之痛的人可能需要專業說明。在親人因車禍身亡後，經歷喪親之痛的人與沒有喪親的人相比，可能會經歷更多的悲痛和精神症狀，對命運更悲觀，對未來容易喪失信心。

○結論

無論是自殺、他殺還是意外造成的死亡，所有的創傷性死亡都給人帶來沉重的打擊。至今，自殺的誘因尚不明確。理性的自殺都是事先經過深思熟慮並策劃好的。但是對於其他的自殺、兇殺和意外，情況卻不是這樣。很多人透過不斷的冒險或以別人的生命為代價來了結生命，這種行為所造成的死亡通常被歸為意外或自然死亡。社會學家認為，自殺者對自殺意義的理解和自殺動機的形成與社會結構的集體價值觀有關。一個人對自殺意義的理解由他的思想、情感和行為決定。

死於自殺的人，他們的親屬可能會承受更多、更持久的痛苦，因為他們會得到比其他喪親的人得到更少的社會援助。由於缺少社會援助，這些親屬會有羞恥或遭人排擠的痛苦。他們感到羞恥是因為公眾認為「自殺是羞恥的」。他們感覺到遭人排擠，是因為自殺意味著死者否認的不僅是生命，還有自己的親友。自殺者的親友與他人討論時會很難過，往往對死亡原因諱莫如深。

自殺者往往是中年人或者是老年未婚男性。雖然年齡本身與自殺行為無關，但是最易自殺的人群是八十五歲以上的白人男性。自殺者在付諸行動前往往會談到自殺並做出一些可察覺到的異常行為。男性通常比女性更易自殺成功，因為男性善於使用致命武器——槍械。對自殺者來說，自殺是最容易解決他們的問題的辦法。自殺也可以是理性的行為，放棄自己的生命不一定就是瘋子的行為。

對於活著的人來說，該怎樣面對至親自殺的事實？雖然結果無法改變，但人們的宗教信仰會對人們走出喪親的陰影有一定影響。最近一個調查顯示，美國有百分之六十九的人相信來世，百分之七十五的人相信天堂，百分之六十二的人相信地獄。因為有這麼多的人相信來世，也許宗教會給因至親自殺而痛苦的人帶來一定慰藉。不過，無論是宗教團體或其他類型的團體，都能給喪親之人一定的幫助。特別是對於父母自殺身亡的兒童來說，個別治療法也很有效。將個別治療法和集體治療法結合使用，能發揮事半功倍的效果。

以下是自殺發生後的應對建議：

一、主動接近並幫助喪親之人，就算不知道說什麼也要去看望他們，陪伴可以表達你對他的關心。

二、抑制內疚的情緒。自殺會帶來長期的痛苦，因此，家屬要避免產生自責悔恨的想法。

三、從始至終坦誠地對待他們。

四、抑制自責並鼓勵他們參加其他活動。

五、鼓勵他們毫無保留地將內心的真實情感表達出來。引導他們走出痛苦，好好過接下來的生活。

在一些城市尤其是案發率較高的大都市，每天都會發生兇殺案。在治安比較混亂的環境中成長的兒童有時候會目睹這些創傷。近年經常在學校發生的大規模槍殺案對師生的心靈帶來嚴重的創傷。雖然美國的一些州允許判死刑，但此舉對一些人來說沒有威懾力。美國採用死刑的出發點和世界上其他地方不一樣，是以牙還牙。

意外死亡是無法預料的，死者沒有和親屬辭別的機會。車禍是最常見的意外死亡。在美國和有些國家路邊紀念碑越來越常見，用於紀念死於車禍的人們。紀念碑以十字架為代表標識，在青少年和年輕人喪生的地方更為常見。如果州法律細則允許設立這樣的標誌，並且這些標識有助於減輕喪親的家屬的痛苦，那就可以這樣做。

各種喪葬儀式

CHAPTER 10

有些孩童喜歡看火葬的場景。最後燒起來的通常是頭蓋骨。有時頭蓋骨的坍塌會伴隨著炸裂聲，就如同氣球爆炸的聲音。看到此時此景，孩子們不由拍手叫好。
——亞歷山大・坎貝爾，（Alexander Campbell）《印度之心》（The Heart of India）

不同的社會形態中都會出現死亡，但人們對死亡的反應卻驚人的不同。面對死亡時，有些社會中的倖存者表現得非常平靜，而另外一些社會中的人們會因此哭泣，還有一些社會中的生還者會做出自殘的舉動。在某些社群中，要為死者服喪數月之久，而在另外一些社群中，喪葬儀式不過數個小時。在某些社會中，家人們會參與整理死者儀容的過程；而在其他的一些社會中，這些工作則交付給專業的禮儀師來處理。

亨廷頓和梅特卡夫合著的《悼念逝者：喪葬禮儀中的人類學》一書中對這種差異進行了更深入的闡釋。根據他們的說法，有些社會將遺體火葬，有些土葬，有些將牲畜或活人作為祭品，有些則沒有；遺體會透過煙熏、香料防腐或者酸浸等方式加以保存；或者會被吃掉——生吃，煮熟了吃，等腐爛了再吃；遺體或許會以死肉或腐肉的形式暴露在喪禮中，也可能只是被隨意丟棄；又或者被肢解，或者遭到了這樣那樣的處置。而葬禮則是避開人群或者是舉行聚會的機會，能讓人們哭泣或大笑，打上一架或是投身於性愛狂歡中。

在美國，喪禮通常都較為壓抑，充滿了陰鬱悲傷，而在其他一些社會中，人們則會投身於更有活力的活動中。馬達加斯加的巴拉人會在葬禮上「縱酒狂歡」——大碗喝酒，熱情性交，載歌載舞，舉辦鬥牛比賽。在南非的 Cubeo 部落，哀悼儀式的一部分就是鼓勵大家進行性交。現場的舞蹈、儀式、戲劇性的表演和「性交許可」的目的是為了把死亡帶來的悲傷和憤懣轉化為歡樂。

在大部分非西方社會中，死亡通常被視為一個過程而非一個事件，在這個過程中，死者被緩慢地從活人之地轉移到死亡之地。人們會先舉辦儀式宣告死者的生物死亡，然後是哀悼儀式，最後是社會性死亡的儀式，這也闡明了死亡的過程。在哀悼儀式中，死者通常被視為徘徊在冥界邊緣的魂魄，但他／她此時仍然是所處社會的一名成員。

比如說，對於南印度的哥打人而言，直到乾葬儀式的結束，死者才算是完成了社會意義的死亡了——這一儀式是為死者舉辦的第二個葬禮，每年一次，每次延續十一天。

理解喪葬儀式

儀式可以被定義為，透過使用在該文化中標準的話語和行動對該文化的價值觀進行象徵性的肯定。在任一群體中，人們都會採用約定俗成的方式象徵性地表達文化所界定的感情。儀式可以有效表達和加強此類重要感情，而且有利於減少死亡對於社群的破壞作用，也讓個人能夠更容易承受這一事實。儀式和其他行為的不同之處在於它們的正式性——有固定的形式，反覆進行，千篇一律。儀式在特殊的地點，特定的時間舉行，具有禮拜一般的固定形式——使用前人已經設定好的語言和動作。在一些抗拒死亡的文化中，儀式可以讓死亡成為現實，將人們悲傷哀悼的過程標準化，為活著的人帶來希望、想像和新生的可能。

他人的故事

一定要去參加葬禮

我覺得人一定要去參加葬禮。這是我父親告訴我的。他第一次直接這麼說的時候，我十六歲，不想去愛默生小姐的追悼會，她是我五年級的數學老師，我不想去。我爸爸毫不含糊地告訴我：「迪，你要去。一定要去參加葬禮。為了我們全家人。」

爸爸一直在外面等我。情況比我想像得還要糟。我是在場的唯一一個小孩。當跟著弔唁的人群移動到愛默生小姐父母面前時，看著他們精疲力竭的樣子，我結結巴巴地說「我對此感到很遺憾」，就溜走了。但就因為二十年前這句怪裡怪氣的安慰，愛默生小姐的媽媽一直都記得我的名字，總是噙著淚花跟我打招呼。

那是我第一個獨自一人參加葬禮，但我父母一直都自然而然地帶著我們小孩子去參加葬禮和追悼會。十六歲之前，我已經參加過五、六次葬禮了。在那次葬禮的流程中，我記得兩件事，深不見底的盤子裡裝滿了免費的薄荷糖，還有我爸爸在回家的途中告訴我：「你不先出去，就沒辦法走進來。一定要去參加葬禮。」

聽起來很簡單。有人去世的話，就坐上車，去參加葬禮或追悼會。這一點我能做到，但我覺得對我個人而言，這句話具有更多的哲學意味。

「一定要去參加葬禮」意味著哪怕真的非常非常非常不願意，也一定要做正確的事情。當我本可以做出一些簡單的舉動卻並不一定要這麼做，當然也不願意這麼做的時候，我就會提醒自己這一點。我說的是那些對我而言不過是個小麻煩，對其他人而言卻意味著全世界的事情：你懂的，讓人頭疼的出席者寥寥的生日聚會，正在快活的時候卻要去醫院看望病人，為某一任前任的叔叔服喪七日。在我無聊的一生中，平常生活中的天人交戰不是做好事和做壞事之間的博弈。很少會有這麼重大嚴肅的問題。大部分時間我內心的鬥爭都是做好事還是無所事事之間的鬥爭。

透過參加葬禮我逐漸相信這一點，在我能放大招做出英雄之舉之前，我得堅持做這些麻煩的小事，透過它們去分擔生命中偶爾出現又避無可避的災難。

三年前四月裡一個寒冷的夜晚，我父親因為癌症悄然辭世。他的葬禮在週三舉行，是一週中間的那個工作日。我已經渾渾噩噩了好長一段時間，但在葬禮上，我不知道為什麼回頭看了一眼教堂裡的人群。現在回憶起那個場景仍然能讓我窒息。我一生中見到過最有人情味、最有力量又最令人謙卑的場景就是那個週三下午三點鐘的教堂，教堂裡坐滿了堅信一定要參加葬禮的不怕麻煩的人。

來源：迪爾得利・蘇利文（Deirdre Sullivan）

葬禮：通過的儀式

人的一生中，我們會在自己所屬的社會中擁有各自的社會地位。一旦我們的社會地位發生了變化，身分就隨之發生了變化。身分的變化需要我們以及我們生命中至關重要的那些人能夠做出調整，適應這種變化。人類發明了儀式，這是承認變化、適應變化的一種方式。想想下面的種種轉變：小孩子長成了大人，單身的人把自己交付給婚姻中的另外一個人，一對夫妻為人父母，工人退休，人們去世。在大多數社會中，人們都會經由集體行為（或社會儀式）來紀念上述每種轉變，承認人們的身分出現了轉變。

死亡是一種轉變，但卻是一長串轉變中的最後一次，或者根據亨廷頓和梅特卡夫的說法，是一場通過儀式。在許多文化和宗教中，死亡是另外一種身分轉變，帶來了新的角色和責任。人們通常會期望已逝者給出建議，治癒疾病，獎賞善行，或者保佑豐收。在愛爾蘭，人們會要求已逝者治癒痛苦之人，安慰孤獨的人。因此，在愛爾蘭的葬禮上，人們從不說再見，因為他們滿心期待能夠再次聽到朋友和愛人的消息。

死亡的那一刻不僅關係著人的往生，還關係著人活著、變老、生養子嗣的過程。死和生有關──和已逝者的一生有關，也和他／她所養育的現在被拋之身後的世世代代有關。生和死被一條線分開，線的的兩側是各種各樣的永恆。生命經由子子孫孫得以延續，在許多社會中，和死亡有關的儀式都注重於表達和昇華這種延續性。

關於死亡的著名說法中，其中一種來源於范傑納（A. Van Gennep）對葬禮的看法，他認為死亡是生命周期一系列通過儀式中的其中一項。范傑納將葬禮儀式和其他的通過儀式（如婚禮、畢業典禮等）加以比較，稱所有的通過儀式都由三個子儀式構成──分離儀式、轉變儀式和再次融入的儀式。

在分離儀式中，社群中的人會把身分將要發生改變的人看成不一樣的人或者「其他人」。在畢業典禮和婚禮上，畢業生和新人穿著打扮與常人不同。在舉行通過儀式的過程中，身分發生改變的人們會有種含糊不清的感覺──在新郎新娘交換了誓詞之後，他們是已婚呢還是仍然算作單身？棺材中的那位死者是已經算是死亡還是要等到入殮或火化之後才算呢？最終，在所有的通過儀式中，都會有再次融入的儀式，社群用一種新的方式重新接納了那些轉變了身分的人。此類再次融入的儀式通常都是聚餐或筵席——畢業宴、婚宴和喪宴。

在一些社會裡，葬禮或在停屍房所舉行的儀式至關重要，因為這種儀式確保了死者可以過渡到下一個有生命或無生命的階段中。雖然許多文化中人們都依然和死者保持聯繫，但只有當死者平安進入了下一個世界時，他們才會這麼做。然而，那些沒有舉辦任何儀式的死者

……是最危險的。他們希望可以被活人的世界重新接納，那因為他們沒辦法這麼做，他們對待這個世界就會像充滿敵意的陌生人。他們沒辦法像其他死者一樣在自己的世界中擁有存在的方式，因而就要以生者為代價獲得這種存在感。

將喪葬儀式視作通過儀式的說法也得到了其他研究的支持，這一研究將愛爾蘭的守喪活動和十九世紀愛爾蘭人將移民者送往美國時所舉行的一系列活動之間的相似之處進行了比較。這兩種活動都需要公眾的參與，讓一家人和社區裡的人有機會能夠聚在一起，為自己的損失進行哀悼。雖然充滿了悲傷，但人們其實會因為離去者在新的階段開始了新生而高興慶祝：死亡和移民使一個人永遠地遠離了貧窮的絕望深淵。因此，活動中通常會包含音樂、唱歌、跳舞還有遊戲等。

然而，亨特（J. Hunter）的研究表明，美國的葬禮儀式卻通常是不完整的通過儀式。這是因為雖然葬禮可以在當時幫助人們應對死亡，減少喪親之痛，但就長期看來，在世者會因所愛之人的死亡而悲傷不已，還要重新構建自己活著的意義，而葬禮卻無法有效地滿足他們的這種情感需要。

他人的故事｜死亡寓言

我站在海岸。
一艘船在清晨的海風中揚起它白色的帆，
駛向碧藍的海洋。
船兒是這般結實，這般漂亮，
我用目光追尋著它，
直到那白色小點漂去海天相接的地方。
我聽到海岸上有人說道：「船兒正駛向那方。」
哪方？
它已離開我的視線，我怎知它在何方？

它的船桅、船身，還有甲板，
還是如出發時那般大，
它依舊能承載著貨物，駛向它該去的地方。
我低估了這艘船，它比我想像的更強大。
就在海岸上，有人說道：「船兒正駛向那方。」
彼岸的人看到了船兒，
他們歡呼雀躍道：
「它，過來啦！」

來源：亨利．范戴克（Henry Van Dyke）

結構功能解釋

我們在第一章曾討論過，功能這個詞指的是社會體系的某一部分或某一進程為維持該體系做出了何種程度的貢獻。功能意味著某一活動會怎樣促進或干涉該體系的正常運轉。而儀式則是一種能夠非常有效地促進體系正常運轉的方式。

社會學家涂爾幹、人類學家馬林諾夫斯基和拉德克利夫布朗從結構功能的角度出發，將儀式的過程歸結為一種創造平衡的系統。儀式具有一些特殊的功能，包括確認相關的社會價值觀並進行強化，為心理失調者帶來安全感，強化群體間的關係，透過讓人們熟悉自己的新角色而幫助他們完成身分轉化，紓緩心理上的緊張感，重建因為危機而受到干擾的正常交往模式。歐斯提加德（T. Oestigaard）和戈德罕（J. Goldhahn）指出，在挪威人的社會中，對於在世者而言，死亡比死者更加重要，因為葬禮可以恢復社會中的各種聯盟，是可以重建社會的最重要的設定之一。

與之類似，葬禮包括下列功能：首先，葬禮認可了死者與在世者的分別，並賦予其意義；其次，葬禮幫助靈魂完成其到另一個世界，到來世的過渡；此外，葬禮有利於靈魂和它新的存在方式相融合。

最後，人們強調稱，葬禮是一種能夠重構社會團結、重新明確社會結構的機制。死亡打亂了正常的社會網路、關係以及互動模式。死亡時舉辦的儀式有助於重新恢復被打亂的秩序。社會透過儀式表達肯定，個人從中獲得力量，從而能夠更好地繼續今後的生活。

重新明確社會結構這一功能通常都經由家庭團聚來實現，而家庭團聚則是葬禮帶來的意外結果，或者說隱性功能。而葬禮的預期結果，或者說顯性功能則是向已逝者表達敬意，向在世者提供幫助。隱形功能是將家人和社群中的人們團聚在一起。這一隱性功能和顯性功能一樣重要。

羅奈爾得・巴雷特（Ronald Barrett）評論稱，非裔美國人的葬禮實際上是「一種最主要的儀式，是重要的場合，在葬禮結束後會有大型聚會以及最圓滿的家庭團聚」。這對於非裔美國人而言，具有非常重要的恢復功能，因為他們被奴役的歷史通常會導致他們的家庭分崩離析，四散各地。

隨著年歲的增長，哪怕我並非非裔美國人，我也逐漸認識到在我們家裡，葬禮也發揮著家庭團圓的作用，是一次不會經常舉辦的（幾乎是強制性的）家庭團聚，一大家子為了紀念聚在一起，不只紀念已逝者，而是紀念我們整個家族存在的意義。

然而，梅爾文・威廉姆斯（Melvin Williams）在賓夕法尼亞州匹茲堡進行的一項研究表明，在不同的階層中，葬禮發揮其復原功能的方式各有不同。對於中產階級而言，葬禮可以明確、驗證並強化其社會地位，而對於地位較低的階層而言，葬禮更近似於強化感情（透過這種儀式，可以更加強烈地感受到喪親之痛）和上下團結（人們暫時放下了爭執和口角）的儀式。

在某些強調平等主義的部落文化中，葬禮也明顯起到了再次確認社會秩序的作用，這些文化中的葬禮包括盛大的筵席和禮物贈予活動。從下文「不同文化中的死亡」欄目中摘錄的文章可以看出葬禮如何強化了塔古拉人的平等主義。

對於某些文化而言，墳地象徵了社會秩序。對於中國人和朝鮮人而言，墳地的實際形狀類似人類的子宮。寮國的赫蒙族在新生兒出生後，會將其胞衣埋在家鄉的泥地裡，而這個地方也是這人死後最理想的葬身之所。

在馬達加斯加中部的梅里納人認為，人死後進入到墓穴中是回「家」，這代表了已逝者又重新聚在了一起——這是當地文化的核心象徵，是舉行第二次葬禮所帶來的隱藏快樂。新的遺體葬到集體墓地中後，墓地中墓穴和重新團結在一起的死者代表了這個體面的族群從來不曾分開，經久不衰，也代表著他們會在未來給予子孫賜福，保佑種族的枝繁葉茂。墓穴代表了永不分離、永垂不朽的族群，為了維持墓穴的這種象徵力量，只有弱化進入墓地的逝者所具有的個體身分。

大衛斯（C. Davis）在文章〈葬禮禱告：象徵著溝通的死亡儀式〉（A Funeral Liturgy: Death Rituals as Symbolic Communication）中稱，葬禮是講述「最後的故事」的終極方式。這些象徵了死者一生的符號讓人們能夠有機會跨越生死之間、人神之間的閾限空間，將逝者和他們愛人的過去、現在及未來連結在一起。馬歇爾（R. Marshall）和薩瑟蘭（P. Sutherland）針對加勒比地區少數民族的人類學研究也輔證了大衛斯的研究結論，表明喪慟的社會學影響有利於提升種族內部的人際關係和社會凝聚力。

不同文化中的死亡

向死者致敬

瑪麗亞．萊彼斯基（Maria Lepowsky）認為塔古拉人的母系社會具有平等主義的特點；也就是說，不存在男尊女卑或女尊男卑的意識形態。這種平等可以從精心的葬禮中得到彰顯。在當地的社會中，葬禮以及隨之舉辦的宴會和禮物交換活動是顯示死者權力和聲望的重要途徑。在塔古拉文化中，男性和女性的葬禮都具有同樣精心的哀悼儀式和宴會，而服喪的責任對於男女而言也是一樣的。由女性收集和分發儀式用的貴重物品，而無論男女，都可以努力透過成為儀式中的「大人物」（當地稱為 giagia，意思是贈予者）來提高自己的聲譽，他們需要先收集這些貴重物品，然後再分發出去，或者透過主持筵席或為筵席做出重大貢獻來實現這一目標。

葬禮結束後，會有一系列的宴會。第一場筵席的名字是 jivia，在幾天或者幾週後舉行，在這次宴會上，人們互換禮物，死者的親屬根據儀式為死者的配偶或其父系氏族的代表餵食。兩週後或兩個月後舉行的宴會叫做 velaloga，這次宴會後就打破了死者的寡婦或鰥夫不能離開村莊和不能洗澡的禁忌。還有其他一系列宴會，但最後舉行的宴會叫做 zagaya，是最盛大也最重要的一次宴會。這次宴會在經過三年緊鑼密鼓的準備後舉辦。這次宴會結束後，人們身上的和這個地方的所有禁忌都將被打破，死者的配偶可以開始打扮自己，求愛，再婚。

塔古拉人在儀式上舉辦的禮物交換儀式所變現出來的權力關係並未將男性和女性加以區分。不同形式的財富相互之間的關係並非一一對應、非此即彼的。無論是男性還是女性，人們都會去查看其是否具有強壯的體格、智慧和慷慨之心。只有具有這些品質的人們才可以成功地主持一場 zagaya 宴會。而 giagia 有男有女，他們的權力源自於他們所擁有的財富和掌握的魔法知識。

來源：〈向死者致敬〉，摘自《文化人類學》（第二版）

不同文化中的死亡

何處是故鄉

在赫蒙族的許多傳統中，都相信人死後的靈魂會在世界各地不安地遊蕩，除非它能夠透過一場精心的儀式被引回它出生的地方。由於許多赫蒙族人都從寮國北部和泰國的故鄉遷離至世界各地定居，因此對於許多人來說，最終的這次歸家之旅就變得非常遙遠漫長。雖然我是基督徒，而且對於明尼蘇達州有強烈的歸屬感，但仍然為這一儀式而著迷。我問自己，曾多少次有過相同的感受。曾多少次覺得自己所遊蕩的這片土地無法與我心心相映？曾多少次覺得自己並非我真正的歸屬？我決定去國外求學的其中一個重要原因就是可以來到世界上的這一片地方，這片我的家人曾稱之為家的地方，這片我或許可以尋求到上述種種問題答案的地方。

來源：〈「在泰國度過春季學期」的哈姆林大學學生〉，凱文・楊。

在美國的舊式公墓裡，每個大家庭有自己的墓區，單個家庭的成員都埋在一起，用籬笆、墓碑和墓腳的基石圍起來，家庭團結因而得到了維護，也透過這種形式得到了象徵意義上的表達。而合葬的夫妻墓碑上通常會有「永世相依」這樣的碑文，也表明了家庭的和諧與團結。

與之相反，因為宗教信仰的變化而引起的儀式變化也會改變儀式的象徵意義以及人們對於社會團結的感受。換句話說，宗教內涵體系的改變以及喪葬模式的改變可能會導致葬禮無法發揮維持社群關係的功能。這一點可以在施拉姆（R. Schram）針對新幾內亞巴布亞島做的研究中得到體現，施拉姆發現當地人從傳統的巴布亞宗教轉信基督教後帶來了一種潛在的後果，即新的基督教皈依者更重視個人而非和世族以及大家庭的關係。當人們更願意在教會就餐而拒絕參加一切具有交往互惠意義的葬禮筵席時，社會架構就不免出現改變。

○哀悼行為

埃菲・本丹（Effie Bendann）在《死亡習俗：喪葬儀式的分析性研究》（Death Customs: An Analytical Study of Burial Rites）一書中寫道，喪親者會採用不同的方式來表達情緒，從徹頭徹尾的沉默到誇張的慟哭，不一而足。她寫道，澳大利亞和美拉尼西亞的土著居民在親人逝世後會陷入極其誇張的慟哭。他們還會用其他形式表現自己的情緒激動，而這似乎都是逝者離去所帶來的。然而在某段設定好的時間過後，他們會像有節拍器控制一樣精準地停下來，而這些自稱的哀悼者會陷入歡聲笑語和其他形式的娛樂活動中。與之類似，在印度，印度教也鼓勵教徒坦率地表達自己的哀傷，甚至是放縱誇張地表達，或者讓女性送葬者尖叫，或者是透過潰堤的眼淚來表達，然而在火葬儀式上，卻不能出現任何啜泣之聲。

一項研究從七十八個社會收集人種學資料以確定世界各地哀悼行為的本質，這項研究表明，在世界各地，死亡幾乎都會帶來情緒波動，而最常見的表達方式就是哭泣。會有人說人們在面對死亡時，因為悲傷而展現出哭泣這種外在的情緒；但情況沒這麼簡單。人類學家拉德克利夫布朗描述了兩種不同類型的哭泣。一種是社交型的例行哭泣，是為了確定兩人或多人之間存在社會關係。這種情形是為了明確社會關係。雖然參與者可能並沒有感受到有種感情將他們聯繫在一起，但參加各種儀式可以強化他們所能感受到的積極的感情，無論是什麼樣的感情。第二種哭泣——對著那個重要的人的遺體哭泣——表達了雖然社會連結被切斷了，卻仍然不斷延續的依戀感。

亨廷頓和梅特卡夫稱拉德克利夫布朗的看法受到了法國社會學家涂爾幹的極大影響。涂爾幹稱人們感受到的是悲傷和憤怒之情，而且參加了葬禮之後，這種感情變得更加強烈，而拉德克利夫布朗則認為，參與到哭喪儀式中的人們所感受到的感情並非悲傷，而是團結。涂爾幹認為有一點值得人們思考，即群體中的其他人因為受到道德壓力，而讓自己的行為與真正意義上的喪親者保持一致。哪怕人們並沒有直接感到悲傷，但也會哭泣，會因此而受到折磨。所以，說一個人因為悲傷而哭泣，這種說法有些太過簡單。從這個角度出發，喪葬儀式變成了一種加強儀式，在參與儀式的過程中，感覺和情緒都得到了加強。「在葬禮開始之前，我一直都挺平靜的」，時常能聽到人們這麼說。葬禮時常具有加強感情和情緒的作用，並且透過葬禮，讓每個人的感情可以得到表達宣洩。

雖然在大部分文化中，最常見的做法是悲傷的表達。但也有一些

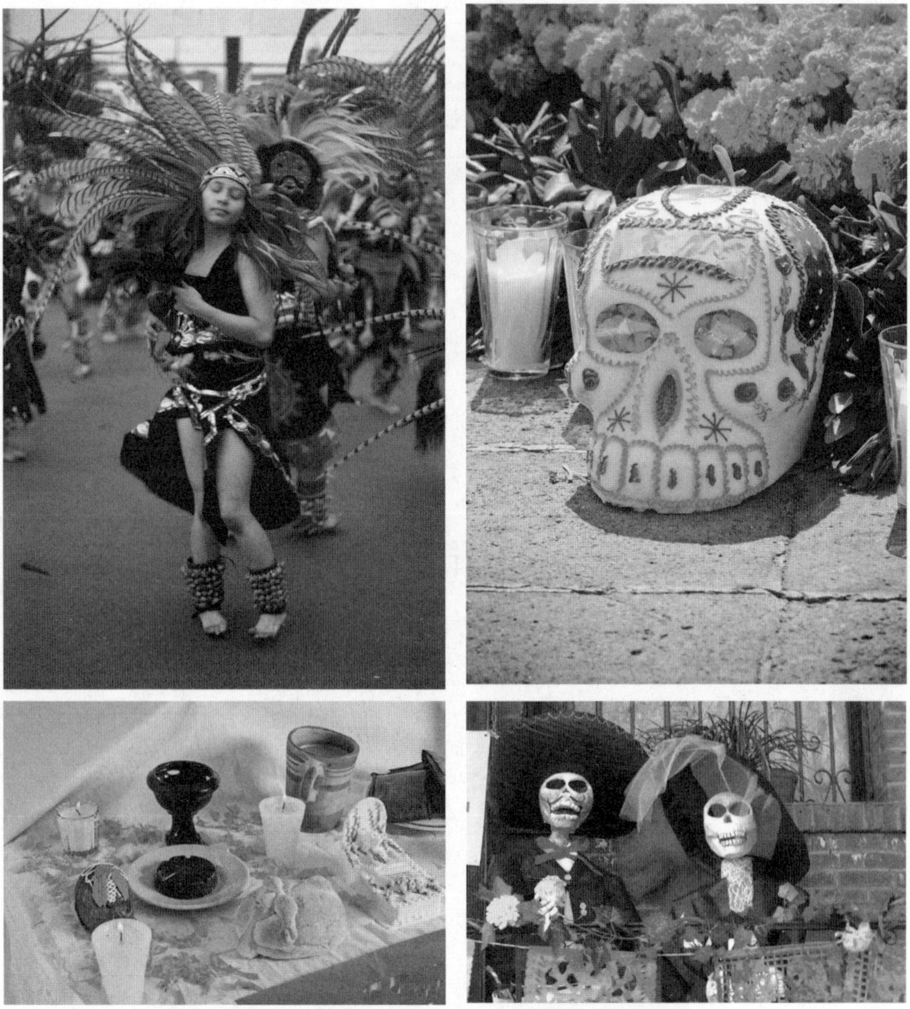

墨西哥的「亡靈節」顯示了人們相信生者與死者之間關係的延續。

其他的文化，社會也認可人們透過大量飲酒、跳舞、自然地表達快樂來應對死亡。這種做法慶祝死者獲得了一個尊貴的新身分，向大家宣告死者在新的環境中會過得更好。顯然愛爾蘭人的守喪儀式就採用了這種做法，雖然在守喪時的歡愉嬉戲看起來對死者頗為不尊重。從文化的角度看，守喪表達了一種強烈的信念：這個肉體上死亡或者說象徵意義上死亡的人會在其他地方更高興地繼續活下去。美國人的守喪也像愛爾蘭人一樣，重申了這種過渡時刻的重要意義，比如季節的變化或者是嬰兒出生、移民、死亡等重大人生變化。

在葬禮或者守喪的過程中表達歡樂與愉悅的感情或許也是社會所認可的一種避免悲傷與憤怒情緒的方式。伯德爾（T. Bordere）發現，紐奧良的年輕人如果因為暴力原因失去了朋友，他們會覺得如果葬禮上有樂隊，能隨著音樂起舞，能透過T恤藝術表達自己的傷心和情緒，那麼在他們共同的哀悼中，就可以找到理由去慶祝、去紀念、去加強團體的團結。此外，在馬達加斯加巴拉人的葬禮上，人們會大口飲酒，進行性交，跳舞狂歡，舉辦鬥牛比賽。而南美的Cubeo人會鼓勵人們進行模擬性交或者真正地進行性交來作為哀悼儀式的一部分，這和前者的功能類似。

如上文所述，社會既鼓勵人們在哀悼儀式上表達悲傷，也鼓勵人們表達喜悅。在第一種情況中，參與者有機會共同表達自己的悲慟。在第二種情形中，人們跳舞，參與到充滿戲劇性的表演中，甚至得到了許可進行性交，所有的目的都是為了將死亡帶來的哀傷與憤怒轉化為歡愉。

他人的故事

盡情狂歡：紐奧良，蔑視死亡之舞

「我們要盡情狂歡！」一個留著鬍子的小個子在送葬的隊伍裡跑前跑後，喊著他們不用一直送到墓地去，因為他們要去狂歡。這意味著靈車會繼續前進，而樂隊、站在第二排的人和送葬隊伍裡的其他人都要回到附近的一個小酒館裡跳舞。我們排成一排，站在第二排的人大喊，「讓開讓開」，讓站在前面的人讓開好讓載著遺體的靈車過去。靈車走遠了之後，我們拐了個彎，一路跳舞到酒館裡。

就像突然有種想反胃的衝動一樣，衝動強烈得就像要射精了一樣，人群中突然爆發出一聲鳴響，頭頂上是紐奧良烤人的大太陽。人們不約而同地，像傳統中的那樣，齊聲回答站在第二排的小號手發出的召喚。

「你們還活著嗎？」

「活著！」

「我們願意活著嗎？」

「願意！」

「你們想跳舞嗎？」

「想！」

「去他媽的，咱們跳舞去！」

小號手開始吹逗弄的號聲，我們經過一些人家，那些老人從他們的門廊裡跳出來，六十來歲的黑色眼眸中無疑燃燒著熊熊火焰，回應著我們高亢激昂又熱烈的號聲。我們經過的時候，他們也一樣跳起了舞。他們跳著自己的生命之舞，他們用這舞蹈慶祝壽辰，慶祝自己這些年歲裡曾經的所見所聞時。這是他們挑釁死亡的舞。

在這個國家裡，沒有其他任何地方會在人們死後在街上跳舞。沒有其他任何地方是用啤酒桶裡冰啤的溫暖氣息來結束朋友的葬禮。沒有其他任何地方如此這般用這樣尖銳的方式藐視死亡。我們中有人死去，這不過是件小事，是一次讓其他人跳舞作樂的機會。沒有什麼能控制我們。正是這種精神，正是我們心中的這種樂章，讓黑人永遠不死，永遠永遠。

我們都欣喜若狂。我們能看見酒吧了。我們知道就要結束了，我們馬上就到了，但我們就像叛逆一樣跳得更加賣力。小號手用盡全身力氣從肺裡擠出最後一聲高昂的號聲，我們也更加大聲地喊了回去。葬禮馬上就要結束了，我們中有些人的生命也就要結束了，但有什麼所謂呢。那一刻來臨的時候，我們將到達彼岸。

選自〈紐奧良，蔑視死亡之舞〉，薩拉姆，《優涅讀者》1991 年 9-10 月刊，78-79 頁

美國哀悼行為的變化

在清教徒時期，不流行舉行盛大複雜的哀悼儀式，因為對於清教徒而言，他們的核心教義要求要充滿喜樂地順從上帝的意志，而盛大的哀悼儀式被認為破壞了這種喜樂和順從。然而，在十九世紀，浪漫主義強調情感的重要性，受此影響，出現了簡單的情感主義，哀悼的行為因而變得更加戲劇化。

十九世紀的大部分時間裡，感情主義者主要用哀悼儀式來抒發悲痛之情，其中包括葬禮，卻又在此之外進行了延伸。這種儀式和清教徒簡單的儀式有明顯的區別，這種儀式中最核心的要素是哀悼者，他們沉浸在悲傷中，把自己的情感大力表達出來（通常有點用力過度）。許多中產階級成員（尤其是「玻璃心」做的女性）沉浸在悲傷中，就好像使用了自我放縱的治療方法一樣。和其他各種形式的感情主義一樣，這種傷感的哀悼儀式和「真實的世界」一一對應，它迫使每一位哀悼者要思考人際關係在自己生活的力量。這一儀式讓人從生命轉向死亡，從實際轉向儀式，從普通轉向不凡，從庸俗轉向美。這種對於浪漫主義的重視推動了葬禮的發展，它逐漸變得更加華麗。出於禮節考慮，人們要維持適當的社會關係，人們用葬禮——精心規劃，可以反應主人的品味的精緻葬禮——讓自己在中產階級朋友中露面，同時把自己和普通人區分開來。尤其在十九世紀八〇年代中期，中產階級高品味的精緻葬禮可謂是一項黑暗又正式的事務。家庭中有人去世後，通常是在家裡去世，家庭成員會清理遺體，為其穿衣打扮，或者可以的話，會雇專人來料理遺體。如果雇好了人，就會在門鈴或者門把手上放一個黑色的標記，表明家裡出了喪事，同時也拒絕了日常生活中的那些不速之客。家裡人也會拉下百葉窗和窗簾。有時他們會把黑紗掛在家裡的照片、鏡子和其他地方。

舉辦葬禮的時候，家庭成員會換上黑色的喪服，表示他們與死者之間關係親密，也表現出他們悲痛之深。葬禮結束之後，按照風俗，人們要繼續表達悲傷之情，比如說會希望死者的遺孀要繼續服一年「重喪」和一年「次重喪」。第一年中，失去丈夫的女性要穿著烏黑的喪服，並配上合適的素色配飾。第二年，她逐漸可以穿著不同材質以及稍微有些色彩的服飾，讓形象更亮麗一些。鰥夫和失去父／母的孩子也應當經過類似的階段，但實際上，在十九世紀，只有女性才需要按照要求服喪。而社交和通信也遵循類似的規則，社交的範圍會越來越寬，書信中的黑邊會越來越窄，以此表明處於服喪的不同階段。

到二十世紀，十九世紀喪葬儀式中憂鬱低沉的氣質就隨著人們對死亡態度的不同發生了改變，人們慶祝死亡，將其視為通向永生的通道，而不是接受審判的時刻。死亡被定義為「在一直不停成長的過程中發生的一個正常變化」。葬禮不再是憂鬱的富有戲劇性的盡情表達悲傷的活動。恰恰相反，二十世紀哀悼行為的主要特徵是克制和默默接受現實。

美國文化重視專業性，葬禮承辦人也正是借著這一點成為美國喪禮上的權威。他們的中產階級客戶，雖然懼怕死亡，卻樂於讓喪禮承辦人來主管全域。於是就形成了這樣的場景，喪禮承辦人是導演，死者的家人是觀眾，按照既定的程序對於劇中的情節進行回應，希望這樣能夠淨化死亡。在十九和二十世紀之交，一些宗教自由派認為悲傷表現了人們對永生的降臨缺乏信心。其他人則對維多利亞時期哀悼儀式上哀悼者的中心地位提出了質疑，稱「過度的悲傷看起來只是單純的自私」。作家們一次又一次地宣稱「最深沉的悲傷往往最安靜」。十九世紀九〇年代的一本禮儀書稱「我們可以透過履行自己在生活中的職責，而不是沉溺於縱情悲傷中來更好地宣揚對於死者的情感」。這種看法把悲傷描述成阻止生活繼續進行的自私伎倆，哀悼者因此被說服要控制住悲傷，只能私底下流露悲傷。從長遠來看，這種看法推斷出現代人會把悲傷視為精神障礙疾病，要因此進行心理治療。

由於意識形態上的這種變化，美國人減少了他們象徵性表達悲傷的方式，比如穿喪服等，因為這些行為被認為侵犯了想要更關注於生活而非死亡的人們。為了把表達悲傷的種種不文明不和諧的方式隱藏起來，美國人改變了十九世紀大鳴大放的哀悼方式，而孤立的哀悼者則不得不去探尋他們自己私人的哀悼儀式。

今天仍然能明顯看到喪禮承辦人在二十世紀早期令哀悼行為產生的改變。與在公共場合表達哀悼相比，人們更喜歡在私人悲傷輔導中表達悲傷。而近年來，喪葬服務變得更簡單了，通常沒有悼詞，因為會讓人太過悲傷。雖然有許多人會去進行悲傷輔導，但有一些不這麼做，他們把悲傷壓在心底，變得鬱鬱寡歡，把失意溺死在酒精裡。而會不會去尋求悲傷輔導顯然和性別有關，女性更可能會進行專業的治療，或者加入到喪親者互助小組中。

哀悼行為的性別差異——羅森布拉特等人的研究表明，在其研究的七十八種文化中，失去親人時不同的性別間會表現出顯著的差異，女性比男性更容易大哭、自殘。男性更傾向於把怒火和攻擊發洩到自己以外的其他地方。一個解釋不同性別間不同情感表現形式的傳統理論稱，人們更容易把女性的社會角色定義為在公開場合不具有攻擊性；因此，哭泣或許代表了女性對於攻擊性的表達。另外一種理論稱，女性更容易因為失去親人受到影響，因為她們母性的角色讓她們更容易產生依戀感。而另一方面，女性相對於男性而言，對於死亡或許沒有更強烈的感受，但她們承擔了作為公開代表人的角色，用沉重的方式或者自殘，表達了所有人對於死亡的感受。對這七十八種文化中的資料分析得出結論稱，我們缺乏足夠的資料來解釋兩性間的差異。新幾內亞西部的包布亞卡保庫人會非常外向地展露自己的情緒。他們的死亡儀式要求死者的女性親屬在死者靈魂離開軀體時，立刻正式地表達自己的悲傷。她們哭泣，吃灰燼，切斷手指，撕破衣服，用泥、灰和黃黏土把臉和身子弄髒。然後要用單一的音調大聲痛哭。

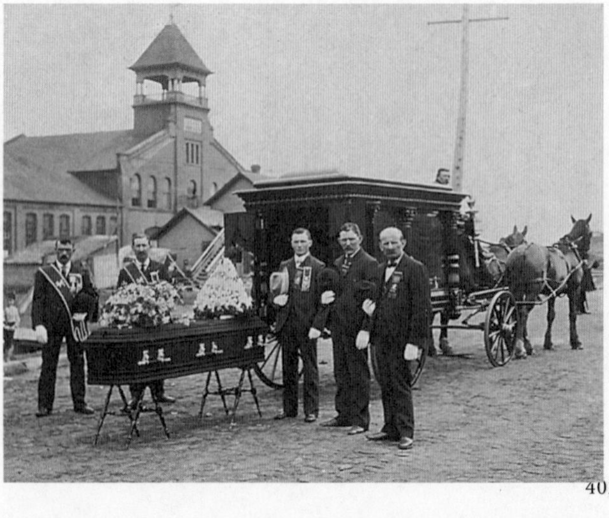

在19世紀後期，哀悼者應當穿著得體。圖中可見，護柩者身著喪服、黑腰帶，佩戴徽章和黑帽子。

為了表達他們的悲傷，夏延的印第安女性會剪短長髮，割破額頭讓血流出。如果死者是被敵人殺害的，他們會砍打雙腿，直到結成血塊。哀悼給了女性一個進行自虐的出口。而這裡的男性卻只需要在哀悼時解開頭髮，無需為此撕心裂肺。在傳統的非洲葬禮上，女性要哀號，而男性可以載歌載舞；男性不可以在女性面前哭泣，因為這樣會讓他們在自己保護的群體面前顯得弱小。

蘇丹丁卡族的女性要剪掉皮裙，把身上塗滿泥灰，時間長達一年。非洲斯威士人的遺孀要剃光頭，待在「黑暗中」三年時間，然後會被要求結叔嫂婚，嫁給她死去丈夫的兄弟來為死者延續血脈。斯威士人對鰥夫服喪的要求就不明顯了，比寡婦服喪的時間也要短。

墨西哥維喬人和之前的那些例子相比，就不那麼戲劇化了，他們會在死亡降臨的時候進行「大量的哭喊和哀號」。在準備遺體的時候這種行為會平息，但在葬禮現場又會重新開始。然而，維喬人中失去孩子或者母親的女性通常會採用自殺的姿態來表達悲傷——她們聲明這麼做是為了去陪伴死者。然而，事實上這種姿態很少造成真正的自殺行為。

總而言之，對於死亡哀悼儀式的跨文化研究表明，在一些文化中，雙重標準盛行——不同的性別有不同的「腳本」。許多文化中的女性，包括美國在內，都要比男性更多地顯示自己的情感。在許多文化中，哀悼儀式會持續一段時間，而女性服喪的時間通常比男性更長。這種對比可以從下面這種現象中看出：失去配偶後，男性比女性更早再婚，而不會受到社會上的非難和譏諷，而女性在喪偶之後則要更長時間保持單身。

○死亡的風俗

我們在十一章會提到，在美國，人們會雇傭職業人士來處理遺體，為最後的遺體處置做準備，因為美國是一個分工明確、專業化非常高的社會。喪禮承辦人會將遺體帶走，進行處理後供人瞻仰。在美國，處理遺體時死者的親屬和朋友幫不上什麼大忙。和大多數社會相比，美國在遺體處理這個問題上職業專業化分工的程度非常高。

死亡的風俗可以從兩個角度來看。一方面，我們可以得出結論稱每一個社會根據自己所處的文化創造出了獨特的行為方式。而另外一個角度則是要認識到人類具有共同的需求（比如說，要處置遺體），每一個社會所創造出來的行為方式、禮節、意義、儀式和其他社會的類似行為在功能上都是對等的。社會人類學觀點採用的是第二種解讀，而由沃克（A. Walker）和巴爾克（D. Balk）最近針對馬斯科吉克里克人進行的一項研究也證實了這種解讀的合理性。他們對馬斯科吉克里克人部落裡的死亡風俗進行了研究，舉例說明了哪些儀式是人類共有的，我們將加以闡述。

死亡前的規範

一些社會對死亡之前的行為有明確的規定。包括美國在內的許多社會都很重視人們在死亡之前要和垂死之人待在一起。經常有人這麼說：「要是我能早去幾分鐘……」在死者去世之前進行探望可以讓人與死者告別。婆羅洲北部的杜順人在有人去世時，親戚會回來見證死亡。垂死之人被人從後背撐著坐起來。當遺體漸漸變涼時，人們透過宣布「他不再存活於世」或「有人已經走遠了」來承認死者社會意義上的死亡。

美國西北部的塞里希印第安人會把垂死之人留給一位上了年紀的老人，而後者既不會得到報酬，人們也不需要他在完成這一任務時有什麼特別之處。將死之人必須將他／她的劣行向這位老人告白。這種告白是為了防止死者的鬼魂在生前常居的地方徘徊。

烏干達的伊克人將死者按照胎兒的姿勢放置，因為對於他們而言，死亡意味著「在天堂裡重生」。尼泊爾的馬嘉人給臨終者飲用沾有金子的水為其淨化。紐西蘭的毛利人會在人去世前舉辦儀式，從而能在他／她還有口氣，有意識的時候把將死者的靈魂送走。在靈魂走了之後，這個人或許在醫學上尚未死亡，但是在毛利人的概念中，他／她已經死了。既然這個人已經是一具遺體，毛利人就開始舉辦儀式，在宴會廳的中間闢出一塊地方，把遺體放在打開的棺材裡。

制定一套相關的文化框架，規定在死亡來臨之時人們要採取什麼樣的行為，這種做法可以建立秩序，或許也可以給喪親之人帶來寬慰。這些行為規定讓生者在親友死亡的過程中有事可做，也因此能夠立刻提升生者應對喪親之痛的能力。

遺體處理

在大多數社會中，人們都很重視在最後處置遺體之前將遺體清理乾淨，採取一定的步驟保證遺體的氣味能夠讓人忍受。人們也都很尊重遺體。和在美國一樣，很多其他社會都很重視死者能夠在弔唁者面前顯得體面。

清潔、梳化、著裝——在許多社會中，人們在為最後處置遺體進行儀式上的準備時，要清洗遺體、包裹遺體（木乃伊化），這種做法在不流行為遺體進行防腐的社會中尤其常見。包裹用的材料通常是白布，白布被認為是天然和純潔的材料，但也可能會使用其他的天然材料。比如說，澳大利亞的提圍人用樹皮包裹遺體。衣索比亞的 Qemant 人將遺體用一塊白布包起來，並在上面蓋上一塊草編的毯子。密克羅尼西亞的烏利西人在為遺體做完清潔後，會用一顆塊莖類植物覆於其上，並用花環裝飾頭部和手部。

人類學家琳達・康納（Linda Connor）指出在峇里島，遺體清洗是整個親屬弔唁過程的中心環節。對於奈及利亞的博爾努人而言，家庭成員需要清洗遺體，將其用白布包起來，放到屍架上，並將其埋葬。與之類似，馬來亞的 Semai 人會讓家裡的僕人為遺體沐浴，灑上香水或是用氣味香甜的草藥來遮掩腐爛的味道。然後把遺體包裹在被子中。

智利的馬普切印第安人有時會將遺體進行煙熏處理，然後清洗乾淨，穿上死者最名貴的衣物，平放在家裡的棺材架上，然後放進松木棺材裡。泰國南部的一些種族中，人們會扶住遺體，用專門加入草藥和泥土進行淨化過的水為遺體沐浴。遺體沖洗擦乾後，將其各個孔洞都用棉花塞起來。

在法屬西印度群島，死者的鄰居會用蘭姆酒清洗遺體，並且灌入一升多的烈性蘭姆酒到死者的喉嚨裡以暫時防腐，然後為遺體穿好衣服，平放在床上。而墨西哥的辛納坎特科人用的則不是像蘭姆這樣的烈酒，而是在開挖墳墓的期間，每隔半小時就往死者嘴裡倒水，來「緩解口渴」。

亞利桑那州的特瓦族印第安人中，死去的女性穿著結婚時的服裝下葬，而把男性的遺體裹在毯子裡下葬。霍庇族印第安人用鹿皮包裹男性的遺體，包裹女性時則用她結婚時用的毯子，下葬時穿著去世時穿著的衣服，不清洗打理遺體，但會為死者洗頭，把死者的頭髮向後紮起來。美國西南部的納瓦荷族會為遺體沐浴，穿上精良的服裝，給左腳穿上右腳的平底鞋，給右腳穿上左腳的平底鞋。

在俄勒岡州，有一群來自俄國的移民，他們對於遺體的處理方式可以追溯至十七世紀。死亡是「全村人」的事，在有人去世時，所有人都會關注這裡。他們會快速行動起來，採取他們認為可以讓逝者安息的必要舉措，這一連串動作很少會超過二十四小時。有人去世時，人們會把遺體清洗乾淨，給他／她穿上一塊鬆散的白布。然後遺體會被安置在棺材中，雙臂交叉於胸前，雙手會擺成舊式的十字聖號：小拇指和無名指向上，拇指、食指和中指為一點。禮拜在死者家中的起居室舉行，棺材也擺放於此。

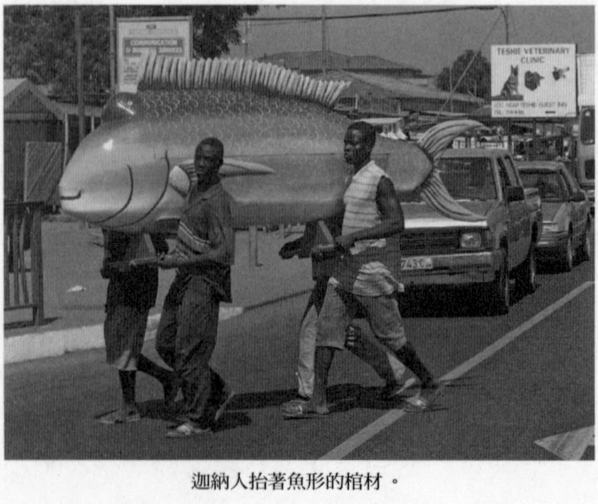

迦納人抬著魚形的棺材。

邁可・雷明已經在這個克倫人的小村莊上住了十五個年頭，在二〇〇五年四月八日，他第一次參加克倫人的葬禮。死者住在克倫人一個叫做 Melaoo 的小村上，拖拖拉拉地忍受了一年半的病痛後，在四月六日因為結腸癌去世。雖然他的家人已經在多年前轉信基督教，死者本人卻是一個傳統的克倫人，一個靈論者，偶爾會敬奉在森林土地和水域中發現的聖靈。在他生命的最後兩個月，他決定像他的家人一樣受洗，成為克倫人中的浸禮會基督徒。

在他死前，Melaoo（有信基督教的克倫人，也有信佛的克倫人）村子裡的人們來看望他。Melaoo 大約有四百位村民，而在死者死前的幾個星期，許多人都來家裡看望他，帶來食物，誦讀聖經，試著撫慰他受到結腸癌折磨的身體。在四月六日週三早上，他在家中去世，身邊圍滿了家人、教會裡的人以及村子裡的朋友們。

在他死後，他年紀最大的孩子（男性），在其他五個孩子（有男有女）的幫助下，將他的遺體放在客廳角落裡的地板上，脫下他的衣服，將一塊塑膠布放在他的身體下面，用肥皂和清水清洗了他的身體。然後給他穿上傳統的克倫人服飾（包括鞋、襪、褲子和克倫人的編織襯衣）。家人必須要給

不同文化中的死亡

克倫人基督徒在家裡為死者舉行禮拜，在將遺體抬到森林裡的墓地之前，棺材是開著的。在遺體下葬的過程中，死者的家人會焚燒其私人用品。下葬之後，村民們會回到死者的家中，參加由死者家人和教會成員準備的筵席。

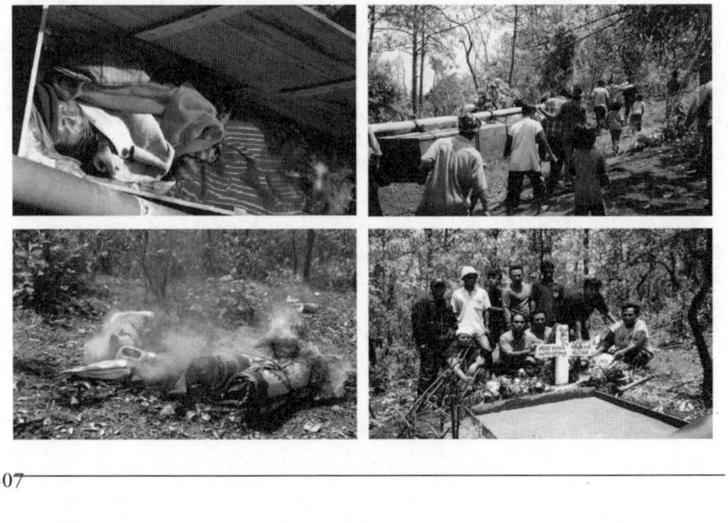

遺體穿上新的或者是乾淨的衣服，才能把他放在一個簡單的木棺材裡。死者的朋友或家人通常會在死者死前或者死後打好棺材。

遺體要在兩天後才放在棺材裡，在這兩天裡，死者的家人會用克倫人的毯子蓋住穿戴完整的遺體，在遺體的嘴裡灌威士忌，放在客廳的角落裡。人們認為，威士忌可以給死者帶來安慰，延緩腐爛的過程，將異味將至最低，以免令弔唁者不適（在四月的 Melaoo，中午的溫度可以達到九十五華氏度左右）。一切準備就緒後——在死者逝世的當天傍晚——死者的家人、朋友、村民都會被召集到死者家中，為死者和這個家庭祈禱。這是一種禮拜儀式，由牧師和教會的領袖進行引領。禮拜包括閱讀基督教聖經，唱讚美詩，做禱告，為死者的家人帶來鼓勵。在禮拜上，死者的家人也會宣布葬禮以及在兩天後舉行的下葬儀式的相關計畫。

禮拜由兩個基督教牧師主持，分別是村裡的牧師和死者女兒的岳父，後者生活在四英里之外的一個村莊上。禮拜開始前，會鳴鑼召集村民來到死者的家中，舉行禮拜向死者致敬。禮拜中基督徒會進行禱告，誦讀聖經，唱讚美詩，並由其中一位牧師進行簡短的佈道。在佈道之前，其中一位家庭成員（在這個例子中，是死者的兒子，也是最年長的孩子）會誦讀悼詞，對死者的生平進行概述。儀式的最後是為這家人進行禱告，但是沒有讚美詩來收尾，而在克倫基督徒的禮拜上，通常都會有這一程序。

在禮拜的過程中，會闔上棺材，上面蓋滿從村子裡和森林裡採摘的鮮花，禮拜結束後會重新打開，讓所有人能夠在葬禮前為逝者送別。人們把蓋在死者臉部的毯子拉下來，再次向上面潑灑威士忌，然後重新闔上棺材，為送葬的路途做準備。這時會把一根直徑四英寸，十二英尺長的竹竿綁到棺材上，把死者抬到墓地去，而墓地位於離村子半英里遠的密林裡，在一座非常陡峭的山上。去墓地沒有路，只有一條泥濘的小徑。從表面上看，墓地不過是森林中間一塊有特殊用途的地方——舊墳頭上灌木和雜草叢生，已經很難辨識出各個墓穴的位置了。

參加禮拜的其中一些男性，大約有十到十二人，會把遺體抬往之前就已經準備好的墓地中。所有參加禮拜的人都會跟著棺木前行，棺木的前面是白色的水泥十字架，上面刻著死者的姓名和生卒年月。這個十字架用來給死者的墓穴作標記。人們到達墓地的時候，棺材由竹竿抬著，懸在墓穴上方。此時其中一位牧師會念幾句《聖經》中的詩文，做禱告，這時墓穴旁邊站著的大約五十幾個人會唱讚美詩（基督教的聖歌或歌曲）來結束禮拜。然後死者的其中一位家人會剪斷繫在棺材和竹竿中間的繩子，棺材就掉落至墓穴底部。然後將竹竿從墓穴上空移走，靠在臨近的樹上。

在墓地（森林）的另一處，離墓穴大約十公尺遠，死者的家庭成員會拿來他的私人用品，燒個乾淨。其中包括他的床墊、毯子、床單、一些衣物，還有他死前日日夜夜都在使用的收音機。塑膠和有機質的氣味令人不適，許多人都咳嗽起來。我問人們為什麼要燒這些東西，得到了兩種說法——一種是說人們在往生也會想要自己的東西；另外一種說法是這樣就可以防止他的家人因為如何分配而產生爭執。（這兩種說法可以反映出靈論者和基督教對克倫人這種由來已久的傳統做法的不同解讀。）

在其他人返回死者家中參加筵席的時候，會有大約二十人留在墓地。人們把一個長方形的格子（約長兩公尺、寬一公尺）放在墓穴上方，然後把水泥澆灌在格子裡為墓穴封蓋。在其他墓穴上方，我沒見到水泥封蓋，但人們告訴我，當天下葬的死者比此前去世的那些人要富裕一些。這位七十三歲的男子葬在他於一百零三歲壽終的岳母旁邊。

水泥封蓋澆築完成之後，會把白色的水泥十字架標誌立起來；在墓穴的四周種上樹木、花木和灌木；死者的家人會在十字架的旁邊擺好姿勢拍照。拍完照片後，死者的家人回到家中，和其他的弔唁者一起享用感恩的筵席。在吃飯之前，他們會例行公事一般地在其他人用過的水中洗手。

人們告訴我，在一個不確定的時間，通常是一年之內，死者的家庭成員會在家裡再舉辦一次紀念和感恩的禮拜，會邀請教會和社區中的所有成員參加。復活節（三月底或者四月初）時，死者的家人會去墓地打掃墓園，在水泥封蓋上擺放鮮花，悼念自己的父親、祖父、丈夫。

這種葬禮禮拜的形式和克倫人靈論者過去處理死者的傳統方法截然不同。他們通常會獻祭動物，吟誦故事和咒語，唱誦傳統的歌曲和神話傳說。儀式會在家中舉行，但會由村子裡的祭司進行監督。此外，遺體會被焚燒，而且根據死者的不同性別，死者的居所會被搬遷；或者如果死者是村子裡的祭司，全村人都會進行遷徙。現在已不同於以往，對於家庭造成的經濟影響已經最小化，全村人都會協助死者的家人從悲傷中振作，重新開啟新的生活。這種調整更利於人們的生活，但卻和他們對過去所瞭解的一切都完全不同。

由專人清理遺體——本書中所舉的大部分例子中，遺體都是由家人和朋友進行清理的。然而，情況並非總是如此。在許多社會中，會有特定的人員來進行準備遺體的儀式。比如說，穆斯林在有人去世後直接把遺體送往清真寺，那裡有特別的房間進行遺體清理。在這一準備過程中，阿訇——一位俗世中的聖人——會誦念《古蘭經》中的祈禱文和聖訓，同時，人們會小心照看，讓遺體永遠朝向麥加聖城。

墨西哥的維裘人在打理遺體時滿懷敬意，細緻用心。通常由一個和死者關係親近的歌者／治療者來監督料理遺體的過程，以準備下葬或將其置入墓穴中。要更換衣物，準備陪葬的私人用品，用清水清洗死者的雙手和面部。大部分成年人都會參與準備工作，除非「精神崩潰，而無法從事這些活動」。然而，大部分人在準備過程中都相當平靜。

居住在加拿大多倫多地區和周圍的英裔加拿大人會盡快移開遺體，讓其遠離人群。有人去世之後，會立刻處理遺體，再也不會讓人們看到。這樣快速移動遺體可以讓人們沒有任何機會看到死者身後出現的任何變化，也因此強化了英裔加拿大人對於死亡的認知，即死亡是一種靜止的狀態。他們希望可以傳達這種想法——死亡意味著物理上和社會學意義的消失。從死亡的那一刻開始，身體的生理狀況就已經無足輕重了，應當把精力集中在將遺體從這個世界永久地移走，將死者驅逐於社會關係之外。死亡被視為一件瞬間發生的事情，在活著的狀態和死著的狀態中間畫上了一條明確的界限。

遺體防腐——在當代美國文化中，應當在相應的文化和歷史背景下研究對遺體最終的處理方法。從前文可以看出，認為葬禮是西方文化特有的或者是西方文化發明或創造了葬禮的想法都是錯誤的。埋葬死者是各個社會的通用做法。而埋葬的方式以及與之有關的意義則是由不同的文化所決定的。

埋葬的程序通常需要有人來負責，可能是一個專業人員，技術人員，宗教領袖，僕人甚至是死者的家庭成員。在每一個社會中，這個責任人是誰，都會和當地的風俗習慣以及對於生死的哲學解讀密切相關。

希伯來聖經在《創世紀》第五十章第二節中描述了醫師為雅各（約瑟的父親）的遺體進行防腐的行為。之後又對喪禮和下葬儀式進行了詳細描述。歷史學家希羅多德早在大約西元前四八四年就對於遺體防腐準備工作進行了記載。這兩份資料和關於早期文化的考古學發現證明了當時人們會對死者的遺體進行相應的處理。

隨著人們在一千六百年前後發現了人體循環系統的存在，也存在了讓防腐性化學物質經由循環系統遍布全身的可能性，因此就出現了更加精密遺體防腐處理方法。英格蘭的亨特博士和法國的迦納爾

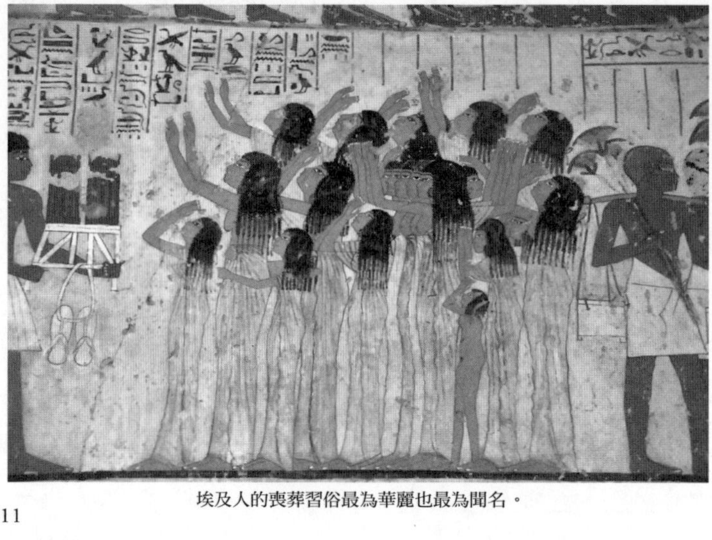

埃及人的喪葬習俗最為華麗也最為聞名。

博士在十七世紀初各自獨立地取得了進展。在法國，這項工作出現進展的時間和黑死病出現的事件產生了重合。在這段時期內，人們進行了大量的嘗試，對死者的遺體採取防護措施，以保護在疫病中存活下來的人們的健康。

在古埃及，遺體防腐處理的過程需要七十天，而今時今日，料理遺體只需要幾個小時的時間，而且更加有效，方法也更讓人容易接受。遺體的料理過程可能只是進行簡單的沐浴，閉合遺體的嘴巴和眼睛，為最後的遺體處理為其著裝。人們雖然不常採用遺體防腐的程序，但是想要直接處理遺體的人們會進行遺體防腐，我們在本章的後面會對此進行討論，這看起來似乎是個可以接受且合乎邏輯的選擇。

不同文化中的死亡

死在古埃及

據人們所知，埃及最早的葬禮可以追溯至西元前三千年之前的一段時間，而從墓穴中的陪葬品可以看出，古埃及人相信在死後，人們仍然繼續存在。在前王朝時期末期，之前採用的用獸皮包裹遺體的方式被逐漸摒棄，人們轉而採取其他的方式保護遺體，其中最常用的做法是使用橋架來放置遺體。在前三個王朝，只是被包裹起來的遺體並不是真正意義的木乃伊，因為只是使用了亞麻繃帶和樹脂，並沒有進行其他處理。到第四王朝，有證據表明人們人們刻意摘除了遺體柔軟的內臟來阻止遺體腐爛——透過在側腹部切開切口來完成。去除肝臟、腸子和胃提升了能夠完好保存遺體的機率，因為清空的體腔乾得更快。移除的器官會置於墓穴內的一個安全之處，使死者在陰間也可以擁有完整的身體。

人們將浸泡在松脂中的繃帶被非常細緻按照死者的外形進行包裹，以復原死者的特徵，尤其是在面部和生殖器官的部位。在松脂逐漸變乾的過程中，亞麻繃帶的位置得以固定，只要沒有受到外部干擾，就可以盡可能長時間地保存遺體的外觀。遺體本身在亞麻外殼中快速分解，因此最裡層的繃帶就可以和遺體的骨架親密接觸。

在埃及墓穴的發展過程中，一個重要的因素是需要為陪葬品提供儲存空間，人們認為死後死者還需要繼續使用這些器物。而為死者提供的各類物質中，其中很大一部分都是真正的食物和飲料——死者需要飲食以維持「生存」，才能享用墓穴中其他各類財產。因為需要在墓穴中提供食物，墓穴就要兼具墓地和停屍教堂的雙重功能，讓祭司可以在此舉行相關儀式。

選自《古埃及的死亡》，A・J・森傑爾，1982。

美國據估計有百分之八十的遺體在進行最終的處置之前都會進行防腐處理。遺體防腐，從定義上來看，指的是將遺體原來的體液換成具有防腐作用的化學物質。這一過程利用人體的循環系統來排出體液，讓防腐物質遍布全身。化學物質的注入利用的是動脈系統，體液的排出利用的是靜脈系統。血管內的這種物質交換由一台用於遺體防腐的機器來完成。這台機器可以完美地發揮體外人工心臟的作用，產生足夠的壓力來完成液體的交換。此外，將肺部和胸腔填入防腐性液體，就完成了整個遺體防腐的程序。

除了遺體防腐和徹底清洗遺體的工作外，人們會為遺體化妝來保持臉部和手部的正常色澤。人去世之後，皮膚裡的色素無法正常代謝，因而無法維持人體的正常色澤。人們會用霜、水、噴霧等化妝品讓遺體重現正常的膚色。

至於有人提出「為什麼要進行遺體防腐和遺體化妝」這個問題，他們則是基於這樣一種想法，即死者家屬需要的是死亡的現實，因此應當保留遺體最接近死亡的面貌。目睹過別人死亡（尤其是非常痛苦、漫長、掙扎的死亡過程）的人會知道在去世時，死者的身體可能會讓人非常不適。許多人無法接受這種情形。所以當今的禮儀師才會為遺體進行防腐處理並為其化妝。

遺體防腐的另外一個原因是美國人口的流動性。今天進行土葬的葬禮中有超過百分之五十八的儀式會有人前來憑弔，火葬中這一比例是百分之四十二，如果有人憑弔，則需要對遺體進行更多處理，而不僅僅是沐浴更衣。對遺體防腐可以實現對遺體的臨時保存，讓家庭成員有時間聚在一起——大概需要兩、三天的時間。如果在這麼長的時間內不對遺體進行防腐處理，遺體腐爛所散發出的惡臭將會給弔唁者帶來嚴重的問題。

雖然上述論述對遺體防腐持支持的態度，但遺體防腐並不總是必要的或是人們想要的。美國並非所有的州都要求進行遺體防腐。比如說，在許多州，如果遺體在十七二小時內可以得到最終的處置，而且不會使用公共交通工具進行運輸，也不會運往其他州，而且／或者死者並非死於傳染性疾病，就不需要進行防腐處理。如果遺體要火化，而且不會舉行公開的憑弔儀式，也不需要進行防腐處理。而有很多消費者認為應當或者一定要進行遺體防腐。

經常會被問到的一個問題是：「如果遺體進行了防腐處理，效果可以維持多久？」無法用一個簡單的答案來回答這個問題。因此禮儀師通常會用暫時性保存這種說法。大部分家庭只需要防腐期限足夠讓他們瞻仰儀容，進行憑弔，讓遺體能夠正常出現在葬禮上即可。除此之外，他們不關心防腐的時效性。

最終的處置

和遺體最終的處置有關的儀式和習俗具有維繫先祖神靈，強化社會團結，重構被死亡所打破的群體結構的作用。

在許多文化和宗教中，個體都被認為是由不同元素構成的，每一種元素在死後都有不同的命運。因此，無論是透過火化、埋葬或者分解，遺體的真正毀滅指的是將這些元素分開——將這些不同的肉體和靈魂分開。比如說，在印度，當死者的兒子在火葬柴堆上把自己父親的頭骨打破時，他是在宣告，這具肉體不再具有任何價值——因為它已經被消耗殆盡——但是靈魂仍然活著。

正如格里・考克斯和羅奈爾得・馮迪斯（Ronald Fundis）在探討美國原住民的喪葬習慣時所說：「如果對於其他資訊都一無所知，死者也不會被部落所拋棄。他們會為死者舉辦典禮，處置遺體。」

沒錯，在許多種文化中，面臨死亡時都會有各種儀式和處理遺體的方式。與遺體處理有關的各種習俗不僅可以重新明確該群體的結構，還可以提升社會的凝聚力。

處理遺體時，有兩種最主要的形式：土葬和火化。我們在後面會提到，實行土葬的幾個主要宗教包括猶太教、基督教、伊斯蘭教，而佛教和印度教主要實行火葬。在美國的大平原印第安人中，通常採用另外一種方式，即在腳手架上或者樹上進行地上安葬。這種形式通常是二次葬的一部分，可以讓遺體在戶外進行分解，然後再進行土葬，之後還有可能會再次進行埋葬。

土葬——土葬是目前美國使用最廣泛使用的處置遺體的方式。每年有兩百五十萬美國人死亡，其中大約百分之五十八都採用這種形式。土葬都在已經建好的墓園裡進行，幾乎沒有例外。在另外一些情形中，也可以將死者埋葬於墓園之外，前提是要下葬的那塊地的主人和轄區的衛生官員同意了他們的申請。一九九七年，知名演員比爾・寇斯比向當地管理部門申請把他的兒子艾尼斯葬在自己名下的土地上。根據法律，墓園有權力制定合理的規章制度，在該墓園下葬的人們要遵守這些制度。人們可以不在墓園內購買地產，而是購買在墓園內某位置進行下葬的權力。大多數墓園都要求將棺材置於外置容器或者穹形墓穴中。墓園也會對樹立墓碑墓石的方式有所要求。

陵墓埋葬占所有最終處理方式的百分之五，可以被看作是一種特殊的土葬。它需要將遺體（裝在棺材內）放入專門為此修建的建築物中。墓園會修建大型的建築（陵墓）來作為土葬和火葬之外的另外一種選擇。某些情況下，會有家庭購置能夠在某墓園下葬的權利，並在指定的地方建立私人陵墓或者家庭陵墓，可以容納最少一到兩人的遺體，最多十二到十六個人的遺體。這兩種類型的陵墓在設計和建築時，都應當以可以長期處置遺體為目的。美國大部分州和／或墓園都對陵墓的規格和建設有相關規定。

有些社會中，人們會將遺體安置在死者家中或附近。比如說，奈及利亞的約魯巴人會在死者的房間裡挖鑿墓穴。在烏干達，盧格巴格族的男性會埋在他一個妻子居住的小屋地板的中間。非洲的斯衛士人把死去的女性埋葬在她丈夫房子的四周。

而在有些社會中，人們會不遺餘力地保證死者的靈魂可以重生。比如說，婆羅洲北部的杜順人會殺掉動物來陪伴死者前往冥界。密西羅尼西亞的烏利西人會把一塊纏腰布和一株類似薑的植物放在死者的右臂處，這樣死者就可以在另一個世界的入口處把這些禮物敬獻給看門人。墨西哥的澤納坎提卡斯人會用一碗肉湯盛一個雞頭，放在遺體頭部的旁邊。人們認為這隻雞會引領死者的「內在靈魂」前行。然後會有一隻黑狗把死者運送過河。

前文提過的俄勒岡的俄羅斯東正教教徒對於靈魂的重生也有著類似的考慮，在修建墓穴時會考慮到這種重生的要求。所有的墓穴都排成排，面朝東方，在每一個墓穴的下面都會立一個東正教的十字架。在基督再臨日，死者會從墓穴中坐起，站在十字架的旁邊，面朝東方，朝向基督。

和墨西哥的澤納坎提卡斯人一樣，奈及利亞西南部的約魯巴人也會在葬禮上用一隻雞。一個男性拿著一隻活雞走在抬棺材的人前面，一邊走一邊拔下雞毛扔在路上，為死者的靈魂指引回到鎮上

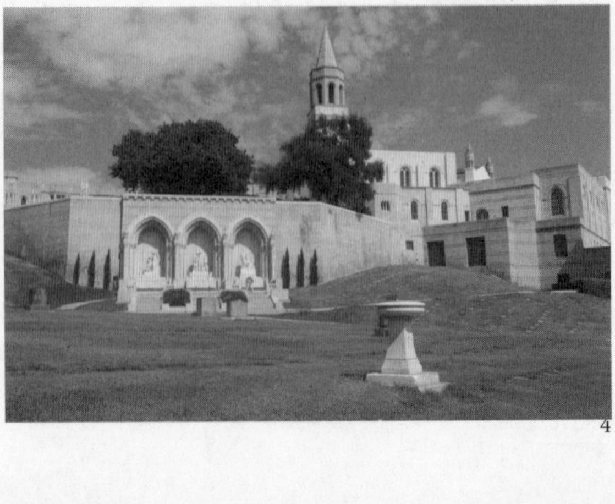

位於加州福樂紀念公園的大陵墓是許多好萊塢「明星」的葬身之所。

的路。在到了小鎮大門的時候，人們會把雞的腦袋撞在地上撞死。會將羽毛和血放在墓穴中，這樣其他人就不會死。然後會再殺一隻雞，然後將雞血放在墓穴中，這樣死者的靈魂就不會去打擾他／她在世的親人。

對於聚居在南澳大利亞西北部的阿南格族人而言，工作和居住方式都出現了許多社會變化。他們現在的喪葬方式和阿南格族傳統的哀悼和喪葬儀式截然不同。地區遷移迫使他們要調整舊的價值觀和行為模式，創造新的喪葬模式，從而能夠適應並有利於當前的地區遷移。

在美國舊西部的那些歷史歲月裡，死者會「穿著他的靴子，埋在底下六英尺之地」。在美國早期的歷史中，墓穴確實是六英尺深，但是出於效用考慮（也可能是不可知論的原因），現在的墓穴都不足六英尺深——通常是四．五英尺左右，在棺材或者穹頂的上方會填上十八英寸高的土。由於現在的棺材是密封的，也要重得多——通常會將其放置在鋼制或者水泥的穹頂中——所以就不必像早前用未封口的松木棺材那樣，把遺體埋得那麼深了。

菲律賓的卡林加人把成年人埋葬在六英尺深三英尺寬的墓穴中。澳大利亞的 Mardudjara 原住民會挖一個大約三尺深的長方形洞穴，在底部鋪上枝繁葉茂的灌木和小木塊，然後把遺體放進洞中。與之類似，馬來亞的 Semai 人會把墓穴挖到兩、三英尺深。

另外一種下葬形式是海葬或水葬。這種形式要把遺體完全浸入水中，向其施加重量防止遺體重新浮上水面。然而，更常見的一種情況是，海葬是要把死者的骨灰灑落在水中（淡水或鹽水）。

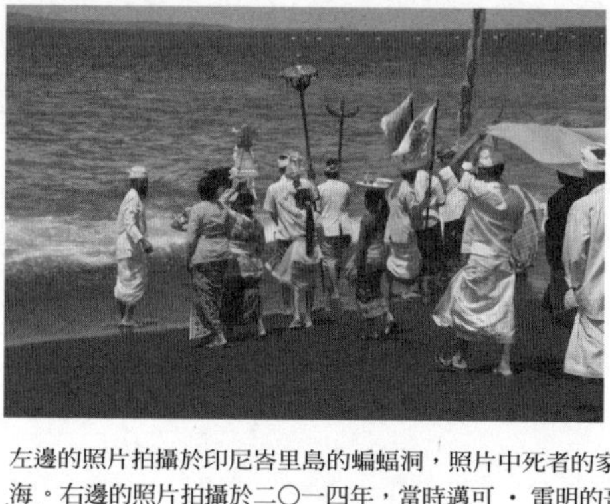

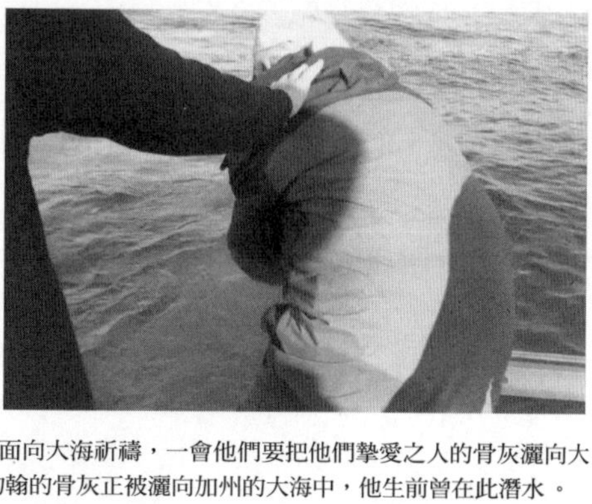

左邊的照片拍攝於印尼峇里島的蝙蝠洞，照片中死者的家人正面向大海祈禱，一會他們要把他們摯愛之人的骨灰灑向大海。右邊的照片拍攝於二〇一四年，當時邁可．雷明的哥哥約翰的骨灰正被灑向加州的大海中，他生前曾在此潛水。

火葬——火葬是處理遺體的另外一種方式。前文曾經提到過，這種方式在佛教徒和印度教徒中比較盛行。本章也將在後面對這兩個宗教群體如何進行火葬的細節加以探討。過去許多基督教徒反對火葬，因為火葬和亞洲宗教以及「異教」有關。一八八六年，梵蒂岡禁止天主教徒使用火葬的方式處理遺體；這條禁令一直沿用到一九六三年。現在大部分的基督教教派都允許進行火葬，但是猶太教正統派和伊斯蘭教仍然禁止這種方式。

雖然在美國土葬是最主要的殮葬方式，但在過去的二十年裡，火葬的人數。一九八九年，美國的死亡人數中有百分之十六火葬。二〇一一年，這個數字是百分之四十二。在美國，內華達州的火葬率最高，為百分之七十二，其次是華盛頓、俄勒岡、夏威夷以及蒙大拿州。

二〇〇五有一份針對三百七一名受訪者的隨機調查，在被問及為什麼想要為自己或者親友選擇火葬的方式時，大家給出了下列幾種解釋：

一、省錢
二、省地
三、更簡單
四、遺體不用埋在土中
五、出於死者的個人喜好

根據北美火葬協會的說法，下面幾種主要潮流影響了人們對火葬的偏好：

一、人們壽命更長。
二、越來越多的人會在退休後搬到其他地方居住。
三、火葬已經能夠被人接受。
四、對環境的考慮變得更加重要了。
五、受教育程度提高了。

六、和傳統之間的聯繫弱化了。

七、地區間的差異在減少。

八、宗教限制在減少。

九、追悼服務變得更加靈活多樣。

直到最近，火葬場大部分都位於墓園內。隨著越來越多的人選擇火葬來處理遺體，許多殯儀館也都設立了火葬場。殯葬行業有一個趨勢，要把公司的名字從「殯儀館」改為「喪葬與火化服務中心」。根絕北美火葬協會（CANA）的說法，截至二〇一一年，美國的火葬率已經達到了百分之四十二。CANA預計到二〇一五年，這一數字將升至百分之五十八。

火葬通常需要將遺體安放在一個合適的棺材或者其他合適的硬質容器中。在到達火葬場，放入熔爐或者反應罐中之前，遺體都要放在該容器中，不能受到外界干擾。火葬通常利用高溫或者直火加熱來完成。無論是哪種方式，將棺材（或者替代性容器）和遺體化為「灰燼」都需要花上兩、三個小時。骨灰的樣子和化學成分都和灰燼截然不同；骨灰主要由骨頭的碎片組成。一些火葬場會把骨灰進行加工，減少骨灰的整體體積；另外一些則不會這麼做。根據遺體的身形不同，骨灰通常會重三到九磅不等。

許多人都覺得相對於傳統的喪葬方式而言，火葬可以讓人們在選擇悼念的形式時有更多選擇。可以把骨灰收集起來，放在甕中或盒子中，然後根據死者家屬的意願進行處理——放在骨灰安置所（墓園裡特別設置的房間）的壁龕中，或者放在其他有個人意義的

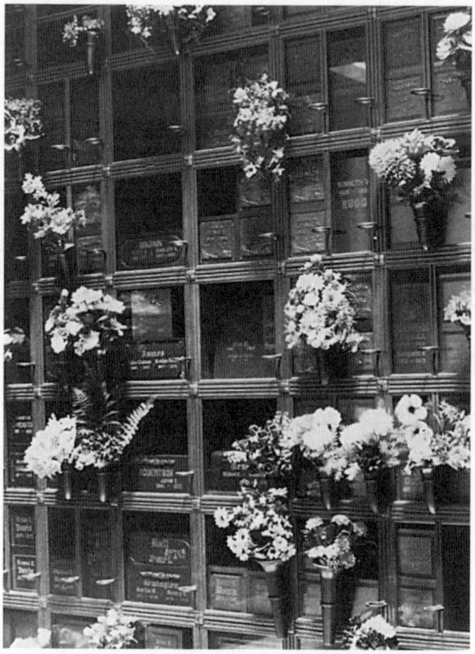

骨灰安置所為人們提供了另外一種處理遺體的方式。

地方，比如說家裡或者是教堂的地下室裡。如果遵守了相關規定，並且得到了業主的許可，也可以用飛機灑骨灰，灑在一個情有獨鍾的地方，灑在地面上或者是水中。有些火葬場會提供灑骨灰的區域，或者可以提供特定的區域讓死者家人立一塊紀念匾牌或其他的紀念物。近來還有一些其他的方式，比如將骨灰分成幾份，嵌入紀念品式樣的骨灰盒、珠寶和其他物件中，這樣死者的親人就可以讓摯愛待在身邊。

許多人都選擇在最後處理骨灰的地方進行哀悼和紀念，因為當他們想要去悼念失去的親友，想要與他們親近的時候，無論逝者的骨灰是否仍在此地，他們知道有這樣一個明確的地方可以去拜訪，心中便會感到寬慰，死者的家人永遠都應當選擇最能夠滿足自己情感需求的處理方式。

人們或許會覺得火葬在所有處理方式中，是最便宜的一種，因為「無附加服務」的火葬通常只需要花費傳統土葬及相關儀式百分之四十左右的費用。然而，根據死者家屬的意願，火葬儀式可以非常簡單，也可以極盡精良。有人瞭解到火葬並不包括葬禮以及與傳統典禮有關的方面時，覺得非常驚訝。人們可以考慮選擇舉辦含有儀容瞻仰和憑弔流程的葬禮、教堂禮拜或者是召開追悼會等。美國的一些州允許殯儀館向外租賃棺材用於憑弔和禮拜等。如果火葬之外還要舉行傳統的葬禮，包括將死者遺體放置在棺材中供人瞻仰以及將死者的骨灰盒安置在骨灰安置所的壁龕中，那極有可能會花更多的錢。研究稱越來越多選擇火化遺體的家庭將骨灰埋在墓園裡或者放在骨灰安置所的壁龕中——和灑骨灰相比，這兩種方式費用更高。

一場「簡單的火化」的花費大約是傳統葬禮的百分之二十五，而由殯儀館承辦的追悼會需要的花費是傳統葬禮的百分之四十。湯瑪斯・林奇（Thomas Lynch）

表 10.1　骨灰的處理方式——殯儀館和火化協會

處理方式	百分比
帶回家安置	38.7
埋葬	36.6
灑在水中／地面上	21.7
安置在骨灰安置所的壁龕中	3.1
合計	100

來源：北美火葬協會（2006）。處理方式調查。

——一位殯儀業從業者和一位詩人如此說道：

我覺得美國人已經發現如果可以（用費用低廉的服務）來處理遺體，事情會更簡單，無論是從感情上、精神上還是財務上來看。在短期內，這樣做更簡單。但是我認同我父親的這種說法，他說：「你可以把錢給精神醫師看病，把錢給酒保去喝酒，或者把錢給禮儀師來主辦葬禮。」死者會把自己的重量施加在我們精神和感情的肉體上。我們可以做些什麼來提升自己的承受力，其中一件就是盡到我們對於死者的義務。

如果你把一群人集結在一塊空地上，把鐵鍬遞給他們，你無需告訴他們該怎麼做。他們知道怎麼做！這無疑嵌入在我們人類的基因密碼裡。我是說，從字面上看，我們是腐殖質的一部分。這就是我們。我們是在地上挖洞並把洞填滿的人。

把你深愛的或者是長期有著親密關係的某個人的遺體運過去，埋起來，這件事非常難。因為我們這麼做的時候，也埋葬了自己的一段過去。但是當你這麼做的時候，你會覺得：「我做了我能做的事。也會有人為我做這些的。」

博爾特（S. Bolt）還提到了其他處理遺體的方式，但是在美國，這些方法使用的頻率非常低。其中包括木乃伊化、將遺體捐獻給科學、將遺體塑化、遺體水解、遺體冷凍法、食用遺體等。簡單來說，將遺體木乃伊化需要將遺體脫水，這樣處理的遺體會保持一種永久的狀態，可以用於展示。這種方式的其中一個例子是羅馬天主教的聖人，他們的遺體或許會被安置在教堂聖壇下面的玻璃棺中，還有一個例子是邊沁（Jeremy Bentham），他的遺體被安置在倫敦大學學院。

表 10.2　骨灰的處理方式——墓園報告

處理方式	百分比
灑於指定的地點	1.7
埋葬在墓園中	79.3
安置在骨灰安置所的壁龕中	10.6
置於普通的墓穴中（骨灰罐）	8.4
合計	100

來源：北美火葬協會（2006）。處理方式調查。

按照邊沁的遺願，他的遺體被保存好安置在一個木製的櫥櫃中，被稱為「自體聖像」。一開始他的遺體由他的追隨者湯瑪斯・索斯伍德・史密斯（Thomas Southwood Smith）來保管，但在一八五〇年由倫敦大學學院接手。他的遺體一般都安放在學院主樓南部回廊的盡頭作公共展覽，但在學院慶祝成立一百週年和一百五十週年時，邊沁被移至大學理事會的會場上，他以「出席卻不參與表決」的形式列於會議名單中。

字體聖像的頭部為蠟製的，因為邊沁的頭部在防腐處理過程中受到了嚴重的損毀。多年來，邊沁原來的頭部放在雙腳中間和遺體陳列在同一個壁櫥中，但卻一直成為學生們惡作劇的對象，還不止一次地被偷走。現在出於安全考慮將其鎖於其他地方。

將遺體捐獻給科學研究，顧名思義，就是將遺體贈給醫療或學術機構。此類捐贈可以是為了學術、醫療或者科學研究的目的。饋贈者的遺體發揮完作用後，通常會由接受饋贈的機構將其火化或者埋葬。通常情況下，死者的親人不會參與到遺體最後的處理過程中，但並非一定要如此。在泰國，如果醫學院接收了遺體用來教學，學生會把遺體稱為「Ajarn Yai」或者「偉大的老師或者受人尊敬的老師」。

遺體塑化是由德國海德爾堡的岡瑟・馮・哈根（Gunther von Hagen）在一九七七年發明的，用塑膠替換遺體原來的體液以保存人體組織。這種處理可以無限期存放遺體。岡瑟・馮・哈根的「人體世界」是關於人體解剖學的移動博物館，從一九九五年起，開

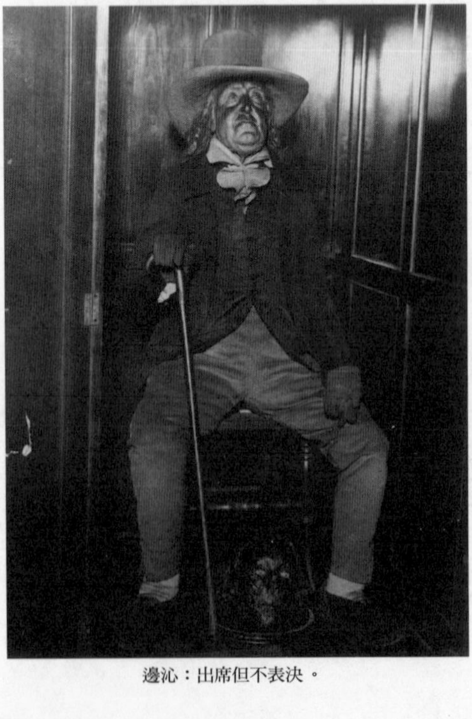

邊沁：出席但不表決。

始在世界各處展覽。另外一個相似的展覽是由羅伊・格洛弗（Roy Glover）創立的，展覽的名字是「遺體」。這兩個展覽都吸引了數百萬的觀眾，也引起了極大的爭議。

遺體水解是一種相對較新的處理方式，透過這種方式，遺體被分解為骨灰，和火化有些類似，但是使用的是化學物質而非燃燒或者高溫加工。

遺體冷凍法指的是透過將遺體冷凍來阻止身體的腐爛分解，從而達到保護遺體的作用。這種方法通常要用到液氮，遺體的體溫要降至零下一九六度。這種方法希望未來先進的技術能夠喚醒這位在時間中靜止的「病人」，並把他／她治好。和遺體捐贈一樣，經由這種處理方式的遺體並非是最終的形態。

食用遺體是透過食用屍體來作為一種遺體的處理方式。這種方法有兩種不同形式。一種是族外食人，族群裡的人吃掉外族人（或者敵人）的肉，另一種是族內食人，人們吃掉同族人的遺體。第二種形式下，會舉行儀式來加強族群團結，維護社會穩定，解除因為失去族內成員而造成的威脅。族外食人是表示侮辱與輕慢的儀式，而族內食人則表達了對死者的尊重與敬意。

實際問題

遺體水解——火葬和土葬的綠色替代品

遺體在埋葬後會由於水解作用逐漸分解，遺體水解的方式就是將這一自然過程加速的版本。將屍體置入臥式壓力容器中，然後由壓力、高溫和鹼水混合作用的自動程序就會加速人體組織的自然水解過程，將其分解至人體最基本的結構單元。而分解的產物將會重新排放到環境中進行再巡循。

加鹼水解的過程已經在世界各地的實驗室和研究中成功使用了十二年多了，這是一個天然的過程。埋葬在土壤中的屍體會在土壤中細菌的加速下經由鹼解作用分解。這是一個非常緩慢的過程。鹼解作用會將腸道中的食物消化成可以利用的營養成分，這一過程是由PH值在七到八之間的酶在人體正常體溫下加速完成的。該過程速度中等，適用於較為少量的組織。鹼解作用利用強烈的鹼性物質（PH值十四）來溶解、分解組織，並透過壓力容器中一百五十度的高溫來加速這一過程。此過程會產生氨基酸、縮氨酸、糖分和肥皂（脂肪酸鹽）混合溶液，這種溶液可以排出，用作土壤的化肥，或者採用其他許多方式進行重複利用。此外，還會產生純粹的白色骨骼沉積（灰燼），很容易就可以將其製成粉末狀，像火化的骨灰一樣交給死者親人。

相較於火化和土葬來說，遺體水解是一種真正「綠色」的替代之選，有下列幾方面的原因：

・加速自然水解過程——將有機元素返還回生態系統
・沒有汞排放，沒有需要廢氣排放處理，無污染
・無需燃燒棺材——減少二氧化碳排放
・碳足跡低——二氧化碳排放量是火葬平均量的二十分之一
・節能——每具遺體消耗的能量是火葬的十分之一
・水解的花費比火化的五分之一至三分之一
・運作成本更低
・可以中和屍體防腐液體，消除細胞毒性藥物
・不同於火化，心律調節器可置於遺體體內
・相關的配置零件適用於現存火化裝置
・可以獲得並修復體內的鈦金屬醫學植入材料，使其完好無損、清潔無菌，從而或許可以在第三世界國家重新加以利用
・可以和火化一樣，將骨灰交還給死者親人，但是不同於火化的是，每一具遺體經過水解得到的骨灰都和其他人的完全分隔開。
・出於本能的要求，構成遺體的生命單元都將被重新歸還到環境中

目前，遺體水解法的主要缺點在於，喪葬從業人員安裝相關設備所需的費用大概是安裝遺體火化焚燒爐的兩倍——前者需要約二十萬美元，後者十萬美元（不包括場地的費用）。

案例研究　生活在平原的美洲原住民的殯葬習俗

人們對於美國平原部落的瞭解，比大部分美洲原住民要多，因為他們最常出現在電影和電視中。和西南部偏向於定居型的部落相比，大平原部落整體上看來是遷徙性的。由於北美大平原上的氣溫相差非常大，當地居民必須要適應各種類型的氣候變化。他們主要以野牛為衣、食、住的來源。其他的動物和植物也是主要的食物來源，但是野牛為大平原部落帶來了最生動的風景。那裡也有定居型部落，但是說著蘇語的不同族群則是電視和電影裡面的獵人和遊牧者。隨著歐洲人帶來了馬匹，讓他們成為更加英勇善戰的戰士和獵人。其中一個好戰的部落——蘇族因為在類似小大角河戰役這樣的著名戰役中與歐裔美國人戰鬥，並且在傷膝谷遭到後者的屠戮而將自己的名字寫進了歷史。最近凱文・科斯納的電影《與狼共舞》和之前由達斯汀・霍夫曼主演的電影《小巨人》都描摹了小大角河戰役的場景。

八個蘇族部落（七個主要部落和阿西尼博因人，後者不屬於「蘇族大聯盟」這個鬆散的聯盟組織）有著類似的殯葬習俗。和西方的許多其他部落一樣，大平原部落相信世界中充滿了可以影響他們生活的靈與力，來自於太陽、山川、水牛和老鷹。

蘇族人害怕死者，會燒毀死者的居所，禁止使用死者的名字，並把死者的私人物品與屍體一同埋葬，防止死者的鬼魂會出來和家人朋友一同生活。蘇族人在人生前進的過程中要尋求受人尊敬的角色，同時學會如何扮演好自己的角色。這種角色中蘊含了一種慷慨的精神，意味著從出生到死亡要一直為他人付出。這種精神意味著達科他人會用同志般的情懷關心部落裡的死者。然而，達科他人不害怕在年邁時死去，也不害怕這些死者的鬼魂，他們認為人的鬼魂在人死去後會停留一段時間。拉科塔族則舉行「留住鬼魂」的儀式試圖讓死者的魂魄停留在世上進行淨化，確保它能夠回到造物主那裡。為了留住死者的鬼魂，通常需要這個家庭忍受極大的代價，最終會為了紀念死者，把全部的個人財產都送給有需要的人。

蘇族人相信所有人都會面臨死亡，無論有多麼大的成就、名望、智慧、勇氣，而喪葬儀式讓人們有機會可以向死者表達他們最誠摯的敬意。達科他人部落會置辦一座錐型帳篷來紀念死者。在帳篷前面，會放置一個衣帽架用來展示死者的袍子和衣服，在帳篷裡面，弔唁者會為要經歷喪親之痛做好準備。如果死者年紀尚輕，尤其是孩子，弔唁者就會割破自己的手腳，投入哭喊的儀式中。如果死者在家中去世，葬禮則會推遲一天半舉行，希望死者或許能夠重新活過來。人們會盡量為死者穿上他／她最精良的衣服，如果死者沒有的話，則由親戚來提供。遺體會被緊緊地裹在袍子裡，死者的武器、工具、藥物和菸斗都會一起包在裡面。人們將遺體捆紮起來後置於腳手架上進行地上安葬，同時會在腳手架的下方放上食物和飲品。

有些達科他人和蘇族人的族群會使用土葬。有證據表明，早期他們會把屍體放在地面上用土或石塊將其掩埋。冬天無法搭建腳手架的時候，人們經常會用樹木來埋葬屍體。將遺體準備好並且包裹好之後，死者家裡的成年人會為死者舉行崇拜儀式，男性會把釘子釘入自己的手和腿中，女性會鞭打自己四肢，切下小指的第一個指節，而且不分男女，人們都可能會剪掉頭髮，透過唱歌、哀號、哭泣等方式來表達自己的悲傷。人們會在腳手架的下方殺死死者最中意的馬匹，將它的尾巴繫在腳手架上，服喪期會長達一年。

達科他人和其他類似的部落相信，把死者的屍體放在樹上或者腳手架上可以讓他們的靈魂自由飛向天際，如果他們是自然死亡的話。如果是死於戰爭，達科他人會把死者放在死者遇害處的地面讓其飛向天空。對於達科他人或是蘇族人而言，死者的靈魂不會消失或者墮入凡間，而是會繼續停留在此地，活著的人可以向他們尋求支援與幫助。拉科塔人還會舉行紀念晚宴，時間大約在死者逝世一周年之際。這一慶典會解除服喪者的義務，而最後的饋贈儀式也在此時進行。死者的鬼魂會根據自己的意願現身，並和活著的人進行交流。

有證據表明大平原部落會使用已知的各種遺體處理方式，包括埋葬（土葬和地上安葬）、火葬、製成木乃伊等。而且有可能死者的死因、死亡的地點、年齡、性別、社會地位等都會影響部落為其舉行的喪葬儀式，但至於這些因素會產生怎樣的影響卻尚無定論。

證據表明這些部落都害怕死者。而且有可能氣候、天氣、能否獲得處理屍體所需要的材料以及宗教信仰都是決定如何處理屍體的重要因素。在這些部落中，喪葬習俗似乎在相當長的一段時間內都保持了一致性。而有一點幾乎是一定的，部落會為靈魂的這場旅程提供相應的供給，無論是個人的葬禮還是集體葬禮。部落不會拋棄族群裡死去的人，這一點是肯定的。他們會為死者舉行儀式，處理屍體。

社會地位對於喪葬行為與儀式的影響

死者的社會地位和性別經常會決定清理屍體以及最終處理遺體的方式。比如說，泰國普通的佛教徒死後，人們會清洗遺體，為其著裝，放進棺材。然而一個高級別的佛教徒死後，會進行防腐處理，在沐浴之後為其穿上新衣服。並且將屍體移入棺材之前，會用金葉子遮住死者的面容。

在希臘，大多數普通人承擔不起永久埋葬的費用，他們會租一個墓穴，租期三年，到期後把遺骸掘出，將骨骸放置在「骨骸存放處」。而該國更富裕的人如果能付得起錢，就會把遺體永遠地埋葬在墓穴中。

性別也是一個決定性因素。黑海地區的阿布哈西亞人會把女性埋得比男性深十公分。坦尚尼亞的巴拉拜格人會把婦女和孩子的屍體扔在四野的灌木叢中，讓土狼吃掉屍體。只有男性和某些女性長者才會舉行葬禮。

塔拉・薩默斯（Tarah Somers）在研究十八世紀和十九世紀美國西北部墓園裡男性和女性墓碑碑文的過程中發現，當時社會對於男性和女性的期望存在著極大的差異。對於女性的描述通常會使用更加被動、更加口語化的說法（「溫順深情」和「高高興興地走了」），而對於男性的描述則會使用主動的、書面式的說法（「心靈手巧，勇追真理」和「在死亡來臨時凱旋辭世」）。

因此，面臨死亡時就如同生前一樣，社會地位和性別會決定一個的待遇。一個人死後是被埋葬，還是拋屍於荒野，通常是由他／她的性別、年齡、在社群中的地位以及死亡原因來決定的。如果一個人死後能夠被埋葬，埋多深甚至都會因為社會地位的不同而不同。

不同文化中的死亡

卡巴庫巴布亞人的喪葬儀式

新幾內亞的卡巴庫巴布亞人的喪葬儀式是由死者的地位和死因決定的。人們會為溺亡的死者舉辦最簡單的葬禮，將他／她的屍體平置於河邊，周圍豎起籬笆來保護屍體。然後屍體就被丟棄於荒野中。非常年幼的兒童和不那麼受人喜歡也不重要的人們的屍體會被徹底埋起來。而不重要卻受人喜愛的兒童、婦女和老人的屍體會用葡萄藤綁成下蹲的姿勢，然後被半埋在土中，頭部露在外面。之後會用樹枝和泥土製成穹頂形的結構來保護屍體的頭部。

卡巴庫巴布亞人中受人尊敬和喜愛的成年男性死後會舉行樹葬儀式。屍體被綁成下蹲的姿勢後被放置在樹屋中，屋子的前面開了一扇窗。會讓親戚心存敬畏的重要人物和死於難產的女性在死後則需要進行特殊形式的埋葬。在他們死亡時所處的房子裡，會架起特殊的腳手架，綁成下蹲姿勢的屍體會被置於腳手架上。然後這座房子會被封鎖和廢棄。

在卡巴庫巴布亞人中，最複雜的葬禮則是為富有的首領舉辦的。人們會建造特別的高腳小屋，屍體被綁成蹲姿，並用一根尖頭杆子穿過屍體的直腸、腹腔、胸腔和脖子，杆子的尖端支撐住頭蓋骨底部。屍體之後會被放置在停屍房中，臉部會對著房子前面的窗戶。屍體會無數次被箭刺穿來瀝乾體液。數年之後，這位備受尊敬的男性的頭蓋骨可能會被清洗乾淨，並且被第二次授以榮譽——被掛在杆子上，插入他親戚住所旁邊的地面中。

來源：〈新幾內亞的卡巴庫巴布亞人〉，珀斯比希爾，1963。

○ 主要宗教組織的死亡儀式

雖然各宗教的死亡儀式各不相同，但死亡儀式都是公共性事務。無論是哪個宗教，都要養活倖存者，講述相關的故事。

猶太習俗

猶太教的喪禮更加重視失去親人的人而不是死者本身。按照習俗，猶太教徒會試著在二十四小時之內埋葬死者——如果能夠做到的話，也不採用防腐措施——將遺體放在一個不起眼的木棺材裡。傳統的猶太教徒不會進行瞻仰遺體的活動，也不會進行火化。

根據諾貝爾（P. S. Knobel）的說法，傳統的猶太教喪葬習俗要求屍體要由猶太教治喪委員會的成員來清潔，採用一種稱為 taborab 或者叫淨化的過程。猶太教習俗禁止遺體防腐、火化和屍體解剖，除非當地的法律要求這麼做。遺體會穿上亞麻壽衣（takbrikbim）；男性通常會和他們禱告時用的披巾合葬（tallit）。然後將屍體置於簡單的木製棺材中，盡量在死亡當天的日落之前埋葬屍體。猶太教改革派允許火葬或者將屍體埋葬在陵墓中，但是土葬仍然是最常用的屍體處理方式。在整個過程中，如果將葬禮作為展示個人地位和生前財富的手段，是不合時宜的。

對於死者的親人而言，在哀悼儀式的一開始，要撕破衣服。他們用剃刀割破自己的衣服——死者的父母割左邊的，配偶、子女和兄弟姐妹割右邊的——象徵著死亡為自己生活中帶來的撕裂和破碎。而有些人將繫在衣服上的黑絲帶割開，象徵性地替換了撕衣服的過程。

在吃完例行的治癒大餐之後，七日服喪期就開始了。在第一週，男性不剃鬚，所有的服喪者都不能清洗全身，全家人坐在地板上或矮椅子上接待訪客。從死亡到下葬的這段時間內，弔唁者可以免於履行正常的教內義務（例如晨禱），同時不可以從事飲酒、吃肉、參加宴會、性交等等活動。

葬禮的禮拜儀式包括誦讀聖歌，悼詞以及葬禮禱告詞 El Male' s Rahamin（充滿憐憫的上帝）。

在葬禮上，死者的遺體被降入到墓穴中，用土蓋上。葬禮包括對於上帝正義的稱讚，葬禮禱告，以及卡迪詩——一首讚美詩，重申死者即使已經死亡，也依然信仰上帝。葬禮結束後，參加葬禮的眾人站成兩列，讓主要的哀悼者從中間通過。並在他們通過的時候安慰他們：「願神安慰你們，如同他安慰錫安山和耶路撒冷的那些哀悼者一樣。」

在七日服喪期後，哀悼者繼續避開社交活動，直到死者死後的第三十天。而如果是為父母服喪，期限則為一年。一年之後，會停止所有的哀悼儀式，除了 Yarhzeit——逝世周年紀念。在周年紀念時，會點上悼念的燈火，舉行慈善紀念儀式，參加宗教禮拜，唱卡迪詩。

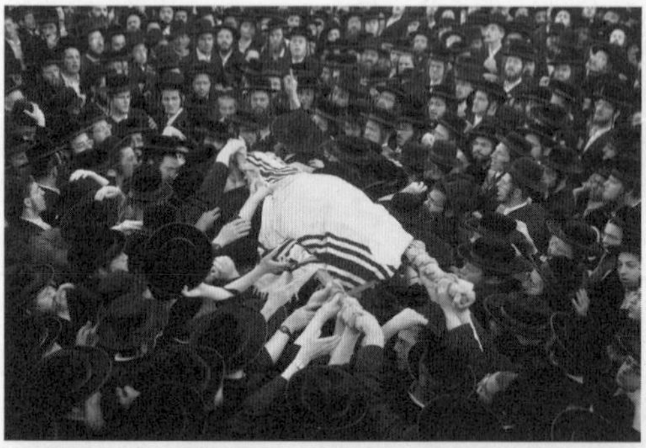

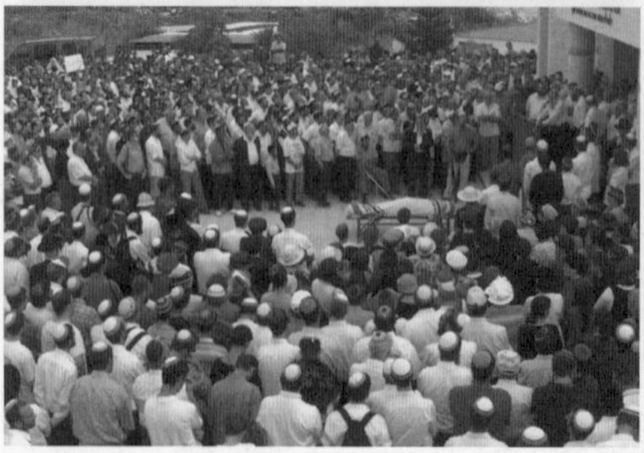

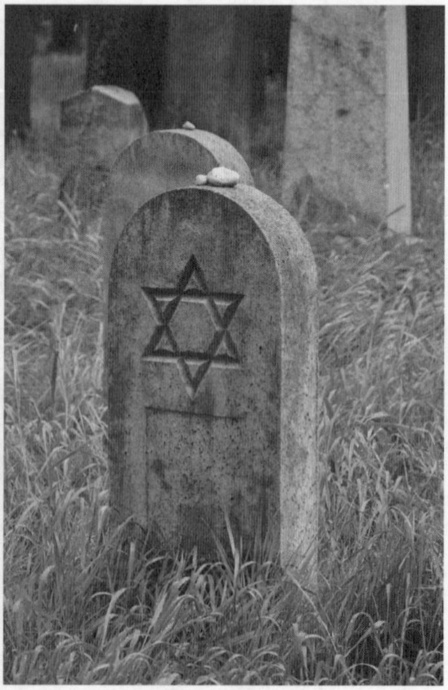

猶太教葬禮

實際問題

猶太教會埋葬自己的教徒

當地的一個猶太教會一開始為自己死去的教徒舉辦簡單又廉價的葬禮時，有一些教徒不太高興。但是他們現在逐漸接受了這一點。拉比古德曼是艾達・耶蘇倫教會的精神領袖，他說猶太教治喪義工委員會的義工們會承辦近一半教眾的葬禮。他建議組建委員會來學習哈拉卡（又稱猶太律法）的要求來應對死亡。

數月的學習讓委員會的成員們相信應當在葬禮上使用簡單的木棺，屍體應該經由一個叫做 Tabara 的儀式進行清洗，而且因為要盡快完成肉身入土的過程，屍體的血管中不能注入防腐劑，棺材上也不能釘釘子。治喪委員會決定為艾達・耶蘇倫教會的教眾們免費舉行傳統的葬禮。教會會提供本錢。同時可以接收死者親人提供的紀念捐款和自願的奉獻。

治喪義工委員會是這樣運行的：有教眾去世的時候，死者的朋友會和家人一起幫著寫訃告，交代撫恤金的問題，幫著張羅其他的事情，並且在需要幫忙時隨叫隨到。而在 Chevra Kadisha（治喪委員會）中，與死者同一性別的義工通常會五人一組，在停屍間邊禱告邊為死者清洗遺體。然後為遺體穿上由治喪委員會的義工們縫製的壽衣，放在木製的棺材中。

Shomrin（守靈人）會照管屍體，兩小時為一班進行輪班，直到屍體下葬。綁上了手提式繩子的棺材非常輕，送柩者完全可以承受，哪怕是女性。人們摒棄機械裝置，而由送柩者將棺木將至墓穴中。死者的朋友、拉比、合唱團的指揮向墓穴中填土。死者的家人也可能會參與其中。

古德曼稱，在歷史上，猶太教堅持認為，誡命要求人們參與埋葬死者的過程，但是因為富足，人們可以雇傭代理來完成。古德曼說治喪義工委員會舉行葬禮時，花費尚不足當地的禮儀師平常所要求費用的三分之一。

基督教

基督教的葬禮基本上是一個主日崇拜禮拜（或者是羅馬天主教的禮拜彌撒），反映了勝利與失敗的雙生主題（見第四章）。在禮拜中，人們會唱讚美詩，誦讀經文，強調死人復活的主題，安慰死者的親人。一般情況下人們會誦讀悼文或者描述死者生平的文章。

在美國，基督教的教義不反對屍體防腐的做法，也不會禁止屍體解剖、火化或者其他遺體處理方式（和猶太教的傳統不同）——前提是這些方法並不意味著人們拒絕相信死人復活的理念。美國基督教徒的葬禮由教堂、殯儀館小教堂或者公墓的神職人員主辦。追思禮拜——不會出現死者遺體的宗教禮拜——在許多新教教會中越來越盛行。死者去世後到葬禮結束前，其家屬應當避免參與大部分正常的社交活動。葬禮的籌備通常在禮儀師或神職人員的專業協助下完成。對於大部分羅馬天主教徒和許多新教教徒會在舉行葬禮的前一天在殯儀館舉行守喪或者遺容瞻仰活動。在此期間（通常大約為五小時），死者的朋友們可以瞻仰遺容（如果可供瞻仰的話），拜訪死者的家人。信仰羅馬天主教的家庭在守靈期間可能會舉行誦經和禱告儀式。

葬禮通常在死後二到四天後舉行。有時如果死者的家人無法在臨時通知的情況下安排好行程，葬禮會推遲（而猶太教和伊斯蘭教的葬禮就不會如此）。如果最

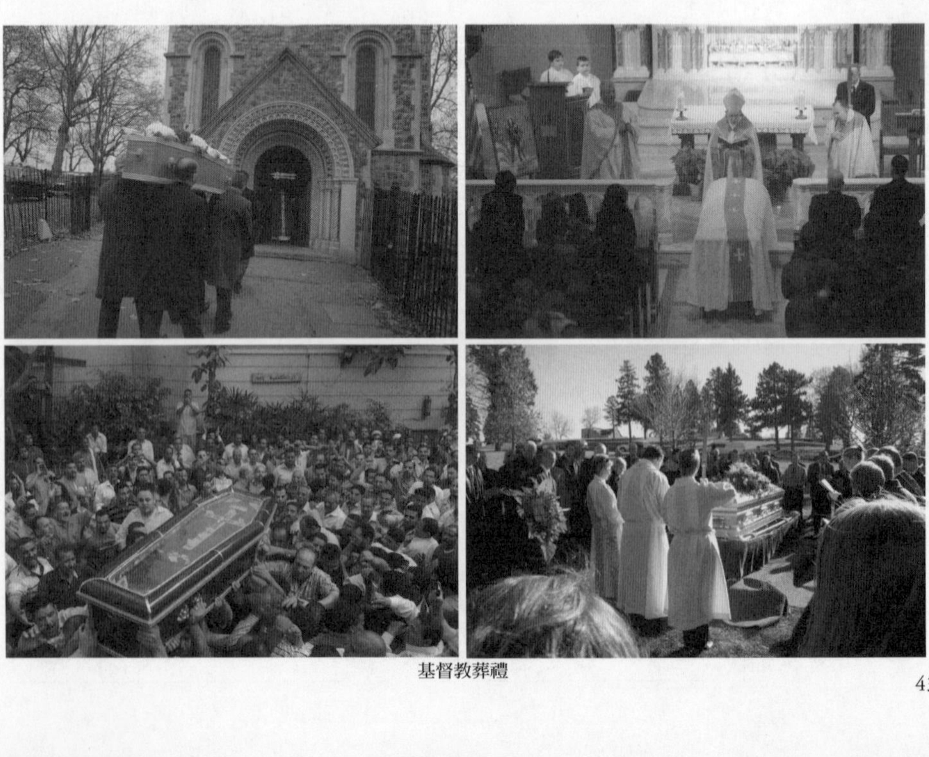

基督教葬禮

終處理遺體時需要進行火化，火化可以在喪禮後舉行也可以在追悼會之前舉行。土葬和陵墓埋葬通常會伴隨安息儀式。在這種情況下，如果不舉行墳墓邊禮拜的話，會在葬禮結束之前念安息詞。葬禮結束後，死者的家人和出席葬禮的人通常會被邀請共同吃飯。這也成為了一種重新融入社區的儀式。

他人的故事

儀式的解決方案

我在很小的時候就曾知道死亡是什麼。在我年幼時讀的羅馬天主教小學裡，葬禮是非正式課程的一部分。如果同學的父母去世了，我們都會去參加喪禮彌撒，（通常）要從開著的棺材旁走過，分享——盡我們所能——這個悲傷家庭的傷感。有時是一個同學躺在棺材裡，被意外——或者像我五年級時最親密的朋友一樣——被疾病奪取生命，我的那位朋友死於一次致命的癲癇發作。把我們老老少少所有人聚在一起的，是這種神聖的儀式。

熟悉又帶著顏色編碼的禱告凝聚了我們的情緒並加以引導。在葬禮上，牧師穿黑色的法衣，象徵著死亡，就如同他在節日裡穿紅色——在平常的禮拜日——穿綠色，代表了希望所有的基督教徒都可以獲得永生。音樂也不相同。在我學會一門現代語言之前，我早就在心裡記住了這首憂鬱的拉丁文葬禮聖歌〈末日經〉。我也早就知道，焚香發出的煙雲在遺體旁翻滾，是為了向即將歸於塵土的肉體致敬。感官上的這種吸引力將我們小孩子引入了抽象的死亡謎題中——我們的和他人的。會傷心嗎？會。卻絕不病態。死亡是真實的，禮拜這樣告訴我。但是重生的承諾也同樣真實。

選自〈儀式的解答〉，伍德沃和安德伍德（1997 年 9 月 18 日），《新聞週刊》，62 頁。

印度教

在印度社會有人去世的話，會將死者的遺體擺出來供瞻仰，將其雙手交叉置於胸前，雙目閉合，全身塗滿油，花環環繞身旁。這些都是由和死者同性別的人士來完成的，而且是在死者的家中由死者的繼承者和子嗣主要負責完成。

印度教相信火化是奉獻的行為，因為人的屍體可以經由火葬的柴堆奉獻給神。在準備火化的過程中，死者的家庭成員會在兩根杆子上搭起一張由椰子樹的葉子織起的網，中間由一片片的竹子支撐而搭建成屍架。未放入棺材中的死者的屍體放在屍架上，由近親從死者的家中抬至火化的地方。這種喪禮儀式由主祭——通常是死者的長子——主導，葬禮中包括樂師、鼓手以及其他的送葬者。死者的妻子通常都被留在家中。

根據哈本斯泰因（R. W. Habenstein）和拉莫斯（L. M. Lamers）的說法，死者的遺體被運送至火化的地方時，通常在聖河的河邊已經搭建好了平臺（ghat），也就是河堤上的階梯，人們將屍體從屍架上移下，浸入神聖的河水中。在這個過程中，祭司通常會主持一個簡短的儀式。然後屍體會被塗上ghi（酥油），放在柴堆上準備火化。此時，主祭者將自己從死者家中帶來的燃煤放入，點燃柴堆，祭司會念誦一段類似下文的符咒：「你被他點燃了，因此希望他能被你點亮，希望他能達到極樂世界。希望這次奉獻能帶來好運。」

屍體在火中燃燒殆盡，只留下骨頭碎片時，送葬者會在河水中清洗自己，舉行潔身禮，然後祭祀死者祖先的靈魂。完成這項任務後，他們會誦讀經文中的篇章。

在舉行完儀式三天後，死者的親友會回到火葬的地方收集骨頭。祭司會再次誦讀經文，向ghat上面灑水，而死者的所有骨灰都會被放在瓶子中交給主祭。然後由主祭將死者的骨灰灑入恆河中或是其他的聖河中。

在火化完成後的第十天到第三十一天中，會為所有參加葬禮的送葬者和祭司舉行Shraddha（盛大的宴會儀式）。在宴會期間，會向古魯（宗教導師）、普羅希特（主持葬禮的祭司）和其他的婆羅門（宗教職員）贈送禮物。

死者家庭的社會地位決定了筵席的規模——窮人家的筵席通常為八到十小時，而富人的筵席則可能會辦上好幾天。在筵席要結束時，服喪期就正式結束了，哪怕之後還會舉行 Shraddha 作為紀念儀式。雖然人們相信這種宴席儀式可以為在天上居住的逝者的靈魂提供營養，但是從社會學的角度

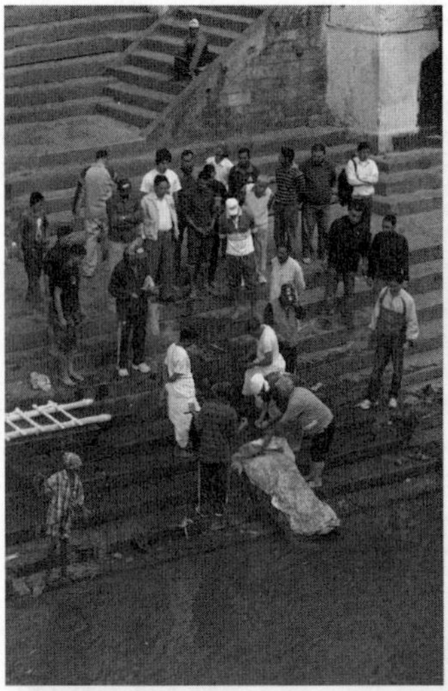

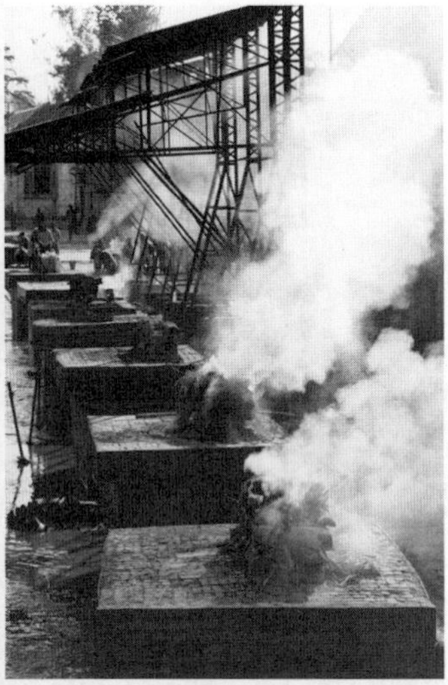

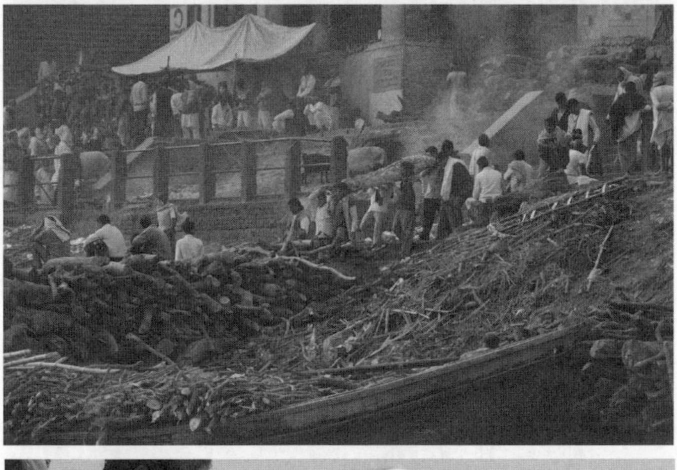

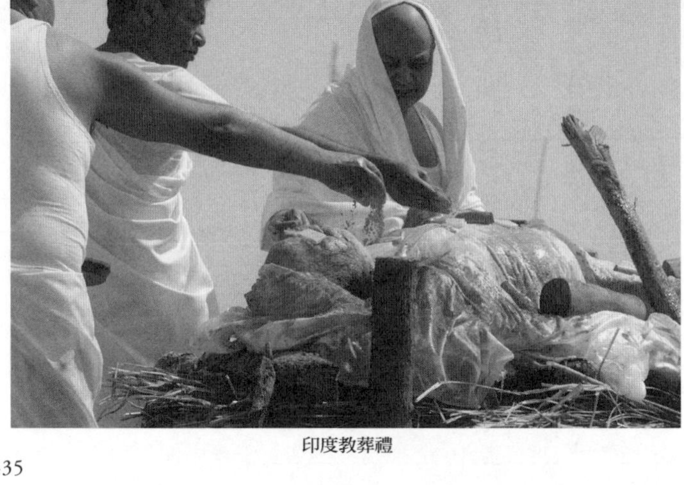

印度教葬禮

看，這些儀式起到了讓死者家庭重新融入社會的作用，同時也將社會地位不同的家庭區分開來。

按照哈本斯泰因和拉莫斯的說法，對於印度教徒而言，葬禮是繼婚禮之後最重要的宗教儀式。雖然葬禮花費巨大，通常會讓死者的家庭陷入貧困，但是不舉辦 Shraddha 給死者家人帶來的社會問題比舉辦儀式帶來的財務問題要更多。

不同文化中的死亡

殉死

雖然這種情況並不常見，但是一九八七年印度一名十八歲的女子將她死去的丈夫的腦袋靠在自己的膝蓋上，自己坐在他的火葬柴堆上，活生生地燒死了自己。沒有人可以阻止她殉死的行為，在印度教中，殉死是一名寡婦最能彰顯其忠誠的高貴行為。寡婦無法改嫁，寡婦本身會被認為是凶兆，是經濟上的負擔。如果她選擇活下去，就要一直光著腳，睡在地板上，永遠不能出家門，因為她如果跟男性說話，就一定會遭受非議。會有人說她不如死了算了。然而從二十世紀初到這名女子殉死之前，這個群體中都不曾出現過這種行為。

摘自〈年輕寡婦穿著結婚禮服自焚〉，作者薩拉馬特，1987，《遠東經濟評論》，138 期，54-55 頁。

佛教

由於佛教教義在全亞洲都廣泛傳播，與死亡有關的信念與儀式也都根據當地的文化傳統進行了調整。因此，無法談論佛教的喪葬儀式本身。而是要討論佛教背景中日本、韓國、中國和泰國各自的喪葬習俗。

總體來說，所有的佛教喪禮都有一些共同之處。在佛教的廟宇中，僧侶協助死者家人舉辦這一重要的通過儀式。僧侶的禱告闡明了「死亡的教義」——即生是虛無的。在喪禮上，佛教的僧侶經常會念誦下面這段佛陀的話語：

> 靈魂已經逸出的肉體毫無價值。不久後就將成為世界的拖累，就像枯木的樹幹一般。生命的存在只有一瞬。生生死死迴圈不息。所有生的終將死亡。達到虛空境界的人是大幸運。所有的動物都將要死去、已經死了或者終將一死。我們所有人都將死去。我們無法逃避死亡。

對於大多數佛教徒而言，在處理屍體時更偏好火葬的形式，但也經常會採用土葬的方式。佛教和印度教不同，沒有「靈魂」的概念——肉體以及靈魂的概念都讓人無法正確地冥想，無法實現涅槃。火葬則有幫助個體從現實世界的虛妄中解脫的作用。

在葬禮中和葬禮結束後，死者的家人會透過僧侶向死者的靈魂提供供品。他們也會為僧侶和其他的奔喪者舉辦宴席。和其他的宗教傳統一樣，所有的葬禮活動都會強調該宗教世界觀的重要性，促進群體的團結，讓死者最親近的親屬重新融入到日常社會生活中。

麥可・雷明在泰國北部生活了二十五年。他生活在那裡的時候，有很多機會可以觀察泰國佛教徒的葬禮。任何文化都一樣，各種儀式總是會有些不同之處。

一個典型的佛教徒死亡的時候，人們會將他的遺體清洗、著裝、放置在棺材中。棺材會放在家裡或者wat（泰國佛寺）裡三天時間。在這段時間內，每晚都有僧人來念誦佛教經文（Abhidhamma）。死者的朋友也會參加這些儀式，並且獻上鮮花。在第四天，屍體會被運到通常離佛寺有一段距離的停屍場（火化的地點）。

在佛教的葬禮中，送葬是一個重要的環節。棺材放在馬車上，從佛寺運往火葬的地方。在送葬的過程中，會把一條白棉花長繩綁在棺材上，由八位（數位不定）僧人和未剃度的信徒一起抬繩子。在城裡，馬車是由機械設備來運轉的，而在傳統葬禮和鄉下，馬車則是由送葬隊伍中的人拉著走。

在到達火葬場之後，死者的親屬擺好姿勢在棺槨旁合照。他們先沿著棺材走三圈（代表著在死亡和重生的迴圈中奔走），然後將棺材放在焚屍爐的前面。許多情況下，死者較為年輕的親屬會在葬禮期間的幾天時間內被委任以僧人的身分。此外，這些年輕人所贏得的功德可以為死者帶來福報。

最後還有一個做功德的儀式，由五到十位重要人士一個一個地走上前來，每人放一套黃袍繫在棺材上的白棉花長繩上。出席葬禮的最年長的僧人在「象徵性地凝視死者」之後，將所有的黃袍收集起來。根據佛教的宗教習俗，佛教僧人凝視死者的遺體可以為提供給這些僧人機會進行這種動作的人們帶來福報。而這樣贏得的福報會增加死者的福祉。

現在到了要進行火化的階段。在點火之前，會誦讀死者的生平，同時向所有出席葬禮的人員分發 dok mai chan。這是上面有一根香和兩隻蠟燭的檀香花。所有的弔喪者都被邀請走上前來，將 dok mai chan 放在棺材前。這麼做，弔喪者就會真正地參與到火葬中來。

此時主持典禮的人會點燃火堆，燃燒屍體。第二天，灰燼（幾塊骨頭）被收集起來，做成人形，面朝東方。會有四名僧人出席這一儀式，當將骨灰放進容器中時，儀式達到高潮。此後，死者的骨灰會被置於聖骨匣中，安置在寺院中一塊特殊的圍地裡。

整個喪禮過程的重點不在於憂傷或者哀悼。而在於強調萬事萬物的無常。葬禮主要是一項加強群體價值觀，增進團結的社會事件。這也是人們可以藉由一系列的儀式來增進社交的時機。通常情況下，為了驅散憂傷和孤獨的情緒，葬禮的儀式上會有娛樂活動（舞蹈和音樂表演），人們相信這樣可以幫助死者的親屬勾勒出死者居住的快樂幸福的極樂世界的模樣。在舉辦葬禮的問題上，日本人的傳統都堅定地遵循佛教的習俗——非常執拗，甚至於在日本佛教被稱為「喪葬佛教」，這也表明了在日本，佛教在葬禮和追悼會等盛大而又利潤豐厚的典禮上處於壟斷地位。

伊斯蘭教

按照伊斯蘭教的傳統，喪葬儀式不能有不必要的耽擱，葬禮要簡單樸素。要舉行葬禮的時候，屍體由抬棺者用肩膀扛著從死者的家中運送到清真寺的醫院裡。在死去幾個小時之內，就把屍體埋了。

在準備埋葬的過程中，死者的家人會找一位和死者同性別並且知道如何按照伊斯蘭教傳統清潔料理遺體的人來到死者家中或者是醫院裡。死者的眼睛和嘴巴要閉上，雙臂直放於身體兩側，屍體清洗後包裹上一塊白色的無縫布（裹屍布），和麥加朝聖者的衣著類似。

穆斯林在清真寺裡追悼亡者，而從來不去殯儀館。屍體在一個特殊的房間裡進行清洗（女性清理女性死者的遺體，男性清理男性），而此時死者的家人和朋友則念誦《古蘭經》中的篇章。屍體被置於清真寺中外院的石製屍架（musalla）上。喪禮通常都在穆斯林進行日常五功時舉行（通常是在中午進行）。由於穆斯林認為將死者埋葬是一件好事，所以當做禮拜的人要離開清真寺看見院子裡的棺槨時，他們會加入墓地送葬隊伍中，哪怕他們和死者並不認識。

接著屍體就被送葬隊伍中的男性送葬者從清真寺扛到墓地裡。在大多數伊斯蘭傳統中，族群中所有的男性都要和送葬隊伍一起前往墓地；而女性則在之後四十天的服喪期內前往墓地悼念。

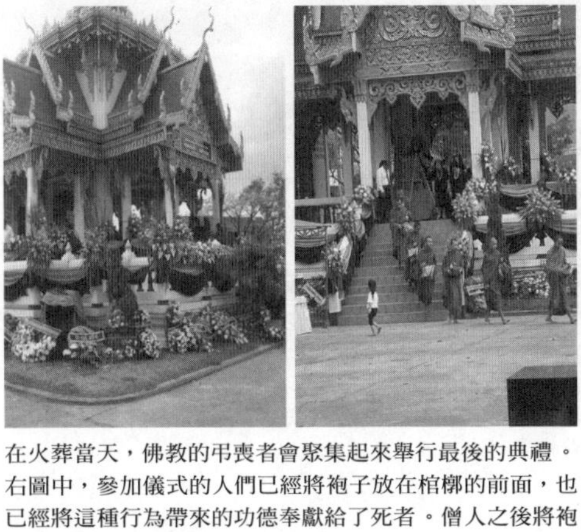

在火葬當天，佛教的弔喪者會聚集起來舉行最後的典禮。右圖中，參加儀式的人們已經將袍子放在棺槨的前面，也已經將這種行為帶來的功德奉獻給了死者。僧人之後將袍子收集起來，重新回到自己的位置上。

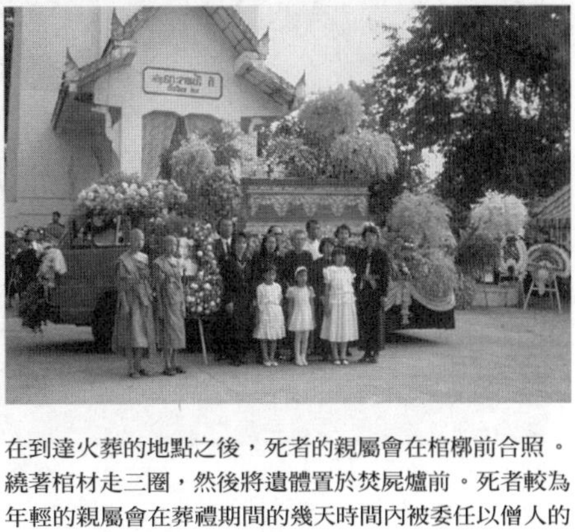

在到達火葬的地點之後，死者的親屬會在棺槨前合照。繞著棺材走三圈，然後將遺體置於焚屍爐前。死者較為年輕的親屬會在葬禮期間的幾天時間內被委任以僧人的身分，而這些年輕人所贏得的功德也可以為死者帶來福報。

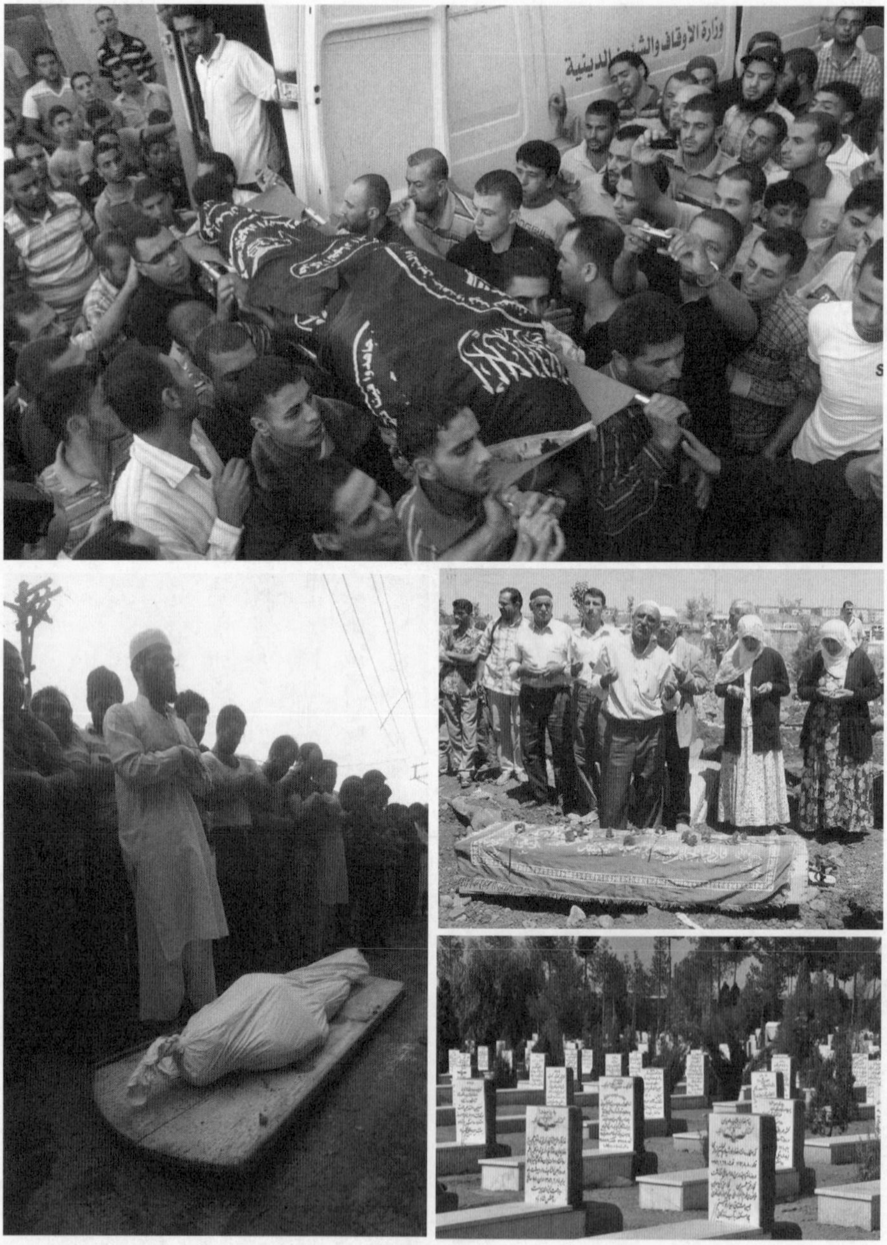

伊斯蘭教葬禮

根據習俗，每一位身體健康的送葬者都至少應當扛著棺材走七步，而每一位路人都至少應當和送葬的隊伍一起走七步。要是有新的抬棺人加入，就會有人退出，從而保持總是有八到十人在抬棺木。這種習俗確保了每一位死者的遺體都有人陪伴，哪怕死者已經沒有親屬在世。會有靈車和葬禮用車在一個預先準備好的地方等著送葬的隊伍。而如果離墓園很近，死者則完全由送葬的人步行抬過去。

在墓園裡，人們把屍體放進墓穴，送葬者在上面覆上土。死者的一位密友會爬進墓穴裡，向死者朗讀最後的指示，為他／她與阿拉的會面做準備。然後按照伊斯蘭教的信仰，伴隨每一個信徒一生的天使會進入墓穴，向即將離開的靈魂詢問和信仰及生命有關的問題：「誰是你的主？誰是你的先知？你遵循哪本書？」然後教堂司事用鐵鍬把墓穴剩下的地方填滿。

在墓穴的四周，穆斯林教的奔喪者們會種下鮮花而不是放置剪下的花，因為他們相信每一株有生命的植物都在呼喚神的名字。在這個過程中，人們念誦禱告，而後以佈道結束整個儀式。從墓園回去之後，所有的參與者會在死者的家中一起吃飯。有時人們會將這頓飯中的一些食物放在死者的墓前放上三天。接下來還有三天的服喪期，在此期間，死者的家人會受到來自社群人員的支持與安慰。

雖然伊斯蘭教的女性可以在這一過程中公開地表達感情，而男性則要保持冷靜，因為這代表他們能夠接受阿拉的意願。《古蘭經》要求寡婦要隱居四個月又十天，才可以重新嫁人。

○結論

正如我們在第一章中所討論過的，死亡不僅僅是一個生理過程。人不是在真空中死去，而是在社會環境中。死亡的行為會對他人產生影響，因為這是一項共同的體驗。而這項人們所共有的機制是和死亡有關的含義，由各種符號組成。

由於死亡的含義是在社會環境中構建而成的，和臨終以及死亡有關的行為模式正確與否都是由其所在的社會體系所決定的。將死之人和他身邊之人針對死亡而展開的行為是在回應和觀眾以及當前形勢有關的意義。如前所述，與死亡有關的行為是統一的，有象徵意義，同時依情境而定。

由於死亡通常會破壞現有的互動網路，擁有統一的「腳本」可以幫助死者的親人按照社會可以接受的行為來行事。這些腳本非常重要，因為它們可以防止社會出現崩潰，同時維持社會的延續性。葬禮儀式可以在家庭因為死亡而出現分裂的時候提升社會凝聚力。

和死亡有關的含義是由社會創造並傳播的。透過在參與過程中進行觀察，兒童從他人身上學會如何應對死亡。如果兒童被保護起來不參與這類場合，就會阻撓他們的社會化進程。如本章所述，在大多數社會中，死者家屬的參與都發揮了重要的作用——在人們為應對死亡做準備的時候，在人們清理屍體為最後的遺體處理做準備的時候，在之後舉辦葬禮的時候。因此，無論在死亡儀式中是否要殺掉一隻雞，是否要將屍體骨頭上的肉刮下，是靜靜地哭泣，還是大聲地哭號，是否要自殘，是將屍體火葬還是土葬，所有與死亡有關的行為都有三個相互關聯的特點——為人們共用，具有象徵意義，依情境而定。

關於死亡的行業

CHAPTER 11

人們都想要有一種更討人喜歡的營生方式，但只要有顧客，做什麼生意都能忍受。
——克拉倫斯 · 丹諾（Clarence Darrow）

關於禮儀師能賺多少錢，很多人都誤解了。我在讀殯葬學校的時候，一位老師問我們有多少人覺得禮儀師很賺錢。有一些人舉手。然後老師說出這一行的實際收入。兩週之後，舉手的那些人走了一半。
——約翰 · 艾弗里（John Everly）

○ 遺體清理的生意

邁可・雷明說過，透過向人們提供必要的卻又沒有人願意從事的服務就一定能賺到錢。此外，這種服務越有存在的必要，任務越繁重，所提供的服務的收費就會越高。

美國式葬禮的變化

二十一世紀的葬禮顯然和美國殖民時代的葬禮不同。沒錯，就如巴布・狄倫在二十世紀六〇年代所哀嘆的那樣，「這時代，正在變革之中」。和社會的各方面一樣，我們從以前大家會做好多種事情的通才社會走向了專業化和勞動分工的社會。十九世紀末喪葬行業的興起就充分證明了這種社會分工。

不同文化中的死亡

波利尼西亞人的喪禮

太平洋密克羅尼西亞的一個波利尼西亞人居住的村子上，人種學家邁克爾・利伯（Michael D. Lieber）對當地的喪禮進行了觀察。喪禮的準備工作會因為死者的年齡或者性別而不同，比如說，年紀越大，葬禮就更加的盛大。死者家族裡女性中的首領會將最開始的工作分配給大家：烹飪食物、清理屍體為遺體瞻仰做準備（清洗、穿衣、闔上五官），清理房屋為守靈做準備。在這個階段不允許哭泣或者表現出其他的情緒。

守靈時，人們會進行遺體瞻仰，女性會發出高分貝的哭號聲，也允許人們流淚。年長者的屍體被埋在被成為墓屋的祖屋的地板下。其他人的屍體也綁上石頭埋在湖裡。死者的貴重物品會和屍體埋在一起。處理完屍體後，會向所有的賓客提供食物。在人們吃完飯後，就會開始唱聖歌，並且一直持續到第二天早上——此時的情緒已經更加喜慶、更讓人高興了。

在這些活動結束之後，死者的所有近親都會被賦予新的名字。這些名字源自聖歌裡的歌詞，而且通常是祖輩們用過的名字。舊的名字就「拋棄」了，代表著一段關係的破裂，而不僅僅象徵著失去。繼續使用原來的名字會讓人們痛苦地想起自己失去了一段重要的關係。

來源：〈及時止損：波利尼西亞人的死亡和哀傷〉，作者邁克爾・利伯，1991。收錄在《應對死亡的悲劇：死亡和哀傷中的文化差異》。

清教徒的葬禮——對於清教徒而言，鎮上大鐘的敲響就意味著葬禮的開始，參加的人員會聚在死者的家中禱告，準備送葬。清教徒懼怕死亡，他們的禱告不是為了死者的靈魂而是禱告賜予在世者的舒適的生活和在指引。他們相信在死亡時會經歷審判，死者已經無法獲得人類的幫助，所以他們禱告是為了強化信仰崇拜上帝。除了禱告，清教徒還可能會念誦輓歌，輓歌通常都將死者刻畫成已經從人世解放，永遠獲得賜福的聖人。這些輓歌明確了死者新的不同的身分，有利於控制哀慟，同時為人們提供了在親友去世後如何繼續生活的美好範本。有時會把輓歌的複本釘在棺材或者送葬的靈車上。

在葬禮結束後，奔喪者會回到死者家中，分享食物、飲品，共同禱告，互相安慰。家庭成員會向護柩者和參與者表達謝意，有時會額外贈送禮物，他們可能會讓牧師進行喪禮佈道，但並不是在下葬當天，而是在教會下一次正常聚會的時候。有時死者家人會將喪禮佈道和／或輓歌列印出來，分發給朋友們作為 momento mori（死亡象徵）。等晚些時候，家屬還可能會在死者的墓穴旁樹立起標記物，宣告死亡的逼近以及上帝所承諾的救贖。而在美國早期文化中，人們也通常會在大家常去的禮拜堂的周圍樹立此類標記物來維持死亡的生命力。

對於清教徒而言，葬禮是讓活著的人表達悲傷的主要場合。它為人們提供條件處理遺體，也確認了死者不在的事實。它將社群的成員聚集起來讓大家互相安慰，讓奔喪者能夠紀念死者，表達離別的悲傷，同時彰顯自己願意接受上帝的旨意。在葬禮結束之後，清教徒希望奔喪者可以回到自己的崗位上，繼續自己的生活工作。他們不贊成十九世紀流行的那種大張旗鼓或者過度的哀悼，因為這樣會破壞了自己高高興興順從上帝旨意的體驗，而這種體驗對於清教徒而言是至關重要的。

維多利亞時期的葬禮——維多利亞時期更注重美學和對於悲傷的人們的安撫。當時人們的態度是要美化整個喪禮過程，讓喪禮更容易為死者的親友所接受。他們強調的是「成功」舉辦葬禮，並且繼續生活下去。

對美學的關注——在一八五〇年到一九二〇年間，美國的喪葬儀式發生了巨大的變化。因為「增長的財富和繁榮已經讓人們想要擁有一些可以和周圍環境更加匹配的事物」，而且因為禮儀師培養了「社會對於美學穩步提升的讚美」，維多利亞時期的新型喪禮是一件藝術品，試圖在盡可能隱匿死亡的不快的同時重新恢復中產階級間的秩序。

對於新型美國式喪禮的需求源自美國中產階級，但卻是由棺材製造商和禮儀師創造出來的。美國禮儀師協會（NFDA）於一八八二年在紐約州的羅切斯特市成立，這裡是斯坦棺材製造公司的總部所在。該協會的官方雜誌《棺材》由斯坦公司成立，並資助了數年時間。顧名思義，殯葬行業最先對棺材進行了廣泛創新，用更時髦的容器來安置遺體。在一八五〇年之前，大部分美國人的遺體都被安置在一個六邊形的箱狀棺材中，這些棺材是由當地的木工根據訂單打造的。到一九二七年，「舊式的楔形棺材（已經）被廢棄了。市場上有許多不同種類不同等級的棺材出售，從便宜的，蓋著布塊的松木棺材到昂貴的澆鑄有青銅的石棺，應有盡有」。長方形的新型棺材可以彌補在隱藏粗魯的屍體時所造成的藝術缺失。巴斯托（A. C. Barstow）在一八四九年申請棺材的專利時這樣解釋道：「之前使用的棺材在造型上基本是根據屍體的形狀來建造的，也就是說從肩部到腦部逐漸變窄，從肩部到腳步也逐漸變窄。如今為了在某種程度上消除棺材對人們造成的感官上的不適感，必須採用現在的棺材，以長方形的樣式。」

小匣子（棺材）這個詞的使用也加速了「死亡的淡化」，因為這個詞之前指的是裝珠寶等貴重物品的容器。與此有關，美國人接受來了屍體的珍貴性這種想法，認為一副死人模樣的屍體和流線型的棺材看起來格格不入。他們沒有棄用這種棺材，而是決定要把屍體打扮得時髦一點。雖然防腐措施本來只是為了將屍體從南北戰爭的戰場或者西部城市運回家而對屍體進行保存的一種方法，卻很快變成了一種維持死者遺容的方式。禮儀師試圖利用微生物理論和公共衛生運動的發展，透過強調屍體防腐的方式具有抗菌消毒的作用來打造自己的專業地位。然而大部分禮儀師只想簡單地「維持並且美化死者的膚色」來讓屍體看起來「像活著一般自然」。因此，他們開始為遺體化妝，按照自然的方式為遺體著裝，保持自然的姿勢。他們用休閒服裝替換了傳統壽衣，試圖「盡量把遺體擺出還活著的樣子」。截至一九二〇年，他們做得非常成功，而在波士頓，禮儀師會登出下面的廣告：

重塑遺體的容貌	一美元
讓遺體的容貌看起來平靜順從	二美元
讓遺體的容貌充滿基督徒的希望與滿足感	三美元

喪葬習俗也受到了從錐型棺材到方形棺材的轉換影響，同時受到了防腐物質「保存藝術」影響，還受到了將葬禮從家中轉向殯儀館舉行這一運動的影響。隨著人們開始將死亡從自己家中驅趕

到醫院中，他們也開始將葬禮從家裡移至特定的殯葬場所舉行。南北戰爭結束後，美國的中產階級開始不再在家中設置舉行葬禮的場所，而是用「會客廳」來取代。與此同時，禮儀師想要徹底地掌控屍體的清理和葬禮的籌備。而在殯儀館舉辦葬禮又方便又高效，進一步增加了他們的盈利。儘管有諸多好處，將葬禮轉移至殯儀館舉行的進程非常緩慢，一直延續到二十世紀之後。

智慧箴言

死亡的炫耀

我們真的需要廢除一些因為在喪禮上透過各種陰森的方式展現出來的對於死亡的誤解，並且努力給年輕人一個不同的也更真實的想法，讓他們知道一個靈魂的逝世意味著什麼。有些葬禮非常可怕，絲毫不亞於犯罪，尤其是它會可怕地影響年輕人的想法。如果有什麼工作是適合今天的牧師做的，那就是在死亡和喪禮這個主題上對他們的子民進行啟蒙。然而牧師首先必須自己能夠接受一節關於自制的健全的課程，摒棄那些惹人煩又無聊的悼詞，悼詞簡直是許多葬禮的罪魁禍首。他必須自己學習欣賞簡短的葬禮的美與莊重，並且傳達給他的子民，在自己的教會裡規定要舉行簡短的葬禮，而不再試圖得到其他更多的東西，他還必須嚴厲地反對現在尤其是在鄉下，把葬禮變成野餐的這種趨勢。現在在鄉下，每一個地方都會湧出一大群各式各樣的人，這種鬧劇一定要盡早廢止，越早越好。喪禮的本質是讓死者的家人、親戚和密友團聚的時刻，而不相干的人出現得越少越好。在現有的習俗中，許多葬禮都會讓一大群魚龍混雜的人去「瞻仰遺體」，這種做法也十分粗魯野蠻，許多人甚至之前都不認識死者，或者就算認識，也沒有時常想起他，從未去看過他。那種促使人們一定要再看「所愛的人」最後一眼的粗俗的好奇心簡直再怎麼批判也不為過。排在它之後的就是「護送死者遺體前往墓地」的浮誇車隊，還有人們透過車隊裡車子的數量來決定死者生前人緣好壞的心理。如果有什麼是迫切需要簡約的信條的話，那一定是和葬禮有關。把死亡變成一個炫耀的場合，這種想法簡直不可思議，然而現在的喪禮卻正是如此。葬禮上的鮮花，包括無知的花匠構建出的可怕的概念，就像在《恩門大開》一書中一樣；棺材的品質甚至是壽衣的品質；葬禮上的人群；送葬隊伍中車輛的數量──哦，哦，「這些愚蠢的人類啊」，更不用說這些事情毫無意義，而且還荒唐地浪費了許多亟需使用的錢財。很難想像全國人對於炫耀的愛已經如此根深蒂固，甚至一直通往墳墓的邊緣！

選自《婦女家庭雜誌》，1903 年 9 月刊。

撫慰哀悼者的情緒──無論是在家中還是在殯儀館中舉辦葬禮，世紀之交時的喪葬程序發生了改變。結合宗教自由主義的改革力量，禮儀師開始將葬禮朝向更短、更世俗、更能撫慰人心的方向。他們試著將冗長的悼詞替換成關於改過自新的箴言，以此來縮短儀式的時間。雖然有一些牧師抗拒這種做法，但是禮儀師想要把佈道的焦點從神學轉向心理學，從佈道轉向悲傷治療，從活著的人們的靈魂狀態轉向他們的情緒狀態。禮儀師負責葬禮的每一個細節，扮演著舞臺監督的角色。「其實真的差不多，」一位禮儀師這樣寫道：「我工作是為了達到這種效果──安慰和撫慰的效果」。

一八八〇年後，禮儀師運用他們的藝術和專業主義的文化，影響了美國人的喪葬習俗，使之出現了巨大的變化。專業主義是中產階級產業專門化策略的其中一部分。它需要在某一個專業領域進行學習，需要相關服務倫理，然後為從業人員提供自主權和收入。美國的禮儀師之所以會尋求職業地位，因為這有助於讓他們「具有足夠的權威，可以心平氣和說服他的客戶確實還有比現有習慣更好的方式」。

禮儀類書籍又強化了這種職業主義的文化，它們建議讀者「將籌備葬禮的工作留給禮儀師去做，因為他們是最知道怎樣運作的人」。對於懼怕死亡的中產階級而言，就形成了這樣一種局面：公眾被動地接受了禮儀師對於葬禮的建議。

現在喪葬習俗起源於一種簡單的欲望——讓死亡對於活著的人和死著的人一樣毫無痛苦。這源自一種廣泛的文化習俗，試圖「不去提起麻煩、悲慟、病痛或罪惡，而是彷彿它們不存在一樣地對待它們，只去訴說生活中甜蜜又快樂的事情」。這種「死亡的淡化」則源自於中產階級想要控制自己、社會以及環境的欲望。而這一切的結局都會如同托克維爾（de Tocqueville）所預測的那樣：

當他們認為他們能夠毫不費勁地解決生活帶來的各種小麻煩時，很容易就得出結論，認為世界上的每一件事都是可以得到解釋的，不會有什麼事超出人類理解的範疇。因此他們開始否認一切他們無法理解的事情。

透過否認死亡，掩飾死亡，美國中產階級至少在表面上實現了死亡的淡化。

當代美國喪禮：滿足死者親友的需求　現代死亡學運動受到了潔西嘉・米特福德的《美國式死亡》和伊莉莎白・庫伯樂—羅斯的《論生死與臨終》的影響，重新在美國人的生活中建立了死亡的意識，因此也改變了當代美國葬禮。隨著美國公共教育試著向學習者們提供一些與生活相關的知識，美國的葬禮也試著與哀悼者們連結起來，將浪漫主義和感情主義轉變成讓人們誠實感知自己情緒與損失的機會。

哀悼者們受到鼓勵去感知和體驗死亡的真相，然後試著去適應死者已經不在了的情況。由於在這個過程中，有一部分是要對抗人們試圖否認死亡的傾向，現代葬禮避開了委婉的說法，讓哀悼者可以制定個性化的葬禮，可以和禮儀師一起創造有意義的

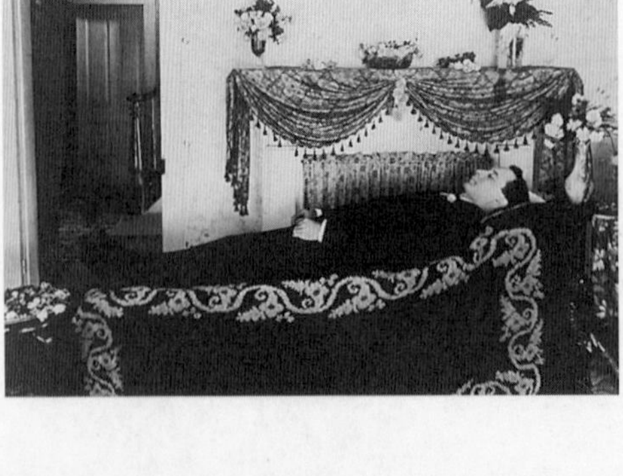

將死者放在屍架上，供人們在家中瞻仰的習俗，一直持續到十九世紀末期。

儀式，能夠反映出死者獨一無二的生活，並加以讚美。個性化的流程讓死者的家人可以念誦自己的悼詞，製作紀念牌位（包括圖片、工藝品、能夠引起對死者回憶的紀念品等），試圖對抗上一個時期葬禮沒有個性又過度職業化的特點。

保羅．伊里翁（Paul Irion）稱，死者的親友有下列需求：面對現實、表達悲傷、得到社會支持、明白死亡的意義。伊里翁認為在目前的情況下，喪禮能夠讓人們感知到自己的重要價值，因為它滿足哀悼者的宗教需求、社會需求以及心理需求。只有上述每一項都得到了滿足，才能讓失去親人的個體回歸到正常的生活中，並且在這個過程中消化自己的悲傷。

葬禮要關注心理學是因為悲傷是一種情緒。愛德格．傑克森（Edgar Jackson）指出，悲傷和愛是一枚硬幣的兩面。他認為，如果一個人從沒有愛過死者——從未進行過任何類型任何程度的情緒投資——他／她不會因為死者的離世而悲傷。正如在第二章開頭幾頁討論過的那樣，很容易能找到證據證明這一點，我們每天會看到、聽說、讀到很多的死亡，但是卻不會對我們產生影響，除非我們和死者有某種感情糾葛。我們在一次飛機失事中讀到有七十八名死者，卻不會因為他們而傷心，除非裡面有我們認識的人。但也有例外，比如說有明星或其他公眾人物死亡時，哪怕並沒有任何私人接觸，人們也可能會感受到悲傷。

埃里希．林德曼（Erich Lindemann）在他對於悲傷研究的著作中，強調了悲傷的這個概念，強調了在消解悲傷的過程中，這是重要的一步。他指出悲傷的情緒必須支撐現實和死亡的結局。林德曼認為，如果人們避開死亡的結局，就會延遲消解悲傷的過程。因此他強烈建議死者的親友要進行遺容瞻仰。當活著的人面對死者時，所有的勵志和逃避的手段都會瓦解。當我們能夠說出「他／她已經不在了，我變成了獨自一人，從這天起我的生活將永遠得不同了」這句話時，我們就從否認和逃避的機制中突出重圍了，接受了死亡的現實。只有此時，我們才能夠收回之前我們投資在死者身上的情感資本，試著和活著的人建立起新的關係。

然而另一方面，瞻仰遺容可能會對一些人造成創傷。大部分人都不習慣見到一具冷冰冰的屍體，看到一個重要的人雙眼閉合、伸直四肢躺著。確實，對於一些人來說，這一場景可能會留在他們的記憶中一輩子。於是，他們記住的是冷冰冰的屍體，而不是那個溫暖的能做出回應的人。是否要去瞻仰遺容不是一個呆板枯燥的決定。當做這個決定的時候應當將許多因素都考慮進去。

對於死者的家人而言，要消除悲傷尤為重要，但是其他人也會受到影響——鄰居、商業團體（在某些例子中）、宗教團體（在大部分例子中）以及死者的朋友圈子和社交圈子（他們之中的很多人死者的家屬都不認識）。所有的這些群體都會因為他們和死者的關係的死亡，而產生某種程度的悲傷。因此，有許多人都會受到死亡的影響。這些受到影響的人不僅會尋求一種表達悲傷的途徑，而且會尋求支援網路說明他們應對悲傷。

從社會學上看，葬禮是一類社會事件，將死者最親近的親友和社會上的其他成員聚在一起共同面對死亡。葬禮成為了一種工具，它將和死者關係或遠或近的來自各行各業的人們聚在一起表達情緒，相互支持。出於這個原因，在我們當代文化中，葬禮是一個不會邀請任何人但所有人都可能會出席的場合。並非所有的文化都是這樣，在一些文化中，葬禮是「邀請制」的體驗。也許正是由於這個原因，在美國文化中，私人葬禮（僅限於死者的家人或者是一些特殊的人）差不多都消失了。（但這種情況可能會有例外，比如明星的葬禮，對外可能只限於媒體參加。）

人們在具有某種強烈情緒的時候，人們之間的互動和社會支持就變得至關重要了。葬禮可以提供這種氛圍。自己一個人獨自悲傷可能會帶來毀滅性的後果，因為這個孤單的個體就只能一個人吸收全部的感情。人們常說「幸福因分享而加倍」，同樣的，悲傷因為有人分擔而減半。在具有強烈的情感體驗的時候，人們需要彼此。

葬禮實質上是一種一次性的互助小組，可以為悲傷的人們帶來支撐與幫助。葬禮會創造一種有利於哀悼的社會氛圍。我們去殯儀館也許是與失去親人的人們聊天，也許是去紓解自己的悲傷。我們之中大部分人都會有這種體驗，很難去和死者的家屬談論這件事。我們要尋找合適的氣氛、時間和地點。在葬禮中、在守靈時、在服喪期或者是探訪死者的家庭時，我們才有機會適宜地表達我們的哀悼和慰問。

在死亡來臨時，人們常常會深切地感受到憤怒和罪惡感，而且這種感覺會表現在言語和行為中。在葬禮的氛圍中，這種做法是被允許的，因為它們誠實坦率地表達了哀傷，但在其他時候，這種行為卻可能遭受非議與譴責。葬禮的本質是在說：「你很好，我也很好；我們有一些強烈的感情，現在是時候為了所有人都好，現在是時候表達分擔這種感情了。」沉默、交談、感知、觸摸，可以用所有的方式去分擔這種感情而不用擔心這麼做會不合適。

葬禮的另外一項功能是提供神學或哲學的視角來加速悲傷的消解過程，同時提供一種情境，可以將死者生平最重要的經歷一一列出。對於大部分美國人而言，葬禮是一種宗教儀式或宗教典禮。而那些並沒有宗教信仰或宗教傾向的哀悼者要在死者和其他哀悼者認為很重要的背景和價值觀中定義死亡，表達對死亡的感受。無論是從宗教上還是哲學上來看，葬禮的功能在於試著為死者的生與死賦予意義。對於具有宗教傾向的人們，他們的信仰體系可能會有助於他們理解來世。其他人可能只能看到生理學上生命的結束，看到因為死者的生活對於其他人產生影響而具有象徵意義上的永生。

「為什麼？」是在死亡出現的那一刻或者我們被告知認識的人死亡的那一刻最常出現的問題之一，雖然葬禮無法提供這個問題的最終答案，但是它可以將死亡置於一種對於哀悼者而言非常重要的意義背景下。如果是宗教背景，那麼這個宗教體系、教條和哀悼者所懺悔的信條都將為他們帶來安慰，帶來對於死亡意義的肯定。而其他對於生死有一套個人哲學看法的人，則會將死亡放置在這種哲學背景中。

文化的期望通常會要求我們正式而體面地處理死者。葬禮也可以彰顯對死者遺體

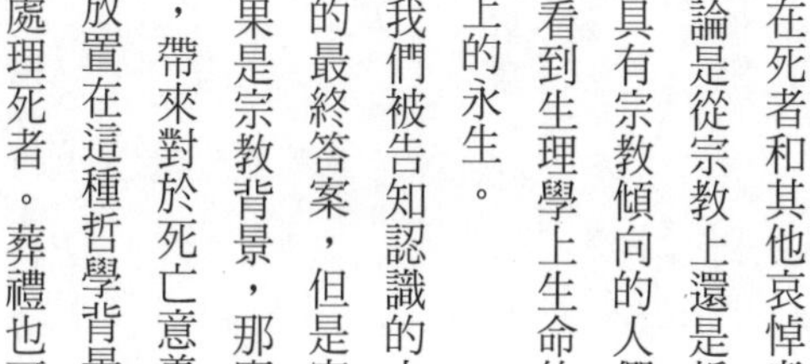

藝術家描繪了對加菲爾德總統的遺體進行防腐處理時的情形，採取防腐的舉措是為了用火車將遺體從紐澤西州運往華盛頓特區。防腐措施本來只是為了將屍體從南北戰爭的戰場或西部城市運回家而進行保存的一種方法，卻很快變成了一種維持死者遺容的方式。

的重視。而就像在美國生活中什麼都要專業化，殯葬行業也在為美國人處理那些他們不想親自去完成的任務。

實際問題

禮儀師應該專業化嗎？

和許多其他職業一樣，禮儀師也希望被認為是專業人員。我們身為顧客應該支持禮儀師更加專業化的做法嗎？

我們對這個問題的第一反應會是：「當然了。」但別急於給出答案。我們首先必須要考慮是什麼讓一個普通的工作成為一個「專業」。我們如何區分專業工作和普通工作？其中一種方法是列出那些被認為是專業工作的特點。如果問我們哪些工作是專業工作，大部分人都會回答醫師或律師。這些工作有什麼獨特之處呢？他們有以下這些特點：

一、專業的知識體系
二、長時間的訓練
三、服務導向而非利益導向
四、一套共識的倫理體系
五、法律認可（通常以頒發執照的方式）
六、行業協會

上述定義隱含的假設是專業人員會考慮公眾的最大利益。畢竟，他們接受了長期的訓練，期望能夠服務他人，遵守一套倫理準則，並且透過行業協會進行自我管理。所有的工作都應當變成專業工作。

但這不是唯一一種定義專業的方式。還有一些人會用更加嘲諷的方式看待社會上的專業人員的角色。喬治・尚恩（George Bernard Shaw）說：「對於門外漢而言，專業人士就是陰謀。」他是什麼意思？尚恩的評論為專業提供了另外一種定義，這種定義認為專業只有一個顯著的特點：權力。專業是指那些累積了足夠的權力來控制自己工作定義和工作內容的職業。比如說，從這種觀點出發，醫師透過完全控制健康問題而成為專業人士。透過他們的協會，他們可以控制醫師的數量和培訓，限制競爭（比如脊椎按摩師和護理師從業人員），制定醫療保險的報銷比率。支持這一觀點的人指出，專業人士實際上使我們變得無能：他們限制我們的選擇，讓我們覺得無法自助，鼓勵我們依賴他們。

作者：德弗里斯，密西根大學醫學院生物倫理學和社會學教授。

禮儀師應當更加專業化嗎？不是所有人都會贊同。禮儀師同意第一種定義，堅稱專業人士可以更加滿足公眾的需求。而支持第二種定義的人則會得出結論說，變得更加專業化會限制競爭，提升價格，並且透過增加人們的依賴感而讓人們覺得自己無法應對死亡。

葬禮的替代之選

人們通常會問是否有其他選擇可以替代傳統的葬禮。主要有三種選擇：立刻處理死者的遺體，死者將遺體饋贈給醫學院解剖學習和研究，追悼會。（第十章還提到了其他少見的方式——木乃伊化、塑化、人體冷凍、食用遺體。）

直接或立即處理屍體指的是將死者的遺體從死亡發生的地點移送至火葬或土葬的地點，而不舉行任何典禮；而在此過程中要填寫相應的表格，獲得許可。在這種情況下，死者的家屬不在場，通常在死者死後都不曾見過死者，也不考慮進行後續的紀念儀式。直接或立即處理屍體指的是，在死者去世之後盡快完成遺體的處理。這種情況下，不會對遺體進行防腐，清理屍體的唯一方式就是沐浴和清洗。

實際問題

昂貴的告別

在一九六三的年暢銷書《美國式死亡》一書中，記著潔西嘉・米特福德是第一批曝光美國喪葬和火化行業中掠奪式經營的人。她的作品為一九八四年通過相關法規針對亂收費現象有很大的貢獻。該法規被稱為「殯葬法規」，由聯邦貿易委員會執行。

然而《金錢雜誌》為期三個月的一項調查顯示，消費者仍然面臨許多以前的麻煩——由於越來越多的人選擇使用便宜的火葬方式，使得整個行業面臨了收入的壓力而造成的新變化。

FTC去年對殯儀館進行抽查後發現，幾乎有四分之一的殯儀館都有嚴重違反殯葬法規的情況，其中包括包括沒有適當地公開價格。另外一個普遍問題是誤導消費者對聯邦法律和州內法律的理解。而消費者保護團體指出，死者的家屬在火葬的過程中也遇到了很多相同的問題。

《金錢雜誌》披露，喪葬從業人員誘使悲傷的家庭超出預算，誘導他們不在其他地方購買便宜的商品。

該雜誌在美國四十八個州對市場監管者的調查中發現，因為預購合約而引起的財務糾紛正在增加，此類合約可以讓顧客提前購置葬禮籌備服務，現在已經成為臨終關懷行業投訴最多的源頭之一。

殯儀館：瞭解你的權利

這是殯葬法規最基本的要求：在電話上告知費用，當面提供分項價格明細，讓顧客可以選擇他們想要的特定商品和服務，並且對價格進行比較。

由於各殯儀館之間差價較大，哪怕是在同一個地區也是如此，因此這一點非常重要。一家名為艾弗里斯特的殯葬服務公司對十大城市進行分析後發現，在五公里範圍內，最便宜和最貴的殯葬所舉辦一個傳統葬禮的花費平均相差百分之一百六十四。

然而令人吃驚的是，FTC 在過去四年中對五百家公司進行了調查，其中有百分之二十七的公司沒有遵守規定，四年前這一平均比率只有百分之十三。

紐約是少數的幾個擁有自己法規的地區之一，幾年前的調查中，有百分之三十的公司尚無法提供價目表。

而當一位城市調查員假裝自己是一位將要病逝的老人的兒媳婦，打電話給殯儀館要報價時，百分之六十的公司都沒有按照紐約市法律提供相關資訊。

殯葬法規還規定消費者有權只購買自己想要的特定商品和服務。然而麗薩・卡森（Lisa Carlson）說，很多家庭都抱怨禮儀師強迫他們購買套餐，麗薩是一家非營利宣傳組織——殯葬倫理組織的執行理事。

「這些套餐通常都包含很多你不需要的東西，這是一種讓你多花錢的手段。」麗薩說道。悲傷輔導、電子貢品、昂貴的花卉擺設很容易就把價錢拉高了。

艾德・馬金（Ed Markin）寫了名為〈辦得起的葬禮〉（An Affordable Funeral）一文，他提到，進行此類捆綁銷售時，其中一個策略是展示出三個不同的價格。大部分人都不想被認為小氣或者過分鋪張，所以禮儀師知道大部分家庭會因此選擇中間的套餐和價位。

消費者保護團體指出，殯儀館還可能會暗示說該州法律或當地法律要求要舉行某一特別的程序，比如說遺體防腐。而事實上大部分州從未有過此類要求。而如果確實需要保存遺體，冷凍也一樣有效，殯葬消費者聯盟的執行理事約翰・斯洛克姆（Josh Slocum）說道。

斯洛克姆也提到，由於遺體防腐平均能帶來將近七百美元的收入（最高可多達三千美金），禮儀師可能會忘記告訴你事實。

丹・羅林（Dan Rohling）是一名消費者權益保護者，也是加州的前公墓調查員，他說殯儀館面臨壓力，「要盡可能從每一名顧客身上壓榨利益」。

根據美國聯邦禮儀師協會報告，由於現在殯葬行業有百分之四十三的消費者選擇火化而不是傳統葬禮，而這一數字在二〇〇六年是百分之二十六，獨立殯儀館——占該行業的大多數——從每一單上獲取的盈利在過去的十年中下降了百分之二十七。而該行業具有較高的固定成本，包括有三十七個州都要求殯儀館要有遺體防腐室，這更加劇了該行業的財政困難。

你應該怎麼做

一、至少比較三家殯儀館的價格。美國退休人員協會的報告指出，有五分之四的消費者在籌備葬禮時不會貨比三家。不用感到有壓力一定要去你逛的第一家或者是你認識的每一個人都選的那一家；你可以打電話或者上網比價，用不了一天。

問一下強制性的基本服務費，包括時間還有禮儀師及其他人員的基本開支，以及你選擇的其他服務的各項費用。

二、利用搜尋引擎。如果覺得一一收集各家報價太麻煩，可以試試上網查詢。

三、打破棺材的高額費用。棺材的價錢有二千四百美元（鋼製），有三千五百美金（木製），還有一些銅和青銅製的要高達一萬美金甚至更多，棺材通常是葬禮中最昂貴的項目。

好消息是，越來越多的供應商出售價格更低的，包括獨立的網上賣家，也有像樂事多和樂購這樣的零售商，他們出售的棺材價錢通常不到殯儀館價錢的一般。

壞消息是，殯儀館不會那麼輕易地讓你用其他地方買的棺材。

一些情況下，殯儀館可能拒絕接收外購商品或者會收取手續費，這是違反殯葬法規的。FTC 今年對三起違規事件進行執法，其中一件就是因為這個原因而引發的。

有人可能會鼓勵顧客直接購買棺材來進行火化，雖然卡箱就已經足夠了。

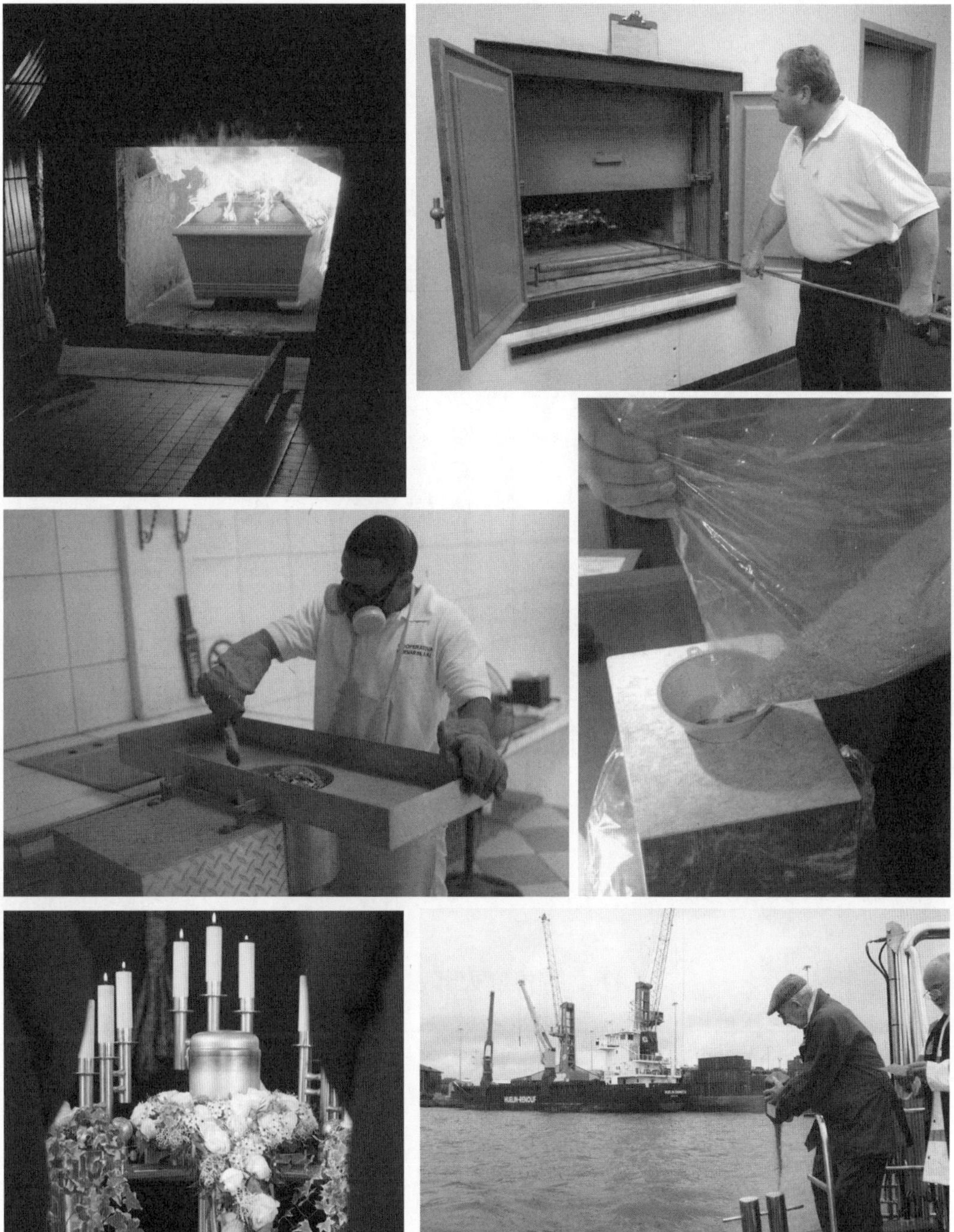

火葬包括火化屍體，移除骨髓殘骸，將它們磨成粉末狀，放入甕或其他容器中，然後把骨灰甕埋在合適的地方或者將骨灰灑在合適的地方。

而選擇火葬也無法使你避開殯儀館推銷棺材。越來越多的殯儀館提供棺材租賃服務供遺體瞻仰時使用，通常收費八百美元左右，他們還販售昂貴的骨灰甕和其他容器來放置骨灰。

禮儀師可能會反覆問一些問題，暗示你沒有棺材的葬禮不夠體面，像是「你想要有一個說再見的機會嗎？」如果死者的家屬同意的話，禮儀師又會說「那你不會想要看到靈堂有個爛箱子在裡面的。」突然間，你就開始考慮要買多貴的棺材了。

當你在籌備葬禮的時候，也可能會受到像殯儀館一樣的強迫推銷。單單是選定一個地方就要花一千六百至六千美元，這取決於你生活在什麼地方。此外，你還要付給墓園的工人六百到兩千美元甚至更多的費用來挖掘和重新蓋上墓穴（如果葬禮在週末舉行，費用會更高）。

然後是墓碑，一個基本的碑石需要兩百五十美元，而華麗的青銅鑄造的個性化墓碑則需要幾千美元。

美國火葬的年均增長率

年均增長率指的是五年來，每年的平均火化率之間的差別。下表顯示了美國從一九九六年到二〇一一年之間每年的火葬比例。此外，該表還反映出火葬率一直在成長，現在平均每年的增長率是百分之一．六四。

在美國，選擇火葬的頻率各個地區不盡相同——西部和西北部的人們最經常採用火葬的方式（大約百分之七十），南部各州最少（不足百分之

表 11.4 各年度火葬占比及增長率

年份	火葬占比 %
1996	21.8
2001	27.0
2006	33.8
2011	42.0
	變化比率 %
1996-2001	5.3
2001-2006	6.8
2006-2011	8.2
2006 至 2011 年間年平均增長比率	1.64

十九）。西部和西北部的比例自二〇〇二年增長了百分之十，南部的比例則幾乎翻倍。二〇〇六年進行的一項調查發現，在使用火葬的案例中，百分之六十二的家庭都選擇立即火化，死者遺體並未出現在葬禮和追悼會上。

遺體捐贈在過去四十年年來更加為人所瞭解。一份關於遺體捐贈資訊的報告顯示，如果死者家庭希望這麼做的話，百分之七十五的接收機構都會允許他們先舉行葬禮再將遺體運送至學習和研究機構。一些醫療學校會支付將遺體運往學校的運費；另外一些不會。這是最便宜的一種處理屍體的方式。這份報告也指出，幾乎在每一個案例中，死者的家屬都會要求在死者的遺體對於受贈機構不再有價值的時候，將遺體或者骨灰還給家屬。而如果死者家屬最後不想要遺體或骨灰的話，受贈機構將進行火化或土葬——通常都會舉行合適的儀式。而考慮捐贈自己遺體的人們應當明白，在他們死亡的時候，受贈機構可能不需要屍體。如果確實出現了這種情況，死者的家屬要另找一家機構或者採用其他方式處理遺體。此外，有些人在發現自己要為捐贈遺體支付運費時，他們會覺得非常驚訝。二〇〇七年 NFDA 的調查顯示，只有不足百分之一的死者遺體被捐贈用於解剖學研究。

實際問題

死亡的多樣性：遺體處理和追悼活動

嬰兒潮時期出生的人（於一九四六年至一九六四年之間出生的人）年紀已經不小了，開始達到人生中的退休年齡了。隨著他們進入人生的這一個新的階段，他們的同輩人開始去世，焦點也逐漸放在了對於臨終和死亡的興趣上。然而，嬰兒潮時期出生的人們希望能在最終處理遺體這件事上彰顯個性，選擇更加個性化的葬禮：他們希望選擇其他的方式來代替葬禮。影集《六呎風雲》為他們提供了一些殯葬業的內幕消息。他們想要控制自己的人生——和他們的死亡。許多人都選擇一些他們的父輩和祖輩根本不會考慮的紀念方式。他們開始改寫美國人應對生命最後一章的方式，因此對殯葬行業產生了極大的影響。

最近一些個性化的死亡潮流都和火化有關。最近的骨灰處理方式包括：一、放在顏料中繪製成圖畫；二、將其放在一個一克重的膠囊中，發射到地球軌道中，收費為一千美元，而將其裝入七克重的膠囊中向月球發射的價錢是一萬兩千五百美元；三、把骨灰放入有形的人造礁石中置入海裡，價錢從和其他骨灰混放的一千五百美元到單獨放置的五千美元不等，礁石的重量則是四百到四千磅不等。

如果死者的親友喜愛鑽石，那麼芝加哥一家叫作生命寶石的公司就可以將死者大腦中的碳製成鑽石。這個過程需要大約十六個星期。製作一顆二十五分的鑽石且不包括火化和裝飾的費用是一千兩百美元，而七一五分鑽石的價錢是一萬美元。由於其中含有硼成分，所以鑽石是藍色的，但生命寶石公司計畫在未來推出紅色、黃色和白色的寶石。如果喜歡金子的話，死者的金牙可以被製成戒指。

如果人們選擇土葬作為最終處理遺骸的方式，那麼也有個性化的棺材供選擇。可以在金屬棺材上進行絲網印刷。可以定製適合死者性格的棺材。如果節儉的話，可以購買能同時用作書架、沙發的棺材，直到棺木下葬。

許多殯儀館中的棺材展示廳已經成為歷史了。之前走進展示廳裡，擺放著四、五十個棺材（在有人去世二十四小時之內看到此情此景不得不說十分震撼），現在取而代之的是產品展示廳。房間裡可能只有五、六口棺材，但主題是這些棺材的不同內襯、各式骨灰甕、穹頂的模型以及許多其他喪葬用品。

主題葬禮也受到一些人的歡迎。比如說，如果死者是威利・尼爾森（Willie Nelson）的粉絲，抬棺人就可以打扮成這位歌星的模樣，安放在棺材裡的遺體也可以這麼穿。喜歡沙灘的人可以讓殯儀館帶來沙子，覆蓋在殯儀館教堂的門口。如果死者是摩托車的狂熱分子，把哈雷帶到教堂裡，然後跟在送葬隊伍的後面絕塵而去，消失在夕陽中。而葬禮上使用的音樂可能是披頭四而不是讚美詩。如果有人無法親自出席葬禮，儀式也可以透過網路進行展示。

其他的選擇包括在葬禮上放飛蝴蝶或鴿子，製作葬禮錄影帶，為放置在棺材中的遺體拍攝照片，將太陽能顯示幕鑲嵌在墓碑中，將球衣置於死者遺體上，或者用馬匹拉靈車舉辦一場老式的葬禮。而在葬禮中的憑弔儀式上，會擺上能夠激發人們交談的紀念板（照片和其他值得紀念的物品）。而透過擺放死者的高爾夫球杆、網球拍、刺繡、打獵裝備或露營裝備等，能夠讓人們想起死者生前的愛好。

對於關注環保的人士而言，他們可以選擇綠色葬禮——沒有遺體防腐、沒有有毒化學物質、可生物降解的棺材、沒有穹頂，只有完整的遺體或是骨灰。他們會使用林地裡的埋葬地點。人們會用種植紀念樹來代替墓碑。而如果死者不想汙染環境而又不舉行綠色葬禮的話，可以使用生態棺材（由可回收使用的紙張製成的棺材，費用為五百至七百美金）舉辦葬禮。如果採用火化的方式，前面提過的人工礁石（永恆的礁石）能夠「為魚兒提供家園」，因此是一個「環境正確的」選擇。

遺體冷凍是一個非常昂貴的選擇（至少兩萬八千美元），也已經有好幾年的歷史了。另外一個昂貴的選擇是木乃伊化，可以在猶他州的鹽湖城來完成，需要花費三萬五千美元以上。雖然也可以採取這兩種方式，但是並不受歡迎，也不常為人們使用。

至於紀念品的選擇上，可以將填充玩具泰迪熊給年幼的家屬，另外放一隻熊在棺材裡，從而和死者之間形成某種「聯繫」。

現在的訃告也更加個性化，市面上有專門撰寫訃告的人，會就死者的某些特點進行描寫，使讀者讀完訃告感覺自己真的認識死者一般。

以上這些內容讓我們有什麼感覺？美國人的生活開始出現了變化。主流的宗教歸屬感在減弱，更加世俗的世界觀在興起，使得諸如喪禮和土葬等傳統的宗教儀式吸引力大減。而人口構成也更加多元化，各國移民源源不斷地進入美國，在美國內部則有更多的人從農場上遷移到城市中。由於今日社會充滿流動性，可能死者的親友對於某一個特別的地方就不再有歸屬感，因此也無需埋葬死者的遺體以便日後能夠繼續「拜訪」。而且對許多人而言，探訪墓園這個念頭令人毛骨悚然。火葬之後，「探訪」就更沒有必要了。

嬰兒潮出生的人們在意的似乎是遺骸處理的財務問題。從一九七〇年到二〇〇五年，火葬率從百分之七增至近百分之三十，花費可能是其中一個原因（火葬的價錢是一千兩百到一千五百美元不等，而土葬的價錢是五千美元以上）。此外，火葬快捷、高效、乾淨，無需浪費土地，對於環境的破壞更小。

從二十世紀六〇年代左右開始，死亡和性不再是禁忌話題了。在某些地方開始出現去機構化的趨勢。比如說，人們開始考慮自然分娩，而慢慢減少住院監控生產過程的分娩。嬰兒潮中出生的那代人需要在公開場所為孩子哺乳，需要在家教育他們的孩子。他們更喜歡接生員而非醫師。越來越多的人選擇在家教育。二十世紀八〇年代，在家辦公掀起前所未有的流行。二十世紀七〇年代，人們開始考慮遠離醫院和養老院那些機構化的設置，透過居家型安寧專案在家中去世。人們開始討論和實施沒有殯儀館介入的家庭葬禮。在全美五十個州中有四十五個可以在沒有專業殯葬服務的協助下舉辦土葬。

嬰兒潮出生的這代人將機構性的死亡變成了一種生命終結的體驗。死者透過路邊的紀念碑、臉書網站還有墓園裡的墓碑所展示的一切證明自己永存。透過網路讓公眾分擔悲傷，也是對於個人「失去」的一種治療。傳統的哀悼受到教條的約束，而在臉書的時代，人們向公眾展示的是自我。人們將死者體內的碳製成項鍊、手鐲或鑽石，從而將死者的骨灰帶到公眾面前。以前機構化的死亡現在變成了非常有意義的生命終結的體驗，這種體驗依據參與者的想法量身打造，而不僅僅是出於傳統的要求。正如巴布・狄倫在二十世紀六〇年代所哀嘆的：「這時代，正在變革之中。」沒錯，遺體處理和追悼活動的趨勢正在變革之中。

來源：〈死亡的多樣性：遺體處理和追悼活動〉，《疾病，危機和失去》。

○殯葬服務的新趨勢

殯葬服務最新的趨勢是向活著的人提供特殊服務來開創新的生意。其中包括和公眾一同預先進行葬禮規劃，向死者的親友提供善後關懷，協助社群和宗教團體向公眾提供死亡教育。所有的這些都被認為是過去推廣行銷殯葬服務所進行的各種努力的延伸，但是殯葬行業齊心協力，力圖使這些努力在這個競爭激烈的行業中見到成效。過去三十二年中，沒有其他額外服務的火葬數量大幅上升，企業利潤下跌超過一半。

生前契約：葬禮規劃的新趨勢

當今喪葬行業其中一個潮流就是生前契約。指的是在還不需要的時候提前籌劃葬禮的過程。這個過程包括挑選用品，規劃儀式，決定儀容瞻仰和最後處理屍體的方式，選擇讓哪些人參與葬禮過程。

目前，每年大約有一百萬人會提前籌備自己的葬禮，而一九六〇年是兩萬兩千人。美國退休人員協會（AAR）在一九九五年進行了一項調查，結果顯示有七百萬人都對自己的葬禮進行了提前規劃，總花費超過一百五十億美元。

根據詹姆斯・威爾（James Will）和威廉・浩克（William Hocker）的說法，消費者提前規劃葬禮，並且／或者提前籌集資金的原因包括：

一、為死後家屬們進行相關討論提供框架，而不至於因為不可避免的悲傷而受到嚴重影響。
二、讓活著的人瞭解自己的殯葬喜好，確保他們不會做出不同於自己喜好的選擇。
三、有機會能夠個性化定制自己的葬禮。
四、讓自己在面臨死亡時內心平靜——規劃葬禮是人一生中最後可以為自己的親自做的幾件事之一。
五、讓人們有機會不受到情況緊急和過度悲傷的影響，有時間比價，好好運用自己的資金。
六、為所愛的人分憂，讓其無需背負規劃葬禮、支付費用的責任。
七、保護自己的財產不會因為未來的喪費用支出而受損。
八、確保籌集的資金在以後可以支付自己想要的那種葬禮。

從消費者和禮儀師的角度而言，生前契約的缺點在於有消費欺詐的可能。一些消費者將喪葬費用支付給不合倫理的殯葬商人（一些持有牌照，一些沒有），卻在後來去世的時候發現公司已經關門，或者錢沒有被放進信託帳戶中，或者死者搬去了該公司無法提供服務的地區。

善後關懷：從今天的客戶中尋找未來的商機

殯葬行業一直都知道自己的業務中有百分之八十是和自己過去曾經服務過的家庭打交道。然而，善後關懷能讓拉回頭客的可能性更高。殯葬服務業最新的發展趨勢是為喪夫／婦的寡婦和鰥夫們提供廣泛的善後關懷型服務和產品。其中包括悲傷治療，喪親互助小組，悼念影片，甚至在死者逝世周年或生日的時候向其親友贈送慰問卡片。

美國現在有許多殯儀館為客戶提供悲傷諮詢和互助小組。二十世紀七〇年代，康乃狄克州一家名為碳元素的殯儀館成立了一個「重新出發」互助小組。該小組每週聚會，針對一系列廣泛的課題組織研討會，包括財務管理、車輛養護等。該小組甚至會辦派對，主要的目的是娛樂，包括魔術和口技表演。

其他的殯葬公司會舉行植樹活動和年度紀念儀式來服務喪親家庭。芝加哥一家殯儀館為死者家庭的婚禮免費提供豪華轎車租借服務。伊利諾斯州一家殯儀館則提供一項名為「行走的紀念」的活動供死產、流產和早夭的家庭選擇。活動中，參與者可以在公共公園中種樹，在紙上寫下他們死去寶寶的名字，並將紙放在樹邊。

目前，大多數會提供大量善後關懷服務的殯儀館都是私人的而不是大企業。當地人經營的殯儀館能更好地控制自己的預算優先順序，也更能對社區的需求給予回應並參與其中。這些當地私人經營的殯儀館也意識到善後關懷吸引了更多的注意，即使善後關懷服務不能直接提升營業收入。

死亡教育和諮詢協會（ADEC，http://www/adec.org）是大部分善後服務工作者得到成長、獲得靈感並取得認證的地方，他們參與協會，成為會員。ADEC為人們提供殯儀認證：死亡、臨終和喪親之痛。

華盛頓州的維克斯殯儀館就有這樣一個善後關懷服務的例子。凱薩琳・約翰森是一個經過認證的殯儀員，也是ADEC的會員，是維克斯殯儀館提供善後關懷服務的聯絡員。身為這家殯儀館的雇員，她為客戶提供下列各項服務：向人們提供和悲傷問題以及當地相關資源的大量資訊，提供個人悲傷諮詢，為失去兒女的父母組織互助小組，為社區裡其他互助小組提供建議，在葬禮或追悼會後兩個月之內進行電話追蹤，寄送特別的周年卡片（在早逝小孩子的生日當天或者失去伴侶的鰥夫／寡婦結婚紀念日那天），組織「如何應付節日假日」研討會（向公眾開放），管理一個圖書館（裡面的書籍都和悲傷的課題有關），舉辦年度耶誕節追思會。此外，約翰森會在當地的教堂和服務組織，向安寧小組提供非脫產型教育課程，每兩月為當地一家報紙就悲傷相關課題撰寫文章。維克斯殯儀館向客戶提供的安寧資料大部分都是自己做的（包括卡片）。

珍妮特・布蘭肯希普對俄亥俄州殯儀館提供的善後關懷做了一項調查。為了能釐清殯儀館善後關懷的服務範圍，她列出了一百多項服務，這是其中的一部分：

- 為各種喪親人群建立悲傷互助小組，包括：流產和失去嬰兒的父母，失去兒童的父母，失去父母的青少年，鰥夫和寡婦，親友自殺的人，失去成年孩子的父母，失去孫輩的祖父母，並為療養院開設悲傷輔導。
- 特殊節假日服務，包括：耶誕節、感恩節、情人節、陣亡將士紀念日、退伍軍人節。其中一些服務包括點蠟燭儀式、植樹儀式、佩戴黑色飾帶以紀念亡者、遠足紀念等。
- 為安寧工作者、教堂工作人員以及社區義工提供悲傷諮詢培訓項目。
- 由社區主辦的悲傷和喪親研討會（包括工作坊、演講、報紙專欄、內部通訊、宣傳手冊以及以悲傷和喪親為主題的會議），並在社區內促進男性和女性小組交流悲傷和喪親的情感。
- 和社區安寧小組進行合作，並為他們的善後關懷服務提供支援。

- 贊助社區內舉行的周年追思活動。
- 維持圖書館的運作，作為社區的公共資源，向人們出借悲傷和喪親相關話題的書籍。

線上殯葬服務

任何行業都處於不斷創新和變革之中，殯葬行業也不例外。FTC於一九八四年要求美國所有殯儀館都要分項列出收費明細，同時消費者可以透過電話獲知價格資訊，而隨著網路的發展，殯葬行業也進入了一個新時代，該行業的所有商業決定都將受到高科技通訊的影響。

如今在美國和世界上其他地方，許多殯儀館和火葬場都透過網路向消費者提供訃告、報價、提前進行葬禮規劃等。人們可以完全透過網路購買葬禮服務、棺材、穹頂、墓地、骨灰甕、鮮花、訃告通知、火葬服務以及骨灰 灑服務，並且用信用卡支付費用，甚至都不需要面對面交流或者和殯葬人員進行溝通。因為FTC要求葬禮的費用必須要分項列出，而消費者也只需支付他們從殯葬公司訂購的各項服務的費用，所以他們可以線上購買棺材、穹頂以及骨灰甕，然後將這些商品運送給禮儀師，為最後的屍體處理做準備。如今，網路上的消費者們在準備葬禮時，可以進行價格比較後再購物。

越來越多提供全方位殯葬相關服務的大型電子商務公司，這些網站上都有連結可以直接轉到各個相關網頁，包括殯儀館、線上訃告撰寫、虛擬墓園探訪、專業悲傷諮詢師和宗教諮詢師、喪親聊天室以及線上購物，用戶可以線上流覽購買商品和服務。消費者還可以在網路上購買慰問卡片和禮物，以所愛之人的名義做慈善捐贈。此類電子商務的主要優勢是消費者可以提前準備自己的葬禮（或者是最近去世的其他人的葬禮），並且將計畫和親戚以及相關重要人士分享。

近年來，大部分殯儀館和提供火葬或追思服務的公司都擁有自己的網站，以促進自家生意的客流量。線上殯葬服務在本世紀初就有望成為大型線上業務，現在已經融入了各地殯儀館和火葬場的日常業務中，他們在網路上廣告他們能提供的專業服務，列出出售的商品，為即將舉行的和已經舉辦的葬禮發布訃告，為人們提供可以提前進行計畫的機會。

與之有關的一項客戶服務叫作網路葬禮，也稱為網路直播葬禮或網路直播追悼會。這種類型的服務讓死者的家屬可以透過網路向更多的觀眾直播葬禮。可以採用直播的方式（尤其是當死者的親友無法親自參加葬禮的時候），也可以存檔紀念死者的生平和逝世。

另外一項網路服務叫作「我的死亡空間」，網頁上包含死者生平的各種細節。有時死者的家屬會提供家庭照片、家庭影片放在網路上，或者可以透過網路觀看葬禮的「直播」，提供訪客留言板讓人們無需到舉行葬禮的殯儀館或教堂現場即可表達對死者親友的慰問，讓死者的家屬有機會能夠在死者去世前後和關心此事的朋友們進行溝通。

最近，因為重要的人去世而悲傷不已的人們有了一個新的選擇，那就是臉書。在該網站上，已經去世的人們的個人主頁有一項追思功能，讓人們可以保存和分享他們與死者之間的回憶。世界各地的人們都可以發布消息、照片和影片。一個人的臉書主頁可以永遠保持活躍狀態，除非死者的家人要求將其關閉。

最後，網路上還有一項非常特別的郵件服務，是由「my-last-email.com」提供的，在死者去世的那天，該網站會將死者提前寫好的郵件發送給相關的人。這樣一來，如果你想要

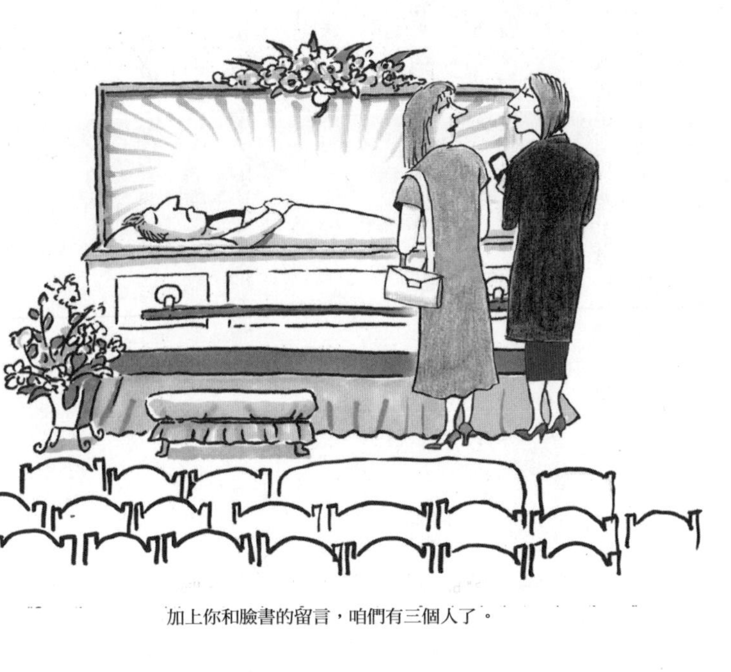

加上你和臉書的留言，咱們有三個人了。

對某些人說些正面（或負面）的話，但又無法當面說出口，這種郵件服務就可以幫你完成。

○埋葬死者的生意

在美國社會早期，處理遺體就意味著埋葬死者，同時要尊重遺體，紀念死者的生平，強化活著的人們的價值觀；然而活著的人們能夠割斷與死者的關係，重新回到日常生活中。和葬禮上的職員一樣，墓地的教堂司事以及墓園裡其他相關的工作人員都會協助死者的家人解決在處理遺體時遇到的實際困難，並且重新回到活著的使命中。

美國墓園的變化

和殯葬服務一樣，當代墓園也發生了變化，和殖民地時期的景象大不相同。工業革命之前，向公眾提供的墓園是死亡象徵物。對於我們十八世紀的祖輩而言，「記住死亡」是一件重要的事：死亡應當激勵我們努力工作，多做善事，為公正的上帝對我們進行最後的審判做準備。

清教徒的墓園——十九世紀開始出現新型墓園之前，美國人在不同類型的地方埋葬死者。最早期的拓荒者都埋在不同的地方。當時的墓穴通常沒有標記因為它們不會得到維護。這是受到了歐洲的影響：歐洲的習俗不重視遺體，會把死者的屍體扔到溝壕裡或者亂葬崗上。有時人們也會把遺體埋在家庭農場上的墳地裡。

隨著拓荒者安營紮寨形成了小村落，開始出現了墓群。他們打破了歐洲人的傳統，不再把死者埋在教堂的周圍。所有的殖民地裡都可以找到家庭埋葬場，但新英格蘭情況不太一樣，因為清教徒更願意遵從英國的習俗，將死者埋葬在新教教堂旁邊的中心墓地。非洲裔美國奴隸會埋在社區的墓園裡，而不是家庭墓園。宗教墓園無論是新教、東正教還是猶太教的墓園格局、墓碑和管理都很相似。

教會院子裡的墓園都用木頭墓碑和石頭墓碑進行標記，後者主要使用板岩和砂岩。在墓碑上進行刻字出現在十八世紀。早期的石頭上只是簡單記載死者名字的首字母、年齡、生卒年月。墓碑上刻的交叉腿骨的圖形、骷髏和靈魂的樣子代表著十七世紀新英格蘭清教徒在死亡和永生之間的掙扎，他們「對於沉痛的死亡不可避免一事懷有幾乎強迫性的擔憂，認為有必要提醒生者靈魂會面臨不確定的命運」。然而，靈魂的樣子顯示出了基督徒對於復活的信心，表明了救贖的確定性。

大部分小鎮都會有一個公墓，用於埋葬窮困潦倒的人和那些不被其他墓園接受的人們。公墓都不是永久性的，通常在發生嚴重的疫病之後就會被廢棄。

和在生活中一樣，在死亡的問題上也有種族隔離的現象。無論是南部還是北部，無論是公共墓園還是私人墓園，都根據種族進行隔離。有時會為非洲裔美國人和白人建立不同的墓園。

不同文化中的死亡

墓園圖騰

在美國，墓園的變革和死亡意義的變化可以追溯到早期殖民地時期，那時候墓園的主要形式是教會裡或者小鎮上的墓地，而圖騰則以神聖的死亡為主題。在十七世紀中期以前，沒有證據顯示新英格蘭清教徒會為死者的墓穴做標記，但到十七17世紀六〇年代，這種做法就很普遍了。這些石刻主要有三種設計：骷髏頭、長著翅膀的小天使，柳樹上掛著一個有底座的骨灰甕。從十七世紀八〇年代到十八世紀中期，骷髏頭是最常見的形式。同一類型的還有強調時光飛逝的沙漏、死神或時光老人手裡拿著大鐮刀、骨架、交叉的腿骨、和死亡飛鏢。在十八世紀初，骷髏頭不那麼常用了，演變成了一個可愛的小天使或者天使般的形象。一些碑刻開始用葉子、葡萄和心形來做背景，讓死亡的呈現形態更加柔和。安慰的詩篇和傳達希望的詩句開始出現。後來，死亡逐漸被描畫成安詳的沉睡。新的墓碑藝術象徵著樂觀、死亡的去人性化、新出現的對自然的興趣和讚美。這種樂觀表現了宗教信仰不再是清教徒宿命論的教義，人們變得相信可以從耶穌基督中找到救贖，確保在死後得到永生。而柳樹和骨灰甕的主題也標誌著殖民地時期村鎮墓園的終結和現代墓園的興起。

城市墓園——十九世紀的墓園改革源自宗教自由主義、浪漫自然主義、中產階級家庭的多愁善感和科學的考慮。為了符合中產階級「有序的死亡」這種哲學，墓園被改成了小型家庭花園，隱藏死亡的殘酷真相，而試圖創造出對於死亡確定性的忽略，以及對於死後平靜生活的感懷之情。

在十九世紀早期，有紀念圖案的刺繡或繪畫作為一種追悼形式開始流行。圖上通常都是典型的墓園場景，包括如哭泣的寡婦、死者的墓碑和墓誌銘（墓碑碑文）、弔唁者、和死亡的象徵物。這種形式一直流行到十九世紀三〇年代，那時候開始流行把姓名和日期留白的印刷品。在那個世紀，死後肖像也開始流行，用象徵死亡的傳統意向來描繪死者，比如花瓣朝下的折枝玫瑰等。這類化作是遺體的花香，表達了透過藝術讓死者復活的願望。所有的這些藝術悼念形式都為死者的家屬提供了一個形象，讓他們可以憑寄哀思，把它作為哀悼儀式外延的一部分。

一八九五年，一位作家在《美國園藝》中寫道：「現代花園式墓園，就像現代的宗教衝動一樣，試圖削弱現代生活的無趣與嚴苛，試圖取代那一位免費又親切的恩賜，而他的到來掠去了死亡的醜惡。」。截至十九世紀三〇年代，許多醫師開始擔心城市墓園可能會為人們健康帶來的危害。與此同時，商業的發展抬高了墓園所在地的地價，而園林建築學中的浪漫主義思想開始對以美學為導向的中產階級成員產生了影響。此外，城市墓園的空間限制也妨礙了家庭墓區的發展，許多墓區都變得過度擁擠、雜亂不整、醜陋不堪。

他人的故事

墓園筆記：我會在離去之前寫下自己的墓誌銘，謝謝你們

墓誌銘是刻在墓碑上的說明。它們是向死者訴說的告別之語或是死者自己的臨終遺言。這些話可以表達愛國之情，可以詩意，可以意義深刻，也可以充滿感傷。它們可以是有智慧的、詼諧的或只是奇怪的。它們可以歌頌，可以悲傷，或者陰森可怕。其中少有能夠像喬治亞州一個墓園裡的那句碑文一樣彰顯人們對於生命的態度：

「告訴過你我病了！」

鄉村墓園——解決上述問題的方法就是鄉村墓園——在郊區修建風景優美的花園。鄉村墓園運動試圖將墓園簡化，提供優美的環境，而其中的墓碑也不會和周圍山木花樹的自然美景格格不入。依照這種浪漫自然主義的感覺，去到墓園裡可以想到親愛的人們離開之後前往了新世界，幻想那個新世界的平和與美麗。

一八三一年，在距波士頓四英里處建立了奧本山墓園，它的成功引發了同類墓園遍布全美國。在鄉村墓園，家庭墓區依偎著樹木和灌木叢，建在小山舒緩的斜坡上，或者在小湖的岸邊，平均占地三百平方英尺。曲折的小路在地面上蜿蜒，地面上立著各式各樣的墓碑。建立這種墓園是為了埋葬死者；是為了舒緩親友的悲傷；是為了讓人們和上帝對話；為了讓失去親人的人們被美所包圍，把他們的注意力從死亡引向葬禮的擺設；是為了彰顯品味與精緻；是為了加強現在的社會分化。

奧本山墓園的創始人是自由一位論派的改革者——他們是進步的專業人士和商人，將墓園放在

當時社會發展的大環境下加以考慮。他們把家庭和花園連結起來，將二者看作是一個不斷累積的社會上的兩種對應物。中上階層家庭以同樣的方式遷移到城市近郊，那裡蜿蜒的道路和植被不同於城市裡方格狀的規劃，那裡有空間供養家庭，他們從「一潭死水的城市」遷至鄉間墓園，那裡有足夠的空間可以「栽培」一個家庭。

也是在那個時期，人們發現了墓園就像庇護所一般，那時候在社會上有行為偏差的人都被安置在有助於恢復健康的鄉間環境中，這樣可以幫助人們免於受到城市生活的汙染影響。許多改革者將墓園視作精神病院，視作孤兒院，視作收容所，視作一個遠離城市疾病的庇護所。在墓園裡，「精疲力竭的人們」也得以康復。克里夫蘭寫道：「自從他走進了綠樹的陰涼中，他就明顯離衝突、生意、憂慮越來越遠，越來越遠……僅僅半個小時之前，他還在那個不和諧的巴別塔上；他是匆匆忙忙熙熙攘攘的人群中的一員；他被這種人造生活的旋風和熱潮包圍了。現在他獨自站在自然的內庭裡——在她肅靜莊嚴的神殿中。他被包圍在她最聖潔的影響力裡。」

鄉村墓園的復健功能和公立學校裡的教育哲學類似。它們就像這個南北戰爭前的社會上所發生的其他變革一樣，鄉間墓園完全征服了公眾。全美國的所有城市都建立了鄉間墓園，人們蜂擁前去參觀。在紐約、巴爾的摩和費城，每年有超過三萬人曾去鄉間墓園遊玩。

草地墓園——草地墓園強調一種新的理念，囊括了了美學、效能、不出現死亡這三者。十九世紀末，美國墓園監管協會的成員定期在《公園與墓園》這類的雜誌上說：「墓園應當是一個漂亮的花園。雖然仍然有一些人說，『墓園就該有墓園的樣』……但大多數人都已經開始認可美的理念。」

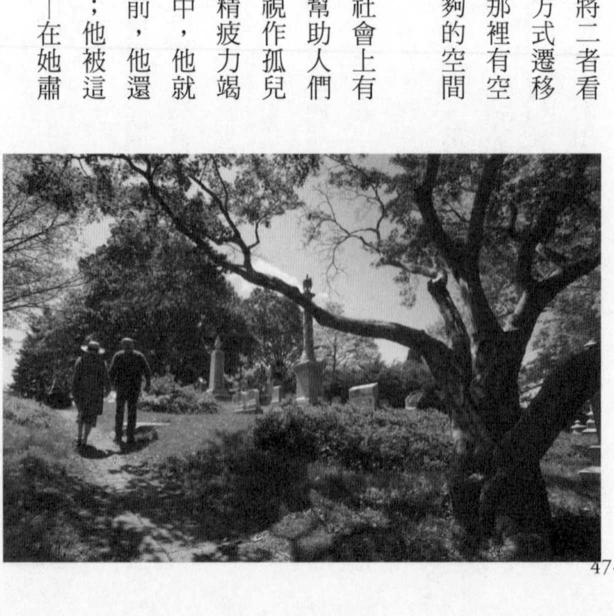

奧本山墓園位於麻塞諸塞州，建於一八三一年，是美國第一個鄉村墓園。透過讓墓園遠離城市，他們就「眼不見」而「心不煩」。

新的美學看重的是造型優美的開闊草坪，而非不規則起伏的山陵與谷地，不是在沒有整齊劃一的鄉間墓園裡四處露頭的方尖碑和墓碑。這種美學理念和效能的考慮不謀而合，因為和鄉間墓園裡圍起來的一塊塊墓地和各式各樣的墓碑相比，這種整齊的景致所需要的維護更少。最後，這種美學理念將死者埋葬在優美的設計之下。安德魯・唐寧曾說過：「美的發展是其他所有精細工藝的終點和目標……我們透過移除或掩藏一切笨拙的不和諧的事物來獲得美。」墓園監管者的做法正與唐寧的說法相吻合。「今天，墓園的修建是一種藝術，會表現死亡、悲傷和痛苦的一切事物都在逐漸被消除。」

墓園監管者透過禁止修建圍牆和墳堆、鼓勵減少墓碑和碑刻來抹去死亡的痕跡，他們取締了每塊地的圍牆（籬笆或者墩台石），因為這些打破了統一的景致並且堵住了割草機的道路，還會提醒人們死亡的存在。沒有它們，一塊墓地就「不會引起任何墓地必然會帶來的陰森感……不建任何墳堆，留著墓碑，這樣就不會有任何東西會透露死亡的存在。

霍華德・韋德認為：「在地面上保留墓碑能給我們帶來舊式墓園的場景，而埋在地下不出現在景色裡，就能營造一種類似公園的效果。

墓園撫慰弔唁者的服務

墓園監管人試圖將墓園服務打造成「能夠減輕死亡的嚴厲與殘酷以及隨著而來的繁文縟節」，同時能夠向失親家庭提供一種悲傷治療。他們鼓勵舉辦私人的家庭葬禮，試圖抹去或者掩藏下葬過程中粗野不和諧的因素。他們把泥土運走，遠離墓穴，或者藏到布料、鮮花和萬年青的下面。他們用布匹把墓穴圍起來，讓它看起來像是個小房間。他們建議對宗教儀式進行變革，他們護送弔唁者遠離墓穴，然後才將墓穴填上，保護他們不用面對死亡的結局。在所有的這些服務中，「一切能打消陰鬱情緒的事情都做到了……死者的親友只帶著更好更高貴的想法離開這個神聖的地方，而無需忍受抑鬱和恐怖，若非如此，抑鬱和悲傷一定會控制住他們」。

墓園裡死亡的象徵符號

人們去墓園的時候，通常是為了參加葬禮。此時人們會回想起死者的生平，而很少會注意到周圍的墓碑。試著參觀一座墓園，尤其是古老一點的墓園，來觀察一下那些墓碑。

如果你能看到十八世紀早期的墓碑，你可能會看到一些墓碑上有交叉的腿骨和骨架的形象，它們指出了死亡荒蕪的真相——人死後，肌肉和皮膚會腐化，只留下骨架。其他的墓碑上可能會有靈魂的面容，通常是一張微笑著的肖像畫一般的臉龐，大部分情況下都有翅膀。不像交叉的腿骨和骨架，有翅膀的靈魂面容代表著來世的概念。一些十七世紀早期的墓碑可能刻會有死者的半身像，這些半身像通常是有名望的人留存的，比如牧師。十八世紀的墓碑通常是由板岩或者砂岩製成。

在墓園裡穿行，人們可能會在墓碑上看到不同的象徵符號，代表著生命的逝去和死亡：沙漏，哭泣的嬰兒和婦女（幾乎看不到哭泣的男性），希臘和羅馬式的骨灰甕（打開的骨灰甕代表靈魂和肉體的分離），破損的柱子（不是完整的而是破損的），低垂的柳樹（不是隨便一棵柳樹），倒下的樹木（也就是說將要死掉），斷肢（與生命割裂），永恆的火焰（生命的延續），死神（他夜間來到，把人帶走），還會在小孩子的墓碑上看到小羊羔（純真與溫順）。

在墓園裡，可以明顯看到我們認為人不會死亡，只是睡著了的想法。墓園（cemetery）這個詞本身源自希臘語，意思是「睡覺的地方」。R.I.P.（死者安息）的字樣有時出現在墓碑上。床形墓碑，加上墓穴周圍的床頭板、底部豎板和側板，完整代表了休息的含義。雙人床、單人床和嬰兒床都能找到。

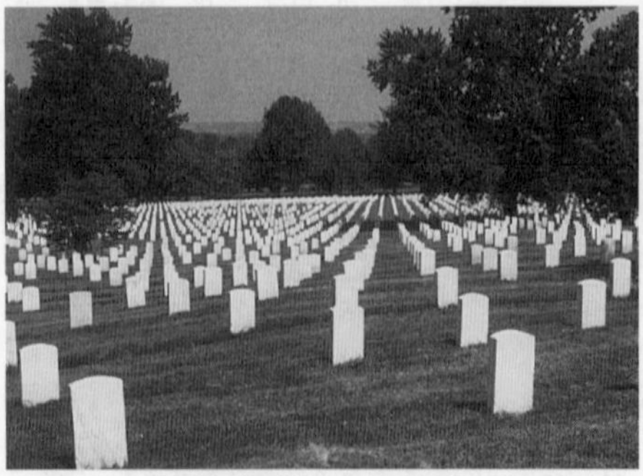

洛杉磯的福樂紀念公園被許多人視為草坪墓園的最佳範例，對於「墓碑遊客」而言具有特別的吸引力，同時也是許多好萊塢明星的「家」。

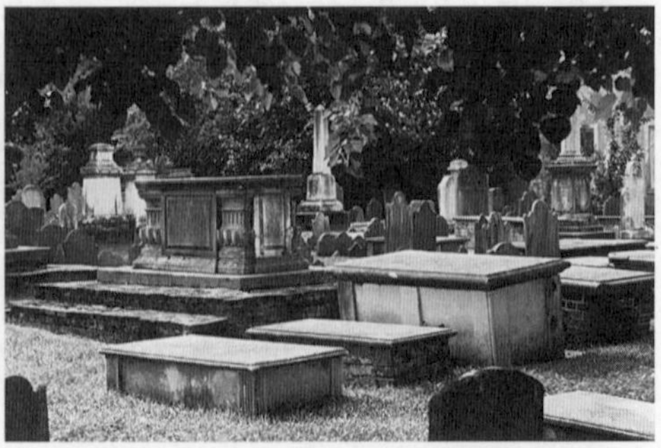

南卡羅萊納州查爾斯頓的墓園裡可以看到很多希臘柱和羅馬柱、假地窖和桌形墓碑，那裡最古老的墓碑可以追溯至十七世紀九〇年代。

南卡羅萊納的一個墓碑註明了死者的生卒日期，卻不是說在那天「去世」，而是說「進入夢鄉」。

在墓園裡閒逛，你可能會發現有四條腿加上桌面和「桌子一樣」的墓碑。這種墓碑在南北戰爭的時候發揮了作用，在南方的一些墓園裡它們充當成工作檯。由於當時對醫療設施的需求較大，就用上了這些墓碑，而且高度差不多正好。還有一些「偽裝的地窖」，是英國「桌式墳墓」的一種，是社會地位較高的人偏愛的一種埋葬方式。

十八世紀和十九世紀，墓碑上的墓誌銘（碑文）通常很長，會簡要描述葬於此地的死者的生平和性格特徵。雖然隨著歲月的流逝出現了磨損，但這些墓碑上的許多碑文現在仍然清晰易讀。參觀者有時能從一家不同成員在幾天內相繼死亡這件事上瞭解到歷史上什麼時候出現了災禍和疫病。南卡羅萊納查爾斯頓一座墓碑上有一篇特別的碑文，這是一位船長的墓，他死於三十七歲，在一七五四年和他的船一同沉入大海。墓碑上刻著一副斜倚著的微小的骨架，它的頭靠在長著翅膀的沙漏上。這個微笑著的死亡形象上刻著碑文：「昨天屬於我，今天屬於你們。」

實際問題

墓園為旅遊注入生機

「聽起來是有點變態有點可怕。但當你真的站在某個人的墓地前時，就好像在串門子，感覺彼此很親近。」來自猶他州鹽湖城今年三十七歲的蒂普頓說：「而且我一直都很喜歡墓園的美。我把它們叫作內向型人格的公園，因為在這你不用擔心會有人找你參加比賽。」

乍聽之下，遊覽墓園的想法令人毛骨悚然。但對於想尋找墓碑碑文的探訪者而言，這種形式的旅遊不只和死亡以及探尋悲傷有關，它可以是一種帶來娛樂和啟發的形式，是歷史課和建築課，是文化鑒賞課，是宗譜之旅，是放鬆的源泉。

許多城市的墓園都吸引了大批遊客蜂擁而至。巴黎的拉雪茲神父公墓就是這樣的一個地方，莫里森就埋葬於此，還有瑪麗亞・卡拉斯、弗雷德里克・蕭邦和奧斯卡・王爾德以及許多其他名人。死後追星族在加州洛杉磯一直都能很忙，在好萊塢永恆公墓，每週六晚上都有大約兩千名遊客來野餐或看電影，和魯道夫・華倫蒂諾、菲伊・雷一起共度良宵。

三十七歲的盧戈說，墓碑會講故事，就以布朗克斯的一座墓碑來說，那裡埋葬的是因為雷擊去世的一家人。而且她覺得拜訪墓園是為他人服務——為死者和那些無法親自前往掃墓的死者後人。她經常會自願為「尋找墓園」網站探尋別人祖輩的墳墓並拍照記錄。她最近為了英國的一家人去探尋了紐約的一座墓園，給了他們一份族譜歷史。而且或許最重要的是，墓園之旅可以為盧戈帶來她在都市叢林中無法感受到的安寧。「對我來說，差不多就像教堂一樣」，她說：「提醒人們生命的寶貴。」

結論

我們討論死亡相關的行業時，描述了葬禮和它們在不同文化歷史背景下的替代之選。在美國，葬禮以不斷進化的方式而非革命性的方式持續發展。葬禮的功能不是美國人發明的，然而，當代美國人卻找到了方式表達自己的喪親之痛。

本章我們還討論了美國人的心理需求是如何從喪葬相關事宜得到滿足的。現代殯葬事業井然有序、結構清晰，能給予人們安全感。然而，人們從這些服務中能得到什麼？支付費用後，就把責任轉給了專業人士。無文字社會主要依靠家族的網絡來履行這些職能，至於付錢請別人來提供服務，這種做法滿足了美國中產階級對於專業化和勞動分工的想法。從歷史的角度看待葬禮和墓園的變化有助於我們理解當代美國喪葬習俗。消費者只需瞭解殯儀館的做法和規定，就能夠熟知現在社會中的殯葬習俗。

死亡的法律層面

CHAPTER 12

生命短得來不及憂慮——是的，這讓我感到很憂慮。
——無名氏

大部分對死者的遺體處理和財產處置做出規定的法律都是州法，而非聯邦法，而不同州的法律之間存在著較大的差異。原則上，死者去世時生活在哪個州，就按照該州的法律處理遺體和財產，然而房地產（土地和上面的建築物）的處理則遵從該房產所屬州的法律。在人們對死者死因得出令人滿意的結論之前就處理遺體是違法的。因此一個人的死亡事宜可能會受到幾個不同州的法律以及若干聯邦法律的影響。雖然並不是每一個人都需要進行法律諮詢來解決和死亡有關的法律事物，但人們理應考慮進行法律諮詢，因為律師是這些領域的專家。或許可以把「自己處理」、自己作自己的律師比成人們試著自己修水管的過程。通常在人們進行嘗試了之後，業餘人士不得不請水管工來處理自己搞不定的問題，而且通常這樣比一開始就請水管工還要貴。

法律如何規定死者遺體的歸屬權？一六一四年的英國法律規定，屍體不屬於任何人。換句話說，在英國，不會有人因為偷盜遺體被抓捕，因而導致人們難以起訴「盜屍者」。一六一四年在英國，一個男性因偷竊死者的壽衣（裹屍布）被起訴。當時法庭裁定屍體本身無法擁有壽衣的所屬權，而這被誤解為人們對死者遺體都沒有所屬權。於是在一八五六年，英國一名男子把自己母親的遺骸從墓園裡移出，卻因為遺體不算作任何人的財產，他只能被起訴為非法入侵墓園。米姆斯（Mims）稱，時至今日，英國的法律對於死者遺體的歸屬權仍然沒有明確規定。就好像遺體跟尿液樣本或者是一縷頭髮並不一樣，不是一項個人財產，也不會被人偷走！

然而，美國卻不存在這種物主身分缺乏的情況。我們在第八章中談過，針對遺體的所屬權問題存在各種各樣的倫理問題。然而，依照美國的法律，人們對於自己遺體處理的控制權要受到更多的限制，而對於死者財產的處理權相對要廣泛一些。從傳統意義上來講，死者的遺體無論如何都不能算作財產，也不是死者房地產的一部分。因此，就像其他權利一樣，死者在死亡後就不再擁有對自己身體的控制權。因此，死者生前所表達的對於自身遺體處理的喜好（比如葬禮規劃）會被考慮，但不具有法律約束力。而死者的最近的親屬則有權處理這些細節，因為美國不像英國，死者最近的親屬擁有死者遺體的所有權。比如說，如果有人要求（無論是口頭形式還是書面形式）禮儀師將自己的遺體火化，而他／她最近的親屬則偏向於土葬，禮儀師就會處於非常尷尬的狀況，而具有法律約束力的是後者的想法。

第一章已經討論過，不同的文化對於社會死亡和生理死亡的定義不同。我們本章重點討論的是法律認定的生理死亡。

○明確死因

如果死者生前加入了安寧項目而又死於腦癌，那麼死因通常都顯而易見。死者的死亡很可能與惡性腫瘤有關，可以以此為據進行追查。最終導致死亡的原因可能是癌症造成身體衰弱而引起的心力衰竭。然而正如本書第一章所述，並不總是能這麼乾脆地判斷一個人的死因。比如說，八十八歲患有慢性心臟病、糖尿病以及高血壓的女性可能會跌倒摔傷臀部，因而不得不臥床靜養，使用導尿管來排尿。導尿管使她受到了感染。出現了肺炎，肺部充滿積液。她去世了。是什麼「引發」了她的死亡？這個問題不好回答，然而她的主治醫師必須要能夠準確填寫死亡證明。

實際問題　死亡證明

死亡證明永久地記錄了個人的死亡，必須在死後盡快完成。死亡證明的目的是簡單描述死亡發生時的一連串事件或者死亡的過程，而非記錄死亡出現時死者各方面的身體狀況。在索取保險賠款和其他死亡權益時，需要經過認證的死亡證明的複本。殯儀館可以提供複本，會加到葬禮的費用中。也可以寫信給人口統計辦公室或者死者去世時所在縣的衛生局獲得。人口統計辦公室需要等上幾個星期。無論是哪種管道，每一份副本都要收

U.S. STANDARD CERTIFICATE OF DEATH

LOCAL FILE NO. STATE FILE NO.

NAME OF DECEDENT ___ For use by physician or institution

To Be Completed/ Verified By: FUNERAL DIRECTOR:

1. DECEDENT'S LEGAL NAME (Include AKA's if any) (First, Middle, Last)
2. SEX
3. SOCIAL SECURITY NUMBER
4a. AGE-Last Birthday (Years)
4b. UNDER 1 YEAR — Months / Days
4c. UNDER 1 DAY — Hours / Minutes
5. DATE OF BIRTH (Mo/Day/Yr)
6. BIRTHPLACE (City and State or Foreign Country)
7a. RESIDENCE-STATE
7b. COUNTY
7c. CITY OR TOWN
7d. STREET AND NUMBER
7e. APT. NO.
7f. ZIP CODE
7g. INSIDE CITY LIMITS? □ Yes □ No
8. EVER IN US ARMED FORCES? □ Yes □ No
9. MARITAL STATUS AT TIME OF DEATH □ Married □ Married, but separated □ Widowed □ Divorced □ Never Married □ Unknown
10. SURVIVING SPOUSE'S NAME (If wife, give name prior to first marriage)
11. FATHER'S NAME (First, Middle, Last)
12. MOTHER'S NAME PRIOR TO FIRST MARRIAGE (First, Middle, Last)
13a. INFORMANT'S NAME
13b. RELATIONSHIP TO DECEDENT
13c. MAILING ADDRESS (Street and Number, City, State, Zip Code)
14. PLACE OF DEATH (Check only one: see instructions)
IF DEATH OCCURRED IN A HOSPITAL: □ Inpatient □ Emergency Room/Outpatient □ Dead on Arrival
IF DEATH OCCURRED SOMEWHERE OTHER THAN A HOSPITAL: □ Hospice facility □ Nursing home/Long term care facility □ Decedent's home □ Other (Specify):
15. FACILITY NAME (If not institution, give street & number)
16. CITY OR TOWN , STATE, AND ZIP CODE
17. COUNTY OF DEATH
18. METHOD OF DISPOSITION: □ Burial □ Cremation □ Donation □ Entombment □ Removal from State □ Other (Specify):
19. PLACE OF DISPOSITION (Name of cemetery, crematory, other place)
20. LOCATION-CITY, TOWN, AND STATE
21. NAME AND COMPLETE ADDRESS OF FUNERAL FACILITY
22. SIGNATURE OF FUNERAL SERVICE LICENSEE OR OTHER AGENT
23. LICENSE NUMBER (Of Licensee)

To Be Completed By: MEDICAL CERTIFIER

ITEMS 24-28 MUST BE COMPLETED BY PERSON WHO PRONOUNCES OR CERTIFIES DEATH
24. DATE PRONOUNCED DEAD (Mo/Day/Yr)
25. TIME PRONOUNCED DEAD
26. SIGNATURE OF PERSON PRONOUNCING DEATH (Only when applicable)
27. LICENSE NUMBER
28. DATE SIGNED (Mo/Day/Yr)
29. ACTUAL OR PRESUMED DATE OF DEATH (Mo/Day/Yr) (Spell Month)
30. ACTUAL OR PRESUMED TIME OF DEATH
31. WAS MEDICAL EXAMINER OR CORONER CONTACTED? □ Yes □ No

CAUSE OF DEATH (See instructions and examples)

32. **PART I.** Enter the chain of events--diseases, injuries, or complications--that directly caused the death. DO NOT enter terminal events such as cardiac arrest, respiratory arrest, or ventricular fibrillation without showing the etiology. DO NOT ABBREVIATE. Enter only one cause on a line. Add additional lines if necessary.

Approximate interval: Onset to death

IMMEDIATE CAUSE (Final disease or condition ---------> resulting in death) a. ___
Due to (or as a consequence of):
Sequentially list conditions, if any, leading to the cause listed on line a. Enter the **UNDERLYING CAUSE** (disease or injury that initiated the events resulting in death) **LAST**
b. ___
Due to (or as a consequence of):
c. ___
Due to (or as a consequence of):
d. ___

PART II. Enter other significant conditions contributing to death but not resulting in the underlying cause given in PART I
33. WAS AN AUTOPSY PERFORMED? □ Yes □ No
34. WERE AUTOPSY FINDINGS AVAILABLE TO COMPLETE THE CAUSE OF DEATH? □ Yes □ No
35. DID TOBACCO USE CONTRIBUTE TO DEATH? □ Yes □ Probably □ No □ Unknown
36. IF FEMALE: □ Not pregnant within past year □ Pregnant at time of death □ Not pregnant, but pregnant within 42 days of death □ Not pregnant, but pregnant 43 days to 1 year before death □ Unknown if pregnant within the past year
37. MANNER OF DEATH □ Natural □ Homicide □ Accident □ Pending Investigation □ Suicide □ Could not be determined
38. DATE OF INJURY (Mo/Day/Yr) (Spell Month)
39. TIME OF INJURY
40. PLACE OF INJURY (e.g., Decedent's home; construction site; restaurant; wooded area)
41. INJURY AT WORK? □ Yes □ No
42. LOCATION OF INJURY: State: City or Town: Street & Number: Apartment No.: Zip Code:
43. DESCRIBE HOW INJURY OCCURRED:
44. IF TRANSPORTATION INJURY, SPECIFY: □ Driver/Operator □ Passenger □ Pedestrian □ Other (Specify)
45. CERTIFIER (Check only one):
□ Certifying physician-To the best of my knowledge, death occurred due to the cause(s) and manner stated.
□ Pronouncing & Certifying physician-To the best of my knowledge, death occurred at the time, date, and place, and due to the cause(s) and manner stated.
□ Medical Examiner/Coroner-On the basis of examination, and/or investigation, in my opinion, death occurred at the time, date, and place, and due to the cause(s) and manner stated.
Signature of certifier: ___
46. NAME, ADDRESS, AND ZIP CODE OF PERSON COMPLETING CAUSE OF DEATH (Item 32)
47. TITLE OF CERTIFIER
48. LICENSE NUMBER
49. DATE CERTIFIED (Mo/Day/Yr)
50. **FOR REGISTRAR ONLY**- DATE FILED (Mo/Day/Yr)

To Be Completed By: FUNERAL DIRECTOR

51. DECEDENT'S EDUCATION-Check the box that best describes the highest degree or level of school completed at the time of death.
□ 8th grade or less
□ 9th - 12th grade; no diploma
□ High school graduate or GED completed
□ Some college credit, but no degree
□ Associate degree (e.g., AA, AS)
□ Bachelor's degree (e.g., BA, AB, BS)
□ Master's degree (e.g., MA, MS, MEng, MEd, MSW, MBA)
□ Doctorate (e.g., PhD, EdD) or Professional degree (e.g., MD, DDS, DVM, LLB, JD)

52. DECEDENT OF HISPANIC ORIGIN? Check the box that best describes whether the decedent is Spanish/Hispanic/Latino. Check the "No" box if decedent is not Spanish/Hispanic/Latino.
□ No, not Spanish/Hispanic/Latino
□ Yes, Mexican, Mexican American, Chicano
□ Yes, Puerto Rican
□ Yes, Cuban
□ Yes, other Spanish/Hispanic/Latino (Specify) ___

53. DECEDENT'S RACE (Check one or more races to indicate what the decedent considered himself or herself to be)
□ White
□ Black or African American
□ American Indian or Alaska Native (Name of the enrolled or principal tribe) ___
□ Asian Indian
□ Chinese
□ Filipino
□ Japanese
□ Korean
□ Vietnamese
□ Other Asian (Specify) ___
□ Native Hawaiian
□ Guamanian or Chamorro
□ Samoan
□ Other Pacific Islander (Specify) ___
□ Other (Specify) ___

54. DECEDENT'S USUAL OCCUPATION (Indicate type of work done during most of working life. DO NOT USE RETIRED).
55. KIND OF BUSINESS/INDUSTRY

Cause-of-death – Background, Examples, and Common Problems

Accurate cause of death information is important
•to the public health community in evaluating and improving the health of all citizens, and
•often to the family, now and in the future, and to the person settling the decedent's estate.

The cause-of-death section consists of two parts. **Part I** is for reporting a chain of events leading directly to death, with the **immediate cause** of death (the final disease, injury, or complication directly causing death) on line a and the **underlying cause** of death (the disease or injury that initiated the chain of events that led directly and inevitably to death) on the lowest used line. **Part II** is for reporting all other significant diseases, conditions, or injuries that contributed to death but which did not result in the underlying cause of death given in **Part I**. **The cause-of-death information should be YOUR best medical OPINION.** A condition can be listed as "probable" even if it has not been definitively diagnosed.

Examples of properly completed medical certifications

CAUSE OF DEATH (See instructions and examples)

32. **PART I.** Enter the chain of events--diseases, injuries, or complications--that directly caused the death. DO NOT enter terminal events such as cardiac arrest, respiratory arrest, or ventricular fibrillation without showing the etiology. DO NOT ABBREVIATE. Enter only one cause on a line. Add additional lines if necessary.

		Approximate interval: Onset to death
IMMEDIATE CAUSE (Final disease or condition ---------> resulting in death)	a. Rupture of myocardium Due to (or as a consequence of):	Minutes
Sequentially list conditions, if any, leading to the cause listed on line a. Enter the	b. Acute myocardial infarction Due to (or as a consequence of):	6 days
UNDERLYING CAUSE (disease or injury that initiated the events resulting	c. Coronary artery thrombosis Due to (or as a consequence of):	5 years
in death) **LAST**	d. Atherosclerotic coronary artery disease	7 years

PART II. Enter other significant conditions contributing to death but not resulting in the underlying cause given in PART I

Diabetes, Chronic obstructive pulmonary disease, smoking

33. WAS AN AUTOPSY PERFORMED? ■ Yes □ No

34. WERE AUTOPSY FINDINGS AVAILABLE TO COMPLETE THE CAUSE OF DEATH? ■ Yes □ No

35. DID TOBACCO USE CONTRIBUTE TO DEATH? ■ Yes □ Probably □ No □ Unknown

36. IF FEMALE: ■ Not pregnant within past year □ Pregnant at time of death □ Not pregnant, but pregnant within 42 days of death □ Not pregnant, but pregnant 43 days to 1 year before death □ Unknown if pregnant within the past year

37. MANNER OF DEATH ■ Natural □ Homicide □ Accident □ Pending Investigation □ Suicide □ Could not be determined

CAUSE OF DEATH (See instructions and examples)

32. **PART I.** Enter the chain of events--diseases, injuries, or complications--that directly caused the death. DO NOT enter terminal events such as cardiac arrest, respiratory arrest, or ventricular fibrillation without showing the etiology. DO NOT ABBREVIATE. Enter only one cause on a line. Add additional lines if necessary.

		Approximate interval: Onset to death
IMMEDIATE CAUSE (Final disease or condition ---------> resulting in death)	a. Aspiration pneumonia Due to (or as a consequence of):	2 Days
Sequentially list conditions, if any, leading to the cause listed on line a. Enter the	b. Complications of coma Due to (or as a consequence of):	7 weeks
UNDERLYING CAUSE (disease or injury that initiated the events resulting	c. Blunt force injuries Due to (or as a consequence of):	7 weeks
in death) **LAST**	d. Motor vehicle accident	7 weeks

PART II. Enter other significant conditions contributing to death but not resulting in the underlying cause given in PART I

33. WAS AN AUTOPSY PERFORMED? ■ Yes □ No

34. WERE AUTOPSY FINDINGS AVAILABLE TO COMPLETE THE CAUSE OF DEATH? ■ Yes □ No

35. DID TOBACCO USE CONTRIBUTE TO DEATH? □ Yes □ Probably ■ No □ Unknown

36. IF FEMALE: □ Not pregnant within past year □ Pregnant at time of death □ Not pregnant, but pregnant within 42 days of death □ Not pregnant, but pregnant 43 days to 1 year before death □ Unknown if pregnant within the past year

37. MANNER OF DEATH □ Natural □ Homicide ■ Accident □ Pending Investigation □ Suicide □ Could not be determined

38. DATE OF INJURY (Mo/Day/Yr) (Spell Month)	39. TIME OF INJURY	40. PLACE OF INJURY (e.g., Decedent's home; construction site; restaurant; wooded area)	41. INJURY AT WORK?
August 15, 2003	Approx. 2320	road side near state highway	□ Yes ■ No

42. LOCATION OF INJURY: State: Missouri City or Town: near Alexandria
Street & Number: mile marker 17 on state route 46a Apartment No.: Zip Code:

43. DESCRIBE HOW INJURY OCCURRED:
Decedent driver of van, ran off road into tree

44. IF TRANSPORTATION INJURY, SPECIFY: ■ Driver/Operator □ Passenger □ Pedestrian □ Other (Specify)

Common problems in death certification

The **elderly decedent** should have a clear and distinct etiological sequence for cause of death, if possible. Terms such as senescence, infirmity, old age, and advanced age have little value for public health or medical research. Age is recorded elsewhere on the certificate. When a number of conditions resulted in death, the physician should choose the single sequence that, in his or her opinion, best describes the process leading to death, and place any other pertinent conditions in Part II. If after careful consideration the physician cannot determine a sequence that ends in death, then the medical examiner or coroner should be consulted about conducting an investigation or providing assistance in completing the cause of death.

The **infant decedent** should have a clear and distinct etiological sequence for cause of death, if possible. "Prematurity" should not be entered without explaining the etiology of prematurity. Maternal conditions may have initiated or affected the sequence that resulted in infant death, and such maternal causes should be reported in addition to the infant causes on the infant's death certificate (e.g., Hyaline membrane disease **due to** prematurity, 28 weeks **due to** placental abruption **due to** blunt trauma to mother's abdomen).

When **SIDS** is suspected, a complete investigation should be conducted, typically by a medical examiner or coroner. If the infant is under 1 year of age, no cause of death is determined after scene investigation, clinical history is reviewed, and a complete autopsy is performed, then the death can be reported as Sudden Infant Death Syndrome.

When processes such as the following are reported, additional information about the etiology should be reported:

Abscess
Abdominal hemorrhage
Adhesions
Adult respiratory distress syndrome
Acute myocardial infarction
Altered mental status
Anemia
Anoxia
Anoxic encephalopathy
Arrhythmia
Ascites
Aspiration
Atrial fibrillation
Bacteremia
Bedridden
Biliary obstruction
Bowel obstruction
Brain injury
Brain stem herniation
Carcinogenesis
Carcinomatosis
Cardiac arrest
Cardiac dysrhythmia
Cardiomyopathy
Cardiopulmonary arrest
Cellulitis
Cerebral edema
Cerebrovascular accident
Cerebellar tonsillar herniation
Chronic bedridden state
Cirrhosis
Coagulopathy
Compression fracture
Congestive heart failure
Convulsions
Decubiti
Dehydration
Dementia (when not otherwise specified)
Diarrhea
Disseminated intra vascular coagulopathy
Dysrhythmia
End-stage liver disease
End-stage renal disease
Epidural hematoma
Exsanguination
Failure to thrive
Fracture
Gangrene
Gastrointestinal hemorrhage
Heart failure
Hemothorax
Hepatic failure
Hepatitis
Hepatorenal syndrome
Hyperglycemia
Hyperkalemia
Hypovolemic shock
Hyponatremia
Hypotension
Immunosuppression
Increased intra cranial pressure
Intra cranial hemorrhage
Malnutrition
Metabolic encephalopathy
Multi-organ failure
Multi-system organ failure
Myocardial infarction
Necrotizing soft-tissue infection
Old age
Open (or closed) head injury
Paralysis
Pancytopenia
Perforated gallbladder
Peritonitis
Pleural effusions
Pneumonia
Pulmonary arrest
Pulmonary edema
Pulmonary embolism
Pulmonary insufficiency
Renal failure
Respiratory arrest
Seizures
Sepsis
Septic shock
Shock
Starvation
Subdural hematoma
Subarachnoid hemorrhage
Sudden death
Thrombocytopenia
Uncal herniation
Urinary tract infection
Ventricular fibrillation
Ventricular tachycardia
Volume depletion

If the certifier is unable to determine the etiology of a process such as those shown above, the process must be qualified as being of an unknown, undetermined, probable, presumed, or unspecified etiology so it is clear that a distinct etiology was not inadvertently or carelessly omitted.

The following conditions and types of death might seem to be specific or natural but when the medical history is examined further may be found to be complications of an injury or poisoning (possibly occurring long ago). Such cases should be reported to the medical examiner/coroner.

Asphyxia
Bolus
Choking
Drug or alcohol overdose/drug or alcohol abuse
Epidural hematoma
Exsanguination
Fall
Fracture
Hip fracture
Hyperthermia
Hypothermia
Open reduction of fracture
Pulmonary emboli
Seizure disorder
Sepsis
Subarachnoid hemorrhage
Subdural hematoma
Surgery
Thermal burns/chemical burns

費。

死因的資料統計對於監管、研究、公共健康和醫療干預的設計以及對研發項目提供資金的決定都非常重要。死亡證明是可以用於法律、家庭以及保險等用途的法律檔。還可以用於死亡統計。雖然這些資料的審查由國家統計中心負責，但醫師憑藉自己在死亡證明上記錄的內容以及他們是否獲得驗屍的許可來填寫死亡資料的內容。

死亡證明上記錄的死因代表了醫師的醫學見解，不同醫師可能會有不同結論。在一些難以查明死因的情形中，驗證人應當選取自己懷疑和死亡有關的原因，同時用「或許」、「據推測」這一類的詞語表明這一描述並不完全確定。如果驗證者真的無法確定，他／她應當陳述哪些病原（原因或源頭）無法得知、遭到了破壞或者無法查明；這樣就能表明驗證者沒有足夠的資訊做出合格的病原學結論。

如果是年長者的死亡證明，死因不可以出現「年邁」這類說法，因為它們對於公共健康或者醫療研究沒什麼價值。如果存在營養不良的情況，驗證者應當考慮這是不是由其他身體狀況引起的。如果幾種原因共同導致了死亡，驗證者應當選定一種順序來描述引發死亡的過程，並將其他情況一一進行描述。可以將「多系統衰竭」作為「另外一項重要的原因」。最後，如果驗證者無法選定一種順序來描述死因，可以將死亡認定為「無明確原因的自然死亡」。

如果是嬰兒的死亡證明，或許是母體的身體情況造成了死亡或影響了引發死亡的一連串事件。這時除了描述嬰兒的死因，還應當描述母體的情況。如果懷疑是嬰兒猝死綜合群，則應進行完整的調查。如果嬰兒不滿一歲，而且沒有發現任何死因，那麼就可以記錄為SIDS。如果沒有完成調查，那麼可以記錄為「推定為SIDS」。

儘管死亡證明十分重要，而且醫師是簽署這些檔案的專業人士，但美國的大多數醫師很少接受填寫死亡證明的培訓。二〇一〇年在全美一百二十二所醫學院進行的調查結果表明，只有百分之三十六的學校課程中涉及到死亡證明的課題。為了解決這個問題，人們重新設計了死亡證明，上面包括如何填寫表格的說明，並附有材料可以填寫其他資訊。比如說，將死亡的主要原因定義為「引發了一連串病變因而直接導致死亡的疾病或損傷，或者造成致命傷害的情形或暴力行為」。並且註明如果沒有這一基本原因（主要原因），就不會出現死亡。死亡的「直接原因」指的是直接導致了死亡的原因，是

「主要原因」的最終結果。而主要原因和直接原因之間的間隔可能會持續數年，也可能只是電光火石之間。

雖然死亡證明有上述種種重要作用，但並非每一個國家都使用死亡證明。事實上，世界衛生組織在報告全世界的死亡原因時，觀察到只有百分之二五的死亡開具了死亡證明。因為饑荒、屠殺、戰爭或者自然災害而造成的死亡沒有開具死亡證明。

屍檢

驗屍指的是將剛剛去世的病人的遺體進行解剖和檢查。進行屍檢病理醫師會對死亡原因進行假設。醫師會首先針對死亡如何產生搜集資訊，通常會獲取死者過去的病史。然後對屍體的外表和內部進行檢查，進行活組織檢查，以查明是否有什麼疾病或異常導致了死亡。在屍檢的過程中，可能會進行各種實驗室檢查，包括X光、血液和尿液的毒理分析以及查明有無感染的體液和器官的細胞培養。

如果死者是自然死亡或者是生前有醫師看護的病人，其最近的親屬同意下，屍檢通常在他／她去世的醫院進行。當地的法規可能會要求外傷導致的死亡、突發性猝死、或者外部原因導致的死亡進行屍檢。這種情況下，通常由驗屍官或者驗屍員來提出驗屍的要求。病理醫師對檢查的結果進行總結。這位專業醫學人士通常會被傳喚，要求其為檢查的結論出庭作證。

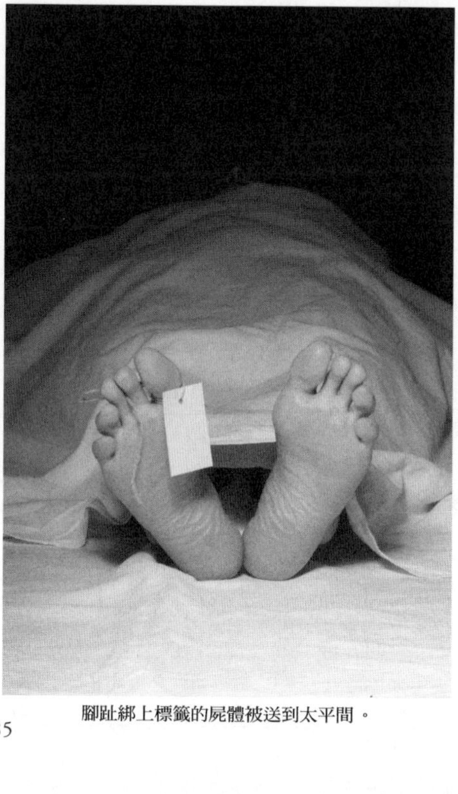

腳趾綁上標籤的屍體被送到太平間。

不同文化中的死亡

印度的「活死人」自建協會

印度北部一群稱自己的死亡被過分誇大的人成立了一個死亡者協會。越來越多不幸的人明明好好活著卻被宣布死亡，而死亡者聯盟的建立正是為了代表這一群體。活死人是一種十分下流的土地侵占行為的受害者。他們的親戚和腐敗的官僚勾結，宣布他們的死亡，騙取他們的財產。一旦簽發了某人的死亡證明，他／她的土地就會被轉移至其他人的名下，而似乎沒什麼能糾正這個錯誤。

十個「死去的」人最近在當地政府機關門前靜坐抗議為自己的困境抗議。抗議者的年齡從十幾歲到八十五歲不等。那位八十五歲的女性說自己在很久很久之前就被騙走了土地，現在都沒有人相信她了。顯然還有「成千上萬」這樣的人。許多人不敢起訴，因為害怕自己真的被親戚殺害。

完整的屍檢指的是檢查身體三大體腔的器官——腹腔、胸腔和頭腔。醫師從腋窩開始，割出一個Y字形的切口，直到下小腹的中心位置。然後將體內各個器官移出進行稱重，對血液、尿液以及其他體液進行取樣。從身體不同部位的大小、顏色和感覺就可以得出很多結論。比如說，酗酒病患的肝臟暗淡乾癟，而患病的心臟則可能鬆弛並且高度肥大。

除了在有可能涉及到犯罪行為的「未知」情況下進行屍檢來查明死亡原因，根據全國醫檢協會的說法，進行屍檢還有其他原因：一、驗屍可以檢驗臨床診斷和歷史資料的準確性。醫師是否正確診斷出了病人的問題？這些資訊在起訴醫院及和死亡相關人員時會有用。二、與之類似，屍檢可

智慧箴言

屍檢的「價值」

「醫師」，病人抱怨道：「所有給我看過病的醫師都不同意您的診斷。」

「嗯，我知道」，醫師說：「但屍檢會證明我是對的。」

以驗證在做出診斷之後進行的治療和手術是否適當。醫師是否採用了合理的方法進行治療？三、屍檢有助於針對新出現的和過去的疾病和外科手術進行資料收集。搜集到的資訊有助於以後治療病患，因此可以造福許多人。四、屍檢得到的資訊對於死者家庭同樣有用。屍檢可以查明是否有遺傳性疾病（比如心臟病、癌症以及某幾種腎病），對其他家庭成員而言，這類疾病具有風險性。

屍檢由來已久，在歷史上多次推動了醫療的進步。透過屍檢獲得的資料累積讓醫師能夠治療和預防多種疾病。屍檢明確了抽菸和肺癌之間的關係。在屍檢的幫助下，發現了先天心臟缺陷、多發性硬化症、阿茲海默症以及腦部病毒感染會出現的異常，而愛滋病患者若出現腦部病毒感染則可能會造成癡呆。屍檢的目的可以用南卡羅萊納大學醫學院屍檢室門口的一句話來總結：「在這裡，死者開心地給予生者以幫助。」

儘管屍檢有種種用處，美國屍檢的數量卻大幅下跌。二十世紀四〇40年代中期，在醫院中去世的病人中有一半都會進行解剖，而在二〇〇七年，只有百分之八・五接受了驗屍。從一九七二年到二〇〇七年，在所有死者中，屍檢的比率百分之十九・三降為百分之八・五，跌幅超過百分之五十。而近年來，在英國屍檢的數量下跌了將近百分之九十，因而更難發現疾病發展的趨勢、查明誤診、找出不達標照護的證據。在進行屍檢的案例中，百分之四十都存在醫療疏失，這對於提升病患照顧至關重要。醫療衛生官員就會仔細查閱死亡證明以確定公共衛生事業中的優先事宜。

屍檢有兩種類型：因為突然死亡或可疑原因死亡而被驗屍官要求進行的屍檢；醫師需要徵得死者家屬同意才能為在本院去世的病患進行的屍檢。目前的危機存在於第二個群體。在英國，在醫院去世的人中過去有百分之十的人同意屍檢；現在這個比率不足百分之一。

屍檢的結論可以提高死亡證明中資料的可信程度，因此可以就診斷的正確性做出重要的查證——雖然主治醫師和病理醫師之間就死者的死因究竟是什麼可能會存在許多合理的分歧。根據萊克漢尼的說法，屍檢應當被看作是整體醫療服務的一部分。屍檢可以告訴醫師存在哪些未知的併發症和相互作用，哪些問題之前被忽略了，從而能夠提升臨床實踐。關於死亡原因的正確資訊在確認新型疾病的出現時同樣發揮著至關重要的作用，如超級細菌引起的流行病和工業疾病。

醫師、醫院管理人員和死者的家庭對屍體的興趣都變小了。醫師尤其害怕屍檢會查出錯誤而惹上治療不當的官司。而且屍檢的費用不涵蓋在醫療保險、醫療補助以及大多數保險方案裡，雖然有一些醫院——尤其是教學醫院——不收取在本院去世的病患的屍檢費用。而私人請外部專家進行的屍檢花費在三千到五千美元之間。一些情況下，要額外收取屍體運離或運至屍檢機構的運輸費用。二〇一一年醫院屍檢的平均費用為每一器官五百到一千美金不等，而全身屍檢的價錢為兩千到四千美元。

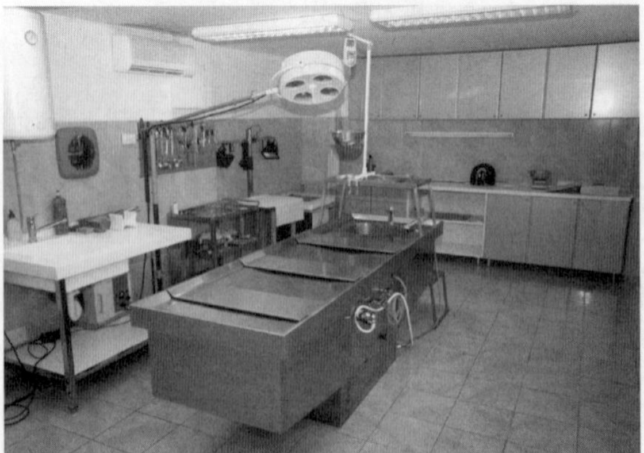

屍檢室的使用頻率比以前降低了，因而許多寶貴的醫療資訊都無法得知。

不同文化中的死亡

加拿大原住民對屍檢的看法

在醫院背景下對本土加拿大人進行的人類學研究表明，原住民和醫療機構之間對遺體的死後護理存在著矛盾。一名來自保留區的十個月女嬰死亡就引發一起這樣的案例。

兒科醫院聯繫了死者的父母以取得同意進行屍檢，雖然這名嬰兒生前因為許多神經系統問題得到醫治，但無法確定其死因。死者的父母拒絕了，因為這和他們對於死者遺體護理的精神信仰衝突。雖然這對父母一直抗拒，但驗屍官仍然下令進行屍檢。

在這次不愉快的經歷之後，兒科醫院的醫務人員決定舉行一期在職培訓研討會，應對因為原住民對於屍檢的文化解讀而發生的這類事件。研討會一開始，醫師就從生物醫學的角度進行了演講，強調屍檢對於提升總體醫療知識水準的作用。而原住民的演講者提出反對，認為原住民文化的主要價值觀就是死後肉體的完整性，這個觀點關係著人們的精神信仰：一個人的靈魂需要多長時間才能過渡到來世。

該醫院的一名病理醫師稱，原住民客戶對於屍檢的抗拒必須和更廣泛的社群利益保持平衡，確保不因為疏忽或惡意導致死亡。驗屍官還強調，死後檢查有時是控制傳染病和環境造成的疾病所必須的。

會議結束後，醫務人員和歐及布威族代表之間又持續舉行了非正式磋商會議。因此，在一些情況下死者的家庭接受了屍檢。其他一些情況下，病理檢查被限制以破壞性最小的程序進行。然而在其他情況下，人們透過法律管道來尋求對屍檢的反對。最後文化敏感的支持者要求臨終的原住民和他們的家人有在家中而非醫院離世的特權。

此外，醫師不願意詢問死者最近的親人是否允許進行屍檢，因為這是個讓人不開心的過程，而且被認為是對隱私的侵犯。事實上，驗屍數量的大幅下降導致全國健康資料統計中心已經停止搜集驗屍統計資料。

他人的故事

屍檢旁觀回憶錄

在參觀完後，醫學實習生伊莉莎白・麥斯威爾寫下了她的經歷：

我們向住院醫師和解剖專家道謝，然後離開了房間。取下一直戴著的手套、口罩以及圍裙時真是輕鬆。新鮮空氣讓人愉悅。但我開始思考那天早上看到的情形。我被整個情形弄得心煩意亂：一位無辜的長者突然死亡，而隨著生命的失去，他還失去了他的身分和尊嚴。他只是一具供解剖學習的屍體。他不再是個人了，哪怕他還戴著結婚戒指。

我在思索這個悖論的時候，又一次想到了整個解剖過程，也再次陷入了沮喪。太野蠻了。這和我所期待的精妙的手術一點也不一樣。由於屍檢必須展示每一個細節，就必須割開巨大的刀口。什麼都不需要重新放回去，也沒有花一點心思保持遺體各個部位的完整。這種粗枝大葉的做法讓我很難受。

我想在腦海裡把一切都整理清除——那個病人、那場悲劇的意外、那個殘酷的過程、那個寡淡的解剖專家、那個幫忙的充滿關切的醫學生、還有那些開著玩笑的男學生。這一切讓我難以消化。

那天夜裡，走到哪我都能聞到解剖的氣味。我無法逃脫！第二天早上我在日記裡寫下我看到的和感受到的一切。接下來的幾個星期，我和不同的人說起我的沮喪。隨著時間的流逝，我現在可以談論這件事了，但有時我仍然會想起那位老人。

驗屍官和法醫

如果有人不是自然死亡，而是死於暴力或者意外，員警機關可能會要求檢查死者的屍體查看證據或者進行記錄。驗屍官或者公共法醫就會被授權查驗屍體，進行屍檢。如果涉嫌犯罪或者自殺，或者會影響公共健康，可能會出現不經過死者家屬同意進行屍檢的極端情況。

驗屍官是在某一特定地理轄區內經由委派或者推選產生的公務人員，他們的職責是對某幾類死亡進行調查（比如，意外死亡或者無法解釋的死亡，可能存在傷害或下毒的情形）。驗屍官辦公室的歷史可以追溯至中世紀時期，那時驗屍官的職責是進行死亡調查，確保將遺產稅上繳給國王。比如說，驗屍官的職責是維護英國國王的私人財產。驗屍官應當對海難之類的事故進行調查，看看可以從中拿到什麼錢交到「皇家錢包」中。然而，驗屍官今天的主要職責是調查死亡，完成死亡證明。驗屍官認定死亡原因和形式，填寫到死亡證明上。驗屍官還要決定是自然死亡還是由於事故、他殺、自殺或者其他破壞性方式而死亡。

謀殺致死會要求驗屍官的介入。驗屍官可能接受過醫學科學的培訓，也可能沒有，以法律法規的要求為依據。在一些州，驗屍官是持牌醫師，而在另一些州，驗屍官的最高學歷可能只是高中畢業。出現可疑的死亡時，驗屍官通常雇傭病理醫師進行屍檢。

法醫是在某個轄區內負責對突然死亡、意外死亡、無法解釋的死亡或者暴力死亡的人們進行檢查的醫師。和驗屍官不同，法醫需要具有專業的醫療知識，可以評判死者的病史，對死者進行體格檢查。雖然不要求一定要受過病理學培訓，但很多兼職法醫都被號召參加醫療培訓以提升自己調查死亡事件的水準。

預立醫囑

美國各州對於各類法律的使用都有法律規定，比如說醫療代理人的永久代理權（有時也稱為醫療代理人、代理、仲介或實際代理人）和生前預囑，這些合起來被稱為預立醫囑（ADs）。很多人都認為它非常重要，是為之後的生活所能做的最重要的準備，然而只有百分之二十到百分之三十的人立下了生前預囑來料理後事。

然而，弗羅里達州二〇〇四年的泰莉・夏沃事件提升了人們對這個話題的興趣，或許這也是為什麼美國人改變了對生前預囑和預立醫囑的看法。根據二〇〇五年的蓋普洛民意調查，二〇〇四年泰莉・夏沃事件之後，美國設立生前預囑的人數多了一倍。然而必須要指出，沒有生前預囑的美國人仍然占大多數的百分之五十九。預立醫囑的目的是將病人自己的治療偏好告訴醫師和／或代替病人做決定的人。

沒有具法律約束力的預立醫囑時，就需要法庭判決來決定是否終止對喪失行為能力的病人的治

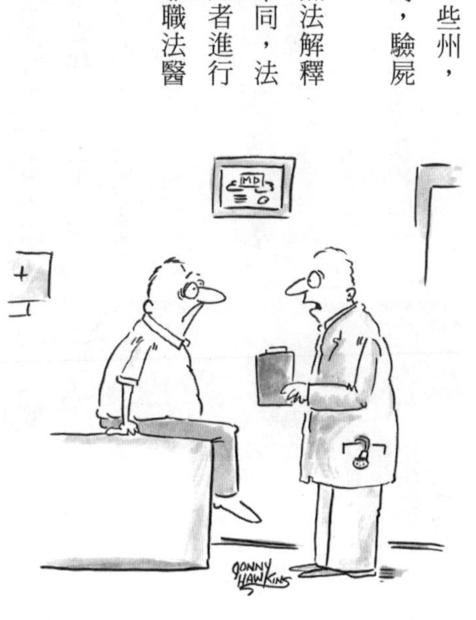

「告訴您一個不幸的消息，我們不知道您的問題是什麼，除非做屍檢。」

療，尤其是當做決定的人之間意見不一或者做決定的人和醫師之間出現分歧時。近幾年來，這類司法認定主要關注病人最可能做出何種選擇，以及協力者（比如父母、監護人、醫師）的判斷是否能夠代替病人的許可。一九七六年以來出現的一些案例中，醫院倫理委員會通常會成為分析此類矛盾的平臺，而且儘管醫院倫理委員會通常不會做出決定，但他們的介入有時有利於避免在法庭上進行漫漫無期的訴訟。

一九九二年，聯合委員會（原國際醫療衛生機構認證聯合委員會）規定醫療衛生機構應當提出解決倫理關懷問題的方法。截至二〇〇〇年，百分之九十五的綜合醫院都提供倫理諮詢或正在啟動諮詢服務。

本書第八章提到過，自一九九一年十二月病患自主權法案開始實施以來，健康維護組織（HMOs）和其他衛生醫療機構都被要求告知成年病患預立醫囑的內容，醫院也被要求詢問每一個病人是否完成了預立醫囑。一項研究調查了加州超過五千名六十五歲以上老人對於安寧的偏好，結果表明進行預立醫囑並建檔的人不足三分之一，儘管有關部門已經竭盡全力鼓勵人們參與。在健康狀況較差的老年人中，預立醫囑的完成率較高。雖然政府還嘗試了其他一些教育策略以提高預立醫囑的完成率，取得了不同程度的成功；然而，大部分策略都是失敗的。

有研究者決定透過基督教教會和猶太教教會推行預立醫囑。他們在夏威夷進行了為期十二個月的計畫——運用會談、建立焦點小組以及向教會分發宗教領袖編纂的相關手冊等形式——結果顯示調查對象認為讓教會或寺廟作為死亡教育的場所具有真正的價值。他們認為，預立醫囑專案或許可以透過讓牧師在教會和寺廟中宣傳的方式來獲取成功。

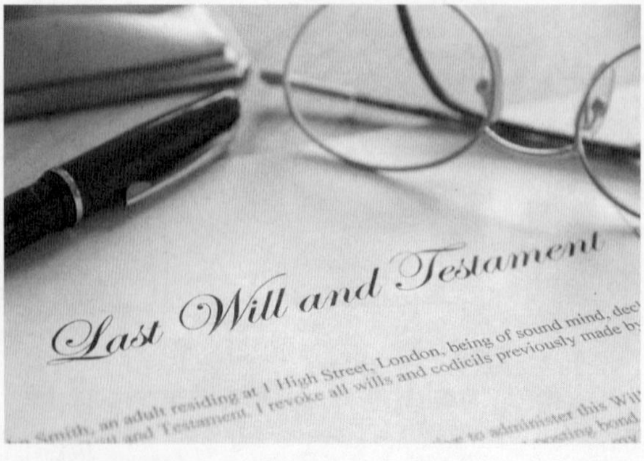

直到最近，二〇〇九年以來，公眾在討論美國國會推行的醫療改革法案（通常稱為平價醫療法案或歐巴馬醫改計畫）時，為老年人設立的其中一條條款為提供安寧和設定預立醫囑的諮詢。法案的反對者（大多數是共和黨黨員，尤其是茶黨成員）試圖說服老年人，美國政府想殺死老年人以節省醫療開支。許多老人都對預立醫囑持懷疑態度，因為他們擔心會因此限制自己對醫療保健的選擇。

生前預囑

在第八章中曾提過，生前預囑指的是如果當前技術或治療無法使個人擁有合理的生活品質或者康復的希望時，立遺囑人不希望進行醫療干預。生前預囑於二十世紀七〇年代首次引入，因為人們在照護病房裡連著鼻胃管時甚至在尋求醫院和醫師的治療時開始害怕死亡。儘管人們對於生前預囑的接受度多少變高了一些，但這個問題仍然非常複雜，因為情感原因，也因為何時應當實施生前預囑的時間問題。許多人不願意採取會造成病人死亡的措施，還有一些人不想進行進一步的治療卻也不想解除現有的維生設備。其他人則無法把生前預囑和「不施行心肺復甦術（DNR）」醫囑區分開來（見第八章）。

一項研究結果表明，代理決策人——通常是病人的伴侶或成年子女——只有百分之七十的機率能夠準確預判出患者對於生命維持治療的喜好。然而，預立醫囑也無法顯著提高判斷的準確率，哪怕這些指示是由代理人和患者共同討論得出的。研究表示，一般情況下，代理人的預判會在過度治療這個方面犯錯。

研究指出，在做預判之前有機會讀到患者生醫遺囑的代理人和沒有讀過患者生前預囑的人相比，在判斷患者對於生命維持治療的喜好時，正確率也不會更高。更令人吃驚的是，允許代理人在做出預判前和患者進行討論，也絲毫無法提升預判的準確率。推測另外一個人的想法可絕不是件簡單的事，哪怕是在平常生活中推測你的伴侶想看哪部電影。那麼，想像你的伴侶在陷入昏迷時願不願意插上鼻胃管，這事該多難啊。

智慧箴言

醫療改革法案中的預立醫療自主計畫

人們對醫療改革法案中關於預立醫療自主計畫的條款存在疑惑和錯誤的認知。不瞭解情況的人把這一條款描述成強制性項目，會限定美國老年人的醫療選擇。這是不正確的，造成了人們對於預立醫療自主計畫價值的疑惑。

眾議院籌款委員會版本的醫改法案第一二三三節包括了一條新的條款，允許醫療保險覆蓋「預立醫療自主計畫諮詢」。該條款旨在為醫療保險的受益人提供機會與他們的健康照護人員就預立醫療自主計畫進行資訊充足、焦點明確的談話。這種諮詢，像醫療保險體系內其他諮詢一樣，是自願的，也是可以由醫療保險報銷，只要五年內不超過一次，或者每次病患經歷了可以滿足報銷條件的事情，比如說有生命威脅的診斷或者臨終診斷；慢性病診斷；或者進入長期照護機構、專業照護機構或者參與安寧專案時。

此類諮詢會涵蓋下列話題：

・醫師、護理師、或者負責預立醫療自主計畫的醫師助理對於相關問題的解釋，包括關鍵問題、注意事項、重要步驟以及建議與其進行溝通的人。

・從業人員對於預先指引項目進行解釋，包括生前預囑、醫療代理人的永久代理權和它們的用途。

・由從業人員提供全國性的和具體各州的資源列表，他們可以幫助消費者和他們的家庭完成預立醫療自主計畫。

・解釋臨終服務和可提供的服務，包括股息醫療和臨終照護。

實際問題

生前預囑

致我的家人、醫師和所有其他相關人員：

死亡和出生、成長、成熟、年邁一樣是實實在在的事。死亡是生命中唯一確定的事。如果到了我無法為我自己的未來做決定的時刻，就趁著我仍然清醒，讓這份聲明來表達我的想法和指引吧。

如果在當時的情形下，沒有什麼理由期待我能夠從極端的物理或精神殘疾中恢復，我要求我能夠被允許死亡，而不依靠藥物、人工手段或者「冒險式措施」來維繫生命。然而，我要求仁慈地對我使用藥物來減輕痛苦，哪怕這會縮短我餘下的生命。

這一聲明是我在深思熟慮後所做，與我強大的信念和信仰相符合。我希望這裡表達的想法和指引能夠在法律許可的範圍內執行。目前這份生命尚不具有法律強制執行力，但我希望看到這份聲明的相關人員能夠受到這些條款的道德約束。

簽名

日期

見證人

見證人

這不是說預先指引毫無價值，「我們沒有發現任何證據表明讓人們討論閱讀對方臨終決定會讓他們更好地理解彼此。然而討論確實讓病人和代理人更好受，尤其是如果兩人之前都不曾處理過臨終事宜的時候」研究人員說道。她發現，對臨終決定進行討論通常能營造一種相互理解的感覺，並且讓人能夠更舒服地做決定。

另一項研究則發現，紐約州各個醫院中有百分之二十九的人不履行病人要求取消或拒絕治療的決定。針對一百四十位療養院的照護主管進行採訪，結果發現影響是否停止對疾病末期病人取消營養供給的主要因素是病人的表現和療養院的類型——而病人簽署的生前預囑對於此類決定的影響卻微乎其微。此外，研究指出，法庭在強制執行生前預囑的問題上帶有性別歧視。因為人們認為男性更加理性而女性更加欠考慮、情緒化、不成熟，法庭認可了百分之七十五的男性病患的喜好，卻只認可了百分之十四的女性病患的選擇。在許多州都存在這種性別歧視，而且在病人的年齡、狀態以及治療方式一樣的情況下，性別歧視會保持不變。唐納德．蒂爾沃斯在五家醫院進行了自己的研究，得出了和上述研究發現一致的結論：

生前預囑實際上絲毫不能減輕病人的痛苦，因為醫師和醫院會無視生前預囑。有大約百分之八十的醫師要嘛誤解病人要求死亡的願望，要嘛置之不理，而在我調查的五家醫院裡，致力於幫助病患避免痛苦的續命治療的項目都沒有效果。這個問題的原因是醫療文化抗拒死亡，而且致力於提升技術。

實際問題 五願

「五願」可以幫助你表達在你重病無法說出自己想法的時候，希望能夠得到怎樣的治療。這在所有其他的生前預囑和醫療代理形式中都獨一無二，因為它滿足了人們各個方面的需求：醫療、個人、情感。「五願」還鼓勵你與家人及醫師討論自己的想法：

- 當你無法親自做出醫療決定時，你想讓誰做決定？
- 你想要接受和不想接受的醫學治療有哪些？
- 你希望能夠達到何種舒服程度。
- 你希望別人怎麼對待你？
- 你希望你愛的人們知道些什麼？

全美國有超過一千八百萬份「五願」的複本在流通，由超過三萬五千個組織進行傳播。「五願」滿足了四十二個州的法律要求，並且在全部五十個州內都得到了使用。在聯合健康基金會的協助下，現在有二十六種語言版本的「五願」。

「五願」已經成為全美最熱門的生前預囑，因為它採用日常用語寫成，有助於你構建和重病照護有關的重要對話。

「五願」於一九九七年引入，一開始是在羅伯特・伍德・詹森基金會撥款支持下得以發行的，這是美國最大的慈善機構，專注於健康和健康照護。

生前預囑存在的另外一個問題是，它們通常就特定的醫療場景提出方案，但有時在「灰色」地帶仍然有治療的可能性。比如說，許多病人在生前預囑聲明，如果他們到了疾病的盡頭，他們要拒絕某些治療方法。然而嚴重的中風或者帕金森氏症末期卻不能算是臨終的情形。

強迫人們提前考慮臨終灰色地帶問題的一種方式被稱為「五願」。五願是由吉姆・托維律師設計的，他是德蕾莎修女的法律顧問。「五願」使用人們自己的說話方式，而不是「醫師的說辭」或者「律師的說辭」。可以在起居室而不是急救室使用這種方式。而且它能夠幫助病患的家人與醫師討論之前難於面對的話題。「五願」的理念是和其他重要的人一起坐在餐桌前，一步一步表達出你的願望。

「五願」正在改變美國人討論安寧以及制定相關計畫的方式。全美有超過一千八百萬份「五願」的複本在流通，由超過三萬五千個組織進行傳播。「五願」滿足了四十二個州的法律要求，並且在全部五十個州內都得到了使用。現在「五願」有二十六種語言版本。在「五願」不具有法律效益的八個州內，也要求工作人員向填寫預先指引的人們念讀強制性警告通知。這些州的居民仍然可以使用「五願」來書面記錄自己的願望並且和他們的家人及醫師進行溝通。

醫療代理人的永久代理權允許個人指定別人作為自己的法定搭理人，在委託人無法自己做出治療決定的時候代自己決定。永久的意思是這份資料可以為法院所認可。有人對生前預囑虛弱的力量不抱幻想，認為生前預囑好像沒有牙齒一般。然而，二十世紀九〇年代各州開始修訂現有的生前預囑，這將會制定或者採用的新的方式來提供醫療代理人的永久代理權。各州建立了委任代理的法定機制，這樣個人就可以選擇其他人——朋友、親人或他／她信任的其他人——在患者無法繼續生存下去的情況下做出拒絕或取消續命治療的醫療決定。研究者指出，醫療代理人的永久代理權（和生前預囑）隨著時間的推移，可能無法準確地代表病人的真實選擇。事實上，對這一課題進行徹底的研究之後，得出的結論稱，通常代替無行為能力的病患做出決定的人們——家庭成員和醫師——對於醫療介入的看法和他們所代表的病人不同，可能無法準確預判病人的喜好。

醫療代理人的永久代理權

醫療代理人的永久代理權的設立可以按照病人的選擇賦予代理人盡可能少的或者盡可能多的許可權。然而，總體來說，代理人具有以下權力：一、使用或拒絕使用維生醫療和其他醫療照護；二、將病人安置在如醫院一類的健康機構中或從機構中轉出；三、就生前預囑中無特別說明的事項做出決定。

另一方面，醫療代理人的永久代理權不：一、能夠就財務問題、無意識的心理治療和絕育做出任何決定；二、包括為病人帶來舒適感或減少痛苦的治療，也就是說代理人不能代表病人拒絕能減輕痛苦的治療。

醫療代理人的永久代理權通常在有兩名醫師——包括病人病歷中的醫師——證明病人無法理解和他／她自己健康有關的決定或無法溝通時才能夠生效。

○人壽保險

人們試著用人壽保險這種創新制度來驅逐心中的焦慮與經濟上沒有保障的感覺，而不用在凝視死亡時被這種感覺控制。有證據表明，十五世紀初在巴賽隆納就有人壽保險的存在了，那時候人們為奴隸的性命投保，英國在十七世紀也出現了人壽保險。十五世紀的阿茲特克人和《漢摩拉比法典》中的古巴比倫人創造了極為精密的死亡補償制度。早在一七五九年的美國，長老會的牧師就成立了類似的公司，該教會的牧師在若干年內每年繳納年金，就可以為其遺孀提供養老金。截至一八五〇年，美國有四十八家此類公司，保單總額九千七百萬美元；到一九二〇年，三百三十五家公司持有價值超過四百億美元的六千五百萬份保單。人壽保險讓人們「在實際中不再認為死亡會為人們的實際生活帶來影響」，因此，它也是「死亡的淡化」形成的原因之一。

美國人壽保險起源於十九世紀中期，之後的急遽發展部分得益於資本主義經濟。早期社會的組織結構以農業為基礎；許多家庭透過以物易物的方式實現經濟上的自給自足。農場工人和農場主從土地上獲取權益，他們死後，子女會沿襲父輩的傳統耕種土地或者繼續當農場主。農場留給了後人，而農場的工人如果願意的話，通常也可以繼續在他們從小長大的農場上幹活。

隨著工業革命的發展，人們向城市遷移，農業社會的安全感卻開始瓦解。資本主義經濟中，資本是流動的剩餘價值，可以用於積累更多的剩餘價值或利潤，在資本主義制度中，人們謀生的方式主要以資本的運用為基礎。隨著資本主義的發展，工人不再完全擁有或直接控制生產資料，個人無法消費自己所生產的產品，而必須透過市場來滿足日常所需。人們透過現金工資、資本收益或者支出盈餘來謀生。社會的經濟已經從自給自足演化到了相互依存。這樣的發展與法國社會學家涂爾幹的說法相吻合：我們的社會從以機械團結為基礎轉化成以生態團結為基礎——從非常單一的同族社會轉化為更加複雜多樣的異質社會，前者中的個體都是通才，依靠自己的雙手就可以照顧自己，而後者中的人們要相互依存。

人壽保險和殯葬改革以及鄉間墓園出現在同一歷史背景下：它假定死亡的一致性和延續性是自然存在的事實。人壽保險以統計學為依據，從死亡和永生的物種學角度出發，將關注點集中於受益人的生活上，而非投保人。隨著時間的推移，人們對於死亡率的經驗增多，概率論也得以發展，人壽保險因而可能獲得科學支撐。然而，必須要有足夠多的人有興趣共同分擔死亡的風險，獲得平均的死亡預期，才能夠令保險的科學原理正確地發揮作用。

保險仲介、經濟學家、法律專家、科學家對於生命價值的估值從幾美元到幾百萬美元不等，主要取決於使用哪種公式。計算價值的其中一種方法是將身體分解為不同的化學元素——五磅的鈣，十一・二磅的磷，五盎司的鉀，六盎司的硫，六盎司的鈉，比一盎司稍微多一點的鎂，分別不到一盎司的鐵、銅、碘。以此為基礎計算，人們生命的價值是八・三七美金。另外一種計算方式是根據水漲船高的買兇殺人價錢，價錢取決於買凶者多想殺死這個人，殺手有多麼想接這個案子計。而保險公司計算一個人生命價值時，既不以人體內的化學元素為依據，也不以買兇殺人的價格計算。保險公司的計算依據為：如果這個人還活著，他／她能賺多少錢——其工作壽命中的賺錢能力。

和鄉間墓園一樣，人壽保險也因為其具有教育功能而備受褒獎，因為它教人們明白自力更生、未雨綢繆、節儉生活、嚴於自律和延遲享樂。出於上述原因，像亨利・比奇一樣的神職人員贊助支持人壽保險制度，並這樣回應批評：「事實上，上帝幫助自助者。」此外，人壽保險還強調了家庭的價值，恰如浪漫主義和鄉間墓園中的家庭墓地一樣。最後，人壽保險向死者家庭提供資金用於支付盛大的葬禮，這對於殯葬服務的發展和喪親處理的歷史都產生了影響。

人壽保險的保護作用

大多數美國人都有人壽保險，這充分表明了美國中產階級想要擁有控制權和提前規劃未來的特點。人壽保險的目的在於保護個人的家屬，讓投保人知道在死亡來臨的時候，他／她的家屬能夠得到保費，從而具有安全感。

人壽保險的需求數取決於人們有多少家屬，每個人的財政安全指數如何。比如說，如果投保人是家中的主要經濟來源，有三個年幼的子女，相比沒有負擔的單身人士，他／她對人壽保險的需求更高。如果主要經濟來源去世了，他／她的親屬會獲得一些財務上的保險補貼，至少是暫時的補貼。死亡來臨時，活著的人不想在失去經濟來源的同時再增添其他負擔了。

投保人的年齡和他／她正處於生命歷程的哪一個階段要是需要考慮的重要因素。如果投保人已經年邁，沒有親屬或者他／她的伴侶有足夠的退休收入來維持生活開銷，主要的保險需求就是支付相關的殯葬費用。然而，如果投保人投保的唯一目的是為了供養親屬，定期人壽保險或許是最佳選擇。定期人壽保險的保險費用最低而額度最高。集體人壽保險，比如說由個人的工作單位所提供的保險會比集團外個人購置的保險費用要低。定期人壽保險有確定的投保年份，比如五年或十年，而且費用隨著人們年紀的增加而上漲。

人壽保險的投資作用

時至今日，對於許多人來說，人壽保險不僅僅是給親屬提供的保障。一些險種，比如說萬能壽險是一種緩徵稅款的投資，個人還可以從這項投資中借款。這樣一來，人們就既可以去世時獲得保險，又有機會同時建立現金資產。這類保險險種稱為終身人壽保險，投保人透過繳納固定的保險費用，既可以得到人壽保險，又可以得到一個儲蓄基金。萬能壽險更加靈活，有機會進行投資，投保人可以提高或者降低保險費和保險額度。變額壽險不允許投保人改變保險費和最低投保額，但人們可以從各類金融市場和不同股票形式中轉變投資的形式。

人壽保險還有一個優點：可以將財產繼承給親屬或其他繼承人，而無需向政府繳納遺產稅。從人壽保險中獲取的收益無需進行遺囑認證，因此人壽保險的這項稅收優勢讓投保人可以在遺產稅免稅項目之外減少稅費的繳納，將更多的資源留給繼承人。

在購買之前將不同人壽保險項目的收益進行對比是一個好的建議。同樣的保險額度下，繳納的保險費用卻相去甚遠。

○財產處置

人們去世之後，必須要瞭解他／她的商業事務（債務、稅費以及殯葬支出），死者擁有的財產也必須分配給其他人。不動產包括土地以及土地上面的附屬品，包括房子（不同於衣服或珠寶一類的動產），它有三種分配方式——契據、遺囑、繼承。後兩種方式涉及到死後的財產轉移。如果個人希望在自己的財產轉移中擁有話語權，遺囑就十分重要了。

沒有遺囑和繼承

如果死者沒有遺囑，則稱其為無遺囑死亡。這種情況下，死者的財產需得以繼承。如果無遺囑死亡，那就意味著誰能得到你的財產，誰將撫養你的子女這一類的重要問題將由所在州的法官來判決，而判決的方式你可能不會喜歡。法庭會委派個人或機構（比如銀行）作為管理人管理無遺囑死亡者的財產。

大多數美國人去世的時候都沒有遺囑。如果有人無遺囑死亡，每一個州都會對繼承人進行不同的劃分來決定如何繼承遺產。通常情況下，如果死者去世時已婚沒有子女，配偶繼承全部遺產。如果有子女，他們也會繼承部分遺產（如果子女未成年，會將遺產放入信託基金中直到一定年紀方可取出）。如果死者已婚並有子女，配偶和子女各分取全部遺產的一半。（比如說，如果有一個子女，他／她獲得全部的一半遺產；如果有兩個子女，則兩人平分百分之五十，即每人可獲得百分之二十五；如果有三個子女，每人大約能獲得百分之十七，以此類推）。如果死者有子女沒有配偶，子女將獲得全部遺產。（比如說，如果有兩個子女，則每人可獲得百分之五十）。如果一個人無遺囑死亡，其繼承人通常按照下列模式進行劃分：

如果死者沒有遺囑也沒有繼承人，財產將上繳給各州（法律術語叫作充公）。

長期照護保險

長期照護保險可以支付在預先確定了的時間之外發生的長期照護的費用。長期照護保險覆蓋的是健康保險、醫療保險和醫療救助通常不予報銷的照護費用。需要長期照護的個體通常不是傳統概念裡的生病，而是無法完成穿衣、沐浴、吃飯、如廁、排尿、移動（上床下床或坐下站起）和走路等日常生活活動（ADLs）。

六十五歲以上的老人中大約有百分之六十在他們的一生中需要某種形式的長期照護。今天受到長期照護的人中百分之四十的人年齡在十八到六十四歲之間。等到健康出現問題的時候，可能就無法辦理長期照護保險了。比如說，許多診斷患有阿茲海默症和帕金森氏病的人都不足六十五歲。現在需要進行長期照護的人群中，只有百分之十人辦有長期照護保險。

和人壽保險一樣，越晚辦理長期照護保險，保險費就越高，而身體狀況不好無法獲得保險保障的風險就越大。

長期照護保險通常涵蓋家庭照護、輔助生活、成人日照、臨時看護、臨終照護、療養院以及阿茲海默症照護機構的費用。如果購買了家庭照護險，就可以為家庭照護支付費用，通常從需要該服務的第一天開始。該保險會支付上門服務或住家式護工、陪護、管家、物理治療師或者私人護理師的費用，最多一週七天，每天二十四小時——取決於保險的最大額度。

遺囑

如果個體不想讓政府有關部門決定自己財產的處置方式，決定誰來撫養孩子（如果涉及到孩子問題的話），就十分有必要訂立遺囑。一份明確的遺囑能夠有序分配財產，將死者的財產按照他／她的想法分配給相關的人，減少遺囑檢驗法院需要的開銷，允許立遺囑者選擇並任命財產的觀禮人，委派某人在法律上為自己的子女負責，而不是由法院指派觀禮人和安置未成年子女（在單親家長去世的情況下）。

遺囑必須註明財產的執行人（或者「個人代表」）是誰（負責在死者去世後監督財產的分配以及監督死者債務的償還和稅費繳納的人）。執行人也可以擁有永久代理權，如果死者在生前失去了行為能力，代理人則擁有處理死者財務問題的權利（比如開支票，賣股票）。執行人可以行使這一權利，但死者也可以選擇其他人作為永久代理人。

遺囑通常提出一名或多名人士從遺囑中受益（稱為受益人），遺囑應當存放於執行人可以輕鬆找到的地方。如果立遺囑者的處境出現變化（如家中生育了其他子女），則可以隨時更新遺囑。總體說來，個人可以自由地把遺囑留給他／她想留給的任何人。

如果立遺囑者不想給其中一名子女留下任何遺產，則應當在遺囑中指出他／她的名字，並給他／她隨便留點什麼，比如說一美元，這樣他／她之後就無法反對遺囑，稱立遺囑者只是「忘記」了自己。如果遺囑中提到了這名子女的名字，就意味著沒「忘」。

遺囑也可以透過添加附錄的方式進行更改。使用附錄，人們可以增加新的條款而無需將整份遺囑推翻重來。比如說，如果得到了新的財產，立遺囑者希望指定某一個人或機構來接收這份財產，只需要將該資訊作為附錄添加進去即可，而無需重寫整份遺囑。或者，如果家裡出生或者收養了新的小孩，立遺囑者或許會想把他／她加進去作為其中一名財產繼承人。

如果立遺囑者在強迫下訂立了遺囑（有人強迫他／她違背自己的意願簽署），而且可以在法庭上證明這一點，那這份遺囑就失去了法律約束力。如果可以證明立遺囑者在訂立遺囑時是不具有行為能力的，那麼遺囑會失效。此外，如果證明存在弄虛作假的情況（欺騙或詭計），遺囑失效。

如果子女尚年幼，父（母）親可能會偏向於為每一個孩子設立信託基金，而不是直接將財產分配給他們。信託不一定需要見證人，但必須經過公證。遺囑可以委任一名託管人負責打理該子女的所有財產，直到其成年。在該子女到達此年齡之前，信託人可以支出財產用於其醫療保險、教育以及其他支持。除非有特別說明，否則在子女到達規定年齡時，信託人終止信託，將信託內剩餘的資產交還。這種安排能夠更靈活地管理資產。孩子們請人打理資產，直到自己年紀足夠大，能夠自己管理資產為止。這種信託的好處是子女不會突然收到一大筆錢，可能會在短期內揮霍一空。

不同文化中的死亡

讓死者滿意，不然就承受後果

人們正在把剛果戰爭中死去的辛巴威人挖出來，以防止他們的靈魂回去糾纏家人。人們相信如果為剛果民主共和國戰死沙場的將士的屍體被留在墓穴裡或者丟棄在戰場上自行腐爛，他們的靈魂就會糾纏他們的親人。死者的靈魂會糾纏他們的家人作為一種懲罰，因為他們「被拋棄在異國他鄉」。死者的靈魂會給「幾代人帶去疾病、死亡和噩運」。為了安撫這些靈魂，他們的屍體必須要挖出來重新埋葬在家鄉。如果屍體已無跡可尋，要將死者犧牲之地的土壤帶回家鄉。

摘自〈辛巴威人把士兵遺體從剛果挖出以撫慰其靈魂〉，14頁。1999年5月31日，《倫敦時報》。

智慧箴言

遺囑

史密斯躺在病床上，知道大限將至。他的護理師、妻子、女兒和兩個兒子陪著他。他請了兩位見證人，並且設置了一台錄影機來記錄自己的遺願，一切準備就緒時，他開始講話：

- 我的女兒「西維爾，你繼承倫敦東區的公寓。」
- 我的兒子「伯尼，我想讓你繼承梅菲爾區的房子。」
- 我的兒子「傑米，我想讓你繼承市中心的寫字樓。」
- 「莎拉，我親愛的妻子，請拿走河邊所有的公寓。」

護理師和見證人都愣住了，因為他們之前不知道他有這麼多的財產。史密斯去世的時候，護理師說：「史密斯夫人，您的丈夫一定非常努力，才能積累了這麼多財產。」

莎拉答道：「財產？……那個混蛋只有一條送報紙的路線！」

○結論

從人生歷程的開始到結束——從出生到死亡——都需要證明來使一個人的存在和不再存在合法化。人們不能就這麼生下來，又就這麼死了；必須要在我們的法律系統內得到承認。與之類似，人們去世時，財產會分配給其他人，這一過程也要在法律體系下展開。如果人們不想讓政府部門決定財產的走向，就必須訂立遺囑。此外，如果個人希望能夠在臨終事宜上擁有話語權，他／她應當預立醫囑（生前預囑和醫療代理人的永久代理權）。美國人有時會開玩笑說美國社會裡律師真多，但是鑒於各種法律要求伴隨著我們的一舉一動（從出生到死亡），或許確實需要這麼多。

應對喪親之痛

CHAPTER 13

唯有避開愛，方可避免痛。重點是要從傷痛中有所收穫，向愛敞開心扉。
——約翰・布蘭特那（John Brantner）

如果隨著葬禮的結束，悲傷也隨之停止，那麼死者的親屬就完成了重新融入到社會中的過程。然而，殯葬儀式的結束和死者遺體的最終處理，只代表公共弔唁的結束；私下的哀悼還會持續數日。

○喪親角色

之前的章節中我們從歷史角度和跨文化角度討論了喪親者的行為。我們大致描述了美國社會上有哪些規範和文化模式為規定了喪親者的行為準則。當我們把這些準則應用到在某個群體或社會環境中具有一定地位的人身上時，就是所謂的喪親角色。

我們在第五章中提過，泰羅克・帕瑞斯認為病人角色由權利和義務組成。病人角色的首要權利是免除「正常的」社會責任。而豁免的程序取決於病情的性質和嚴重程度。第二項權利是在試圖恢復正常的社會功能時需要被他們照顧並且變得依賴他人。作為交換，病人必須表達「想要變好」的心願，並且尋求技術上的幫助。

喪親的人們也被允許可以依賴他人獲得社會和情感上的幫助與支持，其任務是滿足正常日常生活的需求。為了提供此類幫助，鄰居和朋友會帶著食物、鮮花以及其他表達同情的禮物去拜訪喪親之人。正因為這種習俗，羅伯特・卡瓦諾的小弟弟才會問是不是「死人會吃肉卷和巧克力蛋糕」。

在心愛之人去世時，為了交換這些特權，擔負起喪親角色的人不僅需要從禮儀師和牧師那裡尋求技術上的幫助，還會被報以要盡快回歸正常社會責任的期待。喪親角色被認為是暫時的，所有承擔這一角色的人都應當竭盡所能，以求在合理的時間範圍內將擺脫這一角色。死者的妻子和兒女通常被授予了更長的時間，但按照美國普遍的價值判斷，悲傷通常應該在死者的一周年忌日前停止。

美國的民間智慧主張「時間治癒一切」——悲傷的強度會隨著時間的流逝降低。根據保羅・羅森布拉特（Paul Rosenblatt）的說法，關於悲痛一個更準確的說法是：隨著時間的流逝，會強烈感受到悲傷的時刻越來越少了。此外，在對十九世紀的日記進行分析時，羅森布拉特發現，人們普遍會為許多年前去世的親友感到悲傷。從美國喪親角色的角度看，一個人被執著於愛人的死亡中，拒絕做出嘗試以重新獲得正常的社會功能。這類有偏差的行為包括下面的例子：

- 假裝生病以逃避喪親角色中的職責，拒絕丟棄死者的衣物和私人用品來紀念死者，生活的方式就好像死者會重新出現一樣。
- 拒絕他人試圖提供社會和情緒支援的做法，拒絕尋求專業諮詢，永久居住在「遺憾的城市」中。
- 拒絕公共殯葬儀式，要求殯葬工作人員把屍體弄走，火化處理，而不向外界告知死亡的消息。
- 沉溺於吸毒酗酒等異常行為中。
- 急匆匆地讓生活出現重大的變化，如匆忙改嫁或遷至新家等。這類行為可能會被其他人使用社交迴避、排斥、批判等方式施加懲罰。這樣大部分人不僅僅是受到鼓勵，而是被強制穿過這個悲傷過程。

他人的故事

一個星期三的下午

送葬的隊伍沿著地威臣街往下走。羅克縣銀行的霓虹燈顯示有九十四華氏度，時間是三點零六分。河畔旅館的平板玻璃後面，商人們喝著下午茶，搖著骰子。羅伊斯・帕爾默提著一個檯燈罩從漢森雜貨店走出來。

你為什麼要死，丹？你一定得在孩子們這麼小的時候離開嗎？你身材精瘦，熱愛鍛鍊，沒有明顯的健康問題。你上床的時候還好好的，但我聽見你的臨終哀鳴了，是那聲細微的咳嗽，我想是這樣。我五分鐘後上床的時候你已經不在了。

錢怎麼辦？凱倫還能上完最後一年大學嗎？彼得呢——他才十七歲。還有約翰娜和蒂娜，她們才十三歲和十一歲。還好西格已經畢業了。這麼多問題。這麼大的損失。我怎麼可能處理的了呢？

這些天的憤怒、恐懼和悲傷中，我回想起了兩件事。我回憶了這二十年來和裘蒂還有埃爾摩一起打的橋牌，還有深夜我們邊吃布朗尼喝咖啡時聊到的死亡和葬禮。我們說到自己的死亡，說了各自的想法。丹，「我死的時候一毛錢都別花」，「給我辦一個軍隊葬禮」，這兩句話擲地有聲，一直不停迴響。全美國也沒有一個人比丹·索立更因為自己是一名海軍而自豪了。他說過，美國海軍可是一手包辦了二戰。雖然新兵營裡的其他人才十八而他已經三十三歲了，他卻是美國海軍的一員，而且從來不介意徵兵的人都叫他「爺爺」。

送葬隊伍停在離墓園大概一百碼的地方。我看到敞著口的墓穴被人造草坪圍了起來，旁邊是籬笆。不遠處立著管理員的工具房，門口是個垃圾桶。有人在桶上潦草地做了標識，上面寫著「垃圾」。掘墓人站在工具房後面，等著完成他們的工作。

棺材從靈車抬到護柩者的肩上時，穿著黑色制服的儀隊，靈敏地在抬棺人的兩側列隊，護送他們到墓地。

我和孩子們下車，緊隨其後。蒂娜哭著喊：「我這麼小，不能沒有爸爸。」黏在了我身上。我發了誓不能哭。我的小包裡裝著葬禮用的手帕——沒有面紙、沒有皮夾子、沒有唇膏。我不會打開這個包的。

親友們都圍在墓穴周圍，詹森牧師在主持下葬儀式。然而下一個環節卻讓我吃了一驚。兩名儀隊員上前一步，共同將國旗從棺材上移開。他們在典禮上將它按照傳統的方式折疊，然後呈給了我——這位遺孀。

這兩名儀隊員重新歸隊，他們從哀悼的人群中後退。隊長一聲令下，他們鳴放了二十一響禮炮。

接著彼得從家人中走出去，舉起了喇叭，為他的父親吹響了安息號。悅耳憂鬱的音符哀怨地升起，奏響在人群上空。山的另一邊傳來悠遠的回聲。在那一刻，我的心好痛。

後來我們要離開的時候，愛麗絲·奧維貝克向我走來，握住我的手說：「真是不幸，但你會熬過去的。」她錯了。我沒有熬過去。安息號響起的時候我哭了。

珍·索立曾是明尼蘇達州聖尤拉夫學院教務長的祕書，現已退休。上面描寫她丈夫去世的文章寫於一九八九年。

○悲傷過程

悲傷是一種非常強大的情緒，時常會被死亡觸發或激發。湯瑪斯・阿提戈（Thomas Attig）在悲傷和悲傷過程二者之間做出了重要的區分。雖然悲傷是一種會引發無助感和消極感的情緒，悲傷過程是一個更加複雜的應對過程，為悲傷的人帶來了挑戰和機遇，需要投入精力，完成任務，做出選擇。

大多數人認為悲傷是一個像生病一樣的會削弱人力量的過程，會讓人們消極而無助。阿提戈說：

將悲傷視為喪親者的全部感受是錯誤的，也是危險的。之所以是錯誤的，因為喪親者的感受要複雜得多，會在情緒、身體、認知、精神以及社會等各方面形成不同的影響。之所以是危險的，因為在喪親者各類感受中，這一方面可能是最讓人心灰意冷虛弱無力的。

死亡透過喪親角色讓喪親者處於被動的社會位置上。悲傷是一種無法為人們所控制的情緒。然而如果能夠理解悲傷是一個積極的應對過程，悲傷者就能恢復其自主權，感到這個過程中充滿了選擇，而在很多方面自己還是擁有一些控制權的。

正常的和異常的悲傷

哈佛大學精神病學家埃里希・林德曼半個多世紀以前的一篇文章中討論了「正常的」和「不正常的」悲傷。他認為正常的（普通的）悲傷會自我消解，而異常的悲傷會需要幫助，不管是來自於互助小組還是診所裡的心理醫師抑或是精神病醫師。

在正常的悲傷過程中，喪親的個體會難於「放手」。他們對於死者可能會懷著一些艱辛又痛苦的夢。他們可能會存有錯覺，會沿用死者的習慣。他們會「看到」死者或者發現自己和他／她說話，看電視的時候轉向他／她說些什麼，就像他們幾十年來那樣。根據格萊尼絲・豪沃斯（Glennys Howarth）的說法，和死者的交流可能會出現在半清醒的狀態下或夢裡，也可能在人們完全清醒的時候出現。道格拉斯・大衛斯（Douglas Davies）與英國一千六百〇三名受訪者的接觸中發現，有百分之三十五的人「感覺好像死者曾經出現過」。最常見的經歷是感受到父母的出現，第二是祖父母，然後是伴侶。對於曾經在你生命中占據如此重要地位的人來說，的確很難「放手」。

實際問題

悲傷者的自助指南

以下的一些做法可以幫助那些所愛之人去世而悲痛的人們。將這份清單看成是曾經進行過成功嘗試的各類人給出的建議合集。

定期和朋友聊天。和他人聊一聊你的想法和感受是你能為自己做的最棒的事情之一。

散步。如果可以的話，每天都出去散步。如果你喜歡的話，和別人一起。

探訪墓地。不是所有人都喜歡這麼做。但如果這樣讓你感覺不錯，就這麼辦吧。別聽別人說這是種病態的行為。想待多久，就待多久。

種點植物以做紀念。種一株花，一叢灌木，或者一棵樹來紀念去世的故人。

如果你獨居又喜歡動物，養隻寵物。寵物帶來的關注和感情或許可以幫助你適應因為那位重要人物去世都感受到的關注和感情的缺失。

提前規劃特殊的日子。生日、周年紀念日、假期和其他特殊的日期可能會很難過，尤其是前一兩年。提前想一想要怎麼度過這些日子。做的事情要和你之前有所不同，這是承認生活中出現變化了的一種方式。但同時也要確保在那天會有一些時刻能想起來那個人的存在。

允許自己大笑。有時會發生一些有意思的事，就像過去一樣。這不會汙污你對愛人的紀念。

允許自己哭泣。悲傷會自然引起哭泣。你會覺得尷尬，但處在你的狀態下，這再平常不過了。正確的經驗法則是：想哭就哭出來吧。

每天都計畫至少完成一件事。哪怕你的悲傷非常痛苦，你的能量非常低，每天都計畫至少完成一件事，哪怕是件小事。然後跟著你的計畫走，一天接著一天。

寫日記。寫下你的想法和感情。什麼時候想寫，就什麼時候寫，但一週至少要寫幾次，如果做不到一天寫幾次的話。

考慮加入互助小組。和一群有著類似生活經歷的人待在一起會非常療癒。你會發現你的感情多麼的正常。

發洩你的感情而非抑制。當你感覺悲傷的時候，你會因為自己生氣而感覺尷尬。但生氣是非常正常的反應。如果你待在一個空房子裡，那就大喊。哭泣。擊打那些柔軟的東西。

每天感恩。不論發生了什麼事，仍然會有事情讓您覺得感恩。或許是你的回憶，你的其他家人，支援你的人，你的工作，你自己的健康——各種各樣的事。

選自《關愛者手冊——關愛他人，關愛自己》

試著躲避悲傷帶來的痛苦也很正常。痛苦會一陣陣襲來。人們可能會試著避開生日、宗教節日或者紀念日這一類會提醒自己的日子。喪親者可能會避免去他／她和死者之前常去的一些地方——最愛的餐廳，常散步的海灘和常爬的山。湯姆・漢克在《西雅圖夜未眠》中從芝加哥搬到了西雅圖，就是為了避開那些自從妻子去世後就不能再去的地方。這部電影開場的那一幕裡，他在思索該怎麼做。他決定搬家，來避開悲傷帶來的痛苦。他在一個新環境中重新開始了，因此不用再試著去那些充滿和亡妻回憶的地方。

而另一方面，完全不感到悲傷也是不正常的。喪親者就好像什麼都沒發生過一樣。生活繼續。

許多年前的電視節目《班森》（Benson）中有一集，班森的媽媽來看他，結果意外去世了。班森的反應是打電話給殯儀館，把遺體運回她的家鄉埋葬。班森留了下來，那天還去上班了！他的同事不知道該怎麼面對他，因為這種行為是不正常的。他表現得一點也不悲傷。

雖然某種程度的抑鬱是正常的，但試圖自殺或長期無法進行日常活動就值得擔心了。大部分人在幾天內都無法回去工作或走出去融入到社群中。雖然我們可能永遠都無法從那個重要的人已經不在了這件事情中痊癒（就像我們感冒痊癒一樣），但我們會學會承認這個事實。我們必須要接受這個事實，那個人永遠不會坐在原來的位置上和我們一起吃早餐了。然而生活在繼續，我們也必須要繼續前行。

除了正常的和異常的悲傷，悲傷有時會流連徘徊，甚至會加劇——悲傷主導了人們的生活，而不是淡出到背景中。這種無法消解的悲傷最近被定義為複雜性悲傷，估計有百分之十的喪親者會感受到這種悲傷。複雜性悲傷通常伴隨著無法正視死者去世的結局。女性比男性更容易陷入複雜性悲傷。此外，其他可能導致複雜性悲傷的情形包括：死者突然去世，父母失去子女，短時間內失去多名親友——這些都會是壓倒性的。「複雜」指的是那些會阻礙自然治癒過程的因素。這是一種長期的悲傷形式，會占據人的一生。然而根據紐約哥倫比亞大學社會工作學院複雜性悲傷研究中心主任凱薩琳・希爾的說法，好消息是知道了這類悲傷的存在，適合的治療方法正在研發當中。比如說，讓哀悼者重溫自己得知那個重要的人去世時的場景，和死者進行想像中的對話，或許能解釋一下他們做了什麼或什麼沒做，從而幫助他們減輕罪惡感，如果問題出在這的話。

悲傷的階段

悲傷過程和死亡過程一樣，實際上是為了應對因為一段關係中的位置出現了變化而帶來的壓力所採取的一連串的行為和態度。我們在第五章中提到過，許多人都曾試著把應對死亡的過程看成是一系列普遍的、互相排斥的線性階段。然而不是所有人都能用同樣的方式通過這些階段。羅伯特・科萬諾發現應對的過程中包含其中行為和感情：鎮靜和否認、失序、情緒不穩、罪惡感、失落和孤寂、解脫和恢復。不難看出這和庫伯樂－羅斯死亡過程的五個階段（否認、憤怒、迷茫、抑鬱和接受）存在相似之處。根據科萬諾的說法，「這七個階段更多地受到心靈不理智的拖拽，而不是大腦邏輯的束縛——這是種需求和許可的邏輯。」

智慧箴言

論短暫的生命

人生如白駒過隙。
死亡似風暴來襲。

英格蘭霍沃斯墓碑上的碑文

震驚和否認——哪怕已經預料到那個重要的人會去世，當死亡來臨的時候通常會覺得死亡是不真實的。對於我們中大多數人的第一反應是：「不，這不是真的。」隨著時間的推移，我們的震驚感減弱，但我們會找到新的方式來否認死亡的存在。

有人認為對於喪親者而言，否認是一種機能失調的行為。然而，否認不只常見於剛剛失去親人的人們中，在適應的過程中也起著積極的作用。否認的主要作用是為喪親者提供一個「暫時安全的地方」，遠離世俗世界的醜陋現實，後者只會帶來寂寞和痛苦。

隨著時間的推移，親友亡故造成的影響逐漸擴大，人們不可能一下子同時應對死亡的全部社會影響。比如說，如果一個人的妻子去世了，他失去的不僅是配偶，還是他最好的朋

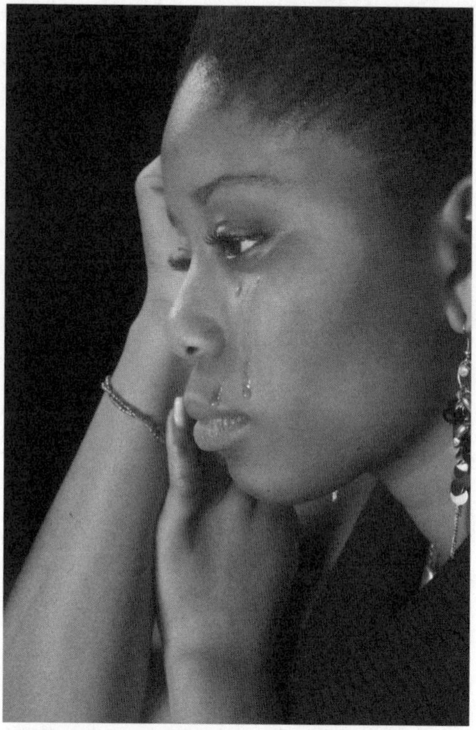

否認的主要作用是為喪親者提供一個「暫時安全的地方」。

友，他的性伴侶，他孩子的母親，一項收入來源等等。否認可以保護個體不受如此高強度的社會損失的傷害，因為有時這種傷害似乎讓人無法忍受。

失序——在喪親過程中的失序階段，人們會覺得和日常現實生活完全失去了連結。有人在葬禮前的兩、三天時間裡會感覺在跟著「自動駕駛儀」走，或者「處於恍惚中」。沒有什麼事情「有意義」，他們可能會覺得生活沒有任何意義。在一些人眼中，死亡比活著更好，因為生命看起來毫無意義。

這種情感回應對於剛剛喪失親人的人來說是一種正常的感受。這些人的社會世界因為死亡變得失序，所以覺得困惑是正常的。邁可．雷明的父親去世的時候，他母親不僅失去了一切在伴侶去世時回失去的東西，還失去了她照料者的角色——在她丈夫罹患癌症的五年時間裡，這是她的主要狀態和社會角色，界定了她這段時間的身分。一個人的社會身分被摧毀的時候，自然而然會感受到困惑和社會的失序性。

情緒不穩——當人們的身分和社會秩序可能面臨毀滅時，人們會很自然地感到憤怒、沮喪、無助和／或受傷。人們通常會做出恐懼、憎惡、仇恨和嫉妒這些不穩定的情緒，這是上述那些感情的情緒表達。處於悲傷情緒中的人有時比其他生物更能夠成功掩飾自己的感情，呈現出為社會所接受的行為，當動物的秩序受到外力威脅時，出於本能牠們會陷入一陣一陣的狂暴中。無論外在表現多麼不同，內在感受到的情緒是相似的。

邁可．雷明在過去三十年中和許多喪親者都打過交道，他觀察到人們通常會向下列對象表現出反覆無常的情緒：上帝、醫務人員、禮儀師、其他家庭成員、姻親、家庭中未曾經歷過死亡的朋友、甚至還有去世的那個人。性情溫和的人在陷入悲傷時，可能會變得暴躁怨憤。其中一些人還會因為緊張的情緒出現偏頭痛、潰瘍、神經病、結腸炎等生理症狀。

男性似乎更容易表達憤怒，而不是其他的情緒。表達憤怒需要表明立場。這和悲傷機制差別很大，悲傷時人們的立場通常更開放更脆弱。男性或許會透過憤怒找到悲傷。暴怒可能會突然化成淚水，因為內心深處的感情觸發了其他深層的感情。這一過程和女性相反，湯姆・戈登說。女性經常是不停地哭，淚流滿面，邊哭邊說自己非常生氣。

智慧箴言

一生所愛！

大部分人向死者表達愛意的方式非常滑稽。你死了之後，就成為他們的一生所愛。

如前所述，悲傷中的人們生氣的對象從死者到上帝，還包括這中間所有可能的人。戈登的導師威廉・溫特神父，講過他在一位失去丈夫的女性處於悲傷期的時候數次拜訪她以及和她共事的故事。他注意到很多次他到那裡的時候，她都把車在車道上來回回地開。一天他問她在幹什麼。她開始告訴他，在應對悲傷時，她有一套自己的儀式。她會回到家，走進起居室，把她最近剛剛去世的丈夫的骨灰從骨灰甕裡取出。她會把其中一小點灑在車道上。然後她說：「這樣我就可以每天都從那個混蛋身上輾過。在故事的結尾，他說：「這是不錯的悲傷狀態。」之所以「不錯」，因為這位女士用自己的方式連結了悲傷中憤怒的成分，並表達了出來。

罪惡感——罪惡感和前面討論過的情緒反應類似。罪惡感是針對自己的憤怒和怨恨，經常會導致自我貶低和抑鬱情緒。表達這種感情的典型句式是：「要是我……」，「我本來應該……」，「我本可以不這麼做」，「或許我做錯了」。罪惡感是喪親過程中普遍存在的一部分。

從社會學的角度來看，當人們無法解釋別人的愛人為什麼去世時，罪惡感可以成為消除這種不和諧感的社會機制。人們不是把死亡視為一件可能會在任何時候發生到任何人身上的事，而是責怪死亡事件的受害者，認為這名受害者在某種程度上要為死者的去世負責——「要是那個家長做得再好一些，這個孩子可能就不會被車撞了」，或者「要是我和那個人結了婚，可能我也自殺了」，或者「難怪那個人死於心臟病，他老婆的廚藝誰吃都會高膽固醇」。因此，失去親人的人有時感到罪惡感是因為受到了旁人的鼓勵，他們因為別人的反應受到了輕微的懲罰。

失落和孤寂——隨著否認的階段過去，失落感和孤寂感會悄然出現。失落感不會一下子全部出現。喪親的個體開始恢復正常的社會生活卻沒有了所愛之人的陪伴，失落感就會越來越明顯。他們意識到他們多需要那個人，多依賴那個人。我們過去總是期望他們會出現的社交場合現在不一樣了，他們不在了。節日慶祝也因為他們的缺席也沒那麼高興了。事實上，對於一些人而言，生活大多數時候都呈現出「缺失」感。

失落感和孤寂感經常會轉化成抑鬱和悲傷，同時充滿自哀自憐。根據科萬諾的說法，逝去的愛人會在記憶的焦點中逐漸放大——「小矮人變成了巨人，罪人成為聖人，因為悲傷的心需要巨人和聖人來填補逐漸蔓延的空虛。」哪怕之前這個伴侶讓人不滿，比如說酒鬼，也會倍受思念，外人無法理解，除非他們自己的心也參與其中。悲傷過程中的這個階段裡，不管是誰都比沒有人強，而獨自一人智慧讓失落和孤寂更加難熬。

試圖避開這種感受的人要嘛回到否認的階段，試著拒絕失落的感覺，要嘛試圖找到替代品——酒吧裡認識的新朋友，閃婚，或者新養一隻寵物。這種逃避絕不長久，因為失落的最終目標是重新自立，或者找到一段新的同樣可靠的關係。

智慧箴言

寵物安樂死帶來的罪惡感

一些寵物的主人會在是否安樂死之間掙扎，一些不會。「殺死」自己的寵物是件可怕的事，大約有一半的機率會引發罪惡感。然而其他人很平靜地接受了這個過程，知道自己的行為是出於對寵物的愛。安樂死強迫寵物的主人認真對待社會學家所說的「關愛和殺害的悖論」。允許自己促成寵物的死亡，這讓寵物的主人為寵物提供了一種其他選擇來替代折磨和痛苦。這種行為符合「生活品質」而非「生活數量」的哲學理念。

選自喬治．迪金森，〈家養寵物安樂死和伴侶動物的最後儀式〉，菲巴特卡帕學會論壇，94：4-6。

解脫——喪親過程中覺得解脫可能會讓人覺得奇怪，並且會加深他們的罪惡感。邁可．雷明發現一位朋友在丈夫去世六個月後感覺到了解脫。這位老朋友是一位部長的妻子，而在丈夫去世之前，他所在的部門就是她的全部世界。隨著時間的推移，她建立了一個新的世界，這裡的社交生活和關係都與他無關，她在自己身上發現了新的獨立的人格，覺得自己比之前更好。

解脫會導致罪惡感。然而，根據科萬諾的說法：「解脫感不意味著我們對失去的愛產生了批判，相反地，這表明我們需要更深的愛，我們總是想要更好的人和事，我們一直在追尋無窮盡的、最好的、完美的愛，被宗教人士稱為上帝的愛。」

恢復——人們會慢慢重建沒有死者的生活，但明顯這是個需要在許多方面進行適應的漫長過程，尤其如果這段關係具有不同尋常的意義時。人們可能會同時感受到孤寂、罪惡、失序，而當人們感到解脫時，可能會發生一些事觸發了人們對於死亡的否定。只有充分感受上述每一種感情，以平常心對待，認識到只有希望（一開始會讓處於悲傷中的人們充滿幻想）才能承諾給我們帶來有秩序、有目的、有意義的新生活，我們才能夠加快喪親和適應的過程。

重建是循序漸進的過程，而且通常在它出現了很長時間後，我們才會意識到。在某些方面，這有點像桃樂西在《綠野仙蹤》結尾突然意識到，她擁有讓她重返堪薩斯州的魔法。而且，正如桃樂西一樣，我們只有經歷了失去，才能真正體味將生活再次投入到一段新的關係中所帶來的快樂。

無論何時，如果我們經歷了失去，尤其是像親密的人去世這種意義重大的損失，我們會經歷改變。大多數情況下，我們無法控制我們感受到的失落。然而我們卻可以控制自己如何應對這種損失。有些人因為一段悲傷的經歷而成長，而有些人卻深陷其中。這種截然不同的局面是如何出現的？

答案和人們在經歷失去後進行悲傷的方式密切相關。人們如果把悲傷過程拒之門外，就也會把隨之而來的轉變拒之門外。悲傷具有讓人轉變的能力，這一特性重點不僅在於「熬過」在失去之後緊隨而來的傷痛與孤寂，更在於在失去之後重新構建一個人的生命。

悲傷引起的轉變過程包含三部分，透過回答下列問題可以最好地理解這三部分：我失去了什麼？我剩下什麼？對我而言有哪些可能性？根據自己的處境誠實地回答上述問題，有助於加速悲傷過程，把局限性轉變為機遇。

我失去了什麼？這個問題試圖查明損失的範圍有多廣，也就是說確定都失去了些什麼。悲傷過程無法開啟，也無法推進，除非明確了損失和隨之而來的次級損失有哪些。一旦明確了損失，同時我們相信自己能夠繼續前行，悲傷的治癒過程就開啟了。

我剩下了什麼？為了回答這個問題，我們要將生活中剩下的一切有意義的事情都辨識出來，回憶起來，重視起來。一開始，通常取決於我們的損失有多嚴重，很可能我們會疑惑生活中是否還有足夠多有意義的事情值得我們繼續活下去。無論生活中剩下的意義有多小，都足夠以此為基礎構建新生活。重要的是，要記住對自己擁有的一切心懷感恩，從這裡重新出發，而不要為自己沒有的或者已經失去的心懷憤懣。

對我而言有哪些可能性？一旦我們明確了還剩下什麼我們就能夠繼續前進，判斷出在如此巨大的損失面前還有哪些可能性。能否成功回答這個問題取決於我們的視角。與其盯住自己的局限性不放，不如看看有哪些機會。把目光放在可能性上，我們或許就能發現新的途徑去描述、理解、創造一個不斷更新與發現的過程，並為之努力。

悲傷剝奪

悲傷剝奪和死亡相關行為的其他方面類似，悲傷以社會環境為基礎——人們只在覺得合適的時候表達悲傷。對於悲傷者而言，有固定的社會腳本，被認為承受了損失並且按照規則行事的人會得到社會支持。然而，不是所有的失去都會被公開承認，會得到社會的認可，會在眾人之間傳播。肯尼斯・多卡使用被剝奪這種說法來描述這種現象。

根據多卡的說法，有四種情形會導致悲傷剝奪。第一種情形是和死者的關係沒有得到社會認可。這種情況包括非傳統的關係——不如說婚外情，異性同居和同性關係。如果外人不知道這種關係的存在，喪親的個體也無法公開宣稱自己的損失，他們就不會受到社會對於他們悲傷的支持，他們的悲傷無法獲得社會支持，他們的喪親過程會因而出現問題。

第二種會出現悲傷剝奪的情形是，悲傷不被認可，不認為是真正的損失。流產通常被認為沒那麼嚴重，因為母親未曾有機會和子女發展出面對面的關係。而在人工流產的情況下，外人會認為懷孕不是原本想要的結果，所以沒有必要放在心上。根據艾德爾・凱瑟曼的說法，無論人們對人工流產抱持什麼態度，「我們必須承認至少有什麼死去了——除了死去的嬰兒之外，還有青春、純真、夢想和幻想。」凱瑟曼堅稱，經歷流產的女性應當表達出「沒有消除的失落感」，解決「死亡、失去和分離」的問題。凱瑟曼總結，悲傷療法是流產諮詢的一項必備內容。

不被人承認的失去還包括伴侶寵物死亡以及前任配偶的死亡。根據艾弗里·威斯曼的說法，失去寵物伴侶通常會帶來強烈的悲傷和哀慟，然而外人卻鮮少認為這真的是意義重大的喪親事件。與之類似，前任配偶的去世也很少被人認為是正當的損失，因為大多數人認為在離婚之後不久，悲傷工作就應當已經結束了。

第三種悲傷剝奪的情況也和不被認可的失去有關：悲傷者未得到認可。因為青少年的同伴或朋友的去世而產生的悲傷很少會得到公開承認和社會認可。守靈和儀容瞻仰儀式通常比葬禮吸引更多的人參加，其中一個原因是雇主越來越不願意為員工提供假期去參加家庭成員之外的人的葬禮。其他不被認可的悲傷者包括兒童、精神障礙以及／或者遲鈍的人，老年人。上述每種情況，個體表達悲傷的需求通常會被社會上大多數人所忽略。

悲傷剝奪的最後一種情況是，死亡未得到社會認同，比如說在實行犯罪過程中出現的死亡或者自殺、自慰性窒息死亡。人們覺得死因曖昧、尷尬、不舒服時，通常無法提供喪親者需要的社會支援。

根據多卡的說法，出現悲傷剝奪時，悲傷的感受會加劇，同時缺乏正常的社會支持。被剝奪悲傷權利的人們通常在死者去世的過程中被禁止與死者接觸。通常情況下，他們還會被葬禮拒之門外，也無法獲取能夠幫助他們度過喪親過程的照護和支援系統。最後，他們可能還經常在愛人去世之後經歷實際困

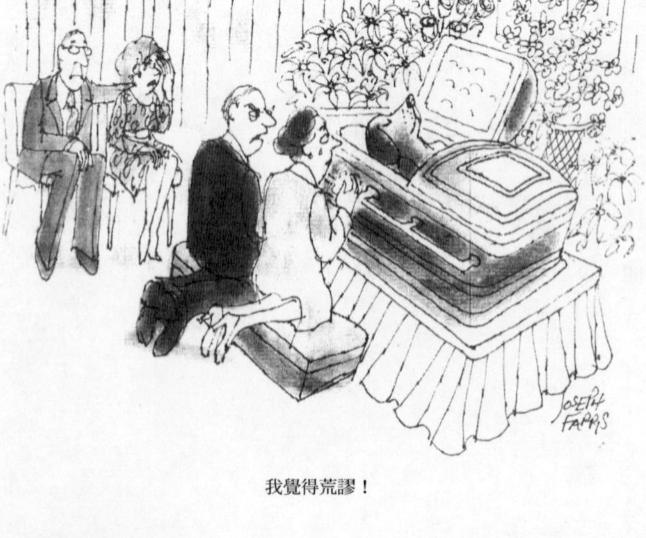

我覺得荒謬！

難和法律問題。因為上述各種原因，被剝奪悲傷權利的人們經歷的喪親過程更加困難重重。

哀悼的四項任務

一九八二年威廉・沃登（William Worden）出版了《悲傷輔導和悲傷治療》（Grief Counseling and Grief Therapy）一書，對國家健康研究所一項被稱為歐米茄專案（有時也稱為哈佛喪親研究）的研究成果進行了總結。其中兩項最重要的研究結果——該研究展現了悲傷過程的能動性——分別是：哀悼對於所有經歷喪親之痛的人而言是必要的，必須完成四項哀悼任務才能結束哀悼，重新恢復正常生活。

根據沃登的說法，未完成的哀悼任務會阻礙個體的進一步成長和發展。此外，完成這些任務的必要性說明了，喪親之人必須參加「悲傷輔導」，因為像科萬諾「悲傷的七個階段」理論所指出的那樣，悲傷無法自動消除。

每一位喪親者都必須完成下列任務：一、接受失去了某人的現實；二、感受悲傷帶來的痛苦；三、適應死者已經無法出現的新環境；四、撤回情感能量，將其重新投入到一段新的關係中。

接受失去了某人的現實——尤其在意外死亡或者死者住得離自己很遠時，人們很難明白這一現實。哀悼的首要任務是克服本能上想要否認的反應，認識到這個人已經去世了，不會再回來。喪親者可以採用多種方法加快完成將死亡現實化的過程。傳統的方法包括儀容瞻仰、參加葬禮和下葬儀式，參觀最後處理屍體的地方。下面是其他幾種活動，可以幫助悲傷者接受死亡的現實：

- 在禮儀師進行遺體準備的活動之前，在死亡發生的地方瞻仰遺容。
- 和別人討論死者及其去世時的場景。

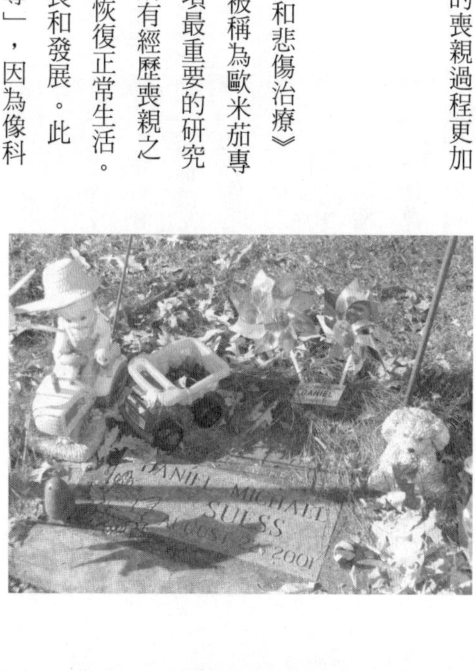

丹尼爾在他出生的那天就去世了。和其他花費了很多時間照料孩子之後又失去孩子的父母一樣，他的父母的損失也一樣真實。這種被剝奪的悲傷有時無法得到他人的認可，認為這是實實在在的失去。

- 查看死者的照片和私人物品。
- 在死者的親友間分配死者的遺產。

感受悲傷帶來的痛苦——要認真對待死亡的現實，其中一點就是要感受失去感情和肉體帶來的痛苦。許多處於悲傷的否認階段的人都選擇拒絕接受自己正在感受到的情緒和情感，以此來避免痛苦。如埃里希・林德曼所述，一些人會避開讓他們想起死者的地方和場景。邁可・雷明認識一名女性，在丈夫去世之後不再打高爾夫，也不在某一家餐廳吃飯，因為這些是她和她丈夫之前熱愛的活動。另外一名女性在丈夫去世後覺得和他的雙胞胎兄弟在一起非常痛苦，雖然他和他的妻子是給了她最多支持的摯友。

他人的故事

別把我的悲傷歸納為有邏輯的普遍性現象

悲傷從來都一視同仁。它讓人們死亡。受傷。變成殘廢。它是鳳凰涅槃的浴火，是重生的勇氣。它讓行屍走肉的人們重新獲得生命。它教導我們，沒有絕對的真實與不真實。它向活著的人們保證，我們什麼都不確定。它使人恭順。它似烏雲籠罩。令天地風雲突變，又重賦予其光明。

悲傷會讓你脫胎換骨，如果在這過程中你沒被殺死。人們問：「你怎麼樣？」然後臉上又浮現出那種表情。

然後我像他們瘋了一樣看著他們。心裡想，你覺得我怎麼樣？我沒堅強到和你聊天。有個女士用一種同謀一般的語氣安慰我：「我媽媽之前得了乳腺癌，切掉了右胸……」「哦」，我說：「真不幸……」，然後想這兩者有沒有可比性。一個是乳頭，一個是丈夫——能一樣嗎？真是奇怪，人們熱切地想要和你分享熱烈的感情和人生感悟——抓住哪些所謂「類似的」經歷就好像救命稻草一般，而與此同時又被痛苦擊退。他們在街上看到你，會假裝沒有看到一樣地開過去。我們都有自己的事情要應付。我想應付你們自己的事已經夠難的了吧。

我沒法讓他們閉嘴，並非因為我不是個沒禮貌的人（講禮貌要耗費太多精力），而是因為我害怕他們會離開。又要經歷一次拋棄。「我父親兩年前去世了……」，我想著，笨蛋，這很正常，這是成人生活中很自然的一部分——孩子們本來就該比父母活得長。你失去的人是這個世界上唯一一個像你一樣愛你的孩子的人嗎？你失去的那個人會給你整晚抱著，睡在你旁邊，讓你的床鋪暖和得冬天都不用多蓋一條毯子？你知道多少條毯子才能取代一個丈夫嗎？你失去的人會和你一起為帳單發愁嗎？會在你幫著看孩子的時候換燈泡嗎？別把這種經歷歸納成一種有邏輯的普遍現象。就算是，也是我自己在死亡中獨行，這是我的死亡，我的痛苦。別假裝你瞭解，就好像你瞭解平均擊球率是多少一樣。不要褻瀆了我的苦難。

選自〈悲傷的憤怒〉，S・愛立信，1991，《優涅讀者》9-10月刊。

沃登引用了下面的例子表明哀悼的這項任務有哪些表現：

一位年輕的女士相信她的兄弟在自殺後離開了那個黑暗的地方，去了一個更好的地方，她用這種信念來將自己的損失縮至最小。事實或許並非如此，卻可以阻止自己不因為他的離開而生氣。在治療中，當她第一次遵循自己的內心感受到了憤怒，她說：「我對他的行為很生氣，而不是他本人！」最終她能夠直接承認自己的憤怒。

逃避策略的問題在於，人們無法避免哀悼的痛苦。早晚有一天，那些迴避一切主動悲傷的人會垮掉——通常會伴隨某種形式的抑鬱。眼淚可以洗掉失去某人帶來的傷痛，完完全全地感受痛苦會消除長期的慢性痛苦，最終為備受折磨的人們帶去美妙的解脫感。

承擔新的社會角色——第三項任務非常實際，需要悲傷者承擔死者的部分社會角色，或者找到其他人來承擔這些角色。根據沃登的說法，不完成這項任務，相當於拒絕發展日常生活必須的技能，並且最終退出日常生活，變得無助絕望。

邁可．雷明的一個熟人拒絕適應丈夫去世後社會環境的變化。他是她的商業夥伴，也是她最好和唯一的朋友。他們結婚三年，沒有孩子，也沒有親近的親戚。她從來沒學過開車。她社會生活的全部都被她的丈夫占佔據。她丈夫葬禮後三個星期，她在地下室裡自殺了。

然而，除了撤離，你可以選擇承擔額外的職責，扮演新的社會角色。如果一個大家庭的人在感恩節的時候習慣在祖母家裡聚餐，祖母去世後，他們會在不同的地方舉辦小型的感恩節聚會。這家人可能會覺得「沒有人可以取代祖母的位置」。雖然可能確實是這樣，但如果有其他人扮演了祖母的角色，讓全家人都聚在一起過感恩節，那麼這家人可能會不那麼悲傷。而不這麼做會引發雙重痛苦——家裡的人無法團聚，人們會一直思念祖母。

重新投入新的關係——哀悼的最後一項任務對於許多人而言非常困難，因為他們覺得如果將自己的感情能量從已經去世的愛人身上撤離，會感覺到欺騙與背叛。邁可．雷明的一位家人說過，她丈夫去世後，自己再也無法愛上其他人。雷明一位已經有過兩次喪夫經歷的阿姨說：「我也曾這麼覺得，但現在我覺得自己非常幸運，能夠嫁給世界上其中兩個最好的男人。」

其他人覺得自己無法投入新的關係，因為他們不願意再次經歷失去愛人所帶來的痛苦。約翰．布蘭特那在本章的一開始就表達了自己的觀點：「唯有避開愛，方可避免痛。重點是要從傷痛中有所收穫，向愛敞開心扉。」

如果能夠撤回自己的感情能量，並重新投入到新的關係中，就有可能開啟新的社會生活。科萬諾這樣描述這種情況：

此時，幻想褪去，變成了建設性的努力，人們想要伸出雙手，進行重建。電話接得快了，門也開得快了，會議得到了重視，邀約被珍惜，任何的社會機會都變成機會而非詛咒。關於過去的紀念品收了起來，等到偶爾的家庭聚會時再拿出。新衣服和新的地點代表了夢想而不是恐懼。老朋友們非常重要，他們鼓勵人們、允許人們開展新生活。新朋友能夠提供實際的機會，讓人們從籠罩著自己的悲傷中走出。和新交的朋友在一起，悲傷者不再是一個寡婦、鰥夫或者失去親人的人——只是一個人。生活以新友誼為起點重新開始。餘下的一切都屬於昨天，被埋葬了起來，和現在與明天比一點也不重要。

○幫助喪親者

科林・帕克斯（Colin Parkes）在他的著作《喪親之痛：成年人悲傷研究》（Bereavement: Studies of Grief in Adult Life）中指出，悲傷帶來的「痛苦的巔峰」通常在葬禮之後出現，在死者去世後的第二週到達峰值。為了葬禮戴上的面具戴不下去了，失去親人的人們需要釋放自己，自由地表達悲傷。此時最重要的人不要對喪親者提要求，要靜靜地做完家務，接受喪親者發洩痛苦和憤怒——其中一些可能會直接針對幫助他們的人。

要明白，喪親者有痛苦而又艱巨的任務要完成，避無可避也不能匆匆結束。對於處於悲傷中的人而言，一個人所能提供的最大幫助是鼓勵他們從概念上認知死亡。帕克斯發現，如果他人表明他們不害怕表達悲傷，這對於喪親者具有安慰作用。這種表達會讓悲傷的人們感到自己被理解，有助於減少孤立無援的感覺，有利於他們表達自己的悲傷情緒。

人們在接觸最近失去親人的人們時，不知道怎麼應對是很正常的。帕克斯建議，雖然可能無法避免常見的表達同情的做法，但同情是喪親者最不想要的東西。同情讓一個人變得可憐。同情將喪親者放在一個離這個本想要給予安慰的說話遙遠而相對弱勢的位置。帕克斯稱，最好要盡快結束慣常的口頭表達同情的環節，要發自內心地講話，不然就不如什麼都不說。這種時候，沒有什麼話是恰當得體的，老套的客套話只會加深兩個人之間的距離。

喪親者和幫助他們的人之間的互動看起來讓人無法滿意，因為後者無法幫助前者回到正軌，而前者也無法假裝自己得到了幫助而感謝後者。然而，喪親者確實會感激別人的拜訪，感激他們的慰問。

向死去的親人表達的這些敬意讓喪親者相信，死者值得讓自己承受這一切痛苦。喪親者也吃了定心丸，知道自己不孤單，也因此降低了不安全感。

赫曼卡片公司在銷售自己的產品時，廣告語是「若足夠關心，請送上祝福」。雖然贈送卡片是一種證實喪親者的損失並幫助他們度過悲傷過程的方式，但如果你真的足夠關心，想要送上祝福，親自拜訪和手寫書信是更好的方式。另一方面，如果你無法當面表達慰問之情，寄送卡片也是聊勝於無。

許多喪親者會因為自己強烈的情緒感到害怕和驚訝，如果人們能夠向他們保證他們不會瘋，這些是完全正常的行為，他們就做出了極為重要的貢獻。另一方面，如果喪親者沒有表現出悲傷，那麼此時可以預料到會存在過度的罪惡感或憤怒感，或者持續的生理症狀，這些跡象表示哪裡出了問題。這樣的人需要特殊的協助，如果看護人無法確定事情的發展，應當毫不遲疑地建議喪親者去獲取其他幫助。

互助小組讓人們能夠在去異化的環節中應對社會危機和損失。根據路易・拉格朗的說法，互助小組的力量在於「引入了新的方法去看個人的問題，發展信念系統，從而提升自主決定和相互依賴的雙重屬性，並且讓這一切都在安全的社會環境中發生。」

悲傷過程通常會讓喪親者從正常的社交互動中邊緣化，因而與世隔絕。喪親互助小組從本質上挑戰「悲傷者不同於其他人」這種假設，讓悲傷者面對那些理解他們的經歷、願意按照應對模式減少絕望和抑鬱情緒的關心者。

這種環境下，家人自然是提供支援的源泉。因為有生命危險的疾病或者喪親等生命事件帶來的痛苦和悲傷，可以和家人分擔，他們會幫忙處理，把事情弄明白，互幫互助，相互關心，最終幫助喪親者接受損失，繼續生活。因此，在應對失去親人的問題時，一項非常重要的群群組原則就是以家庭為基礎的悲傷療法。

實際問題

安慰的藝術

對數千封慰問信進行研究並進行結構分析之後，萊納德（）和希拉蕊・祖寧（Hillary Zunin）向筆者提供了一份表達自己想法時的提綱，提綱實用、簡單、清晰。雖然不一定每封慰問信都要包括下面的全部七個部分，但記住這七點有助於您在信裡清楚表達自己的想法：

一、確認失去了某人。提到死者的名字，說明你是如何獲知這一消息的。表達出自己在聽到此消息時的震驚和沮喪是一種非常可行的做法，這種確認會為整封信定下基調。

二、表達同情。用真實、誠摯的方式表達你的悲傷。這麼做可以表明你關心他們的處境，並且在用某種方式把他們的處境和自己連結起來。在發表評論時，不要含糊，可以使用去世、死亡這類詞。

三、強調死者的特點。在你回憶死者的時候，想一想他／她有哪些你最看重的特點，在信裡寫下來。可能是他／她的特質、性格特點。和喪親者分享這些內容，協助他們明白他們的愛人受到了別人的褒揚。

四、敘述一段和死者有關的回憶。在死者去世的時候，我們關於死者的回憶是最寶貴的財富，供不應求。因為喪親者通常都會將這些記憶深深埋藏，他們讀到你的分享，會充滿感激。隨心所欲地回想一些和死者有關的趣聞吧，它們在這個時候會非常有用。

五、強調喪親者的特點。悲傷者還需要被提醒自己擁有哪些優點和其他優秀的個性——那些可以幫助他們度過難關的性格特點。提醒他們擁有這些你觀察到的特點，可以鼓勵他們此時利用這些優點前行。

六、提供幫助。慰問信裡不一定要有「提供幫助」這一部分，但如果你確實伸出了援手，一定要是針對明確的事情。開放式的提供幫助的建議會加重喪親者的負擔，需要他們決定需要哪些協助，而他們本身的負擔已經很重了。提出要幫忙做某件事，並且切實去做，這是在信中最受歡迎的一種延伸。

七、結尾要深思熟慮。慰問信中的結束語尤其重要，應當能表達你的真實情感。華麗精妙的詞句並無裨益。誠實地表達你的想法和感情才能取得最好的溝通效果。

選自〈慰問的藝術〉作者：P・V・詹森，1991，《護理人季刊》，6（3）。

○應對暴力死亡

由於急性死亡（如肺炎）、事故、災難、謀殺、戰爭和自殺導致的死亡會為喪親者帶來特殊的問題，同時也有好處。所有的快速死亡都有一個問題，沒有做好應對死亡的準備。喪親者沒有安排好後援人手，因此不具有預期性悲傷的優勢。這種死亡類型中，不同於死者在去世前就患有慢性病的情形，悲傷已經得到了部分紓解。因此如果死亡發生在很短的時間內，悲傷會更加強烈。喪親者還可能會感受到更強烈的罪惡感：「要是我做過些什麼，她可能就不會死了。」自殺會給喪親者帶來特別的問題，因為親人自殺會給他們帶來污點：「是他們逼的。」最後，如果人們死亡時毫無預警，喪親者通常會很不安，因為他們沒有機會修復一段破損的關係，也沒來得及告別。

不同文化中的死亡

悲傷只有一副面孔

在大多數自然災害中，我們看到的是一個地區、一個民族的傷痛，通常是在一個城市裡，遇難者擁有同樣的國籍。但在上週日的地震和海嘯過後，我們看到的場景卻在二戰以來都不曾見過：一份幾乎來自世界各地的死難者名單。印度洋和中國南海上的島嶼和海岸線是各色人種的故鄉，人類多樣性指數之高令人震驚，而假日遊人的聚集又加劇了這種多樣性。上週日之前，人們很難想像會有一場自然災害既會影響安達曼群島原住居民，又會影響北歐人。現在我們知道這樣的自然災害是什麼樣的了。

我們在這裡主要關注目前的災害所造成的死亡人數，現在已經超過八萬人，顯然還會繼續上升。死者包括每一個年齡層的人，但兒童最多。其中包括印尼人、斯里蘭卡人、緬甸人、索馬里人、瑞典人、挪威人、德國人、英國人、美國人和許多其他國家的人。在這來自不同地方的人之中，海嘯只做了一種簡單的區分——生者和死者。

生還者一開始自然會忙著處理和死者有關的事。但為了避免造成更嚴重的災害，生還者必須要充分利用世界各地提供的各項援助，好好照顧自己。世界衛生組織已經宣稱，大量屍體的腐爛不是此次災難的最大問題，最大的問題是現在生還者的生存環境——沒有淡水，沒有足夠的醫療，而且在很多地方都沒有住所和足夠的物資。

蘇門答臘島西部的內戰因為這次災難而暫停了，這不只是一個象徵性的決定。這是一個冷靜的決定，要放下爭端，為更重要跟緊急的事共同努力。救災工作對於全世界、全人類都是考驗。現在，問題是將補給品送入該地區，找出最急需這些物資的地方，而因為受災面積極廣，又有許多地方尚在失聯中，這項工作變得更加艱巨。

悲傷只有一種面孔——無論倖存者們說多少種不同的語言，有多少種不同的膚色——而無論生活在什麼地方，世界上的其他人也只能有一種面孔，堅決而又熱情地伸出援手的面孔。

〈海嘯之後：悲傷只有一副面孔〉，社論。《紐約時報》，2004。

邁可・雷明最近為一位因吸毒過量去世的人致悼詞。死者的妻子希望能提及死者的死因，但他的母親和兄弟反對。死者的兄弟非常生氣，威脅雷明說如果他提到死因和毒品有關，就要對他做出人身傷害。最後的「折衷辦法」是等家庭成員都離開後，為死者的朋友們舉行第二場儀式，此時雷明再致悼詞。

怒火中燒的死者兄弟在第二場儀式時站在教堂的側面，側耳傾聽。念完悼詞之後，他走上前來，向雷明為之前的憤怒和不當行為道歉。雷明告訴他，在悲傷過程中，這種反覆多變的反應是其中常見的一個階段。喪親研究明確表示，處於悲傷中的人們無法理性行事。和陷入愛河以及孕育生命的情況類似，悲傷會讓人們暫時失去理智。

實際問題　二十一世紀悲傷論壇

今年三月，十八歲的惠特尼・亨德里克森在發生於加油站的一起嚴重事故中去世，之後的數週內，悲傷都呈現出了二十一世紀特有的模樣。有一百多個人湧入臉書網站，在公共紀念小組和半公開的個人首頁上給亨德里克森留言。其中一些是最後的道別：

・「喂，惠特尼。希望你在上面一切都好，我們在下面會非常非常想你。」

・「我不想說再見，因為我們會再次相遇。」

其他的消息則是為這個已不在人世的朋友更新新聞：

・「今天我去了教堂，以為看見你從大廳裡穿過。你知道嗎，那有個女孩和你長得真像。」

・「今天早上我因為做了個可怕的（高興的）夢醒過來，我夢見了一隻毛絨絨的身形龐大的松鼠……我肯定是想你了，還有我們對於松鼠共同的狂熱。」

臉書上有超過兩億名活躍用戶，而有一半的青少年都會用這樣那樣的社交網路，所以在網路上給已經去世的朋友發訊息是一種剛興起卻越來越常見的現象。

臉書的一位發言人稱，他們不會刪除已逝者的首頁，而是會將它們改成「追悼狀態」，會隱藏部分資訊禁止查看。二〇〇〇年《青少年研究雜誌》刊載了一項針對

> 社交網路和死亡進行的研究，結果顯示，社交網路的使用者在死者去世的幾個月之內會繼續保持與其主頁的互動。該研究關注了某一匿名社交網站上二十位死者的首頁，發現在平均十個月的時間內共有一千一百六十七名用戶留了四千七百八十條訊息。「我們對死亡的看法或許正在改變」，大學生安雅・薩爾茨格貝爾說：「或許我們不覺得這是一件永久的事，因為我們仍然有方法和他們交流。」
>
> 羅格・山姆布魯克是研究網路心理學的一位教授，他說網路對於悲傷過程具有重大影響。隨著社交網路的發展，他說：「我們的生活被展示於公眾下，也把死亡和哀悼重新展示給公眾。」

選自《查爾斯頓郵政速遞》，20019年5月17日。

雖然突然死亡會帶來這樣那樣的麻煩，但這時死者的親友就無需面對以下這些和慢性病有關的問題：

一、臨終者可能不願意接受死亡，而且他們得知自己的命運時，可能會做出讓人難以接受的舉動。

二、死者的家人可能不願意接受死亡。

三、死亡的過程可能漫長而痛苦，不僅對於死者而言，對於家人而言亦是如此。

四、慢性病導致的死亡費用通常非常昂貴。慢性病的醫療帳單可能會花光家裡的所有積蓄。因為我們在如何死亡這個問題上選擇範圍非常窄（除非我們進行介入），我們只能全盤接受一切。誰知道呢？或許死亡會在我們非常老的時候來臨，在家裡，毫無預兆，在我們自己床上，就在睡夢中來到了——我們的精神和肉體都還能完好運轉。但我們可能不會用這種「美國味十足的」方式在家中去世，像前文說的那樣，或者在相關機構裡慢慢地老去。死亡也可能會因為意外、災難、謀殺或戰爭以暴力又突然的方式降臨。

事故

在一至二十四歲的死者中，事故是主要原因。如特蕾莎・蘭多（Therese Rando）所說，意外死亡和暴力、殘障和破壞高度相關。這種情況下，失去親人的人們通常會更加震驚、更難消化。此外，對於該事件的創傷記憶或者對於當時情景的想像會對喪親者帶來問題。罪惡感會比一般情況更強烈，因為喪親者強烈需要分散意外死亡中的罪責和責任。比如說，「要是我沒有讓她去商店買牛奶，這一切就不會發生了」，死者的父母可能會這樣說。這種罪惡感會妨礙人們推進喪親程序。死者的親人通常會想要知道最後死者受了多少苦；因此，他們想要和目擊者進行交談。他們想要確定死者在最後沒受什麼苦。

意外死亡中，還要注意不公平不平衡的問題。死者去世的原因是他／她在錯誤的時間出現在了錯誤的地方，這種事情很難讓人接受。這種不公平會使喪親者難以繼續自己的生活，通常會日日夜夜地生氣煩躁。如果死者的死亡也有死者本身的原因（比如醉酒駕駛），喪親者可能會感到憤怒。因為他們覺得死者也是造成這種損失的部分原因，給親友帶來了如此痛苦的經歷（比如「你怎麼能這麼對我們」這一類的反應）。意外死亡引發的喪親過程也會非常複雜，因為每天會不同地重複播放事故的情形。蘭多指出，這會讓喪親者很難「擺脫」這場事故。

媒體在暴力死亡事件中扮演了什麼角色？弗里德里希・尼采在一個多世紀以前的一八八二年，這麼評價媒體和暴力死亡：

> 我們的時代是躁動不安的時代，而且正因如此，這不是一個充滿熱情的時代；因為覺得不夠溫暖，所以持續自我升溫——基本上算是寒冷……在我們的時代裡，只有透過重複，各類事件才能獲得自身的「偉大」——報紙的反覆報導。

威廉・梅林（William Merrin）認為尼采有力地描繪出冷漠的大眾指望媒體能夠填補自己的空虛的情形。今天，事件和對它的報導構成了一種現象——媒介事件。媒體會接連數天報導暴力死亡事件；然後報導慢慢變少。這種撤出行為並不意味著悲傷的人們已經完成了自己的使命，而是媒體已經完成了自己在此事件中的角色。在某些悲劇事件的周年紀念日時，媒體可能會重新報導，但能不能收到相應的回應就不得而知了。比如說，在戴安娜王妃去世的第一個周年紀念日時，計畫組織「步行紀念」轟動，預計會吸引一萬五千人參加——到場的有三百人。戴安娜王妃去世的事故像之前一樣吸引了媒體的注意力，因為戴安娜的身分所致。然而，廣泛的新聞報導吸引了數百萬的觀眾和讀者。在突出暴力死亡和超過事件原貌的過分炒作這兩個問題上，媒體確實負有責任。英國神學家道格拉斯・大衛斯評論，「戴安娜事件」主要是一個媒體事件，卻又有所不同。不同之處由兩種元素組成——一方面，數百萬的公眾真正積極參與進來，另一方面，有人認為媒體或許要為這起死亡事件負責。

為了試圖理清「戴安娜事件」，大衛斯注意到，這次事件失去了社會意義的高度象徵——戴安娜代表了愛、離婚、破碎的家庭、明星和失敗、美貌和飲食失調以及AID病患、痲瘋病患和地雷受害者等邊緣群體。戴安娜身上的魅力只有部分貴族才擁有——一種令自己不同於芸芸眾生的高貴，以及可以與普通人連結的能力。透過她，普通人可以與社會本身建立起象徵性的聯繫。而真的見過她、接觸過她的人則可以建立起物理上的聯繫。

災難

根據拉斐爾（B. Raphael）的說法，應對災難造成的死亡事件時有一些相同的思路。遺體辨認可能會比較困難，死者家屬因而面臨的情形更加困難。肢體斷離可能會難以將死者的遺體按照人體的形狀安置。如果遺體無法辨認（比如燒焦了或者遭到肢解），喪親者會非常害怕死者在死亡時忍受的強烈痛苦。雖然人們想到要查看屍體會覺得非常受傷，但拉斐爾引用了大量研究，指出查看過屍體的喪親者不會後悔這麼做。然而，死者的家人還是會被建議不要查看屍體。

如果無法看到死者的屍體，死者的家人必須處理不確定性的問題：「那個人真的是他／她嗎？」他們會問。或許這個人還活著。因此，伴隨著這種不確定性就會存有一絲希望。一九一二年四月鐵達尼號沉沒的事故中，死者的親友就面臨著這種情況，至少持續了好幾天。儘管如此，一九一二年四月十九日在倫敦的聖保羅大教堂為沉船事故的遇難者舉辦了追悼儀式，然而有好幾千人都無法出席。現場有士兵和船員，他們聽到了為罹難的同事吹奏的〈送葬曲〉，雖然仍站得筆直，卻潸然淚下，絲毫沒有因此難為情。據倫敦的報紙報導，悲傷似洪水般壓倒性地傾瀉而出。

我們經歷了九一一事件，東南亞海嘯，馬德里和倫敦的地鐵爆炸事件，菲律賓海燕颱風災害，以及最近的馬來西亞航空失蹤事件，還有韓國船隻在航行途中傾覆沉沒的事件，我們可以更加深切地體會到美國人民在珍珠港襲擊、聖赫倫火山爆發以及奧克拉荷馬市聯邦大樓爆炸案之類的早期災難中舉國上下所感受到的難以抑制的悲傷。在家裡看到電視臺不斷即時播報和重播超過三千人被恐怖分子殺害的九一一慘案——我們的國家還會和以前一樣嗎？在面臨可能會出現的核電站爆炸、針對美國的全球恐怖主義、引發龍捲風、颶風、洪水、森林火災、山體滑坡等自然災害的氣候變化問題，有任何一個美國人還能夠覺得安全嗎？

二十一世紀的這些世界性的災難中，倖存者不僅要承受失去數名親人的痛苦，能夠為他們提供幫助的人也變少了。這樣，各種事情就攪在一起了。此外，家庭因為災難而分崩離析，更加重了死者的不確定性。有時死者的遺體永遠都無法尋回，他們的親友因為無法親眼見到自己失去了什麼而感受到的悲傷更加複雜。

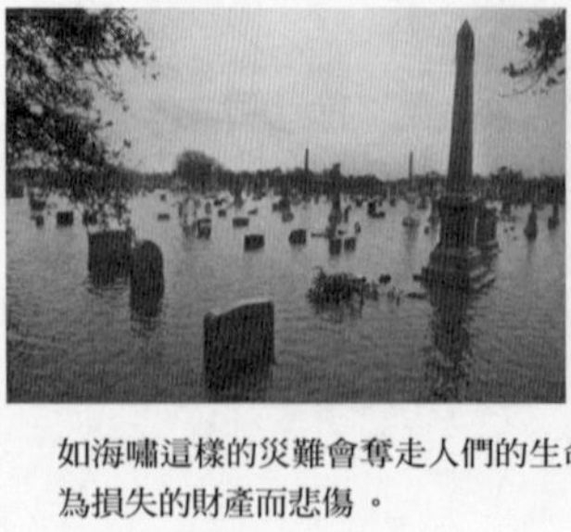
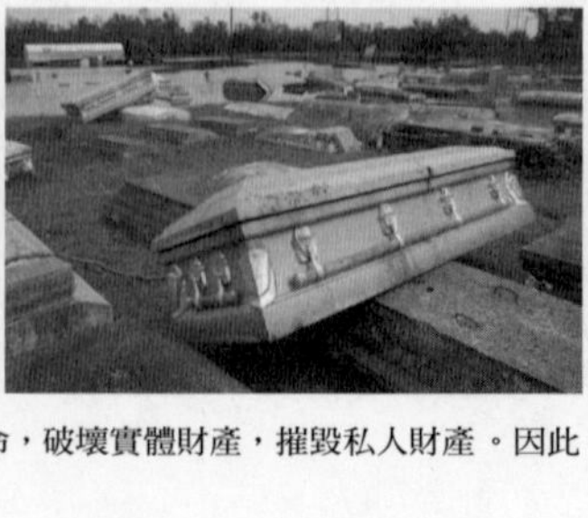
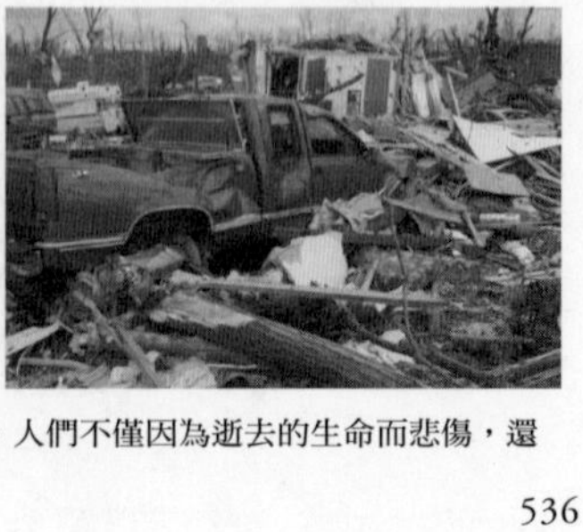

如海嘯這樣的災難會奪走人們的生命，破壞實體財產，摧毀私人財產。因此，人們不僅因為逝去的生命而悲傷，還為損失的財產而悲傷。

有些災難發生時，還會帶來後續的問題。其中包括因為食物和飲水短缺帶來的問題，傳染病和衛生問題以及落後的醫療照護。有時因為道路和高速公路的損毀會破壞當地的交通，因此只是走動就很困難，加劇了倖存者面臨的困境。

從海嘯或颱風中恢復

因任何損失引起的悲傷都需要人們經歷悲傷的各個階段：否認、反覆不定的情緒、抑鬱、罪惡感、孤寂感和重新恢復正常。

因為自然災害造成的悲傷別無二致。對於在災害中失去到一到數名親友的人而言，他們本身會有自己的痛苦。而從經歷了自然災害的群體的角度來看，會有集體的悲傷。像二〇〇四年的東南亞海嘯和二〇一三年菲律賓的海燕颱風等災難過後，重新恢復需要很長的時間，才能讓人們和社會適應損失，試著繼續前行。

謀殺

談及對孩子的謀殺時，這名孩子被稱為「受害者」，然而，他／她的父母同樣也是受害者。他們沒有死，但他們受到了傷害——他們的生活中出現了永久的改變。生活中出現了永久的空洞。他們會害怕未來。他們會失去對曾經賦予他們生活以意義的活動和事件失去興趣。他們會不再相信「人性之善」，會不再信任這個世界——他們感覺受到了背叛。

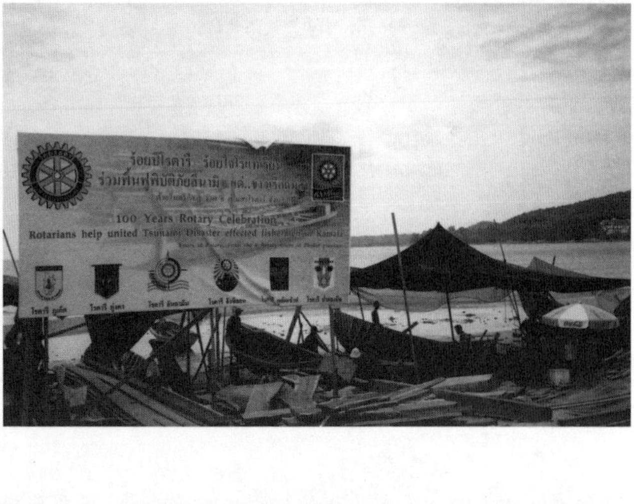

普吉島的海嘯讓泰國人大驚失色。還令他們感到吃驚的是，世界各國人民伸出的援手。如果沒有這些援助，漁民們不僅失去了家園、失去了愛人，還會失去將來。

不同文化中的死亡

海嘯：應對自然災害

邁可・雷明和他的妻子在海嘯發生三個月後去了泰國普吉島。下面是一位目擊者對當地災後重建工作的敘述：

雖然仍有其他地方遭受了更加嚴重的破壞，但我們所在的村莊（卡隆、巴東、卡馬拉）受災也非常嚴重。我們大部分時間都待在卡馬拉。在卡馬拉的海岸上，幾乎所有的度假村和商店都受到了破壞，至少第一層損毀；還有一座廟宇和學校也受到了嚴重的襲擊，那天早上停泊在港口的小漁船也都毀掉了。

今天離災難發生已經過去了三個月，大約完成了一半的修復工作。一年之後，這個海島可能會比上一個旅遊季景色更加優美。當然，逝去的生命在倖存者生命中造成的空缺永遠都無法填補。

如今對於當地人來說，目前最大的問題是沒有遊客和收入。計程車司機、洗衣工、酒店和度假村的工人等都失去了收入來源，而此時正是他們進行重建的時間。政府和其他部門試圖填補空缺，然而為了恢復正常，要做的工作實在太多。其中一個問題是亞洲旅客（包括泰國人）不來這裡旅遊，因為這麼多人命喪於此，可能會遇上憤怒的鬼魂。

感謝世界各地人民對於當地的援助和支持。我們在海岸上看到有一個地方，扶輪會（在各國扶輪會的支持下）在幫助人們修復漁船。每週都大約有六條新漁船重新恢復作業。

我們想知道是否所有的款項都到了那些生活受到嚴重影響的人們手中。但仍然有許多工作需要完成。

不同文化中的死亡

英國式悲傷

英國社會學家托尼・沃爾特曾討論過情感儲備的問題以及英國式悲傷。他說，在英國，喪親者不應當哭泣或者互相擁抱，尤其是男性——除非在足球場上。在英國，「哀悼的方式」是一個非常個人化的選擇。然而，在完全自由的情況下，大部分個體都不知道如何表達悲傷，會焦慮地四處張望，想知道別人如何反應。

英國人覺得私下表達悲傷最舒服。然而，讓別人知道你在悲傷是很重要的，因為這表現了你對死者的關心。因此，人們必須要表現出自己內心擁有深藏的感情卻又不至於在公共場所崩潰而讓他人感到尷尬——這可不容易。暗自神傷的規定使得公開表露情感變成了難題；人們因此懼怕葬禮。

過去的二、三十年中，悲傷的缺席和私下的悲傷受到了表達派的攻擊，因為本來需要經歷一系列感情的過程被因此縮短了。然而根據沃爾特的說法，英國人並沒有立刻採取新的悲傷方式。英國人現在鼓勵哭泣，然而覺得隨便在公司或學校外面哭泣會打擾到其他人。而且如今他們鼓勵在葬禮上表達感情，卻又對葬禮上不加控制地表達感情蹙眉不滿。沃爾特得出結論指出，說到英國式悲傷的時候，不能簡單地宣稱它沒有改變或者沒有問題。

選自〈情感儲備和英國式悲傷〉，作者：托尼．沃爾特，收錄於《未知的城市：澳大利亞、英國和美國的死亡》。

如果孩子被謀殺了，一開始遇到的問題就是要告知家長，員警不願意卻又不得不做這項工作。瓊．施密特建議告知這種消息時要簡短切題：「有一個壞消息要通知您：您的孩子受到了傷害；他／她不在人世了。」因為接收者很可能會震驚、無法立刻相信事實，此時就可以加上最簡單的細節：孩子是被謀殺的，或者可以簡短地描述一下如何被殺害，以及孩子現在在哪。

如果知道謀殺者是誰，這家人可能會出現分裂，陷入矛盾和憤怒中。在大部分以謀殺收場的家庭暴力事件中，人們會明顯感到罪惡感。如果不知道謀殺者是誰，他們會因為自己的安危感到恐懼。他們知道自己失去了孩子時，處理機制就開始工作了。他們可能需要和屍體待上一段時間。如果他們沒辦法看到屍體，待在屍體所處的那棟房子或者那片區域裡也會有所幫助。喪親者需要瞭解和法律問題有關的資訊，比如屍檢以及什麼時候才能得到結果。

特蕾莎・蘭多說，對於被謀殺者的親友而言，他們有一些特定的敵人。除了謀殺者，還有律師和法院、媒體以及好心的笨蛋。「現世報」不常有，律師會一次又一次地發現漏洞，法官會允許暫緩執行、推翻判決或者延遲判決。朋友們會說：「案子還沒完？」

重要的人遭到謀殺後，活著的人會因為恐懼出現各種各樣的變化。可能是抽象的變化（比如，足以讓人麻痺的恐懼），也可能是具體的變化（為了自保而持有槍械）。此外，對於沒有親眼目睹創傷或者看到屍體的人來說，死亡的影像濃墨重彩，面容可怖。蘭多說，活著的人必須要克服自己內心幻想出來的各種奇奇怪怪的死亡景象，它加劇了人們的恐懼，也使得悲傷變得更加複雜，因為這意味著人們要消化掉這類死亡中所內含的暴力和侵犯。

無論在何種情況下，如果喪親者認為死亡本來是可以避免的，這對於完成複雜性悲傷的過程都是高風險性因素。蘭多指出，如果人們認為死亡是可以避免的，這種看法帶來的最主要的影響就是憤怒情緒。將罪責歸咎於某人，懲罰自己或者別人。對於認為自己有權利殺害別人的人所具有的極度自大的人格，喪親者會對此怒火中燒，憤憤不平，也因此加重了自己的沮喪感。

就算謀殺事件得到了解決，謀殺犯進了監獄（如果未被執行死刑的話），被殺害者家庭的壓力也沒有結束。「監獄生活」並不總像字面上的含義一樣。比如說，謀殺犯會在幾年後申請假釋。這種情況下，殺害這家孩子的謀殺犯就有機會重獲自由，可能會再次行兇，為另外一個家庭帶來悲傷。

大屠殺

在美國，人們遭受槍殺的概率比世界同等收入國家高出了十九・五倍。一九八二年以來的三十年中，美國人曾經為至少六十一次大型殺害案件陷入悲傷。

一九九九年四月二十日，科羅拉多州的科倫拜高中裡十三名學生被殺害，二十一名受傷。之後，美國發生了超過二十起大規模暴力殺害事件。其中最為血腥的一起發生在二〇〇七年四月十六日，維吉尼亞理工大學三十二名學生被殺；另外一起發生在二〇一二年十二月十四日，康乃迪克州新鎮二十名兒童和六名成人被殺害。

此外，在那之後又出現了七十四起校園槍擊案件。幾乎每週都有一起槍擊案發生（七十七週內發生了七十四起），而大部分案件都發生在基礎教育學校（從幼稚園到十二年級）中，而不是大學校園裡。

根據美國疾病防控中心對於美國每年槍擊致死數量的最新估算，自新鎮槍擊案件之後截至二〇一四年六月十一日，大約有五萬一千多人因槍擊死亡。

戰爭

在戰爭中，每個人都面臨著大量的意外事件，這對於個人和國家而言都是威脅，還面臨現代武器的威脅——所有的現代武器都會導致高機率的死亡可能以及大規模的人員傷亡。戰爭死亡通常具有意外死亡、災難死亡和謀殺死亡中含有的高風險因素和問題。此外，還有其他的因素，比如現役軍人和倖存者對於戰爭的基本理念是否認同，死亡的類型和情境，倖存者因為現役軍人服役接受派遣而與其分離所造成的壓力，以及能得到何種程度的社會支持。

對於戰鬥士兵而言，外部的群體需求和強大的群體凝聚力促使他們前行。他們認為戰鬥是需要透過精準的軍事表現來進行回應的一系列要求。然而，一些士兵的身上表現出戰爭的前期影響（創傷後壓力症候群），而且可能之後會感到憤怒和罪惡感。喬治・狄金森的一位朋友是越南戰爭中的直升機護理人員，他遭遇了直升機墜毀事件。他是全部八名成員中的唯一倖存者。他覺得非常有罪惡感，經常會問自己：「為什麼是我？為什麼是我活了下來而其他人都犧牲了？」

如果去世的親人是現役軍人，人們的感受會和久病不癒而去世的死者家人類似，取決於分別的時間長度、性質及其帶來的壓力，之前是否預料到了該軍人的死亡。然而，這種遭遇死亡、暴力以及傷殘的的經歷會帶來深遠的影響：那時的景象、聲音、氣味可能會纏繞你一輩子。毫無疑問，親友在戰爭中喪生是一種不同尋常的體驗，既混雜了突然死亡的成分，又包含了已經預料到的損失。在伊拉克戰爭和阿富汗戰爭中，自殺的軍人要多於在戰場上犧牲的軍人。

○結論

本章我們討論了悲傷過程、喪親者的角色、對於失親經歷的適應過程、哀悼的四項任務以及如何應對暴力死亡。喪親者必須完成悲傷工作，因為悲傷不會自行消解。這裡的悲傷工作指的是沃登提出的喪親過程的四項基本任務：接受失去親友的現實，感受悲傷帶來的痛苦，適應死者不在身邊的環境，撤出情感經歷並重新投入到新的關係中。

悲傷者在喪親過程中需要支援和協助。人們可以透過和悲傷者討論死者，鼓勵他們將他們正在經歷的損失概念化，從而幫助他們認真對待死亡的現實。如果別人表現出自己不害怕表達悲傷的感情，會讓喪親者感覺安心。這種表達讓喪親者感覺得到了理解，減少了他們孤立無助的感覺。許多善意的朋友發現找一些得體的話來說很難。不幸的是，他們的不安通常會讓他們什麼都不做。哪怕說些老套的話，也比不說要好。赫曼卡片公司在銷售自己的產品時，廣告語是「若足夠關心，請送上祝福」。然而在安慰失去親友的朋友時，更恰當的廣告語應該是：「若足夠關心，想要送上祝福，把自己送過去吧。」此時此刻，我們所能提供的最好支持就是親自參與和關心。

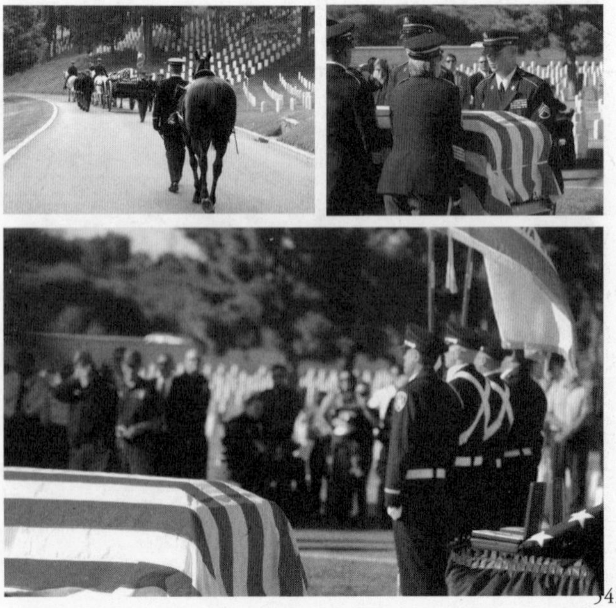

美國人在軍葬上會為去世的軍人獻上特別的致敬儀式來向他們的英雄表示敬意。

生命中各種形式的悲傷

CHAPTER 14

我躺下就此睡去。神啊！請保佑我的靈魂。
如果我在醒來前死去，神啊！請帶走我的靈魂。
——《新英格蘭初級讀本》，1781

世界上沒有兩個人用同樣的方式表達悲傷。人們悲傷的方式會因為環境的不同而變化，包括過去和死亡有關的經歷，宗教信仰，個人性格，去世的那個人，死亡發生的環境，悲傷者的年齡。我們在本章討論的是後面這種情況——生命中各種形式的悲傷。

〇悲傷的父母和逝去的孩子

要適應家庭成員的死亡已經是件難事，但孩子的死亡是所有情形中最困難的。如第三章所述，在人的生命歷程中，人們認為祖父母會先去世，然後是父母，然後是自己，最後才是子孫。生活本來是應該按照這個「邏輯」運轉。不幸的是，並不總是按照這種「應該」的方式運行。孩子死亡的例子中就是如此。父母不「應該」面對臨終的子女，更不用說想到要前去參加自己兒女的葬禮了。然而，現實世界不是理想的世界，生命的迴圈有時不按照設定的方式運行，父母不得不因為失去孩子而悲傷不已。此外，子女的死亡從象徵著一個家庭對於未來的希望受到了威脅。

研究表明父母對於孩子去世會有不同的悲傷方式。最常見的區別在於，作為一個團體，母親們會比父親表現出更加強烈、持久以及多樣化的悲傷反應。父母親的應對方式也表現除了性別差異。失去子女的母親會使用更多的策略，並把它們作為一個整體，在表達感情時會更加情緒化，會使用更多的語言表達，而父親則傾向於試圖恢復正常的行為活動，並且「保持忙碌狀態」。

胎兒或嬰兒的死亡

在美國，胎兒的死亡或者流產被認為並不十分常見。然而，人們可能會吃驚地瞭解到，美國每年有超過一百萬名女性承受過流產之痛——大概是美國每年死於心臟病和癌症的人數總和。

為了理解子女死亡所造成的損失的本質，我們應當明白父母和子女的關係在孩子出生前就已經開始了。對於每一個孕婦而言，從懷孕的那一刻起，孩子就變成了幻想的源泉——想像他／她會成為一個什麼樣的孩子。即將為人父母的通常會期待自己在孩子身上得到延續，隨著給孩子起名字、排練如何為人父母、和別人分享自己的想像以及最後孩子的出生，父母和想像中的孩子之間這種奇妙的關係得到了強化。如果孩子死產或者剛出生就不在了，父母的幻想泡沫會突然破裂。

對於嬰兒或初生兒（不足滿月的嬰兒）死亡的哀悼，不同於因為其他愛人去世而引發的哀思。哀悼是一個遠離所愛之人的過程，這個過程因為認同感而有所紓解。失去孩子的父母會把死者的一部分代入到自己身上，但因為嬰兒或者新生兒活得太短，還沒來得及成為一個獨立的人，沒有什麼能讓父母代入到自己身上。因此他們在無法獲得認同感的情況下經歷分離。此外，這種情況不同於成年子女的死亡，社會不太可能認同喪親者的損失——流產、死產和嬰幼兒死亡通常被「打折扣、輕視或者否認」。

在最早對周產期死亡（在出生日期前後幾天出現的死亡）進行的其中一項研究中，對失去新生兒的母親進行了觀察，研究了在第一次物理接觸之後母親和嬰兒之間情感連結的強度。結論是，因為流產或者新生兒死亡而過早失去孩子的情況下，悲傷會更強烈。其他研究也表明，之前有過周產期死亡經歷的母親會出現更加強烈的悲傷。不同種族間周產期死亡的比例不同，非洲裔美國人周產期死亡的資料顯示，他們出現周產期死亡的機率比白人大兩倍

嬰兒的死亡對父母和家庭成員造成了嚴重的傷害——這種失落感可能會持續數年。研究指出，失去嬰兒後，有高達三分之一的母親健康和幸福感都呈現顯著的惡化。孩子的死亡和分居及離婚一樣，會導致家庭的功能紊亂。

對於失親父母的定向研究表明，悲傷不會隨著時間的流逝而消失；但是悲傷的重點出現了變化。即使已經過了九年，死者的父母仍然在經歷強烈的痛苦和失落——研究者將此稱為「真空區域」。這種「真空區域」的感覺以三種悲傷的模式不斷重複。

第一種是「克服它」。在這種模式下，悲傷者竭盡所能回歸正常生活，接受死亡的事實。

第二種模式是以保持忙碌來「填補空虛」。一些父母去參加互助小組，其他則沉浸在工作中，更加虔誠地新教，增加食物或酒精的攝入，或投身於燃燭會（孩子罹患癌症的父母互助小組）、良友會或空蕩蕩的臂彎（由失去孩子的父母組成的兩個互助小組）。其他人則試著懷孕或收養來取代已經去世的兒女。

目前的一種趨勢是參加網上喪親父母互助小組。伊莉莎白・派克特對此類選擇進行研究時，發現大部分的用戶都是年輕人、白人、女性並且受過良好教育。根據派克特的說法，雖然研究表明，網上互助小組促進健康、應對悲傷的效果並沒有更好，但透過群組，人們能夠獲得資訊、資源以及社會支援。周產期死亡小組的成員感激這種便捷、安全的線上社區，它們能夠幫助人們確認悲傷的存在，探討情感、感受和希望。

第三種應對真空空間的模式被稱為「保持聯繫」。在這種悲傷模式下，父母試圖將痛苦和失落融入到自己的生活中：

雖然大部分「保持聯繫」的悲傷者對自己的現狀表示滿意，但他們一直都將自己的一部分留給失去的這段無可取代的特殊關係。

梅根・紹萊特最近發表的一篇文章中對周產期死亡的相關研究進行了廣泛的探討，基於她身為護理師的個人專業經驗和臨床經驗，她對母親和父親的不同悲傷反應進行了對比。紹萊特指出，大部分周產期死亡的案例中，父親悲傷的需求經常會被忽略，大部分人都無法意識到當父親經歷了這種類型的失去，他們的生活也會永遠地改變。「人們將大多數時間和關心都放在了母親的感受上，周產期死亡給父親帶來的感受沒有得到很好的理解，通常會被無視和忽略。」父親和母親不同的悲傷需求都應該得到支援，這樣才能在失去孩子的整個家庭中（父親、母親和其他人），巧妙地加快治癒過程。她相信，「當這些不曾預料到的悲劇發生時，產期健康照護提供者、生育教育家和陪護人員處於非常特別的位置，他們應當透過創造積極的回憶來加快健康的恢復、治癒和自然跨越的過程。」

胎兒死亡——胎兒死亡包括流產。流產可能是故意終止妊娠的人工流產。在美國，這種形式的流產一備受爭議，雖然自從一九七三年美國最高法院通過人工流產合法的判決。流產也可能是自然流產。這種類型的流產不是故意而為，通常出現在懷孕初期。

人工流產——精神病家威廉・沃登指出，人工流產所引發的悲傷程序會格外困難，對於青少年而言更是如此，因為許多青少年不願意談及這段經歷和自己的感受。自從一九八〇年，十四到五十五歲的女性中，流產率從千分之二十五下降到千分之二十。民意調查表明，大部分美國人認為流產是合法的（百分之二十五認為任何情況下都合法，其他人認為在一定限制條件下合法），而不到百分之二十一的人認為人工流產是完全違法的。

人工流產的案例中，人們在生和死之間做了決定。即使做出了墮胎的決定，當事人（們）對於這種行為可能會有非常複雜的情緒。如果他們認為胎兒不屬於人類，流產就不是謀殺，只是單純的醫療程序。女性能夠終止非意願妊娠並進行流產的權利可以被視為女性的一種服務。當事人可能偶爾會對這個決定做出事後評論，好奇那個胎兒會長成什麼樣，還會定期想一想這個孩子這時候該多大年紀了。對於反對墮胎的人而言，故意終止妊娠就是謀殺。因此，這些反對墮胎者的聲音可能會在做過人工流產的女性耳畔迴響。

如果人工流產的決定和經濟問題有關，或者因為孕婦未曾懷孕，這和因為被強姦懷孕或者因為有證據表明胎兒患有重病的情況截然不同。前面兩種情況下，悲傷的感覺可能會非常強烈——做出流產的決定會尤其困難，而且可能會產生罪惡感。大致看來，悲傷過程取決於個人對於流產的態度。在後面兩種情況下（強姦或者胎兒生病），流產的決定很可能非常乾脆。雖然對於大多數人而言，無論原因是什麼，人工流產都是一個艱難的決定，但每個人的悲傷會因為做出選擇的原因不同而不同。

自然流產——如果胎兒未足月就因為自然流產而結束了生命，父母會經歷尤其嚴重的損失。他們已經預見到孩子的降生，然而現在這卻不會發生了。或許，他們已經準備了兒童房，還在熱切地做著其他的規劃——一切都是白費。孩子不會回家。父母還期待著和孩子建立起親密的關係，這也不會發生了。

流產符合悲傷剝奪所描述的情形。過去，流產造成的喪親者被視為「不合理的哀悼者」。雖然如今他們悲傷的權利得到了更多認可，但這種悲傷仍然不像「合理的哀悼」一樣得到全社會的認可。不知道該對這些父母說些什麼，人們可能就會冷漠地說：「別擔心，你還會有其他小孩的！」但父母們想要這個小孩，而且也懷著這樣的期望。這就好像在有人的寵物去世時告訴他們，他們還能再養其他的寵物。這話沒錯，但這麼說沒有一點安慰作用。出現自然流產時，喪親的家長們可能會覺得受到了欺騙，還會產生罪惡感——「是我的精子有什麼問題嗎？」父親會這麼問，或者母親會懷疑是否她在懷著受精卵和它變成胎兒的過程中出了什麼差錯。「或許是我的問題？」她可能會有所懷疑。

蕾切爾．埃文斯是一名在英國做研究的護理師，她認為對於經歷自然流產的女性而言，敏感、細心又巧妙的照護對她們的長期情緒恢復起著至關重要的作用：

對於一些女性而言，自然流產是一輩子的創傷，會覺得這是最痛苦的喪親形式。然而，社會通常不把流產視為悲傷的正當理由。研究者和提供健康照護的人們主要關注流產的物理方面，通常忽略了流產對情緒的影響。婦科和早期妊娠科室的護理師應當在控制自身情緒的同時，致力於提供支援作用的照護。一些護理師在這些特別的科室裡表現出色，而其他人可能會被不良情緒所擊倒。因此，照護管理和照護教育的相關人員應當瞭解，向經歷流產的女性提供服務是一項壓力重重的工作。

智慧箴言 **生與死**

地球上的母親每一次因為新生兒的出生而微笑，天堂就有一位母親因為失去了孩子而哭泣。

來源：非洲西部阿善提人諺語。

周產期死亡——如前文所述，在嬰兒出生日期前後一段事件內出現的死亡事件會給父母帶來悲傷。還有一種對不曾出現過的事物的悲傷——與新生兒的連結。這種類型的悲傷源自死產、早產以及在出生第一個月因為嬰兒猝死症候群之外的原因出現的死亡。

死產——在產期喪親的不同形式中，死產的經歷非常特別，因為嬰兒在出生前人們就已經預料到了死亡。在經過了數月的胎動後，母親感受到的第一個跡象是靜止與沉寂。生產過程中或者臨近生產時胎死腹中，幾乎等同於突然死亡，胎兒的父母會感到震驚而恐懼。經歷死產和其他周產期死亡的父母通常年輕又缺乏應對死亡的經驗。之後試著想要生孩子時，他們會感受到很大的壓力。

死亡帶來的震驚讓死者的家人從預想中的喜悅變成突如其來的心碎。這種悲傷是意料之外的，因為妊娠過程看起來進展順利，而預產期很快就要到來。這種不曾預料到的結果出現之後的一段時期內，人們會強烈地感受到悲傷。父母想抱多久孩子，就讓他們抱多久，這種做法療效甚佳。給孩子取個名字有助於賦予他／她一個身分，使他／她成為一個全家人能夠與之產生共鳴的「人」。舉辦追悼儀式也有助於幫助喪親的家庭應對損失。

對於非洲坦尚尼亞人而言，流產和死產被認為是疾病。然而這種事情會給胎兒的父母親和家庭帶來喪親之痛。雖然不會舉行大型的哀悼儀式，胎兒的父母會得到親友的慰問和幫助。他們受到鼓勵要忘記失去的，要鼓起勇氣滿懷熱情地向前看，因為他們仍然有機會有其他小孩。

早產兒——未足月（九個月）就出生的嬰兒被認為是早產的（早產兒）。通常情況下，出生體重不足五磅的嬰兒會被認為是早產。這種情況可能會帶來各種各樣的健康問題，比如器官未完全發育。因為嬰兒是活著的，他／她的家人有機會和他／她建立關係。他們給孩子起名，和他／她產生共鳴。早產兒通常會在醫院裡待上幾個星期或者幾個月。因此，家長不和孩子一起出院。這種分別本身就會引起悲傷。父母回到家，來到嬰兒的房間裡，卻沒有嬰兒的身影。

早產兒還在醫院期間，家長會花大量時間往返醫院，探望嬰兒，看看有什麼醫療進展，有什麼缺陷。孩子通常都裹了起來，臉上各種各樣促進發育以及維持嬰兒生命的醫療設備。如果預後不良，家長可能會開始提前感受到悲傷，也就是在孩子去世前就開始悲傷。他們「放手」的過程可能從最初的負面預後開始。

早產兒的家長可能會在某些時刻要做出移除各種生命輔助設備的決定。這種兩難的選擇會給家長帶來巨大的壓力。他們很可能不曾面臨過要做出消極安樂死決定的時刻。因此，如果出現了這種情況，這種允許自己孩子死去的決定會使得自己在面對即將來臨的死亡時更加悲傷。

嬰兒去世後，準備遺體處理的程序並出席儀式有助於這個家庭在悲傷中前進。他人的幫助也具有安慰作用。知道別人在關心自己確實有利於人們度過悲傷過程。

智慧箴言

一個死去孩子的墓誌銘

她躺在這，像一朵漂亮的花蕾，
不久前還是血肉之軀：
卻眨巴著眼睛
快速地沉入夢鄉。
給她撒上，但別攪動
就讓泥土輕輕地覆在她的身上。

新生兒死亡——在出生第一個月就死亡的嬰兒會對家長造成尤其沉痛的打擊。已經建立了親密關係，生活按照預想中的繼續，一下子就什麼都不好了。和早產兒一樣，這種情況下的家長也可能會面臨和嬰兒健康有關的艱難抉擇。

喬治・狄金森回憶起有一次，新生兒的預後的情況不佳，身體狀況在急遽惡化。最後的決定是讓這個嬰兒餓死，就像第三世界國家中許多人們死亡的方式一樣。於是開始了這個消極安樂死的過程。不同的安寧志工不分晝夜地抱著這個嬰兒，直到她最終死亡。這種折磨會耗光家人、安寧工作者和志工的所有精力和體力。這種情況下，會有許多人陷入悲傷。

對於需要因為周產期死亡而做出調整的家長而言，無論是死產、早產還是新生兒死亡，他們都需要周圍人的支援。對一百三十名經歷過周產期死亡的家長進行了研究，發現死者的父母對於他們從醫師、護理師以及其他臨終照護人員所得到的支持的滿意度越高，就調整得越好。如果他們對從醫護工作者身上得到的支持感到滿意，這些父母抑鬱的程度較輕，自尊程度較高，心理更健康。此外，從另外一名家長、家人以及醫護人員身上得到的情感支援有利於減少悲傷反應。他人的支持對周產期死亡造成的喪親之痛大有幫助。

以醫院為基礎的介入尤其必要，對經歷了周產期死亡的家長益處良多，醫務工作者擁有獨特的地位，可以幫助死者的家長應對悲傷。然而，家長們雖然渴望醫護人員能夠瞭解自己的震驚、罪惡感和悲傷，但很多時候這種需求都無法得到滿足。

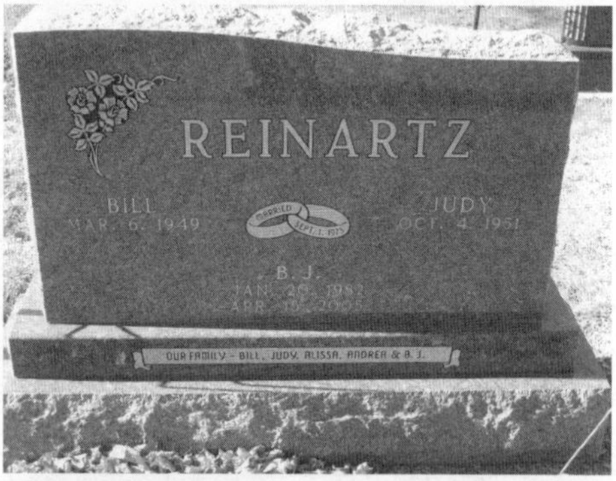

父母沒有機會和孩子建立親密關係。他們期盼已久的孩子突然不在了。無論如何，雖然很短暫，他們確實擁有過自己的孩子，雖然在出生時就去世了，他們也必須要為失去了孩子而致以哀悼。

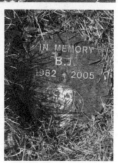

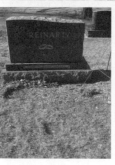

父母需要的其中一種情緒支援能夠鼓勵他們接受死亡的現實，表達自己的失落感，然後確認這些感情。醫護人員的溝通和理解是支持和安慰的重要來源。醫護人員的陪伴有助於減少父母在這種艱難情況下的孤立感。由於悲傷是一個必要的過程，如果能加快喪親之痛的消解，就會降低死者的家長出現精神和身體功能障礙的風險。

周產期死亡的後續程序——周產期死亡和新生兒死亡不僅會給家長和兄弟姐妹造成很大壓力，對於所有牽涉其中的人們都會如此。父母越來越多地參與到重病兒童的直接照護中，直到孩子死亡。家長要熟悉孩子死亡時自己要面對哪些程序、做出何種決定，這一定至關重要。大多數失去孩子的家長都會瞭解醫院的流程，知道自己在面對這種情況時如何共同做出決定。

照護程序非常清楚，護理師進行回應的原則是有助於家長進行社會情感的調整。護理師在嬰兒住院時會告知護工／社工嬰兒的問題。一些醫院會提供受洗的流程，但可能會在專職教士缺席的情況下由任何人主持完成。醫院的教牧關懷部門會收到通知，通訊部門也一樣，以便向其他人提供正確的資訊。

在死產和新生兒期望的情況下，父母可能會有機會探視他們的嬰兒，再抱抱他／她，瞭解嬰兒的性別，決定是否進行屍檢、安排殯葬事宜。之前醫務人員會向父母解釋嬰兒大概是什麼樣子。富曼認為死者兄弟姐妹的年齡是決定他們是否應該參與相關事宜的主要因素，他說：

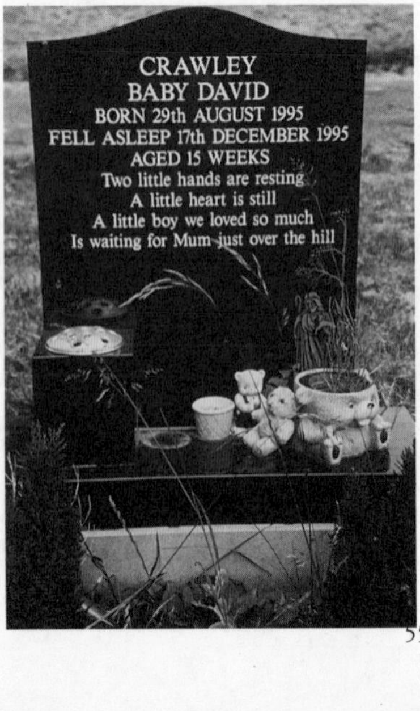
CRAWLEY
BABY DAVID
BORN 29th AUGUST 1995
FELL ASLEEP 17th DECEMBER 1995
AGED 15 WEEKS
Two little hands are resting
A little heart is still
A little boy we loved so much
Is waiting for Mum just over the hill

雖然他只活了幾個禮拜，他「曾經被深愛」，現在「正在等待」他的媽媽「走下坡路」。

青少年應當自己決定。出席葬禮會對小學生有所幫助，但看到一具畸形的屍體不會。學齡前兒童尤其不會因為看到自己死去的兄弟姐妹而得到幫助，但他們在葬禮時陪在父母的身邊可能會有所裨益。個人參與到相關事件中的範圍取決於家庭成員的喜好。

護理師的責任包括將身分識別手環綁在嬰兒的手腕；量體重、身長、頭圍；採集腳印和手印（如果能採集到的話）；填寫各類標準表格。表格可能包括胎兒死亡證明、時間授權書、入院人員的死亡記錄。醫學攝影師可能會拍下胎兒的正面、背面照片，以及任何異常情況的特寫照片。醫師會使用這些照片描述嬰兒的身體狀況。護理師也被鼓勵拍攝嬰兒的非醫學照片，包括嬰兒裸體在毯子裡的照片，臉部特寫，父母抱著孩子的照片（如果他們願意的話）。這些照片會提供給諮詢師，之後會還給父母。

死去的嬰兒被裹著，帶著標籤，送進太平間。如果是胎兒死亡，遺體會被送至病理科進行外科病理學實驗室檢查。如果是自然流產和胎兒死亡，醫師可能會要求將胎盤一併送去。還可能要求進行基因研究：臍帶血、胎盤、性腺組織、腎臟周圍的結締組織以及皮膚的樣本會被送到州實驗室中進行完整的基因研究。護理師會填寫清單來說明經歷周產期死亡問題的父母，而且如果程序要求這麼做的話，他／她可能會將名牌置於母親房間的入口處作為識別。

為周產期死亡的父母提供特殊項目的醫院會提供照護顧問、醫療顧問、社工、以及／或者宗教

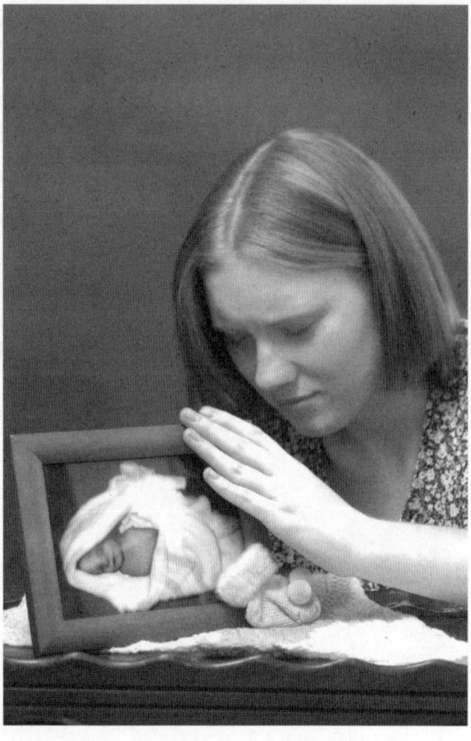

因為嬰兒或者新生兒活得太短，還沒來得及成為一個獨立的人，沒有什麼能讓父母代入到自己身上。因此他們在無法獲得認同感的情況下經歷分離。

輔導師，他們會為死者的父母和兄弟姐妹提供幫助。人們會花時間在下列幾個問題上加以解釋，提供幫助：一、屍檢和醫院裡死亡的後續手續；二、葬禮或火葬的選擇；三、悲傷和哀悼的本質和表達；四、應對親友的回應；五、幫助死者的兄弟姐妹應對當前的情況；六、和再次懷孕有關的決定。為喪親父母舉辦的每月一次的聚會可以提供一個分享和瞭解悲傷的平臺。和其他父母進行分享可以讓現實為基礎進行比較，並且從其他承受著巨大損失的家長身上得到積極的安慰。

這份醫院手續的清單絕不是完整的，而且醫師、護理師以及其他人的態度和回應也可能會迥然不同。比如說，有時提供幫助者和死者的父母兄弟姐妹一樣也有社會情感上的需求。如果父母得到了準確的資訊，被鼓勵提問，有足夠的時間進行決定，有機會把他們喪子的經歷分享給其他人，就可以最有效地完成上述目標。

艾曼達・科斯廷和卡羅爾・麥克默里最近的一項研究探討了哪些策略可以幫助經歷嬰兒死產之痛的父母。他們總結道，那些父母如果能夠親身見過死去的孩子，醫護人員能試著理解父母對於這個孩子的幻想，能注意描述這個孩子時使用的言語，並且鼓勵父母做些手工藝品來代表死去的孩子，鼓勵父母談論自己的罪惡感、孤立感還有很多情況下都會產生的失去純真的感覺，他們就能得到幫助。

最後，人們可能會覺得，休個假不去工作會對這個家庭大有好處。然而，兩名法國學者梅勒尼・加尼翁和凱薩琳・伯德利的研究表明，在嬰兒或者未出世的孩子去世之後休個假可能很重要，但它本身是不夠的，因為當人們重返工作崗位時，還沒有完成失親調整。要想成功地重返工作崗位，似乎更關鍵的因素是醫護人員、相關組織、互助小組和朋友提供的社會支援。

嬰兒猝死症候群（SIDS）——在美國，嬰兒的死亡率在持續下降，而因為嬰兒猝死症候群造成的死亡人數也同樣在下降。在西方世界，SIDS 是一個月至一周歲嬰兒中最常見的死因，在二到四個月大的嬰兒死亡中，SIDS 占了大約百分之五十。SIDS 死亡人數的下降很大程度上得益於美國兒科協會和西方世界其他兒科組織對「仰臥睡眠」的強調，該專案鼓勵讓嬰兒以仰臥或側臥的姿勢睡覺而非趴睡。

在美國，突發性意外死亡是一個月到一周歲嬰兒死亡的主要原因——二〇一二年大約有兩千零六十三人死於 SIDS。根據嬰兒死亡研究基金會的一項研究，這些嬰兒感到痛苦的話不會哭喊出來，而是陷入無意識狀態後在睡夢中靜靜地死去。嬰兒猝死的定義是不足一歲的嬰兒突然沒有任何原因的死亡，而屍檢亦無法查出其死因。

在歷史上，意想不到的無法解釋的嬰兒死亡通常會歸咎於母親壓死了孩子，因為母親通常和嬰兒一起睡。如果母親醒來發現自己的孩子去世了，她會認為自己壓在了孩子的身上，讓他／她無法呼吸。對於這類死亡最早的記載或許出現在聖經中，《列王記》三章十九節記載：「夜間，這婦人睡著的時候，壓死了她的孩子。」SIDS 被認為存在已久，後來才被確立為一種診斷。

大部分因為 SIDS 失去孩子的父母都覺得這是自己曾經經歷過的最具毀滅性的打擊。在所有經歷了嬰兒死亡的父母中，這些父母的反應最為激烈。大約有四分之一因為 SIDS 失去子女的父母從原來的社區搬了家，試圖逃離孩子死亡帶來的痛苦。對於三十四對因為 SIDS 而承受喪親之痛的父母進行的一項研究表明，這些家長最願意從家庭內部獲取幫助，最不願意從外面尋求幫助。這些父母通常需要花上大約至少三年的時間才能從死亡中「恢復」。然而，挪威對這類父母進行的一項研究表明，更多的父母稱自己在孩子去世後的十二到十五年內都會被悲傷所困擾。

一些家長因為自己的失去而「轉向上帝」，另外一些則「遠離上帝」。他們的反應會從去教堂的情況中體現出來。澳大利亞的一項研究對一九八五到一九八八年間因為 SIDS、死胎和死產失去孩子的家長的精神狀況進行了研究，結論顯示按時去教堂的父母與不定期去教堂和不去教堂的父母比，焦慮感和抑鬱感較低。與之類似，沃特曼和西爾維婭在與因為 SIDS 失去孩子的家長進行面談時發現，他們對於宗教活動的投入程度和參與度會對悲傷產生積極的作用。這些父母心中有一種重要的想法：他們總有一天會在天堂見到自己的孩子。

智慧箴言

嬰兒猝死症候群中隱藏的大腸桿菌感染

嬰兒猝死症候群（SIDS）指的是，看起來健康的嬰兒在嬰兒床上死亡而無法解釋其原因，初步研究表明，這種病症可能和一種常見的細菌感染有關。

研究者在的一場傳染病會議上指出，在所有因 SIDS 受測的嬰兒身上都發現了大腸桿菌的一種讓人震驚的副產品，然而這種副產品卻從沒在嬰兒身上用作對照。

沒有參與此項研究的專家認為，這種毒性感染理論可能是合理的。

SIDS 指的是屍檢無法解釋其死因的突然死亡。儘管經過了幾十年的研究，科學家仍然無法解釋這一工業社會中一個月至一周歲嬰兒的頭號殺手。

它曾經和睡眠姿勢、被動抽菸、基因易損性等各種危險因素聯繫到一起。感染不是一個新的想法，但這是第一次提到大腸桿菌蛋白。許多研究者傾向同意這個說法：嬰兒出生時的腦幹損傷不知怎麼影響了興奮反射，所以嬰兒在出現了呼吸、心率、血壓或者體溫方面的問題時無法被喚醒。

然而，一些專家認為這種腦部異常本身不足以引起死亡。「主流研究者主要研究了呼吸道阻塞，認為這是一種可能存在的機制，然而卻沒有任何證據支持這種死亡模式」，澳大利亞北阿德萊德婦幼醫院的研究者保羅・戈德華特醫師說：「在感染的案例中經常會看到肺部的這種情況。屍檢也持續顯示出心臟和肺部有出血的情況，這在窒息中並不常見，而且因 SIDS 死亡的嬰兒血液是不凝結的，這在窒息的案例中從未出現過。」

「此外，醫學監護儀中捕捉到的 SIDS 表明，嬰兒去世時表現出類似休克的過程。」

來源：美聯社，2005。

如果嬰兒毫無預兆地突然死亡，會帶來壓倒性的失落感和悲傷。如果知道猝死的原因，死亡事件的具體性質就可以納入正常合理化哀悼的程序中。然而，如果像在SIDS的案例中一樣，死因不明，許多醫護人員和家長就會更加強烈地感覺到自己沒有照顧好這個孩子。

因為SIDS還有許多未解之謎，家長會有巨大的罪惡感，會自己擔負起孩子死亡的責任。SIDS的受害者通常會經歷婚姻衝突、難以正常面對活著的子女以及對於未來生育孩子的焦慮。由於仍然無法確定SIDS死亡的死因，家長在承受失去孩子帶來的壓力之外，經常還要接受警方的調查。在虐待兒童事件頻頻發生的年代，可能會懷疑家長令孩子窒息死亡。接受員警的盤問已經非常困難，但親友等其他人明顯無法理解他們的絕望有多深，這也讓這些家長感到非常沮喪。

疾病防控中心發布了調查指引，幫助驗屍官和警方將SIDS和嬰兒謀殺的案例區分開來。指南建議讓人們注意嬰兒屍體的位置、有無可疑的傷口、家庭中有無使用毒品的跡象等。要進行徹底的調查，死亡現場調查、嬰兒的醫療史和屍檢是必要的環節。

因為SIDS失去孩子的年輕父母可能從未經歷過至親的死亡；因此，他們不熟悉悲傷的社會層面和情緒層面。無論是什麼情況，自己寶貝的死亡都會帶來創傷，而不知道該如何進行哀悼的感覺又加大了適應的難度。死者的家長和兄弟姐妹會經歷一種反常的悲傷——一種沒有家庭、教會以及社區的傳統支持的悲傷。

對北卡羅萊納州新近接受培訓的SIDS諮詢師進行的一項調查顯示，和喪親的父母分享驗屍報告是諮詢過程中非常有意義的一部分，會減少他們對於SIDS診斷中的一些疑問。驗屍報告記錄了這個孩子因為自然原因死亡，這可能會減輕家長心中覺得自己要為孩子的死亡負點責任的感覺。

喬治・狄金森和那些因為SIDS失去孩子的父母進行過討論，結果表明他們的朋友會攻擊他們，覺得他們是罪犯。父母之間會相互責怪——「要是你……」家長成為了受害者，因為SIDS不僅會對個人帶來創傷，這個問題還會因為社會干預變得更加複雜。死因的不確定性讓父母和醫護人員覺得沮喪，也將整件事情遮蔽了起來，無法以社會觀點進行處理。SIDS 造成的死亡一定是父母在一生中最受傷的經歷之一。

梅洛迪・奧爾森指出，因為 SIDS 失去孩子的父母的治癒過程開始於他們結束了和這個嬰兒的關係。孩子被宣布死亡後，父母要抱抱孩子，在葬禮之前或許可以重複幾次，這對於他們而言非常重要。父母的隱私應該得到尊重。他們應該被允許帶走嬰兒的一些物品，比如說一縷頭髮或嬰兒毯等等。

失子之痛

桑德斯認為，喪子之痛是所有失親情形中最悲傷的一種，平均來說，比失去父母的悲傷程度要嚴重得多。羅奈爾得・克納普對一百五十五個失去孩子（一歲到二十八歲）的家庭進行了採訪，觀察到孩子的死亡象徵了死亡本身。從象徵意義上看，父母會和孩子一同死去，或者處於一種損傷的狀態，對現在幾乎沒有或根本沒有活下去的欲望，對未來則沒有規劃。瑞可・施瓦布對二十對失去孩子的父母進行研究後總結說，除了會失去部分自我，父母還會失去對於未來的希望。

因為孩子們「不應該死亡」，尤其不該先於他們父母而死，孩子的死亡似乎比長者的死亡更具悲劇性，也會帶來更大的創傷。我們經常覺得孩子的存在是理所當然的。雖然人們會想像失去孩子的情形，但人們多長時間才會出現一次這樣的想法？即使想過，這種想法和現實也很少有相似。然而，對於失去了孩子的父母而言，這種現實會永遠徘徊，不肯離去。喬治・狄金森一位失去了兒子的朋友告訴他，每天早上起床時，赤裸裸的現實都會打在他的臉上，讓他意識到這不是一場噩夢——他的兒子真的不在了。

智慧箴言

哦，丹尼男孩

你，你天涯遠引，
而我，我在此長埋。
當草原盡夏，
當雪地全白。
任晴空萬里，
任四處陰霾。
哦，丹尼男孩，
我如此愛你。

愛爾蘭民謠，此處節選李敖先生譯本。

克納普說，在他們的孩子生命即將走到盡頭時，父母親會一遍又一遍地想像孩子死亡的情形。這種想像中的場景從死亡的那一刻一直伴隨著他們，直到葬禮結束。父母們會希望讓孩子待在家裡，這樣他／她就不用在陌生的環境中去世。當父母能夠做出終止一切後續治療任由疾病發展的決定時，會有一種平靜的感覺，父母已經準備好了放開握著的手。有時父母必須要承擔起這項痛苦又艱難的任務，告訴孩子放手也沒有關係。死亡也沒有關係！發出死亡許可是非常困難的一件事。有時需要父母溫和地給出鼓勵——溫和地勸說能做的一切都做了，別的沒有什麼了。

如前文所述，以研究和臨床觀察為基礎的現有文獻指出，孩子的死亡會讓婚姻關係變得緊張，有時會導致分居或者離婚。

不同文化中的死亡

菲律賓人對待死亡的方式

菲律賓位於亞洲大陸東南海岸大約六百英里處。菲律賓人大部分具有馬來血統，大多數人信奉羅馬天主教。死亡被認為是命運的終點，是生命之環的一部分——是自然現象。因為年邁而死亡被認為是好事。人們認為死亡不只是悲傷和失去——快樂也是死亡的一部分。死亡被認為是不治之症的最後一劑良藥。

雖然菲律賓人因為文化被認為是害羞的群體，但他們會公開討論死亡。他們相信越多地進行分享，悲傷就會越容易度過。家庭的社會經濟背景會決定他們在面對死亡時的公開程度。比如說，富裕的家庭通常比較低調，而資源比較少的家庭會更多地依賴社群來獲得支持。

孩子的死亡是最難面對的情形。父母會有嚴重的罪惡感。孩子們被視為「天使」，是純潔的，「沒有一絲罪孽」；因此他們會在死後直接去天堂。人們期望他們等著父母大限之時與他們在天堂相遇。

選自「菲律賓人對死亡和瀕死的看法」（215-220頁），作者：I•韋伯，1995。收錄於《死亡、臨終和宗教的跨文化解讀》

之前奧利弗在研究中提到，有時，失去孩子時所面臨的難題來自於應對悲傷時的性別差異。另外一項針對一百四十五名失去孩子的父母進行的調查中，發現父親認為很難公開表達悲傷，因此會將悲傷埋在心中。而另一方面，母親會更加適應當眾表達悲傷，談論自己所失去的。她們覺得自己丈夫不去表達悲傷的做法阻礙了交流，庫克注意到，男性在喪親過程中幾乎沒有得到安慰和支持，他們被期望可以堅強，可以為其他人提供支持，然而他們不去表達的做法卻和他們妻子想要表達的需求產生了衝突。施瓦布總結稱，一項針對二十對失去了孩子的夫婦進行的研究中，丈夫和妻子似乎都很容易生氣，對於自己的伴侶缺乏包容。另一方面，施瓦布發現在孩子死前關係良好的夫妻，經過了這次粉碎了他們生活的悲劇之後，更加親近。關係脆弱的婚姻會隨著孩子的死亡而瓦解，而牢固的婚姻會因為死亡變得更加穩定。無論結果如何，孩子的死亡所造成的壓力對於婚姻關係確實是一次考驗。

成年子女的死亡

英國人類學家傑佛瑞・格勒曾描述過失去了成年孩子的父母所經歷的喪親之痛，他指出，就像這句話的字面意思所表達的那樣，父母永遠無法熬過去。如前文所述，由於孩子先於父母去世是「違反自然秩序」的，父母會把這理解為「對於自身缺陷的懲罰」，他們的自我認知好像被摧毀了。他們對於「宇宙秩序」的信心被削弱了。

特蕾莎・蘭多進行的研究表明，成年子女的死亡對於父母而言都非常棘手，因為他們會看到成年子女去世後就無法履行應負的職責——留下失去了爸爸或媽媽的孩子和生命中未完成的使命。他／她的孩子們要在沒有父（母）親的情況下成長，會感覺少了點什麼。而失去了成年

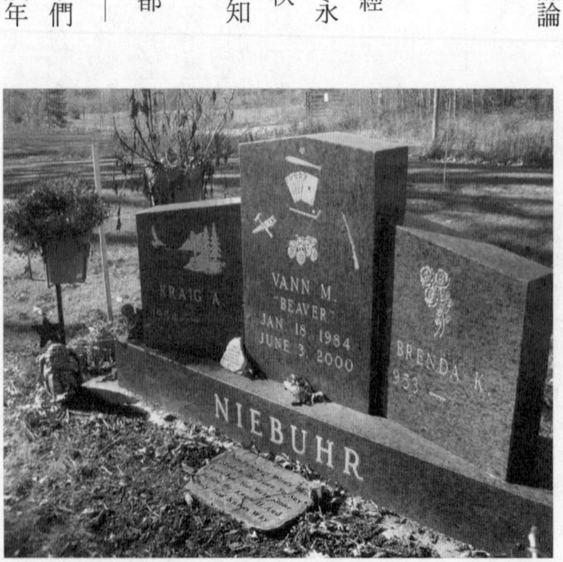

「沒有說告別的話語，沒有時間告別，我們還來不及知道，你就已經不在了，而只有上帝知道這一切是為什麼。」

子女的父母會注意到他們的孫輩生活中的這種缺失，他們會覺得生活對於他們的孫輩而言是不公平的。

成年子女的死亡會給他們的父母留下無法圓滿的關於子孫後代的夢。生活對於他們而言是不完整的，因為他們這一代的鏈條被打破了——生命周期的連續性出現了缺失。

實際問題　對於失去家庭成員的人們的建議

一、不要評價人們悲傷的方式。不哭的人可能和哭個不停的人內心一樣受傷。

二、不要認為死亡是最好的結果。「他是我爸爸，哪怕他年紀已經非常大了。」

三、不要認為因為家中有其他孩子，痛苦就會少一些——人們仍然會懷念被截掉的那條手臂。

四、不要說「我懂你的感受」——你不是當事人。

五、不要說「別擔心，你還會結婚的」或者「你還會再有其他小孩的」或者「這是上帝的旨意」。

選自《別問死者在哪家高爾夫俱樂部：朋友去世時，你該怎麼做》

○ 悲傷的兒童和青少年

格蕾絲・克里斯特指出，從非常年幼的少兒時期到青少年時期，孩子因為失去父母而悲傷的這條發展路徑中展現了不同的悲傷形式。三到五歲的兒童會和在世的父（母）親一起睡、吮吸他們的手指、尿床、愛黏人、做噩夢、表現出胃痛等各種各樣的身體狀況。六到八歲的孩子會大量談及去世的父（母），感受到他／她的存在，和他／她交談。年紀稍大一些，八到十一歲的學齡兒童會被悲傷擊倒，不願意提起已經去世的那個人。再稍微大一點的孩子，十二到十四歲之間，會迴避和相關疾病有關的感覺和資訊，一個人獨自悲傷。此外，他們會為失去了父（母）獨特的性格特點和在家庭特別的功能而悲傷。十五歲到十七歲青少年的悲傷和年紀更小一些的孩子比有著很大的差異，他們會被悲傷徹底擊垮，無法控制悲傷。

講故事是讓兒童和青少年保持鮮活記憶的一個好辦法。寫下你對死者的想法是一種有遠見的做法。故事具有教育意義和治癒的功效。在講和死者有關的故事時，哪怕是幾年之後，人們也可以幫助年幼的兒童——現在已經長大了——更好地瞭解他／她去世的父（母）。喬治．狄金森一位親密的朋友告訴他，他給現在已經長大的孩子們講了一個他們已經去世的父親在成長過程中，有一個共同的童年朋友的故事。這幫助孩子們瞭解那個在他們年幼時自殺的父親是一個多麼出色的人。

畫畫是兒童表達自己的另外一種方式。圖畫是表達的橋樑。孩子們可以畫一幅畫，然後解釋一下這幅畫是什麼意思。繪畫是一種能夠讓孩子抒發感情的極佳方式，尤其對於年紀很小、口頭表達能力還未完全發育的兒童來說。

此外，音樂也是一種無需流利的口才也可使用的表達形式。音樂是一種治療工具，可以對人們的情緒帶來積極的影響。音樂可以用於提升人們的精神發展。

悲傷的兒童和青少年需要知道，在喪親時期也是可以笑的。前文曾提到過，喬治．狄金森的學生曾經告訴過他，他們年少時，祖輩去世，聚在他們家中的人們卻可以「在這樣的時候」笑出聲，他們曾經為此感到困擾。然而，幽默感對於悲傷的人具有極佳的治癒作用。大衛．施皮格爾發現，悲傷者和臨終者如果可以保持愉快心情，平均可以多活十八個月——快樂對於健康非常重要。格里．考克斯說，笑聲可以讓孩子們和成年人想點別的事情。如果有歡笑的原因，當事人就可以暫時忘記他們的痛苦。笑聲提升信心和希望。現在讓我們仔細看看孩子們在面對父（母）去世、兄弟姐妹去世和祖父（母）去世時的悲傷吧。

失去父（母）

孩子們的悲傷反應和其他人的有什麼區別？約翰・貝克和瑪麗・賽德尼提出了這個問題。孩子們的悲傷反應似乎比成年人更長久。他們一開始的反應可能會不那麼強烈。孩子們比成年人擁有更多應對的方式——他們能夠更容易地分散自己的注意力，運用幻想來應對突如其來的失去。他們會和去世的父（母）產生共鳴，而成年人更願意將自己和死者的性格特徵隔離開。

如果父（母）在孩子們對他／她產生依戀和依賴情緒的早期去世，這會對孩子造成嚴重的威脅。基本的生存需要可以由其他人提供，但和父母之間獨一無二的親密關係則永遠無法被取代。孩子和亡夫（母）之間的關係越正面越親密，年幼的孩子就越能強烈地感受到父（母）不在了。父（母）親死亡會帶來長期影響，因為孩子必須要在失親的環境中成長。

根據他們的自述報告，百分之五十七失去父（母）親的孩子會用某種方式和死去的「父」母親」說話，百分之五十五的孩子曾經夢到過他／她，百分之八十一的孩子覺得他／她正在注視著自己。希爾維曼和他的同事們指出，孩子們對於這種想法和記憶的依戀可能是積極適應的信號，而非病態問題的信號。

五歲以下學齡前兒童通常會在父（母）親去世時表現出焦慮和攻擊性的行為。六到十歲的學齡兒童看起來會否認死亡的存在，試圖維持表面上對於情緒的控制。

青少年所表現出的則和更加年幼的兒童類似，雖然在這個年齡階段，他們的情緒反應會不被透露出來，因為他們試圖表現得「正常」。此外，和兒童相比，未成年人更容易出現抑鬱或者採用出格的行為來逃避自己的情緒（比如逃家，過度的毒品使用以及冒險）。貝克和賽德尼指出，青少年也可能會為死亡的「不公平」斤斤計較。

他人的故事

父（母）親的死亡：成年子女對於悲傷的表達

在陪著他媽媽度過了生命中最後的時光後，不到六個月的時間，丹・本贊森——邁可・雷明在聖尤拉夫學院圖書館工作的同事——就不得不擔負起父親去世帶來的責任和悲傷了。

丹明顯很傷心但很平靜。在讀到他為父母寫的訃告時，也很明顯能感受到他的古怪的幽默感：

我和朱莉會於今天下午在斯內林堡參加我父母的葬禮。我母親，八十二歲，七月七日去世；我父親，八十五歲，十月四日去世。我照顧了他們十年；他們的最後兩年在照護院度過。

過去的八年時間裡，對於雙親的照顧加多，這實在是不平凡的八年，無論是從回報而言，還是從需求而言。有很多次，人們都說：「我不知道你是如何做到的。」（我非常清楚有多少事是我本可以做到卻沒做的。）這個問題的答案是什麼？如果沒有圖書館大家庭的支持和關心，我很久很久之前就被擊倒了。

丹

失去兄弟姐妹

如果在年幼時失去了兄弟姐妹，人們就會早早地瞭解到生命的寶貴、親密的人際關係的重要、這種關係的脆弱、這種失去對他們自己和家人造成的多重影響以及去世的兄弟姐妹給他們留下的遺產多麼寶貴。因此，在孩童時期兄弟姐妹的死亡對於活著的其他孩子具有短期和長期的影響。在如今的現代化小家庭中，活著的孩子可能會成為家庭中「唯一的孩子」。

對六十五名失去了兄弟姐妹的孩子（四到十六歲）進行的一項研究表明，百分之三十到五十的孩子在兄弟姐妹去世後出現了更多的行為問題。他們的研究表明，中間年齡組的孩子，即六至十一歲的孩子，會比其他年齡階段的孩子出現更多的問題。原因是在這個階段失去兄弟姐妹會引發脆弱感和自卑感，而且在這個年齡階段，孩子們正在向具體思維過渡，兄弟姐妹的死亡以及其中的原因會對他們造成困惑。行為問題的增加或許正是反應出了這種困惑。

大衛斯．亞當和愛琳娜．德沃觀察到，孩子的兄弟姐妹去世後，許多孩子都會對自己微小的身體症狀擔憂恐懼，害怕死亡會在同樣的年紀降臨。這些孩子會怨恨父母，因為他們只關心死去的孩子，也會責怪他們沒有在兄弟姐妹生病期間保護好他／她。父母通常會被自己的悲傷拖垮，而幾乎沒有精力去幫助其他孩子。而且如果父母期望活著的孩子要超過死去的孩子所取得的成就或者與其持平，或者期望他們取代死去的孩子，也會出現問題。

因為家庭中資源和精力都有限，死去孩子的兄弟姐妹就需要同齡人的支持以及特別的關注。老師尤其要警覺這些孩子有哪些特殊的擔心和需求。需要強化這些孩子的個人價值。和家中要增添新的兄弟姐妹時的情形一樣，如果家中有孩子即將去世，其他孩子也具有特殊的需求。他們也希望得到關注，希望得到愛和關心。

失去祖父（母）

如第三章所述，許多孩子經歷的第一次死亡都是祖父母的死亡。在孩子的一生中，祖父母是非常重要的角色，他們給他／她毫無保留的愛和關懷。通常在祖父母的眼中，孫子（女）從來都不會做錯事。對於失去了祖父母的孩子而言，他們給予的正面強化再也不會成為回饋的來源。

而另一方面，在我們的社會中，孫輩和他們的祖父母可能因為住在不同的地方而沒有建立起親密的關係，因而祖父母的去世可能不會造成那麼大的創傷。看著他們的父母難過或者終日哭泣可能會讓孩子覺得困擾，因為他們個人似乎沒有承受嚴重的損失。孩子可能會覺得他／她也應當悲傷，但事實上卻無法感受到任何悲傷。

如果這是孩子第一次經歷死亡，他／她可能會問很多和死亡有關的問題，因為這是一件新鮮事。家長們需要回答這些問題來協助孩子們應對死亡。事實上，對於許多孩子而言，祖父母的死亡是會帶來巨大的創傷還是只會產生有限的影響，取決於他們和死者的關係如何。

他人的故事 好朋友，暫時再見了

「你們知道的，蓋瑞病得很重。」我告訴孩子們。

「他會死嗎？」蘿拉問道。

「是的。」我回答。

「直到他死之前，」獸醫在打第一針之前解釋：「這一針是鎮靜劑，之後才是致命的一針。蓋瑞會知道你們在這。他能聽見你們說話」。

傑米森跪在地板上，輕輕撫摸蓋瑞的臉龐和身體。傑米森輕聲說著，一遍又一遍地重複「蓋瑞是一條多麼棒的狗狗」。

「每一次我對你大喊，我都很抱歉，」我說：「我們愛你，蓋瑞。」

「再見，蓋瑞！」蘿拉說。她注意到蓋瑞沒有像平常那樣抬起眼看她，她向他揮了揮手，「再見！」所羅門也跟他揮手告別。

「你在我們心中留下了烙印，蓋瑞，我們會想念你的。先暫時說再見吧，我們的好朋友。」

來源：卡洛琳・林斯塔，邁可・雷明以前的學生，寫於 2014 年 6 月 12 日。

○悲傷的成年人

對於悲傷的成年人而言，死亡提醒了我們自己必死的命運。另外一名成年人的死亡凸顯了生命的脆弱。和任何死亡一樣，生命中都會留下空白，尤其當死者一直都是我們生活的一部分或者佔據了我們的大部分生命時，比如說父母和伴侶甚至寵物。

失去配偶

配偶的死亡，不同於父母和孩子的死亡，通常是獨一無二的而且會帶來毀滅性的後果。兩個個體選擇一起生活，而現在這種聯繫被打破了。生活會出現改變，通常是巨大的改變。梅洛迪・奧爾森指出和配偶死亡聯繫在一起的各種因素會導致調整的時間尤其漫長：配偶的意外死亡，對於死者的高度依賴，活著的那位配偶在另一半死亡之前身體狀況較差。

婚姻建立的依賴關係會對活著的人生活中留下巨大的空虛。當其中一名成員去世時，家庭關係中的勞動分工也會受到影響。配偶通常是彼此最好的朋友。即使在十分不完美的婚姻中，也會建立起重要的連結。

根據凱薩琳・桑德斯的研究，不同的情境變數會對配偶之後的喪親之痛產生影響。如果活著的人擁有良好的朋友和家庭網絡，他們組成的支援會給他／她提供巨大的幫助，幫助他／她「好起來」，尤其在伴侶剛剛去世的那些日子裡。對於許多失去配偶的人而言，一個人吃飯是非常痛苦的經驗。事實上，孤寂感是喪偶之人面臨的主要問題。活著的人會感受到死去伴侶的存在。當挫折幾乎難以忍受時，宗教對於很多人而言是主要的支柱，會給他們帶來希望。

失去父（母）親

只有百分之十的成年人在二十五歲之前失去父（母），但到五十四歲的時候，百分之五十的人失去了雙親，而到了七十二歲的時候，百分之七十五的人失去了雙親。平均看來，雙親去世的事件間隔大約為十三年，大多數情況下，父親會先於母親去世。母親的死亡最可能出現在她的成年子女

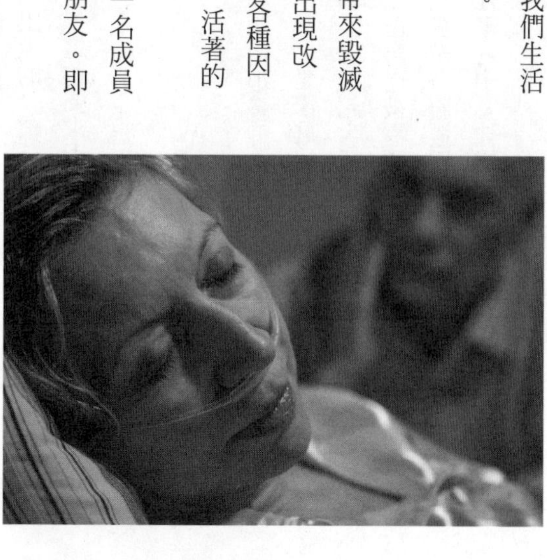

即使在預料之中，一個重要的人的死亡通常也需要我們對行為模式進行重大調整。

五十四到六十四歲之間，而父親則是三十五到五十四歲。

對於成年的孩子而言，越年輕，對父母的依戀就越深，因為和年紀更大更成熟的人比，童年時依賴父母的回憶在他們的腦海中更加鮮明。成年了的兄弟姐妹會在重新評價家庭的意義以及自己在其中的角色時，感受到強烈的情緒。父（母）的去世，尤其是後去世的父（母）也不在的時候，通常會讓已經存在的模式更加突出——隨著兄弟姐妹們都長大了，好的關係變得更好，而壞的關係也變得更差。雙親都去世後，通常家庭儀式的焦點會出現變化。當父母還在世的時候，和不平衡的父（母）—子（女）關係相比，兄弟姐妹間的關係較為平衡；而雙親都去世後，會有一名兄弟姐妹出來打破這種平衡的關係。

瓊・道格拉斯在研究中年人對於父母死亡的反應時發現，對於許多人而言，在整合失去父（母）的過程中，面臨了親權的喪失，意識到死亡是自己人生過程中必然出現的一部分。既要割斷又要維繫父（母）—子（女）關係，要面對自己的死亡而不能向絕望讓步，這些要求引發的張力迫使許多人都走向了新的視角——整合的一個新階段。

失去寵物

對於許多人來說，寵物是家庭中的重要成員。看看寵物的死亡就能弄明白很多社會問題，比如說人們賦予寵物以人格的過程。我們關心寵物，跟他們說話，就「好像」他們是家庭成員一般。（要記得，如果你將某事定義為真的，它就會因此變成真的。）寵物通常會和家人一起生活很多年，就和孩子們去上大學或者自立之前在家裡住的時間一樣長。寵物會讓人們覺得自己被需要，能排解寂寞，能成為人類的朋友和伴侶。事實上，就算他們不是家庭成員，或者只算是「虛擬親屬」，但是否仍然是家庭的一部分？因此，寵物的死亡會為家庭成員帶來創傷。就像家庭中其他成員去世的結局一樣，寵物的死亡會帶來巨大的空虛。

對於不喜歡寵物的人，這樣的死亡看起來可能不重要，他們會對別人因為伴侶寵物的去世而爆發出的悲傷感到嗤之以鼻。如十三章討論過的，這種反應可能會造成悲傷剝奪的情形。正因如此，約翰・霍曼斯在《為什麼要養狗》中告訴不養寵物的人，在寵物生命的最後階段照料牠，在牠去世後為之傷心，這在某些方面比因為人類的去世而傷心還要複雜，因為伴侶動物的定義是什麼還遠未蓋棺定論——是名義上的人類抑或只是屬於某人的動物。

和其他與臨終和死亡事件有關的醫護人員一樣，獸醫對於討論安樂死的問題和告知寵物主人壞消息的問題也心有顧慮。如果牠處於慢性病的末期，寵物主人面臨的難題就不是「要不要」而是「什麼時候」去結束這病患的生命。在做出這種決定時，寵物的主人會非常依賴獸醫的判斷，他們會建議什麼時候是進行安樂死的「合適時機」——既不會太早，也不會太晚。平均起來，美國的獸醫每個月會給八隻寵物進行安樂死。獸醫有幫助人們決定動物生死的「特權」。

為寵物在獸醫站進行安樂死的費用在五十到一百美金之間，在家裡進行安樂死的費用為兩百九十到四百美金。寵物火化之後的費用（比如土葬和火葬）在五十到三百五十美元不等，取決於牠的重量／身形大小，以及是狗還是貓。很少有寵物會葬在墓園中，但寵物墓園的存在說明了人們對伴侶動物的深厚情感。如今，美國有三百七十家寵物墓園和火葬場，土葬的費用在五百到七百三十美元不等，取決於動物的體型，這比讓獸醫對動物進行處理的費用還要昂貴。

什麼時候讓寵物「安息」是一個引人深思的問題，赫伯特・尼伯格和阿琳・費雪建議詢問寵物的主人，寵物還能否從事牠以前喜歡的那些活動，牠生活中是痛苦更多還是歡樂更多，牠是否因為年邁和生病變得衝動暴躁，是否無法控制自己的身體功能，而主人有沒有足夠的錢和時間為生病的寵物維持生命。無論最後的決定如何，這都不是個容易的選擇。

如果寵物被執行了安樂死，通常會讓人們產生罪惡感，一項研究表明，儘管獸醫會安慰寵物的主人並給出建議，但仍有百分之五十的寵物主人會有這種感覺。我做得對嗎？我是不是應該再等等？我決定「殺死」我的寵物（最好的朋友），那我成了什麼人？我在扮演上帝的角色嗎？可以替代安樂死的另外一項選擇是動物臨終計畫，這在美國是一種新興的服務。這種服務鼓勵人們如果動物在逐漸死亡的過程中不用忍受激烈由漫長的痛苦的話，不要冒然結束牠們的生命。善終可以有許多形式，臨終項目提供的選擇能夠幫助寵物在相對較小的痛苦中死亡。

和人們討論寵物帶來的喪親之痛可以讓人們分享自己的悲傷、恐懼和失落。威絲曼對失去寵物的主人進行的研究表明，寵物去世和人類去世所造成的悲傷中有許多相似之處——沉溺在悲傷中的情形非常普遍；人們說自己會把一些影子和聲音誤以為是自己的寵物；會感受到罪惡感和矛盾的情緒；在悲傷過程中會出現相應的孤寂感和空虛感。根據米莉．科達羅的說法，如果輔導者承認並且證實了失去寵物會帶來種種影響，這能夠重新授予失去了寵物的人以感受這種被低估了的悲傷的權利。

實際問題

獸醫學院、獸醫和臨終

在動物的死亡問題上，獸醫的角色和醫師面對他們臨終和死亡的病人時的情形不同，然而人們和寵物之間的情感連結和自己與親友之間的感情並無二致。為寵物悲傷和為人類悲傷有許多相似之處：罪惡感和矛盾的心情，沉溺於悲傷中無法自拔，將影子和聲音誤以為是死去的寵物，孤寂感和空虛感。

獸醫和醫師不同，他們要幫助寵物主人做出決定，透過安樂死來結束自己寵物的生命。無論最後是什麼選擇，對於人們來說都是一個艱難的決定。如果決定實施安樂死，寵物主人接下來通常會面臨悲傷剝奪的難題，他們的悲傷或許不會被公開承認或者得到社會的認可。而寵物主人決定讓寵物「安息」時會感到罪惡感，因為他們掌管著自己摯愛的寵物的生殺大權。如果從獸醫的角度進行考量，決定對寵物安樂死最合理的原因是考慮到寵物的生活品質。然而，無論怎麼看，整件事情都讓人覺得不高興。

二〇〇七年在美國二十八家獸醫學院針對寵物臨終問題進行了調查，發現課程中平均有十五個小時和臨終與死亡有關，而美國照護學本科學校的資料為十四小時，美國醫學院為十二小時。也就是說，美國獸醫教育、醫學和照護學校課程中和臨終問題有關的課時都差不多。獸醫學校的課程中，最常見的課題是「和臨終動物的主人交流」和「安樂死」，其次是「喪親之痛、慢性病的止痛劑和對待死亡與臨終的態度」。

只有俄勒岡州、華盛頓州、佛蒙特州和蒙大拿州允許醫師合法協助病人死亡（醫師協助自殺），沒有任何一個州允許醫師像獸醫一樣進行主動自願的安樂死，所以獸醫所面臨的倫理問題比人類醫學更複雜。和人類醫學不同，獸醫做決定時主要考慮未來的治療費用，如果客戶認為治療的花費要大於情緒結果和醫療結果，就會將安樂死視為可行的決定。

二〇〇七年對南卡羅萊納州的獸醫進行調查時（四百八十一名獸醫，得到了百分七十五的回覆）卻發現，大部分人都認為他們在獸醫學校裡的訓練不足以讓他們做好準備去應對那些處於疾病末期的寵物的主人，雖然和早期的畢業生比，最近畢業的獸醫更加肯定獸醫學院的訓練。和其他專業人士一樣，在處理臨終問題時，獸醫對於討論安樂死的問題和告訴寵物主人壞消息的問題也有所顧慮。南卡羅萊納州接受調查的這些獸醫平均每月要對七・六三隻動物進行安樂死。而獸醫工作中對於這一方面的需求有一個突出的特點：事情的重複性。獸醫想要提供幫助和安慰，但在給動物進行安樂死的問題上，也面臨著道德和感情的難題，這讓他們置身於一種危險狀態。三分之二的獸醫說，在進行安樂死的過程中，寵物主人也會留下，其中大部分人喜歡火葬（單獨的或集體的）而非土葬。那些在安樂死之前離開或者待在房間外面的寵物主人中，大部分人更願意將寵物的遺體帶走進行最終處理（大部分是土葬）。

寵物臨終服務出現於二十一世紀，其中一些診所的服務重點是教授寵物主人如何在家中照顧他們處於疾病末期的寵物。

選自〈美國獸醫學院中的臨終問題〉，刊載於《社會與動物》。

二十一世紀的臨終、死亡和喪慟：一項挑戰

我們現在已經進入了二十一世紀，生活在一個我們會活到「一大把年紀」的時代，悲傷的模樣可能會稍有些不同。嬰兒潮世代的人到達了退休年齡，然而許多人仍然有一到兩位家長要照料。與此同時，嬰兒潮世代的人會成為「三明治一代」，還要照顧自己年紀尚輕的子女。此外，隨著阿茲海默症這一類疾病的發病率增加，在照料他們年邁的父母時可能會尤為困難，讓嬰兒潮世代人們的生活變得更加複雜。

這些處於「中間年齡」的人們被殯儀館大獻殷勤，說自己願意提供客戶想要的任何形式的葬禮。對於許多人而言，如今傳統的葬禮已經沒有吸引力了；因此，殯儀館似乎很樂於做出改變。在美國，火葬的使用率迅速提升，因為在一些地方土地空間已經成了問題，而許多人度覺得想要保存屍體的想法非常怪異。

「死亡的復興」階段雖然從一九四五年開始，又因為向日本投放原子彈而終止，現在似乎又重新開始盛行。二十一世紀發生在美國、西班牙和英國的恐怖攻擊都太過生動地提醒著我們「死亡的復興」階段。托尼．華爾特提到，死亡的符號變得更加明顯了，因為有更多的公共哀悼方式重新流行起來——佩戴絲帶來支持愛滋病患者或者在災難發生一到五年後，在災難發生的那個準確時間進行默哀來紀念。媒體上經常可以看到死亡和悲傷的話題。電視上、報紙上、流行雜誌上、暢銷書裡、廣播裡和網路上都在討論臨終問題，就像二○○四年和二○○五年的泰莉．夏沃事件一樣。現在大眾傳播工具更加發達，世界上任何一個地方發生的災難都會在全世界進行即時傳播。我們坐在舒適的家裡，可以從電視上看到戰爭直播。對於死亡和悲傷等課題提供研究資金，這在之前聞所未聞。現在幾乎到處的大學校園都會開臨終、死亡和喪慟的課程，然而二十世紀六○年代之前還不曾有過這樣的課程。醫學中的安樂死問題在幾年前還不為人知，現在已經是日常新聞的話題之一。人們更加瞭解各類臨終問題，也因此對自己的權利提出了更高的要求，無論是和安樂死有關，還是和

殯葬習俗有關。

美國傳統醫學的重點一直是延長生命。然而，在二十一世紀，緩和醫療緩慢地進入了美國醫學界。之前的重點是治癒疾病，現在越來越注重對於病患的關懷照料。暢銷書作者、來自耶魯醫學院的許爾文・努蘭說：「今天的醫師對於自己戰勝死亡的能力有些過於自大。」許多年輕醫師覺得如果沒有辦法治癒，就是失敗了。努蘭提倡要在醫學界推行人文主義。如果病人無法治癒，醫師應當試著讓病人更加舒服——緩和療法。事實上，傑克・凱沃基安提醒醫學界要注意病人的需求，總體上要更加注意控制痛苦，控制疾病的症狀。緩和療法已經成為一種趨勢，而且可能會繼續發展。

美國如今慢性病盛行，而不是過去的傳染病，因此人們要一直一直地活下去——在臨終的狀態下活著。老年人通常都過著這樣的生活，這般有限的生活品質真的值得每個月花上成千上萬的美金就為了維持他／她在療養院的生命嗎？直線上升的醫藥費用會在二十一世紀有所下降嗎？整個家庭的儲蓄能夠支付多長時間的藥費帳單？這些錢足夠支付年邁的父母在生命中最後幾年的生活開支嗎？等到家裡的錢花光時，政府醫療補助計畫和醫療保險裡還會有足夠的錢嗎？還會願意用這些錢來支付相關費用嗎？在對於老年人醫療花費問題上，政府肩負了哪些責任已經是一項政治難題了。隨著二十一世紀人口的高齡化，這個難題是不是只可能先變得更糟糕才會有所好轉呢？

我們作為一個社會整體，在一個新興技術可以奇蹟般地延長人類壽命的時代裡，應當避開那些如何將醫療資金花在臨終者身上的問題。而作為個體，我們也需要考慮當我們快要死亡的時候，想要過什麼樣的生活。或許丹尼爾・卡拉漢在《設定界限：高齡化社會中的醫療目標》（Setting Limits: Medical Goals in an Aging Society）一書中的說法是正確的，在談及政府對於老年人負有哪些職責時，他說，在做出和延長老年人生命有關的決定時，或許我們應當「畫定最後的界限」。但是當「老年人變成了我們」，我們可能會改變想法！在許多情況中，死亡確實是一種解脫。個人是否應該有權決定自己想要死亡的時間和地點呢？由於近年來上述種種都已經成為現實，臨終、死亡和喪親之痛的話題會成為二十世紀的一項挑戰。讓我們希望，我們會準備妥當吧！

○結論

無論死亡出現在生命周期的哪一個時刻，對於喪親者而言，做出調整都絕非易事。意識到死者再也不會出現了，會對我們帶來很大的衝擊。我們無法簡單地「克服」這種損失，但我們會學著承認死者已經去世，不會再回來了。生活不會再和以前一樣了，因為這個重要的人死亡會在我們的生命中留下空白。伊莉莎白．庫伯樂—羅斯在她一本書的題目中指出，死亡是成長的最後一個階段。經歷別人的死亡對於活著的人而言，確實是一次成長，因為我們必須適應沒有那個人的生活——真正意義的巨大挑戰。然而，當今社會中有不計其數的支持體系，我們可以學會在沒有死者的情況下生活。生活會繼續，我們也要與生命同行。

參考資料

Abbott, L. (1913, August 30). There are no dead. Outlook, 104, 979–988.

About.com. (2014). Wills and estate planning. Accessed April 19, 2014. http://wills.about.com/od/understandingestatetaxes/a/future.of-estate-tax-2014-beyond.htm 2014).

ADAM. (2005). Death among children and adolescents. Healthcare Center. Retrieved July 13, 2010, from http://www.adam.about.com.

Adams, C. (1988). More of the straight dope. New York: Ballantine Books.

Adams, D. W., & Deveau, E. J. (1987). When a brother or sister is dying of cancer: The vulnerability of the adolescent sibling. Death Studies, 11, 279–295.

Alao, A., Soderberg, M., Pohl, E., & Alao, A. (2006). Cybersuicide: Review of the role of the Internet on suicide. CyberPsychology & Behavior, 9, 489–493.

Albom, M. (1997). Tuesdays with Morrie. New York: Doubleday.

Alcor Extension Foundation. (2009). Cryonics at Alcor. Retrieved July 13, 2010, from http://www.alcor.org.

Almgren, G. (1993). Living will legislation, nursing home care, and the rejection of artificial nutrition and hydration: An analysis of bedside decision-making in three states. Journal of Health and Social Policy, 4(3), 43–63.

Altman, D., & Levitt, L. (2003). The sad history of health care cost containment as told in one chart. Health Affairs Web Exclusive. Retrieved July 13, 2010, from www.healthaffairs.org.

Altman, L. K. (1989, November 14). Physicians endorse more humanities for premed students. New York Times, p. 22.

Alzheimer's Association. (2009). 2009 Alzheimer's disease facts and figures. Alzheimer's & Dementia, 5(3), 1–80.

Amella, E. J., Lawrence, J. F., & Gresle,
S. O. (2005). Tube feeding: Prolonging life or death in vulnerable population? Mortality, 10(1), 69–81.

American Cancer Society. (2008). Cancer statistics. Retrieved July 13, 2010, from http://www.cancer.org.

American Foundation for Suicide Prevention. (2009). International statistics. Retrieved July 13, 2010, from http://www.afsp.org/index.cfm.

American Geriatrics Society Public Policy Committee. (1994). Voluntary active euthanasia. Journal of the American Geriatrics Society, 39, 826.

American Medical Association Council on Ethical and Judicial Affairs. (1992). Current opinions. Chicago,
IL: American Medical Association.

American Psychological Association. (2008, August 17). Suicidal thoughts among college students more common than expected. Washington, DC: APA Office of Public Affairs.

American Psychological Association Commission on Violence and Youth. (1993). Violence and youth: Psychology's response (Vol. 1). Washington, DC: American Psychological Association.

Anderson, C. A., & Bushman, B. J. (2002). Human aggression. Annual Review of Psychology, 53,27–51.

Anderson, J. (1997, May 27). Funeral industry, seeking new business, courts the living with special services. New York Times, p. B1.

Anderson, R. (1996). Magic, science, and health. Fort Worth, TX: Harcourt Brace College Publishers.

Anderson, W. G., Williams, J. E., Bost,
J. E., & Barnard, D. (2008). Exposure to death is associated with positive attitudes and higher knowledge about end-of-life care in graduating medical students. Journal of Palliative Medicine, 11(9), 1227–1233.

Andriessen, K. (2006). On "intention" in the definition of suicide. Suicide and Life-Threatening Behavior, 36, 533–538.

Angell, M. (1997). The Supreme Court and physician-assisted suicide: The ultimate right. New England Journal of Medicine, 337,50–53.

Apple, R. W., Jr. (2001, September 21). Bush presidency seems to gain legitimacy. New York Times.

Archives of the Philadelphia Gazette (1751–1752). Retrieved May 25, from CD-ROM [Folio II, Item 1841].

Aries, P. (1981). The hour of our death. New York: Oxford University Press.

Aristotle. (1941). Nicomachean ethics III. In R. McKeon (Ed. & Trans.), The basic works of Aristotle. New York: Random House.

Ashley-Cameron, S., & Dickinson, G. E. (1979, February). Nurses' attitudes toward working with dying patients. Paper presented at the Alpha Kappa Delta Research Symposium, Richmond, VA.

Ashwood, P. (2009). Embalming. In
C. D. Bryant & D. Peck (Eds.),
Encyclopedia of death and the human experience (pp. 404–406). Thousand Oaks, CA: Sage Publications.

Association of American Cemetery Superintendents. (1889). 3, 59.

Atchley, R. C. (2004). Social forces and aging. Belmont, CA: Wadsworth.

Atkinson, M. J. (1935). Indians of the Southwest. San Antonio, TX: Naylor.

Attig, T. (1991). The importance of conceiving of grief as an active process. Death Studies, 15, 385–393.

Austerlitz, S. (2013). Why funerals

demand a body: Undertaker Thomas Lynch on how American memorials went wrong. Boston Globe, October 20, 2013.

AVERT (2014). HIV and AIDS stigma discrimination. Retrieved April 6, 2014, from http://www.avert.org/hiv-aids-stigma-and-discrimination.htm.

Ayer, M. (1964). Made in Thailand. New York: Alfred A. Knopf.

Ayres, I., & Nalebuff, B. (2007, March 25). Do you have a better idea? Parade Magazine,6–7.

Baby born without brain dies, but legal struggle will continue. (1992, March 31). New York Times, p. A8.

Baker, J. E., & Sedney, M. A. (1996). How bereaved children cope with loss: An overview. In C. A. Corr &

D. M. Corr (Eds.), Adolescence and death (pp. 109–129). New York: Springer Publishing.

Balk, D. E. (2003). The evolution of mourning and the bereavement role in the United States. In C. D. Bryant (Ed.), Handbook of death and dying (pp. 829–837). Thousand Oaks, CA: Sage Publications.

Baring-Gould, W. S., & Baring-Gould, C. (1967). The annotated Mother Goose. New York: Random House Value Publishing. Barrera, M., D'Agostino, N., Schneiderman, G., Tallet, S., Spencer, L., & Jovcevska, V. (2007). Patterns of parental bereavement following the loss of a child and related factors. Omega: Journal of Death & Dying, 55(2), 145–167.

Barrett, R. K. (1992). Psychocultural influences on African American attitudes toward death, dying and funeral rites. In J. Morgan (Ed.), Personal care in an impersonal world (pp. 213–230). Amityville, NY: Baywood Publishing.

Barrett, R. K. (1996). Young people as victims of violence. In R. G. Stevenson & E. P. Stevenson (Eds.), Teaching students about death (pp. 63–75). Philadelphia, PA: The Charles Press.

Barrett, W. (1958). Irrational man: A study in existential philosophy. New York: Doubleday.

Bascom, W. (1969). The Yoruba of southwestern Nigeria. New York: Holt, Rinehart and Winston.

Battin, M. P. (1994). The least worst death: Essays in bioethics on the end of life. New York: Oxford University Press.

Baudrillard, J. (1993). Symbolic exchange and death. London: Sage.

Becker, E. (1973). The denial of death. New York: The Free Press.

Becker, F. (2009). Islamic reform and historical change in the care of the dead: Conflicts over funerary practice among Tanzanian Muslims. Africa, 79(3), 416–434.

Becker, H. (1963). Outsiders: Studies in the sociology of deviance. Glencoe,

IL: Free Press.

Becker, H. (1964, March). Personal change in adult life. Sociometry, 27, 40–53.

Becker, K., Mayer, M., Nagenborg, M., El-Faddagh, M., & Schmidt, M.

(2004). Parasuicide online: Can suicide websites trigger suicidal behaviour in predisposed adolescents? Nordic Journal of Psychiatry, 58, 111–114.

Beckwith, J. B. (1978). The sudden infant death syndrome (DHEW Publication No. HSA 75-5137). Washington, DC: U.S. Government Printing Office.

Beecher, H. K. (1968, August). A definition of irreversible coma. Journal of the American Medical Association, 205,85–88.

Bell, M. D. (1996, December). Magic time: Observations of a cancer casualty. The Atlantic Monthly, 278,40–43.

Beloff, J. (1989). Do we have a right to die? In A. Berger, P. Badham, A. H. Kutscher, J. Berger, M. Perry, &

J. Beloff (Eds.), Perspectives on death and dying: Cross-cultural and multi-disciplinary view

(pp. 163–172). Philadelphia, PA: Charles Press.

Bendann, E. (1930). Death customs: An analytical study of burial rites. New York: Alfred A. Knopf.

Bender, T. (1973, June). The "rural cemetery" movement. New England Quarterly, 47, 196–211.

Benet, S. (1974). Abkhasians: The long-living people of Caucasus. New York: Holt, Rinehart and Winston.

Benjamin, C. L. (1882, February). Essay. The Casket, 7,2.

Bennett, J. G. (1999). Maximize your inheritance for widows, widowers & heirs. Chicago, IL: Dearborn Financial Publishing.

Berger, P. L. (1969). Sacred canopy: Elements of a sociological theory of religion. New York: Doubleday.

Bhattacharya, P. (2013). Is there science behind the near-death experience: Does human consciousness survive after death? Annals of Tropical Medicine and Public Health, 6(2), 151.

Bibby, R. (2001). Canada's teens: Today, yesterday, tomorrow. Ontario, ON: Stoddart Publishing.

Bigelow, G. (1997, January 29). Letter from Dr. Gordon Bigelow, executive director of the American Board of Funeral Service Education, Brunswick, ME.

Billings, M. E., Engelberg, R., Curtis,

J. R., Block, S., & Sullivan, A. M. (2010). Determinants of medical students' perceived preparation to perform end-of-life care in the medical curriculum: Students' opinions and knowledge. Journal of Palliative Medicine, 13, 319–326.

Blackhall, L. J., Murphy, S. T., Frank, G., Michel, V., & Azen, S. (1995). Ethnicity and attitudes toward patient autonomy. Journal of the American Medical Association, 274, 820–825.

Blank, R. H. (2001). Technology and death policy: Redefining death. Mortality, 6, 191–202.

Blau, P. M. (1964). Exchange and power in social life. New York: John Wiley

& Sons.

Blauner, R. (1966). Death and social structure. Psychiatry, 29, 378–394.

Blendon, R. J., Szalay, U. S., & Knox, R. A. (1992). Should physicians aid their patients in dying? The public perspective. Journal of the American Medical Association, 267, 2658–2662.

Bloch, M., & Parry, J. (1982). Death and the regeneration of life. Cambridge, UK: Cambridge University Press.

Bluebond-Langner, M. (1978). The private worlds of dying children. Princeton, NJ: Princeton University Press.

Bluebond-Langner, M. (1989). Worlds of dying children and their well siblings. Death Studies, 13,1–16.

Bolt, S. (2009). Body disposition. In C. D. Bryant & D. Peck (Eds.), Encyclopedia of death and the human experience (pp. 107–111). Thousand Oaks, CA: Sage Publications.

Bomanji, J. B., Britton, K. E., & Clarke, S. E. M. (1995). Oncology. London: British Nuclear Medicine Society.

Bordere, T. (2008/2009). To look at death another way: Black teenage males' perspectives on second-lines and regular funerals in New Orleans. Omega, 50(3), 213–232.

Bordewich, F. M. (1988, February). Mortal fears: Courses in "death education" get mixed reviews. Atlantic Monthly, 261,30–34.

Borjigin, J., Lee, U., Liu, T., Pal, D., Huff, S., & Klarr, D. (2013). Surge of neurophysiological coherence and connectivity in the dying brain. Proceedings of the National Academy of Sciences of the United States, 110(35), 14432ff.

Bouma, H., Diekema, D., Langerak, E., Rottman, T., & Verhey, A. (1989). Christian faith, health, and medical practice. Grand Rapids, MI: Eerdmans.

Bourne, P. (1970). Men, stress, and Vietnam. Boston, MA: Little, Brown.

Boyd, M. (1997, November–December). Move forward with life. Modern Maturity, 71.

Boyle, F. M., Vance, J. C., Najman, J. M., & Thearle, M. J. (1996). The mental health impact of stillbirth, neonatal death or SIDS: Prevalence and patterns of distress among mothers. Social Science and Medicine, 43, 1273–1282.

Brabant, M. (1994, September). The high price of everlasting peace. Worldwide report: Death. London: BBC Worldwide.

Brabant, S. (2003). Handbook of death and dying. Volume 1: The presence of death. Thousand Oaks, CA: Sage Reference.

Brandt, R. B. (1986). The morality and rationality of suicide. In R. F. Weir (Ed.), Ethical issues in death and dying (2nd ed.) (pp. 330–344). New York: Columbia University Press.

Brantner, J. P. (1973, January). Crisis intervener. Paper presented at the Ninth Annual Funeral Service Management Seminar, National Funeral Directors Association, Scottsdale, AZ.

Braun, K. L., & Kayashima, R. (1999). Death education in churches and temples: Engaging religious leaders in the development of educational strategies. In B. de Vries (Ed.), End of life issues: Interdisciplinary and multidimensional perspectives (pp. 319–335). New York: Springer Publishing.

Breen, L. J., & O'Connor M. (2010). Acts of resistance: Breaking the silence of grief following traffic crash fatalities. Death Studies, 34, 30–53.

Breytspraak, L. (2008). Are older adults less anxious about death than are younger and middle-aged adults? Aging. University of Missouri Extension. Retrieved March 31, 2014, from http://missourifamilies.org/quick/agingqa/agingqa32.htm.

Brody, J. E. (2007, September 4). For living donors, many risks to weigh. The New York Times, p. D7.

Brotman, B. (2012). Crematorium holds open house to demystify process. Chicago Tribune (November 13, 2012).

Brown, R. (1996, February). A free market in human organs. Fairfax, VA: The Future of Freedom Foundation.

Bruno, M., Ledoux, D., & Laureys, S. (2009). The dying human: A perspective from biomedicine. In A. Kellehear (Ed.), The study of dying (pp. 51–75). Cambridge: Cambridge University Press.

Buchanan, J. (2013). Words for grieving. The Christian Century, 130(15), 3.

Bukiet, M. J. (2005). Custom and law: After the death of his father, a not-notably observant Jew turns to the mourning rituals of his faith. American Scholar, 74(4), 100–113.

Bursack, C. B. (2012). Have "the talk" with elders: End-of-life issue conversations. VITAS: Innovative Hospice Care. http://www.agingcare .com/articles/having-connversations.with-elderly-about-end-of-life. Accessed on October 8, 2012.

Byock, I. (1997). Dying well: The prospect for growth at the end of life. New York: Riverhead Books.

Cacciatore, J. (2007). Effects of support groups on post traumatic stress responses in women experiencing stillbirth. Omega: Journal of Death & Dying, 55(1), 71–90.

Cairney, T. H. (2011). Key themes in children's books. Literacy, families and learning. http://trevorcairney .blogspot.com. Accessed on October 8, 2012.

Califano, J. A., Jr. (1986). America's health care revolution: Who lives? Who dies? Who pays? New York: Random House.

Callahan, D. (1987). Setting limits: Medical goals in an aging society. New York: Simon & Schuster.

Callahan, D. (2000). The troubled dream of life: Living with mortality. Washington, DC: Georgetown

University Press.
Callender, C. O. (1987). Organ donation in blacks: A community approach. Transplantation Proceedings, 19, 1551–1554.
Campbell, T. W., Abernethy, V., & Waterhouse, G. J. (1984). Do death attitudes of nurses and physicians differ? Omega, 14,43–49.
CancerNet. (2000, February). Fever, chills, and sweats. Bethesda, MD: National Cancer Institute. Retrieved July 13, 2010, from http://www.cancernet.nci.nih.gov.
Cann, C. (2014). Virtual afterlives: Grieving the dead in the twenty-first century. Lexington, KY: University of Kentucky Press.
Canning, R. R. (1965). Mormon return-from-the-dead stories: Fact or folklore? Utah Academy Proceedings, 42,I.
Cant, R., Cooper, S., Chung, C., & O'Connor, M. (2012). The divided self: Near death experiences of resuscitated patients—A review of literature. International Emergency Nursing, 20(2), 88.
Cantor, J., Bushman, B. J., Huesmann,
L. R., Grobel, J., Malamuth, N. M., Impett, E. A., et al. (2001). Some hazards of television viewing: Fears, aggressions, and sexual attitudes. In
D. G. Singer & J. L. Singer (Eds.),
Handbook of children and the media (pp. 207–307). Thousand Oaks, CA: Sage Publications.
Capps, B. (1973). The Indians. New York: Time-Life Books.
Carlson, E. (2000, September). Taking back the end of life. AARP Bulletin, 43,18–20.
Carroll, J. (2006). Public continues to support right-to-die for terminally ill patients. At least 6 in 10 Americans support euthanasia, doctor-assisted suicide. Gallup News Service, June 19.
Carroll, R. M., & Schafer, S. S. (1994, May). Similarities and differences in spouses coping with SIDS. Omega, 28, 273–284.
Carron, A., Lynn, J., & Keaney, P. (1999). End-of-life care in medical textbooks. Annals of Internal Medicine, 130,82–86.
Carse, J. (1981). Death. In K. Crim, R. A. Bullard, & L. D. Shinn (Eds.), Abingdon dictionary of living religions. Nashville, TN: Abingdon Press.
Carter, G. T., Flanagan, A. M., Earleywine, M., Abrams, D. I., Aggarwal, S. K., & Grinspoon, L. (2011). Cannabis in palliative medicine: Improving care and reducing opioid-related morbidity. American Journal of Hospice & Palliative Medicine, 28(5), 297–303.
Center for Advanced Palliative Care. (2002). CAPC Manual. New York: Beth Israel Medical Center.
Centers for Disease Control and Prevention (2014). CDC-INFO. Atlanta, GA.
Centers for Disease Control and Prevention. (2007a). HIV-AIDS statistics (2007). NIAID Fact Sheet. Bethesda, MD: National Institutes of Health.
Centers for Disease Control and Prevention. (2011). The changing profile of autopsied deaths in the United States, 1972–2007. Number 67 (August). http://www.cdc.gov/nchs/data/databriefs/db67.htm.
Centers for Disease Control and Prevention. (2007b). National center for injury prevention and control. Retrieved July 13, 2010, from http://www.cdc.gov/ncipc/ wisqars.
Centers for Disease Control and Prevention. (2008). National center for injury prevention and control. Web-based injury statistics query and reporting system. Retrieved July 13, 2010, from http://www .cdc.gov/ncipc/wisqars.
Centers for Disease Control and Prevention. (2009a). Suicide and self-inflicted injury. Retrieved July 13, 2010, from www.cdc.gov.
Centers for Disease Control and Prevention. (2009b). National center for injury prevention and control. Retrieved July 13, 2010, from http://www.cdc.gov/ncipc/ wisqars.
Centers for Disease Control and Prevention (2012). Suicide and self-inflicted injury. http://www.cdc .gove.nchs/fastats/suicide.htm. Accessed on October 16, 2012.
Centers for Medicare and Medicaid Services (2009). 2007 National health care expenditures data. Baltimore, MD: Office of the Actuary, National Health Statistics Group.
Cesur., R., Sabia, J., & Tekin, E. (2013). The psychological costs of war: Military combat and mental health. Journal of Health Economics, 32(1), 51ff.
Chambliss, D. F. (1996). Beyond caring: Hospitals, nurses, and the social organization of ethics. Chicago, IL: University of Chicago Press.
Chang, A. (2009, October 15). Studies: Elderly care often futile (dialysis, dementia). Associated Press release.
Charmaz, K. (1975). The announcement of death by the coroner's deputy. Urban Life, 4(3), 296–316.
Charmaz, K. (1980). The social reality of death. Reading, MA: Addison-Wesley.
Chase, R. (2009, April 28). Return of fallen soldiers: Most families consent to coverage. New York: Associated Press.
Chatzky, J. S. (2000, September). The last word: Making your health-care wishes clear—and comprehensive. Money, p. 172.
Chen, P. (2007). Final exam: A surgeon's reflections on mortality. New York: Alfred A. Knopf.
Cheng, J., Lo, R., & Woo, J. (2013). Anticipatory grief therapy for older persons nearing the end of life. Aging Health, 9(1), 103.
Cheng, M. (2012, December 14). Study: People living longer, but are sicker. Associated Press. Charleston Post & Courier, Charleston, SC, p. A16.
Chochinov, H. M., Wilson, K. G., &

Ennis, M. (1995). Desire for death in the terminally ill. American Journal of Psychiatry, 152, 1185–1191.

Choron, J. (1972). Suicide. New York: Charles Scribner's Sons.

Christ, G. H. (2000). Healing children's grief: Surviving a parent's death from cancer. New York: Oxford University Press.

Christakis, N. A. (1999). Death foretold: Prophecy and prognosis in medical care. Chicago, IL: University of Chicago Press.

Clark, D. (2007). End-of-life care around the world: Achievements to date and challenges remaining. Omega, 56, 101–110.

Clark, D., Dickinson, G., Lancaster, C., Noble, T., Ahmedzai, S., & Philip, I. (2000, March 27–29). UK geriatricians' attitudes to active voluntary euthanasia and physician-assisted death. Age and Ageing, 30, 395–398.

Clark, M., & Springen, K. (1986, November 17). The demise of autopsies. Newsweek, p. 61.

Claxton-Oldfield, S., Gosselin, N., & Claxton-Oldfield, J. (2009). Imagine you are dying: Would you be interested in having a hospice palliative care volunteer? American Journal of Hospice & Palliative Medicine, 26,47–51.

Cleaveland, N. (1847). Green-wood illustrated. New York: R. Martin.

Clifford, D., & Jordan, C. (1999). Plan your estate. Berkeley, CA: Nolo Press.

Clifton, E. (2012, June 8). Suicide rate in military at highest level in ten years. ThinkProgress. http://thinkprogress .org/security. Accessed on October 18, 2012.

Cholette, M. (2012). Through the eyes of a father: A perinatal loss. International Journal of Childbirth Education, 27(2), 33ff.

Christian Century. (2012). Heaven above or below? Christian Century, 129(14), 9.

Clough, S. B. (1946). A century of American life insurance. New York: Columbia University Press.

CNN. (2009). U.S. and coalition casualties in Afghanistan and Iraq. Retrieved July 13, 2010, from http:// www.cnn.com/SPECIALS/ 2003/ iraq/forces/casualties/index .html.

CNN. (2013). 25 deadliest mass shootings in U.S. history fast facts. CNN Library. http://www.cnn.com/ 2013/09/16/us/20-deadliest-mass. shootings-in-u-s-history-fast-facts/. Accessed on November 13, 2013.

Cockerham, W. C. (1991). The aging society. Englewood Cliffs, NJ: Prentice-Hall.

Cockerham, W. C. (2009). Medical sociology. Upper Saddle River, NJ: Prentice Hall.

Cockerham, W. C. (2012). Medical sociology. Upper Saddle River, NJ: Prentice Hall.

Codex juris canonici. (1918). Rome, Italy: Polyglot Press.

Coe, R. M. (1970). Sociology of medicine. New York: McGraw-Hill.

Cohen, E., & Kass, L. R. (2006, January). Cast me not off in old age. Commentary, 121(1) 32–39.

Cohen, J. S., Fihn, S. D., Boyko, E. J., Jonsen, A. R., & Wood, R. W. (1994). Attitudes toward assisted suicide and euthanasia among physicians in Washington state. New England Journal of Medicine, 331,89–94.

Cohen, R. (1967). The Kanuri of Bornu. New York: Holt, Rinehart and Winston.

Cohn, F., Harrold, J., & Lynn, J. (1997, May 30). Medical education must deal with end-of-life care. Chronicle of Higher Education, A56.

Colon, M. (2012). The experience of physicians who refer Latinos to hospice. American Journal of Hospice and Palliative Medicine, 29(4), 254–259.

Colucci, E., & Lester, D. (Eds.) (2013). Suicide and culture. Ashland, OH: Hogrefe Publishing.

Colucci, E., & Martin, G. (2008). Religion and spirituality along the suicidal path. Suicide and Life-Threatening Behavior, 38, 229–244.

Combs, D. W. (1986). Early gravestone art in Georgia and South Carolina. Athens, GA: University of Georgia Press.

Community Living. (2012). Talking about dying, death and bereavement. Community Living, 26(2).

Complicated Grief Program. (2013). Center for Complicated Grief, Columbia University School of Social Work, New York. http:// www.complicatedgrief.org/ bereavement. Accessed on October 29, 2013.

Conley, H. N. (1979). Living and dying gracefully. New York: Paulist Press.

Conner, N. E. (2012). Predictive factors of hospice use among blacks: Applying Andersen's behavioral model. American Journal of Hospice & Palliative Medicine, 29(5), 368–374.

Connor, L. H. (1995, September). The action of the body on society: Washing a corpse in Bali. Journal of the Royal Anthropological Institute, 1, 537–560.

Connor, S. R. (2009). Hospice and palliative care: The essential guide. New York: Routledge.

Conrad, B. H. (1998). When a child has been murdered: Ways you can help the grieving parents. Amityville, NY: Baywood Publishing.

Cook, J. A. (1983). A death in the family: Parental bereavement in the first year. Suicide and Life-Threatening Behavior, 13,42–61.

Cook, J. A. (1988). Dad's double binds: Rethinking fathers' bereavement from a men's studies perspective. Journal of Contemporary Ethnography, 17, 285–308.

Cooney, W. (1998). The death poetry of Emily Dickinson. Omega, 37, 241–249.

Cope, L. (1978, June 22). Is death, like pregnancy, an all-or-nothing thing? Minneapolis Tribune, pp. 1, 6A.

Copp, G. (1998). A review of current

theories of death and dying. Journal of Advanced Nursing, 28, 382–390.

Copp, G., Richardson, A., McDaid, P., & Marshall-Searson, D. A. (1998). A telephone survey of the provision of palliative day care services. Palliative Medicine, 12, 161–170.

Cornies, L. (2012). Emergency responders put their life on the line. http:// sweeneyalliance. org'grievingbehindthe badge/ cornies-ptsd. Accessed on November 2, 2012.

Corr, C. A., & Corr, D. M. (2002). Stage theory. Encyclopedia of death and dying. New York: Macmillan.

Council on Ethical and Judicial Affairs. (1991, July). Report 32: Decisions to forgo life-sustaining treatment for incompetent patients. In Code of medical ethics. Chicago, IL: American Medical Association.

Cordaro, M. (2012). Pet loss and disenfranchised grief: Implications for mental health counseling practice. Journal of Mental Health Counseling, 34(4, October), 283ff.

Costhelper. (2013). Pet euthanasia cost, http://pets.costhelper.com/dog. euthanasia. Accessed on July 17, 2013.

Costin, A., & McMurrich, C. (2013). A discussion of parental validation following stillbirth using transforming counseling and education. International Journal of Childbirth Education, 28(3), 71ff.

Counts, D. A., & Counts, D. R. (1991). Loss and anger: Death and the expression of grief in Kaliai. In D. R. Counts & D. A. Counts (Eds.), Coping with the final tragedy: Cultural variation in dying and grieving (pp. 191–212). Amityville, NY: Baywood Publishing.

Cowell, D. D., Farrell, C., Campbell, N. A., & Canady, B. E. (2002). Management of terminal illness. Academic Psychiatry, 26(2), 76–81.

Cox, G. R. (1998, May). Using humor, art, and music with dying and bereaved children. Paper presented at the International Conference on Death and Bereavement in Ontario, Canada.

Cox, G. R., & Fundis, R. J. (1992). Native American burial practices. In J. Morgan (Ed.), Personal care in an impersonal world (pp. 191–204). Amityville, NY: Baywood Publishing.

Cox, H. G. (1996b). Later life: The realities of aging (4th ed.). Upper Saddle River, NJ: Prentice-Hall.

Cox, M., Garrett, E., & Graham, J. A. (2004–2005). Death in Disney films: Implications for children's understanding of death. Omega, 50, 267–280.

Crandall, R. C. (1991). Gerontology: A behavioral approach. New York: McGraw-Hill.

Cremation Association of North America. (1997). 1997 fact sheet. Milwaukee: Author.

Cremation Association of North America. (2007). 2007 fact sheet. Milwaukee: Author.

Cremation Association of North America. (2012). 2012 fact sheet. Milwaukee: Author.

Crimmins, E. M., & Beltran-Sanchez, H. (2010). Mortality and morbidity trends: Is there compression of morbidity? Journal of Gerontology: Social Sciences, 66(1), 75–86.

Crissman, J. K. (1994). Death and dying in central Appalachia: Changing attitudes and practices. Urbana, IL: University of Illinois Press.

Cugliari, A. M., & Miller, T. E. (1994, April). Moral and religious objections by hospitals to withholding and withdrawing life-sustaining treatment. Journal of Community Health, 19(2), 87–100.

Culver, C. M. (1990). Ethics at the bedside. Hanover, NH: University Press of New England.

Cummins, R., Oranto, J. P., & Thies, W. H. (1991). Improving survival from sudden cardiac arrest: The 'chain of survival' concept. Circulation, 83, 1832–1847.

Cupit, I. N., Sofka, C. J., & Gilbert, K. R. (2012). Death education. In C. J. Sofka, K. N. Cupit, & K. R. Gilbert (Eds.), Dying, death, and grief in an online universe (pp. 163–182). New York: Springer Publishing Company.

Cuzzort, R. P., & King, E. W. (2002). Social thought into the twenty-first century. Fort Worth, TX: Harcourt College Publishers.

Daniel, S. S., & Goldston, D. B. (2009). Interventions for suicidal youth: A review of the literature and developmental considerations. Suicide and Life-Threatening Behavior, 39, 252–268.

Dattel, A. R., & Neimeyer, R. A. (1990). Sex differences in death anxiety: Testing the emotional expressiveness hypothesis. Death Studies, 14,1–11.

Daugherty, C. K., & Hlubocky, F. J. (2008). What are terminally ill cancer patients told about their expected deaths? A study of cancer physicians' self-reports of prognosis disclosure. Journal of Clinical Oncology, 26(36), 5988–5993.

Davies, D. (1999). The week of mourning. In T. Walter (Ed.), The mourning for Diana (pp. 3–18). Oxford: Berg.

Davies, D. J. (1997). Death, ritual and belief: The rhetoric of funerary rites. London: Cassell.

Davis, C. S. (2008, September/October). A funeral liturgy: Death rituals as symbolic communication. Journal of Loss and Trauma, 13(5), 406–421.

Davis, D. L., Stewart, M., & Harmon, R. J. (1988, December). Perinatal loss: Providing emotional support for bereaved parents. Birth, 14, 242–246.

Dawson, G. D., Santos, J. F., & Burdick, D. C. (1990). Differences in final arrangements between burial and cremation as the method of body disposition. Omega, 21, 129–146.

Day, J. (1999, January). Alleviating bone pain using strontium therapy. Professional Nurse, 14(4), 1–4.

Deathanalysis (2012). Death analysis—

Coping with death of love[d] ones. http://www.deathanalysis.com. Accessed on October 18, 2012.

Hategan, E. (2007, August 20). Death in children's movies: the loss of innocence as a subversive agenda in Hollywood. Incognito Press. http://incognitopress.wordpress.com/2007/08/20. Accessed on October 5, 2012.

de Beauvoir, S. (1965). A very easy death (P. O'Brien, Trans.). New York: G. P. Putnam.

de Bretagne, R. (2012). How to deal with grief following accidental death. Helium. http://www.helium .com/items/2182637-how-to-deal.with-grief-followiing-accidental.death. Accessed on October 18, 2012.

DeFrain, J. D., Jakub, D. K., & Mendoza, B. L. (1992). The psychological effects of sudden infant death on grandmothers and grandfathers. Omega, 24, 165–182.

DeFrain, J. D., Taylor, J., & Ernst, L. (1982). Coping with sudden infant death. Lexington, MA: Lexington Books.

De Leo, D., Cimitan, A., Dyregrov, K., Grad, O., & Andriessen, K. (Eds.)

(2014). Bereavement after traumatic death. Ashland, OH: Hogrefe Publishing.

De Leo, D., Conforti, D., & Carollo, G. (1997, Fall). A century of suicide in Italy: A comparison between the old and the young. Suicide and Life-Threatening Behavior, 27(3), 239–249.

DeMallie, R. J., & Parks, D. R. (1987). Sioux Indian religion: Tradition and innovation. Norman: University of Oklahoma Press.

Democratization of death. (February 1, 2002). The Chronicle of Higher Education, B4, B6.

Deng, F. M. (1972). The Dinka of the Sudan. New York: Holt, Rinehart and Winston.

Dennis, D. (2009). Living, dying, grieving. Boston, MA: Jones and Bartlett Publishers.

Dennis, M. R. (2009). Condolences. In C. D. Bryant & D. Peck (Eds.),

Encyclopedia of death and the human experience (pp. 219–221). Thousand Oaks, CA: Sage Publications.

Dentan, R. K. (1968). The Semai: A nonviolent people of Malaya. New York: Holt, Rinehart and Winston.

Department of Veterans Affairs. (2014). http://www.cem.va.gov/cems/newcem.asp.

Derry, S. (1997). Dying for palliative care. European Journal of Palliative Care, 4(3), 66–71.

de Tocqueville, A. (1945). Democracy in America (Phillips Bradley, Trans.). New York: Vintage Books. (Original work published 1835.)

DeVries, R., & Subedi, J. (1998). Of bioethics and society: Constructing the ethical enterprise. Upper Saddle River, NJ: Prentice Hall.

Dickinson, G. (2012). Diversity in death: Body disposition and memorialization. Illness, Crisis, and Loss, 20(2), 141–158.

Dickinson, G. E. (1988, January). Death education for physicians. Journal of Medical Education, 63, 412.

Dickinson, G. E. (1992). First childhood death experiences. Omega, 25, 169–182.

Dickinson, G. E. (2005, September 15–18). Baby boomers and personalized death trends. Paper presented at the Dying, Death, and Disposal Conference, Bath, England.

Dickinson, G. E. (2006, July). Teaching end-of-life issues in U.S. medical schools: 1975–2005. American Journal of Hospice and Palliative Medicine, 23(3), 197–204.

Dickinson, G. E. (2007a, September). End-of-life and palliative care issues in medical and nursing schools in the United States. Death Studies, 31(8), 713–726.

Dickinson, G. E. (2007b). A deathly education. Cancer Nursing Practice, 6,24–25.

Dickinson, G. E. (2011a). Shared grief is good grief. Phi Kappa Phi Forum, 91(3), 10–11.

Dickinson, G. E. (2011b). Thirty-five years of end-of-life issues in US medical schools. American Journal of Hospice and Palliative Medicine, 28(6), 412–417.

Dickinson, G. E. (2012a). Twenty-first century end-of-life issues in selected US professional schools. Illness, Crisis & Loss, 20(1), 19–32.

Dickinson, G. E. (2012b). End-of-life and palliative care education in US pharmacy schools. American Journal of Hospice and Palliative Medicine. Accepted on July 13 for publication in a forthcoming issue.

Dickinson, G. E. (2012c). Diversity in death: Body disposition and memorialization. Illness, Crisis and Loss, 20(2), 141–158.

Dickinson, G. E., & Ashley-Cameron, S. (1986, April 4–6). Sex role socialization versus occupational role socialization: A comparison of female physicians' and female nurses' attitudes toward dying patients. Paper presented at the Eastern Sociological Society's annual meeting, New York City.

Dickinson, G. E., Clark, D., & Sque, M. (2008). Palliative care and end of life issues in UK pre-registration, undergraduate nursing programmes. Nurse Education Today, 28, 163–170.

Dickinson, G. E., Clark, D., Winslow, M., & Marples, R. (2005). U.S. physicians' attitudes concerning euthanasia and physician-assisted death: A systematic literature review. Mortality, 10(1), 43–52.

Dickinson, G. E., & Field, D. (2002). Teaching end-of-life issues: Current status in United Kingdom and United States medical schools. American Journal of Hospice and Palliative Care, 19, 181–186.

Dickinson, G. E., & Fritz, J. L. (1981, September 2). Death in the family. Journal of Family Issues, 379–384.

Dickinson, G. E., & Hoffmann, H. C. (2014). Roadside memorials: A 21st century development. In C. Staudt & J. H. Ellens (Eds.), Our changing journey to the end: Reshaping death, dying, and grief in America. Santa Barbara, CA: Praeger, 227–252.

Dickinson, G. E., & Hoffmann, H. C. (2009, September 9–12). Roadside memorial policies in the United States. Paper presented at the Social Context on Dying, Death & Disposal Conference, Durham, England.

Dickinson, G. E., & Hoffmann, H. C. (2010). Roadside memorial policies in the United States. Mortality, 15 (2), 152–165.

Dickinson, G. E., Lancaster, C. J., Summer, E. D., & Cohen, J. S. (1997). Attitudes toward assisted suicide and euthanasia among physicians in South Carolina and Washington. Omega, 36, 201–218.

Dickinson, G. E., Lancaster, C. J., Winfield, I. C., Reece, E. F., & Colthorpe, C. A. (1997). Detached concern and death anxiety of first-year medical students: Before and after the gross anatomy course. Clinical Anatomy, 10, 201–207.

Dickinson, G. E., & Paul, E. S. (2014). End-of-life issues in UK medical schools. American Journal of Hospice & Palliative Medicine. Accepted for publication on March 5, 2014 in a forthcoming issue.

Dickinson, G. E., & Pearson, A. A. (1979a). Differences in attitudes toward terminal patients among selected medical specialties of physicians. Medical Care, 17, 682–685.

Dickinson, G. E., & Pearson, A. A. (1979b). Sex differences of physicians in relating to dying patients. Journal of the American Medical Women's Association, 34, 45–47.

Dickinson, G. E., & Pearson, A. A. (1980–1981). Death education and physicians' attitudes toward dying patients. Omega, 11, 167–174.

Dickinson, G., Roof, P., & Roof, K. (2011). A survey of veterinarians in the US: Euthanasia and other end. of-life issues. Anthrozoos, 24(2), 167–174.

REFERENCES 565

Dickinson, G. E., Roof, P., & Roof, K. (2009, September 9–12). South Carolina veterinarians: Euthanasia and other end-of-life issues. Paper presented at the Conference on the Social Context of Dying, Death and Disposal, Durham, England.

Dickinson, G. E., Sumner, E. D., & Frederick, L. M. (1992, May–June). Death education in selected health professions. Death Studies, 16, 281–289.

Dickinson, G. E., & Tournier, R. E. (1993, January–February). A longitudinal study of sex differences in how physicians relate to dying patients. Journal of the American Medical Women's Association, 48, 19–22.

Dickinson, G. E., & Tournier, R. E. (1994). A decade beyond medical school: A longitudinal study of physicians' attitudes toward death and terminally-ill patients. Social Science and Medicine, 38, 1397–1400.

Dickinson, G. E., Tournier, R. E., & Still, B. J. (1999). Twenty years beyond medical school: Physicians' attitudes toward death and terminally ill patients. Archives of Internal Medicine, 159, 1741–1744.

Diclemente, R., & Sionean, C. (2012). Street violence. eNotes.com. Accessed on October 5, 2012.

Dignitas: Swiss suicide helpers. (2003, January 20). BBC News.

Dilworth, D. C. (1996, February). Dying wishes are ignored by hospitals and doctors. Trial, 32(2), 79–81.

Ditto, P. (2001). But living will, or advance directive, may help ER, critical-care physicians who don't know patients. Healthcare News Releases. Irvine, CA: University of California at Irvine. Retrieved July 13, 2010, from http://www .healthcare.uci.edu/news_releases .asp?filename=LivingWills.htm.

Doctors "kill" patient to save her life. (1988, September 22). Charleston, SC, News and Courier, p. 1A.

Doka, K. J. (1987). Silent sorrow: Grief and the loss of significant others. Death Studies, 11, 441–449.

Doka, K. J. (1989). Disenfranchised grief. Lexington, MA: Lexington Books.

Doka, K. J. (1993). Living with life-threatening illness: A guide for patients, their families, and caregivers. New York: Lexington Books.

Doka, K. J. (2003). What makes a tragedy public. In M. Lattanzi-Licht & K. J. Doka (Eds.), Living with grief: Coping with public tragedy (pp. 3–13). Washington, DC: Hospice Foundation of America.

Dollimore, J. (2001). Death, desire and loss in Western culture. New York: Routledge.

Donne, J. (1930). Biathanatos. New York: Facsimile Text Society. (Original work published 1644.)

Donnison, D., & Bryson, C. (1995). Matters of life and death: Attitudes to euthanasia. In R. Jowell, J. Curtice, A. Park, L. Brook, & D. Thomson (Eds.), British social attitudes: The 13th report (pp. 161–184). Aldershot, UK: Dartmouth Publishing.

Dore, M. (2013, June 25). Washington state's annual assisted suicide report: What it doesn't say. Retrieved April 6, 2014, from http://www.lifenews.com/2013/06/ 25/washington-states-annual.assisted-suicide-report-what....

Doughty, C. (2014). Smoke gets in your eyes: And other lessons from the crematory. New York: W. W. Norton.

Douglas, J. D. (1991). Patterns of change following parent death in midlife adults. Omega, 22, 123–137.

Dowd, Q. L. (1921). Funeral management and costs: A world survey of burial and cremation.

Chicago, IL: University of Chicago Press.
Downing, A. J. (1921). Landscape gardening (10th ed.). New York: John Wiley & Sons.
Dozier, E. P. (1966). Hano: A Tewa Indian community in Arizona. New York: Holt, Rinehart and Winston.
Dozier, E. P. (1967). The Kalinga of Northern Luzon, Philippines. New York: Holt, Rinehart and Winston.
Duff, R. W., & Hong, L. K. (1995). Age density, religiosity and death anxiety in retirement communities. Review of Religious Research, 37, 19–32.
Dumont, R. G., & Foss, D. C. (1972). The American view of death: Acceptance or denial? Cambridge, MA: Schenkman.
Dunham, W. (2008, December 15). U.S. stroke, heart disease death rates down sharply. Reuters. Retrieved July 13, 2010, from http://www .reuters.com/ article/ idUSTRE4BE6FU20081215.
Durand, R. P., Dickinson, G. E., Sumner, E. D., & Lancaster, C. J. (1990, Spring–Summer). Family physicians' attitudes toward death and the terminally-ill patient. Family Practice Research Journal, 9(2), 123–129.
Durbin, K. F. (2003). Death, dying, and the dead in popular culture. In C. D. Bryant (Ed.) Handbook of death and dying (pp. 43–49). Los Angeles: Sage Publications.
Durkheim, E. (1915). The elementary forms of religious life. New York: George Allen and Unwin.
Durkheim, E. (1946). The division of labor in society (G. Simpson, Trans.). New York: Free Press. (Original work published 1893.)
Durkheim, E. (1951). Suicide: A study in sociology. New York: The Free Press. (Original work published 1897.)
Durkheim, E. (1954). Elementary forms of the religious life. New York: The Free Press. (Original work published 1915.)
Durkheim, E. (1961). Moral education. Glencoe, IL: Free Press.
Durkheim, E. (1964). The rules of the sociological method. New York: The Free Press.
Durkheim, E. (1966). Suicide. New York: Free Press.
Durkin, K. F. (2003). Death, dying, and the dead in popular culture. In C. D. Bryant (Ed.) Handbook of death and dying. Thousand Oaks, CA: Sage Publications.
The dying of death. (1899, September). In Albert Shaw (Ed.), Review of Reviews, 20, 364–365.
Dyregrov, A., & Dyregrov, K. (1999). Long-term impact of sudden infant death: A 12-to 15-year follow-up. Death Studies, 23, 635–661.
Eben, A. (2012). Proof of heaven: A neurosurgeon's journey into the afterlife. New York: Simon and Schuster.
Eckerd, L. M. (2009). Death and dying course offerings in psychology: A survey of nine Midwestern states. Death Studies, 33(8), 762–770.
Edney, A. T. B. (1988). Breaking the news: The problems and some answers. In W. J. Kay et al. (Eds.),
Euthanasia of the companion animal. Philadelphia, PA: The Charles Press.
Edwards, B. (2013). Changes in Pitjantjatjara mourning and burial practices. Australian Aboriginal Studies, 1(Spring), 31.
Edwards, G., & Mazzuca, J. (1999, March 24). Three quarters of Canadians support doctor-assisted suicide. Gallup News Service, Ontario, ON.
Eggertson, L. (2012). Organ donation's 'silver bullet'? Canadian Medical Association Journal, 184(16, November 6), E835ff.
Eickelman, D. F. (1987). Rites of passage: Muslim rites. In M. Eliade (Ed.), The encyclopedia of religion (12th ed.). New York: Macmillan.
Elias, N. (1985). On the loneliness of dying. New York: Blackwell Publishers.
Ellis, J. B., & Range, L. M. (1989). Characteristics of suicidal individuals: A review. Death Studies, 13, 485–500.
Elvig, P. (2009). Burial laws. In
C. D. Bryant & D. Peck (Eds.),
Encyclopedia of death and the human experience (pp. 127–130). Thousand Oaks, CA: Sage Publications.
Emanuel, E., & Emanuel, L. (1998). The promise of a good death. Lancet, 351,21–29.
Emmons, N. (1842). Death without order. In J. Ede (Ed.), The works of Nathaniel Emmons (Vol. 3). Boston, MA: Crocker and Brewster.
Enck, R. E. (2010). Physician-assisted suicide. American Journal of Hospice & Palliative Medicine, 27(7), 441–443.
Encyclopaedia Britannica (1768), Vol. 2. Edinburgh, Scotland: Encyclopaedia Britannica, Inc.
Enright, L. (1994, September). Keeping the corpse company with a whiskey. Worldwide report: Death. London: BBC Worldwide.
Ens, C., & Bond, J. B. (2007). Death anxiety in adolescents: The contributions of bereavement and religiosity. Omega, 55, 169–184.
Epstein, J. A., & Spirito, A. (2009). Risk factors for suicidality among a nationally representative sample of high school students. Suicide and Life-Threatening Behavior, 39, 241–251.
Erickson, K. A. (2013). How we die now: Intimacy and the work of dying. Philadelphia, PA: Temple University Press.
Erikson, E. (1959). Identity and the life cycle: Selected papers. Psychological Issues, 1(1), 1–171.
Erikson, E. (1963). Childhood and society. New York: Norton.
Euthanasia.ProCon.org. (2013). State. by-state guide to physician-assisted suicide. http://euthanasia. procon .org/view.resource.php? resourceID=000132 (Last updated on: 5/28/2013 3:49:15 PM PST).

Accessed on November 6, 2013.

Evans, R. (2012). Emotional care for women who experience miscarriage. Nursing Standard, 26(42), 35ff.

EXIT. (1980). A guide to self-deliverance. London: Author.

Extracts. (1895, August). Park and Cemetery, 5, 108.

Faber-Langendoen, K., & Bartels, D. M. (1992, May). Process of forgoing life-sustaining treatment in a university hospital: An empirical study. Critical Care Medicine, 20(5), 570–577.

Facts About SIDS. (2009). What everyone needs to know. Retrieved July 13, 2010, from http://www.sids-network.org/facts.htm.

Fallis, J. (2012). Stem cell donations. CMAJ: Canadian Medical Association Journal, 10(January 10), E13ff.

Faron, L. C. (1968). The Mapuche Indians of Chile. New York: Holt, Rinehart and Winston.

Farrell, J. J. (1980). Inventing the American way of death, 1830–1920. Philadelphia, PA: Temple University Press.

Faulkner, J., & DeJong, G. F. (1966). Religiosity in 5-D: An empirical analysis. Social Forces, 45, 246–254.

Federated Funeral Directors of America. (2013). Survey of funeral homes. Springfield, IL: Author.

Feifel, H. (1959). The meaning of death. New York: McGraw-Hill.

Feigelman, W., & Gorman, B. S. (2008). Assessing the effects of peer suicide on youth suicide. Suicide and Life-Threatening Behavior, 38, 181–194.

Feigelman, W., Gorman, B. S., & Jordan, J. R. (2009). Stigmatization and suicide bereavement. Death Studies, 33, 591–608.

Fein, E. B. (1998, January 25). For lost pregnancies, new rites of mourning. New York Times, p. 30.

Fenigsen, R., & Fenigsen, R. (2012). Dutch government-ordered surveys of euthanasia. Issues in Law & Medicine, 28(2, Fall), 237ff.

Fenigsen, R., & Fenigsen, R. (2012). Who is leading us there? Issues in Law & Medicine, 28(2, Fall), 333f.

Fernandez-Mehler, P., Gloor, P., Sager, E., Lewis, F. I., & Glaus, T. M. (2013). Veterinarians' role for pet owners facing pet loss. Veterinary Record, 10,1–7.

Final cut—Medical arrogance and the decline of the autopsy, by A. Gawande, The New Yorker, March 19, 2001. http://www.newyorker.com/archive/2001/03/19/010319fa_gwnd_dept_fact.

FindLaw Resources. (2007, June 30). Most Americans don't have a will, says new FindLaw.com survey. Mountain View, CA: Author. Retrieved July 13, 2010, from http://www.findlaw.com.

Fingarette, H. (1996). Death: Philosophical soundings. Peru, IL: Open Court Publishing.

Fingerhut, L. A., & Warner, M. (1997). Injury chartbook. Health, United States, 1996–97. Hyattsville, MD: National Center for Health Statistics.

Fishman, T. C. (2010). Shock of gray: The aging of the world's population and how it pits young against old, child against parent, worker against boss, company against rival, and nation against nation. New York: Simon and Schuster.

Fletcher, J. (1966). Situational ethics: The new morality. Philadelphia, PA: Westminster.

Flynn, C. P. (1986). After the beyond: Human transformation and the near-death experience. Englewood Cliffs, NJ: Prentice-Hall.

Foderaro, L. W. (1994, April 7). Death no longer a taboo subject. Palm Beach Post.

Fortner, B. V., & Neimeyer, R. A. (1999). Death anxiety in older adults: A quantitative review. Death Studies, 23, 387–411.

Frank, A. W. (1991). At the will of the body: Reflections on illness. Boston, MA: Houghton Mifflin.

Fraser, H. C., Kutner, J. S., & Pfeifer, M. P. (2001). Senior medical students' perceptions of the adequacy of education on end.of-life issues. Journal of Palliative Medicine, 4(3), 337–343.

Fraser, T. M., Jr. (1966). Fishermen of south Thailand: The Malay villagers. New York: Holt, Rinehart and Winston.

Freidson, E. (1972). Profession of medicine. New York: Dodd Mead.

French, S. (1975). The establishment of Mount Auburn and the "rural cemetery" movement. In D. E. Stannard (Ed.), Death in America. Philadelphia, PA: University of Pennsylvania Press.

Freund, P. E. S., & McGuire, M. B. (1995). Health, illness, and the social body: A critical sociology (2nd ed.). Englewood Cliffs, NJ: Prentice-Hall.

Freund, P. E. S., & McGuire, M. B. (1999). Health, illness and the social body: A critical sociology. Englewood Cliffs, NJ: Prentice-Hall.

Frid, M. H., & Perea, A. T. (2007). Euthanasia & thanatology in small animals. Journal of Veterinary Behavior, 2(2), 35–39.

Friedman, H., & Kohn, R. (2008). Mortality, or probability of death, from a suicidal act in the United States. Suicide and Life-Threatening Behavior, 38, 287–301.

Frontline. (2011). Post mortem: Death investigation in America. http://www .pbs.org/wgbh/pages/frontline/post.mortem/things-to-know/autopsy.101.html, Posted February 1, 2011.

Frosch, D. (2007, August 30). Colorado police link rise in violence to music. The New York Times.

Fulton, G. B., & Metress, E. K. (1995). Perspectives on death and dying. Boston, MA: Jones and Bartlett Publishers.

Fulton, R., & Owen, G. (1988). Death and society in twentieth century

America. Omega, 18, 379–394.
Funeral directors. (1883, June). The Casket,8.
Furman, E. (1978). The death of a newborn: Care of the parents. Birth Family Journal, 5, 214.
Gabriel, T. (1991, December 8). A fight to the death. New York Times Magazine,46–48.
Gagnon, M., & Beaudry, C. (2013). Return to work during perinatal mourning: The case for organizational support. Relations Industrielles/Industrial Relations, 68(3), 457ff.
Gallup, A. M., & Newport, F. (2014, May 18). The Gallup Poll: Public Opinion 2005. Lanham, MD: Rowman & Littlefield Publishers. http://www.gallup.com/poll/1576/abortion.aspx.
Gallup Poll. (2005, May 17). 3in 4 Americans back euthanasia. Retrieved July 13, 2010, from http://www.editorandpublisher.com Gallup Poll. (2005, July 13–14). Reported on CBS News.
Gallup Survey. (1993, April). Physicians need to detect suicide warning signs. Geriatrics, 48, 16.
Gamst, F. C. (1969). The Qemant: A pagan-Hebraic peasantry of Ethiopia. New York: Holt, Rinehart and Winston.
Ganley, E. (2008, March 21). French revive euthanasia debate. Charleston, SC, Post and Courier, p. 9AA.
Gasperson, K. R. (1996). Delivering bad news in the clinical context: Current recommendations and student perspectives. Unpublished master's thesis, University of Kentucky, Lexington.
Gawande, A. (2001). Final cut—Medical arrogance and the decline of the autopsy. The New Yorker, March 19, 2001.
Gebhart, J. C. (1927). The reasons for present-day funeral costs. Unpublished article.
Geddes, G. (1981). Welcome joy: Death in Puritan New England. Ann Arbor, MI: U.M.I. Research Press.
Gellene, D. (2014, March 4). Sherwin B. Nuland obituary. The New York Times.
Gentile, M., & Fello, M. (1990, November). Hospice care for the 1990s: A concept coming of age. The Journal of Home Health Care Practice,1–15.
Georges, J., Onwuteaka-Philipsen, B., Muller, M., Van der Wal, G., Van Der Heide, A., & Van Der Maas, P. (2007). Relatives' perspective on the terminally ill patients who died after euthanasia or physician-assisted suicide: A retrospective cross-sectional interview study in the Netherlands. Death Studies, 31(1), 1–15.
Gervais, K. G. (1987). Redefining death. New Haven, CT: Yale University Press.
Gibbs, J. T. (1997, Spring). African-American suicide: A cultural paradox. Suicide and Life-Threatening Behavior, 27(1), 68–79.
Gibbs, L., & Mangla, I. S. (2012). The high cost of saying goodbye. CNN Money Magazine (November 9).
Giblin, P., & Hug, A. (2006). The psychology of funeral rituals. Liturgy, 21(1), 11–19.
Gibson, R. (2012). The case for euthanasia and physician-assisted suicide. ISAA Review: Journal of the Independent Scholars Association of Australia, 11(1, April), 55ff.
Gilbert, S. M. (2006). Death's door: Modern dying and the ways we grieve. New York: W. W. Norton & Company.
Giles-Sims, J., & Lockhart, C. (2006). Explaining cross-state differences in elderly suicide rates and identifying state-level public policy responses that reduce rates. Suicide and Life-Threatening Behavior, 36, 694–708.
Gill, S. D. (1981). Sacred words: A study of Navajo religion and prayer. Westport, CT: Greenwood.
Gillick, M. (2000). Lifelines: Living longer, growing frail, taking heart. New York: W. W. Norton & Company.
Gillon, R. (1990). Editorial: Death. Journal of Medical Ethics, 16(1), 3–4.
Gilman, C. P. (1935). The living of Charlotte Perkins Gilman. Madison, WI: University of Wisconsin Press.
Ginn, S., Price, A., Rayner, L., Owen, G. S., Hayes, R. D., Hotopf, M., & Lee, W. (2011). Senior doctors' opinions of rational suicide. Journal of Medical Ethics, 37, 723–726.
Ginsberg, E. (1991). Access to health care for Hispanics. Journal of the American Medical Association, 165, 238–241.
Ginsberg, H., & Opper, S. (1988). Piaget's theory of intellectual development (3rd ed.). Englewood Cliffs, NJ: Prentice-Hall.
Glaser, B., & Strauss, A. (1965). Awareness of dying. Chicago, IL: Aldine.
Glock, C., & Stark, R. (1966). Christian beliefs and anti-Semitism. New York: Harper and Row.
Goffman, E. (1959). The presentation of self in everyday life. New York: Doubleday.
Goffman, E. (1963). Stigma. Englewood Cliffs, NJ: Prentice-Hall.
Golden, T. R. (2000). Swallowed by a snake: The gift of the masculine side of healing. New York: McDonald and Woodward Company.
Goldenberg, J., Pyszczynski, T., Greenberg, J., & Solomon, S. (2000). Fleeing the body: A terror management perspective on the problem of human corporeality. Personality and Social Psychology Review, 4, 200–218.
Goldenberg, S. (2000, April 11). Many in America are resigned to pain. New York Times, p. D8.
Goldman, I. (1979). The Cubeo: Indians of the northwest Amazon. Urbana: University of Illinois Press.
Goleman, D. (1989, December 5). Fear

of death intensifies moral code, scientists find. New York Times,p. 19.

Gomez, A. (2009, October 19). Cemeteries feel recession's chill. USA Today.

Goode, E. (2003, October 28). And still, echoes of a death long past. New York Times, p. D1.

Goodwin, D. M., Higginson, I. J., Myers, K., Douglas, H. R., & Normand, C. E. (2000, March 27–29). Methodological issue in evaluating palliative day care: A multi-centre study. Paper presented at the Palliative Care Congress, Coventry, England.

Gordon, E. (2013, December 20). By the numbers: HIV/AIDS stigma changing, but infection still spreads. Newsworks. Retrieved April 6, 2014, from http://www.newsworks.org/ index.php/local/the-pulse/63104-hiv.aids-stigma-changing-but-i....

Gordon, N. P., & Shade, S. B. (1999, April 12). Advance directives are more likely among seniors asked about end-of-life care preferences. Archives of Internal Medicine, 159, 701–704.

Gorenstein, D. (2013, December 19). How doctors die: Showing others the way. New York Times,p.2.

Gorer, G. (1955, October). The pornography of death. Encounter, 5,49–53.

Gorer, G. (1965). Death, grief, and mourning. Garden City, NY: Doubleday.

Gottlieb, B. (1993). The family in the Western world: From the black death to the industrial age. Oxford: Oxford University Press.

Gould, M. S., Greenberg, T., Munfakh, J. L. H., Kleinman, M., & Lubell, K. (2006). Teenagers' attitudes about seeking help from telephone crisis services (hotlines). Suicide and Life-Threatening Behavior, 36, 601–613.

Gould, M., Jamieson, P., & Romer, D. (2003). Media contagion and suicide among the young. American Behavioral Scientist, 46, 1269–1280.

Grady, D. (2000a, May 30). Charting a course of comfort and treatment at the end of life. The New York Times, p. D7.

Grady, D. (2000b, May 29). At life's end, many patients are denied peaceful passing. The New York Times, p. A13.

Graham, M., McCarthy, J., & Ryan, J. (2012). How clients cope with the death of a parent: Learning Disability Practice, 15(4, May), 14–18.

Granda-Cameron, C., & Houldin, A. (2012). Concept analysis of good death in terminally ill patients. American Journal of Hospice & Palliative Medicine, 29(8), 632–639.

Grassi, L., Magnani, K., & Ercolani, M. (1999). Attitudes toward euthanasia and physician-assisted suicide among Italian primary care physicians. Journal of Pain and Symptom Management, 17, 188–196.

Greenberg, M. (2003). Good grief: The different ways to cope after loss. Psychology Today, 36, 44.

Greene, K. (2002). Many consider a living will important, but wait too long. The Wall Street Journal, and for Encore, the journal's guide to life after 55. www.uslivingwillregistry .com/wsj.shtm. Accessed on November 6, 2013.

Greening, L., Stoppelbein, L., Dhossche, D., Erath, S., Brown, J., Cramer, R., et al. (2008). Pathways to suicidal behaviors in childhood. Suicide and Life-Threatening Behavior, 38, 35–45.

Greer, W. R. (1985, June 30). Putting a price on human life. Louisville, KY, Courier-Journal, p. 1D.

Greyson, B. (1997). The near-death experience as a focus of clinical attention. Journal of Nervous and Mental Disease, 185(5), 327–334.

Griffith, J. (2013). Suicide and war: The mediating effects of negative mood, posttraumatic stress disorder symptoms, and social support among Army National Guard soldiers. Suicide and Life-Threatening Behavior, 42(4), 453–469.

Grollman, E. A. (1972, May). Commencement address. Minneapolis, MN: Department of Mortuary Science, University of Minnesota.

Groopman, J. (2002, October 28). Dying words: How should doctors deliver bad news? The New Yorker, pp. 62–70.

Gubrium, J. B. (1975). Living and dying at Murray Manor. New York: St. Martin's Press.

Guidelines to help discern SIDS from homicide. (June 21, 1996). Charleston, SC, Post and Courier, p. 4A.

Guignon, C. (1993). The Cambridge companion to Heidegger. Cambridge: Cambridge University Press.

Guillon, C., & LeBonniec, Y. (1982). Suicide, its use, history, technique and current interest. Paris: Editions Alain Moreais.

Guterman, L. (2000, June 2). The dope on medical marijuana. Chronicle of Higher Education, 46, A21–A22.

Guyer, B., Martin, J. A., MacDorman, M. F., Anderson, R. N., & Strobino, D. M. (1997). Annual summary of vital statistics—1996. Pediatrics, 100(6), 905–918.

Guyer, R. L. (1998, February 6–8). When decisions are life-and-death. USA Weekend, 26.

Habenstein, R. W., & Lamers, W. M. (1962). The pattern of late 19th century funerals. In The history of American funeral directing. Milwaukee, WI: Bulfin.

Habenstein, R. W., & Lamers, W. M. (1974). Funeral customs the world over (Rev. ed.). Milwaukee, WI: Bulfin Printers.

Hafferty, F. W. (1991). Into the valley: Death and the socialization of medical students. New Haven, CT:

Yale University Press.
Haight, B. K. (1992). Long-term effects of a structured life review process. Journal of Gerontology: Psychological Sciences, 47, 312–315.
Hale, N. G. (1971). The origin and foundations of the psychoanalytic movement in the United States, 1876–1918. New York: Oxford University Press.
Hall, G. S. (1949). Youth: Its education, regimen and hygiene. New York:
D. Appleton.
Hammond, P., & Mosley, M. (1999). Trust me (I'm a doctor). London: Metro Books.
Hancock, D. R., Williams, M. M., Taylor, A. J. W., & Dawson, B. (2004). Impact of dissection on medical students. New Zealand Journal of Psychology, 22,17–25.
Hanks, G. W., deConno, F., Ripamonti, C., Hanna, M., McQuay, H. J., Mercadante, S., et al. (1996). Morphine in cancer pain: Modes of administration. British Medical Journal, 312, 823–826.
Hare, S. J. (1910). The cemetery beautiful. Association of American Cemetery Superintendents, 24, 41.
Harper, S. (2009). Advertising six feet under. Mortality, 14, 203–225.
Harris Interactive Poll. (2007, November 29). The religious and other beliefs of Americans. Harris Poll #119. Retrieved July 13, 2010, from http://www.harrisinteractive .com/harris_poll.
Hart, C. W. M., & Pilling, A. R. (1960).
The Tiwi of North Australia.
New York: Holt, Rinehart and
Winston.
Harvey, J. H. (1996). Embracing their memory: Loss and the social psychology of storytelling. Needham Heights, MA: Allyn & Bacon.
Hassan, R. (1996). The euthanasia debate. Medical Journal of Australia, 165, 164–165.
Hassrick, R. B. (1964). The Sioux: Life and customs of a warrior society. Norman: University of Oklahoma.
Hastings Center, 2011. Bioethics Grad. uate Programs. TheHastingsCenter .org http://www.thehastingscenter .org/BioethicsWire/Bioethics GraduatePrograms/Default.aspx. Accessed on November 8, 2013.
Hatter, B. S. (1996). Children and the death of a parent or grandparent. In C. A. Corr & D. M. Corr (Eds.), Handbook of childhood death and bereavement (pp. 131–148). New York: Springer Publishing.
Haviland, W. A. (1991). Anthropology (6th ed.). Fort Worth, TX: Holt, Rinehart and Winston.
Hawkins, A. H. (1990). Constructing death: Three pathographies about dying. Omega, 22, 301–317.
Hay, E. E. (1900). Influence of our surroundings. Association of American Cemetery Superintendents, 14, 46.
Hays, J. C., Gold, D. T., Flint, E. P., & Winer, E. P. (1999). Patient preference for place of death: A qualitative approach. In B. de Vries (Ed.), End of life issues (pp. 3–21). New York: Springer Publishing.
Hazlick, R. (Ed.). (1994). The medical cause of death manual. Northfield,
IL: College of American Pathologists.
Heaven above or below? (2012.) The Christian Century, 129(14), 9.
Heidegger, M. (1962). Being and time. San Francisco, CA: Harper. (Original work published 1927.)
Helman, C. (1985). Culture, health, and illness. Bristol: Wright.
Hendin, H. (1997). Seduced by death: Doctors, patients and the Dutch cure. New York: W. W. Norton & Co.
Henneman, E. A., & Karras, G. E. (2004). Determining brain death in adults: A guideline for use in critical care. Critical Care Nurse, 24, 50–56.
Hertz, R. (1960). The collective representation of death. In
R. Needham & C. Needham (Trans.), Death and the right hand (pp. 84–86). Aberdeen: Cohen and West.
Hesselink, B. A. M., Pasman, H. R. W., Was, G., Soethout, M. M. M., & Onwuteaka-Philipsen, B. D. (2010). Education on end-of-life care in the medical curriculum: Students' opinions and knowledge. Journal of Palliative Medicine, 13(4), 381–387.
Higginson, I. J. (1999, November/ December). Evidence-based palliative care. European Journal of Palliative Care, 6, 188–193.
Hill, P. T. (1992). Individual rights vs. state interests: Ethical concerns in thanatology. Loss, Grief and Care, 6(1), 51–59.
Hillerman, B. (1980). Chrysalis of gloom: Nineteenth century mourning costume. In M. V. Pike &
J. V. Armstrong (Eds.), A time to mourn: Expressions of grief in
nineteenth century America. Stony Brook, NY: The Museums at Stony Brook.
Hinton, J. (1979). Comparison of places and policies for terminal care. Lancet, 1(8106), 29–32.
Hirschfelder, A., & Molin, P. (1992). The encyclopedia of Native American religions. New York: Facts on File.
Hitchcock, J. T. (1966). The Magars of Manyan Hill. New York: Holt, Rinehart and Winston.
Hocker, W. V. (1987). Financial and psychosocial aspects of planning and funding funeral services in advance as related to estate planning and life-threatening illness. Unpublished article distributed by the National Funeral Directors Association.
Hoebel, E. A. (1960). The Cheyennes: Indians of the Great Plains. New York: Holt, Rinehart and Winston.
Hoefler, J. M. (2000). Making decisions about tube feeding for severely demented patients at the end of life: Clinical, legal, and ethical considerations. Death Studies, 24, 233–254.
Hohenschuh, W. P. (1921). The modern funeral: Its management. Chicago,
IL: Trade Periodical Company.
Holden, J. E. (2009). Near-death experiences. In C. D. Bryant &

D. Peck (Eds.), Encyclopedia of death and the human experience
(pp. 773–776). Thousand Oaks,
CA: Sage Publications.

Holland, H. S. (1919). King of terrors. In C. Cheshire (Ed.), Fact of the faith: Being a collection of sermons not hitherto published in book form by Henry Scott Holland. London: Longmans, Green & Co., pp. 125–134 (first preached in 1910).

Hollander, C. (2013). What's the fairest way to dispense donated organs? National Journal (July 25). http://www.nationaljournal.com/njonline/. Accessed on November 8, 2013.

Holloway, K. F. C. (2002). Passed on: African American mourning stories. Durham, NC: Duke University Press.

Holson, L. (2011). For funerals too far, mourners gather on the Web. The New York Times, January 24, p. A1.

Holy Bible (Revised Standard Version) (1962). New York: Oxford University Press.

Homans, G. C. (1965). Anxiety and ritual: The theories of B. Malinowski and R. A. Radcliffe-Brown. In W. A. Lessa & E. Z. Vogt (Eds.), Reader in comparative religion: An anthropological approach. New York: Harper and Row.

Homans, J. (2012). What's a dog for? The surprising history, science, philosophy, and politics of man's best friend. New York: The Penguin Press.

Hooyman, N. R., & Kiyak, H. A. (1988). Social gerontology: A multidisciplinary perspective. Boston, MA: Allyn & Bacon.

Horowitz, M. M. (1967). Morne-Paysan: Peasant village in Martinique. New York: Holt, Rinehart and Winston.

Horowitz, R., Gramling, R., & Quill, T. (2013). Palliative care education in US medical schools. Medical Education, 48(1), 59–66.

Howarth, G. (2000). Dismantling the boundaries between life and death. Mortality, 5(2), 127–138.

Howarth, G. (2009). The demography of death. In A. Kellehear (Ed.), The study of dying (pp. 99–122). Cambridge: Cambridge University Press.

Howe, D. W. (1970). The Unitarian conscience: Harvard University Press, 1805–1861. Cambridge, MA: Harvard University Press.

Hsu, C. Y., O'Connor, M., & Lee, S. (2009). Understandings of death and dying for people of Chinese origin. Death Studies, 33(2), 153–174.

Huang, Z., & Ahronheim, J. C. (2000). Nutrition and hydration in terminally ill patients. Clinics in Geriatric Medicine, 16(2), 313–325.

Huber, R., Meade-Cos, V., & Edelen,
W. B. (1992). Right to die responses from a random sample of 200. Hospice Journal, 8(3), 1–19.

Hughes, J. A., Martin, P. J., & Sharrock,
W. W. (1995). Understanding classical sociology: Marx, Weber, and Durkheim. London: Sage Publications.

Hughes, T., Schumacher, M., Jacobs-Lawson, J. M., & Arnold, S. (2008). Confronting death: Perceptions of a good death in adults with lung cancer. American Journal of Hospice & Palliative Medicine, 25,39–44.

Humphry, D. (1981). Let me die before I wake: Hemlock's book of self-deliverance for the dying. Los Angeles, CA: The Hemlock Society.

Humphry, D. (1991). Final exit: The practicalities of self-deliverance and assisted suicide for the dying. Eugene, OR: The Hemlock Society.

Hunfield, J. A. M., Wladimiroff, J. W., Verhage, F., & Passchier, J. (1995). Previous stress and acute psychological defense as predictors of perinatal grief: An exploratory study. Social Science and Medicine, 40, 829–835.

Hung, N. C., & Rabin, L. A. (2009). Comprehending childhood bereavement by parental suicide: A critical review of research on outcomes, grief processes, and interventions. Death Studies, 33, 781–814.

Hunter, J. (2007–2008). Bereavement: An incomplete rite of passage. Omega, 56(2), 153–173.

Hunter, S. B., & Smith, D. E. (2008). Predictors of children's understandings of death: Age, cognitive ability, death experience and maternal communicative competence. Omega, 57, 143–162.

Huntington, R., & Metcalf, P. (1992). Celebrations of death: The anthropology of mortuary ritual. Cambridge: Cambridge University Press.

Hutchins, S. H. (1986). Stillbirth. In
T. A. Rando (Ed.), Parental loss of a child (pp. 129–144). Champaign,
IL: Research Press Company.

Iglehart, J. K. (2009). A new era of for-profit hospice care—The Medicare benefit. The New England Journal of Medicine, 360, 2701–2703.

Illich, I. (1976). Medical nemesis: The expropriation of health. New York: Pantheon.

Institute of Medicine. (1997). Approaching death: Improving care at the end of life. Washington, DC: National Academy Press.

Ireland, J. (2010, April 3). Children coping with death. IComfort. http:// www.livestrong.com/article/101614-children-coping-death. Accessed on October 8, 2012.

Irion, P. E. (1956). The funeral: An experience of value. Milwaukee, WI: National Funeral Directors Association.

Irvine, M. (2009, October 9). Topic of suicide prevention coming out of closet. Associated Press release. Post and Courier, Charleston, SC, p. 4A.

Is life expectancy now stretched to its limit? (1990, November 2). New York Times, p. A13.

Jackson, E. N. (1963). For the living. Des Moines, IA: Channel Press.

Jacoby, S. (2012, March 30). Taking responsibility for death. New York

Times.
Jacques, E. (1965). Death and the mid. life crisis. International Journal of Psychoanalysis, 46, 502–514.
Jauhar, S. (2000, January 4). When decisions can mean life or death. New York Times, p. D8.
Jecker, N. S. (1994). Physician-assisted death in the Netherlands and the United States: Ethical and cultural aspects of health policy development. Journal of the American Geriatric Society, 42, 672–678.
Jeffrey, D. (1993). "There is nothing more I can do!": An introduction to the ethics of palliative care. Cornwell: The Patten Press.
Jenkins, R. (1999, February 18). Expert wants trade in live body parts. London, The Times,p.8.
Joffe, P. (2008). An empirically supported program to prevent suicide in a college student population. Suicide and Life-Threatening Behavior, 38,87–103.
Johnson, C. (2009). Funerals and funeralization in major religious traditions. In C. D. Bryant &
D. Peck (Eds.), Encyclopedia of death and the human experience
(pp. 499–503). Thousand Oaks, CA: Sage Publications.
Johnson, G. R., Krug, E. G., & Potter,
L. B. (2000, Spring). Suicide among adolescents and young adults: A cross-national comparison of 34 countries. Suicide and Life-Threatening Behavior, 30(1), 74–82.
Johnson, P. V. (1997, April). Creating meaningful events that celebrate life. Bradshaw Quarterly.
Johnson, S. (1990, August 26). Near-death experiences almost always change lives. Charleston, SC, News and Courier/The Evening Post, p. 13I.
Jonas, E., & Fischer, P. (2006). Terror management and religion: Evidence that intrinsic religiousness mitigates worldview defense following mortality salience. Journal of
REFERENCES 571
Personality and Social Psychology,
91, 553–567.
Jones, B. (2013). Large collection of practical techniques in grief therapy. Journal of Psychology and Theology, 41(3), 256.
Jones, L. S., Paulman, L. E., Thadani, R., & Terracio, L. (2001). Medical student dissection of cadavers improves performance on practical exams but not on NBME anatomy subject exam. Medical Education Online, 6(2), np. Retrieved July 13, 2010, from http://www.med-ed. online.org.
Jones, M. (June 9, 2008). Graveyard shifting. Newsweek.
Joralemon, D. (1995). Organ wars: The battle for body parts. Medical Anthropology Quarterly, 9(3), 335–356.
Joralemon, D. (1999). Exploring medical anthropology. Boston, MA: Allyn & Bacon.
Jung, C. (1923). Psychological types. London: Pantheon Books.
Jung, C. (1933). Modern man in search of a soul. New York: Harcourt and Brace.
Jung, C. (1971). The stages of life. In
J. Campbell (Ed.), The portable Jung. New York: Viking Press. Kagan, S. (2012). Death. New Haven, CT: Yale University Press.
Kaiser Family Foundation and Health Research and Educational Trust. (2008). Employer health benefits 2008 annual survey. Retrieved July 13, 2010, from http://www .kaiseredu.org.
Kaldjian, L. C., Wu, B. J., Jekel, J. F., Kaldjian, E. P., & Duffy, T. P. (1999). Insertion of femoral vein catheters for practice by medical house officers during cardiopulmonary resuscitation. The New England Journal of Medicine, 341, 2088–2091.
Kalish, R., & Reynolds, D. (1976). Death and ethnicity: A psychocultural study. Los Angeles, CA: University of Southern California.
Kamerman, J. B. (1988). Death in the midst of life: Social and cultural influences on death, grief and mourning. Englewood Cliffs, NJ: Prentice-Hall.
Kaplan, A. (2008, November 11). Interview with Neal Conan (host) on National Public Radio. Medical advances complicate definition of death.
Kass, L. R. (1971). Death as an event: A commentary on Robert Morison. Science, 173, 698–702.
Kastenbaum, R. J. (1986). Death in the world of adolescence. In C. A. Corr & J. N. McNeil (Eds.), Adolescence and death (pp. 4–15). New York: Springer Publishing.
Kastenbaum, R. J. (2000). The psychology of death (3rd ed.). New York: Springer Publishing.
Kastenbaum, R. J. (2001). Death, society, and human experience (7th ed.). Boston, MA: Allyn & Bacon.
Kastenbaum, R. J. (2009). Death, society, and human experience. Boston, MA: Allyn & Bacon.
Kaufman, S. R. (2000, March). In the shadow of death and dying: Medicine and cultural quandaries of the vegetative state. American Anthropologist, 102,69–83.
Kavanaugh, R. E. (1972). Facing death. Baltimore, MD: Penguin Books.
Kaveny, C. (2011). Dignity & the end of life: How not to talk about assisted suicide. Commonweal, 138(13, July 15), 6.
Kearl, M. (2009). Social class and death. In C. D. Bryant & D. Peck (Eds.), Encyclopedia of death and the human experience (pp. 875–878). Thousand Oaks, CA: Sage Publications.
Kellaher, L., Pendergast, D., & Hockey, J. (2005, November). In the shadow of the traditional grave. Mortality, 10(4), 237–250.
Kelland, K. (2012, September 20). Middle-aged men have higher

suicide risk. Reuters. NBC News. http://vitals.nbc.news.com/.

Kellehear, A. (1984). Are we a "death. denying" society? A sociological review. Social Science and Medicine, 18, 713–723.

Kellehear, A. (1990). Dying of cancer: the final year of life. Chur, Switzerland: Harwood Academic Publishers.

Kellehear, A. (1996). Experiences near death: Beyond medicine and religion. New York: Oxford University Press.

Kellehear, A. (2009). The study of dying: from autonomy to transformation. Cambridge: Cambridge University Press.

Kelly, T. E. (1987, February). Predict preneed vital to financial future. The American Funeral Director, 31–69.

Kelner, N. J., & Bourgeault, I. L. (1993). Patient control over dying: Responses of health care professionals. Social Science and Medicine, 36, 757–765.

Kennell, J. H., Slyter, H., & Klaus, M. H. (1970). The mourning response of parents to the death of a newborn infant. The New England Journal of Medicine, 283,344–349.

Kesselman, I. (1990). Grief and loss: Issues for abortion. Omega, 21(3), 241–247.

Kidd, S., Henrich, C. C., Brookmeyer,
K. A., Davidson, L., King, R. A., & Shahar, G. (2006). The social context of adolescent suicide attempts: Interactive effects of parent, peer, and school social relations. Suicide and Life-Threatening Behavior, 36, 386–395.

Kircher, L. T. (1992). Autopsy and mortality statistics: Making a difference. Journal of the American Medical Association, 267, 1264–1270.

Kirchoff, K. (2003). Analysis of end.of-life content in critical care nursing textbooks. Journal of Professional Nursing, 19, 372–381.

Klass, D. (1987). Marriage and divorce among bereaved parents in a self-help group. Omega, 17, 237–249.

Kleinfield, N. R. (September 11, 2002). Still New York in all its pain and glory. New York Times.

Klima, G. J. (1970). The Barabaig: East African cattle-herders. New York: Holt, Rinehart and Winston.

Kloeppel, D. A., & Hollins, S. (1989). Double handicap: Mental retardation and death in the family. Death Studies, 13,31–38.

Klomek, A. B., Marrocoo, F., Kleinman, M., Schonfeld, S., & Gould, M. S. (2008). Peer victimization, depression, and suicidality in adolescents. Suicide and Life-Threatening Behavior, 38(2), 166–180.

Klonoff-Cohen, H., Edelstein, S. L., Leftkowitz, E. S., Srinivasan, I. P., Kaegi, D., Chang, J., et al. (1995). The effect of smoking and tobacco exposure through breast milk on sudden infant death syndrome. Journal of the American Medical Association, 273, 795–798.

Knapp, R. J. (1986). Beyond endurance: When a child dies. New York: Schocken Books.

Knobel, P. S. (1987). Rites of passage: Jewish rites. In M. Eliade (Ed.), The encyclopedia of religion (12th ed.). New York: Macmillan.

Koenig, H. G. (1993). Legalizing physician-assisted suicide: Some thoughts and concerns. Journal of Family Practice, 37, 171–179.

Kolata, G. (1995, November 2). After 80, Americans live longer than others. The New York Times, p. A13.

Koshal, A. (1994, July). Ethical issues in xenotransplantation. Bioethics Bulletin, 6(3).

Kotarba, J. A. (1983). Perceptions of death, belief systems and the process of coping with chronic pain. Social Science and Medicine, 17, 681–689.

Kotch, J. B., & Cohen, S. R. (1985). SIDS counselors' reports of own and parents' reactions to reviewing the autopsy report. Omega, 16, 129–139.

Kowalczyk, L., & Heisel, W. (1999, September 26). Cadavers becoming commodities? The Orange County [CA] Register.

Kristof, N. D. (1996, September 29). For rural Japanese, death doesn't break family ties. New York Times, p. 10.

Kler-Ross, E. (1969). On death and dying. New York: Macmillan.

Kler-Ross, E. (1975). Death: The final stage of growth. Englewood Cliffs, NJ: Prentice-Hall.

Kuper, H. (1963). The Swazi: A South African kingdom. New York: Holt, Rinehart and Winston.

Kushner, H. S. (1981). When bad things happen to good people. New York: Schocken Books.

Kushner, H. S. (1985, October). Lecture given in Charleston, SC.

Kutner, L. (1990, December 6). The death of a parent can profoundly alter the relationships of adult siblings. New York Times, p. B7.

LaFarge, O. (1956). A pictorial history of the American Indian. New York: Crown.

LaGrand, L. E. (1991). United we cope: Support groups for the dying and bereaved. Death Studies, 15, 207–230.

Lakhani, N. (2008). Sharp fall in number of autopsies puts patients' lives at risk. The Independent, (August 3).

Landberg, J. (2009). Per capita alcohol consumption and suicide rates in
the U.S., 1950–2002. Suicide and Life-Threatening Behavior, 39, 452–459.

Lantos, J. (2000, September 8). How to live as we are dying. The Chronicle of Higher Education, 47, B18–B19.

Leake, J. (2009, September 13). Heart attacks plummet after smoking ban. The Sunday Times,1–2.

Lemelle, A. J., Harrington, C., & Leblanc, A. J. (2000). Readings in the sociology of AIDS. Upper Saddle River, NJ: Prentice Hall.

Leming, M. R. (1979–1980). Religion and death: A test of Homans' thesis. Omega, 10(4), 347–364.

Leming, M. R., & Premchit, S. (1992). Funeral customs in Thailand. In J. Morgan (Ed.), Personal care in an impersonal world. Amityville, NY: Baywood Publishing.

Leming, M. R., Vernon, G. M., & Gray, R. M. (1977, July). The dying patient: A symbolic analysis. International Journal of Symbology, 8,77–86.

Lepowsky, Maria. (1994). Fruit of the motherland: Gender in an egalitarian society. Madison, WI: University of Wisconsin Press.

Lerner, M. (1970). When, why and where people die. In O. G. Brim, H. E. Freeman, & N. A. Scotch (Eds.), The dying patient (p. 14). New York: Russell Sage Foundation.

Lessa, W. A. (1966). Ulithi: A Micronesian design for living. New York: Holt, Rinehart and Winston.

Lester, D. (2009). The use of the Internet for counseling the suicidal individual: Possibilities and drawbacks. Omega, 58, 233–250.

Lewis, C. S. (1961). A grief observed. London: Faber and Faber.

Lewis, R. (2013, January). A cure for what ails you. Scientific American, 308(1), 32.

Liaison Committee on Medical Education (LCME). (2010, June). Functions and structure of a medical school. Standards for accreditation of medical education programs leading to the M.D. degree (ED-13). www.lcme.org/ functions2010march.pdf, p. 9. Accessed on December 13, 2010.

Lifton, R. J., & Olson, E. (1974). Living and dying. New York: Praeger.

Lin, D. (1992). Hospice helps make death a time of dignity. Free China Journal,5.

Lindemann, E. (1944, September). Symptomatology and management of acute grief. American Journal of Psychiatry, 101, 141–148.

Linehan, M. M. (2000). Behavioral treatments of suicidal behavior: Definitional obfuscation and treatment outcomes. In R. W. Maris, S. S. Canetto, J. L. McIntosh, & M. M. Silverman (Eds.), Review of suicidology (pp. 84–111). New York: Guilford.

Lino, M. (1990, July). The $3,800 farewell. American Demographics,8.

Liu, Ka-Yuet. (2009). Suicide rates in the world: 1950–2004. Suicide and Life-Threatening Behavior, 29, 204–213.

Lloyd, P. (1980). Posthumous mourning portraiture. In M. V. Pike & J. G. Armstrong (Eds.), A time to mourn: Expressions of grief in nineteenth century America. Stony Brook, NY: The Museums at Stony Brook.

Lock, M. (1995). Contesting the natural in Japan: Moral dilemmas and technologies of dying. Culture, Medicine and Psychiatry, 19,1–38.

Logue, B. J. (1994). When hospice fails: The limits of palliative care. Omega, 29, 291–301.

Long, J. B. (1987). Underworld. In M. Eliade (Ed.), The encyclopedia of religion (12th ed.). New York: Macmillan.

A look at statistics (2012). Online Schools. http://www.onlineschools.org/visual-academy/suicide-stats. Accessed on October 15, 2012.

Lowis, M. J., & Hughes, J. (1997). A comparison of the effects of sacred and secular music on elderly people. Journal of Psychology, 131(1), 45–55.

Ludwig, A. (1966). Graven images: New England stonecarving and its symbols. Middletown, CT: Wesleyan University Press.

Lyness, D. (2012). Helping your child deal with death. KidsHealth. http://kidshealth.org. Accessed on October 7, 2012.

Maciejewski, P. K., Zang, B., Block, S. D., & Prigerson, H. G. (2007). An empirical examination of the stage theory of grief. Journal of the American Medical Association, 297, 716–723.

Madwar, S. (2011). United States officials propose further retreat from first-come, first-served organ donation. CMAJ: Canadian Medical Association Journal, 12(July), 639ff.

Magill, L. (2009). The meaning of the music: The role of music in palliative care music therapy as perceived by bereaved caregivers of advanced cancer patients. American Journal of Hospice & Palliative Medicine, 26,33–39.

Maguire, P., & Faulkner, A. (1992). Communicating with cancer patients: Handling bad news and difficult questions. British Medical Journal, 297, 907–909.

Mails, T. E. (1991). The people called Apache. Englewood Cliffs, NJ: Prentice Hall.

Maimon, D., Browning, C. R., & Brooks-Gunn, J. (2010). Collective efficacy, family attachment, and urban adolescent suicide attempts. Journal of Health and Social Behavior, 51(3), 307–324.

Malan, V. D. (1958). The Dakota Indian family. Bulletin No. 470. Brookings, SD: South Dakota State College.

Malinowski, B. (1929). The sexual life of savages. New York: Harcourt, Brace and World.

Malinowski, B. (1948). Magic, science and religion, and other essays. Boston, MA: Beacon Press. (Original work published in 1925.)

Mandelbaum, D. (1959). Social uses of funeral rites. In H. Feifel (Ed.), The meaning of death. New York: McGraw-Hill.

Mandell, F., McClain, M., & Reece, R. M. (1987). Sudden and unexpected death. American Journal of Diseases of Children, 141,748–750.

Mander, J. (1991). Absence of the sacred: Failure of technology and the survival of the Indian Nations. San Francisco, CA: Sierra Club Books.

Mandrusiak, M., Rudd, M. D., Joiner, T. E., Berman, A. L., Orden, K. A. V., & Witte, T. (2006). Warning signs for suicide on the Internet: A descriptive study. Suicide and Life-Threatening Behavior, 36, 263–271.

Manning, M. (1998). Euthanasia and physician-assisted suicide. Mahwah, NJ: Paulist Press.

The man nobody envies: An account of the experiences of an undertaker. (1914, June). American Magazine, 77,68–71.

Mansnerus, L. (1995, November 26). Dying writer Leary wants creative ending to his story. Charleston, SC, Post and Courier, p. 8A.

Marchione, M. (2008, December 17). Nation's 1st face transplant done. Associated Press.

Marcu, O. (2007). Meaning making and coping: Making sense of death. Cognition, Brain, Behavior, 11, 397–416.

Markowitz, J. (2005, April 17). Funerals have come a long way, baby. Pittsburgh Tribune Review, Pittsburgh, PA.

Marks, S. C., & Bertman, S. L. (1980). Experiences with learning about death and dying in the undergraduate anatomy curriculum. Journal of Medical Education, 55, 844–850.

Markson, L., Clark, J., Glantz, L., Lamberton, V., Kern, D., & Stollerman, G. (1997). The doctor's role in discussing advance preferences for end-of-life care: Perceptions of physicians practicing in the VA. Journal of the American Geriatrics Society, 45, 399–406.

Marshall, R., Sutherland, P. (2008). The social relations of bereavement in the Caribbean. Omega, 57(1), 21–34.

Martin, S. C., Arnold, R. M., & Parker,
R. M. (1988, December). Gender and socialization. Journal of Health and Social Behavior, 29, 333–343.

Martini, D. (2009). Helping children cope with chronic illness. Chicago,
IL: American Academy of Child & Adolescent Psychiatry. Retrieved August 7, 2009 from http://www .aacap.org.

Martinson, I. M., & Campos, R. G. (1991). Long-term responses to a sibling's death from cancer. Journal of Adolescent Research, 6,54–69.

Marx, K. (1967). Capital: A critique of political economy (Vol. 1). New York: International Publishers.

Matcha, D. A. (2000). Medical sociology. Boston, MA: Allyn & Bacon. Mayo, W. R. (1916). Address.

Association of American Cemetery
Superintendents, 2, 51.

Mazzarino-Willett, A. (2010). Deathbed phenomena: Its role in peaceful death and terminal restlessness. American Journal of Hospice & Palliative Medicine, 27(2), 127–133.

McBrien, R. P. (1987). Roman Catholicism. In M. Eliade (Ed.), The encyclopedia of religion (12th ed.). New York: Macmillan.

McCarthy, A. (1991, September 13). The country of the old. Commonweal, 118, 505–506.

McClowry, S.G.,Davies,E.B., May, K.A., Kulenkamp, E. J., & Martinson, I. M. (1987). The empty space phenomenon: The process of grief in the bereaved family. Death Studies, 11,361–374.

McCown, D. E., & Pratt, C. (1985). Impact of sibling death on children's behavior. Death Studies, 9, 323–335.

McCurry, J. (2006, June 2). Internet suicides rise in Japan. The Guardian (London), p. 18.

McGrath, P., Pun, P., & Holewa, H. (2012). Decision-making for living kidney donors: An instinctual response to suffering and death. Mortality, 17(3), 201–220.

McGuire, D. J., & Ely, M. (1984, January–February). Childhood suicide. Child Welfare, 63,17–26.

McGuire, D. (1988). Medical student, fourth year. In I. Yalof (Ed.), Life and death: The story of a hospital (pp. 339–344). New York: Random House.

McKhann, C. F. (1999). A time to die: The place for physician assistance. New Haven, CT: Yale University Press.

McLaren, S., Gomez, R., Bailey, M., & Van der Horst, R. K. (2007). The association of depression and sense of belonging with suicidal ideation among older adults: Applicability of resiliency models. Suicide and Life-Threatening Behavior, 37,89–102.

McMenamy, J. M., Jordan, J. R., & Mitchell, A. M. (2008). What do suicide survivors tell us they need? Results of a pilot study. Suicide and Life-Threatening Behavior, 38, 375–389.

McNamara, B. (1997, April 4–6). A good enough death? Paper presented at the Social Context of Dying, Death and Disposal Third International Conference, Cardiff University, Wales.

McNamara, B., Waddell, C., & Colvin, M. (1994). The institutionalization of the good death, Social Science and Medicine, 39,1501–1508.

McNeil, J. N. (1986). In talking about death: Adolescents, parents, and peers. In C. A. Corr & J. N. McNeil (Eds.), Adolescence and death (pp. 185–199). New York: Springer Publishing.

Mead, H. M. (1991). Sleep, sleep, sleep; Farewell, farewell, farewell: Maori ideas about death. In D. R. Counts & D. A. Counts (Eds.), Coping with the final tragedy: Cultural variation in dying and grieving (pp. 43–51). Amityville, NY: Baywood Publishing.

Mebane, E. W., Oman, R. F., Kroonen,
L. T., & Goldstein, M. K. (1999). The influence of physician race, age, and gender on physician attitudes toward advance care directives and preferences for end-of-life decision-making. Journal of the American Geriatrics Society, 47, 579–591.

MEC/PAC (2012, June). A data book: Health care spending and the Medicare program. Medicare payment advisory committee, p. 5.

Medhanandi, Sister. (1996). The joy hidden in sorrow [Online]. Retrieved July 16, 2010, from http://www.

buddhanet.net/ joydeath.htm.
Medhanandi, Sister. (1998). The way of the mystic [Online]. Retrieved July 16, 2010, from http://www.buddhanet.net/mystic.htm.
Medical marijuana. (2009). [Online] Retrieved July 16, 2010, from http://medicalmarijuana.procon .org.
Medicare payment policy (2011, March). Report to the Congress. Hospice, Chapter 11. Washington, DC.
Meier, D. E., Emmons, C. A., Wallenstein, S., Quill, T., Morrison, R. S., & Casel, C. K. (1998). A national survey of physician-assisted suicide and euthanasia in the United States. The New England Journal of Medicine, 338, 1193–1201.
Meij, L. W., Stroebe, M., Stroebe, W., Schut, H., Van Den Bout, J., Van Der Heijden, P., et al. (2008, March). The impact of circumstances surrounding the death of a child on parents' grief. Death Studies, 32(3), 237–252.
Melo, C. G., & Oliver, D. (2011). Can addressing death anxiety reduce health care workers' burnout and improve patient care? Journal of Palliative Care, 27(4), 287–295.
Merchant, C., Kramer, A., Joe, S., Venkataraman, S., & King, C. A. (2009). Predictors of multiple suicide attempts among suicidal black adolescents. Suicide and Life-Threatening Behavior, 39, 115–124.
Mermann, A. C. (1997, July 11). Preparing medical students to provide care for patients at the end of life. Chronicle of Higher Education, p. B3.
Mermann, A. C., Gunn, D. B., & Dickinson, G. E. (1991, January). Learning to care for the dying: A survey of medical schools and a model course. Academic Medicine, 66,35–38.
Merrin, W. (1999). Crash, bang, wallop! What a picture! The death of Diana and the media. Mortality, 4(1), 41–62.
Merton, R. K. (1949). The bearing of sociological theory on empirical research. In Social structure and social theory. New York: The Free Press.
Merton, R. K. (1968). The self-fulfilling prophecy. In Social theory and social structure. New York: Free Press.
Metress, E. (1990). The American wake of Ireland: Symbolic death ritual. Omega, 21, 147–153.
Middleton, J. (1965). The Lugbara of Uganda. New York: Holt, Rinehart and Winston.
Miles, S. H., & August, A. (1990, Spring–Summer). Courts, gender and "the right to die." Law, Medicine and Health Care, 18(1, 2), 85–95.
Miller, F. G. (2011). Death and organ donation: Back to the future. Issues in Law & Medicine, 27(1, Summer), 88ff.
Millie, J. (2008, February). Supplicating, naming, offering: Tawassul in West Java. Journal of Southeast Asian Studies, 39(1), 107–122.
Mills, E. (2013, March 10). So tell me: how do you want to die? The Sunday Times, London, p. 4.
Mims, C. (1999). When we die: The science, culture, and rituals of death. New York: St. Martin's Press.
Mishara, B. L., & Weisstub, D. N. (2007). Ethical, legal, and practical issues in the control and regulation of suicide promotion and assistance over the Internet. Suicide and Life-Threatening Behavior, 37,58–65.
Missler, M., Stroebe, M., Geurtsen, L., Mastenbroek, M., Chmoun, S., & Van der Houwen, K. (2012). Exploring death anxiety among elderly people: A literature review and empirical investigation. Omega, 64(4), 357–379.
Mitford, J. (1963). The American way of death, Greenwich, CT: Fawcett Publications.
Moller, D. W. (1996). Confronting death: Values, institutions, and human mortality. New York: Oxford University Press.
Moller, D. W. (2000). Life's end: Technocratic dying in an age of spiritual yearning. Amityville, NY: Baywood Publishing.
Monaghan, P. (2002, February 22). The unsettled question of brain death. Chronicle of Higher Education, 14–16.
Montagu, A. (1968). The natural superiority of women (Rev. ed.). New York: Collier Books.
Montgomery, L. (1996, December 12). AMA to teach physicians how to aid the dying patient. Charleston, SC, Post and Courier, p. 4A.
Montross, C. (2007). Body of work: Meditations on mortality from the human anatomy lab. New York: The Penguin Press.
Moody, R. A., Jr. (1975). Life after life: The investigation of a phenomenon— Survival of bodily death. Boston, MA: G. K. Hall.
Morris, R. A. (1991). Po starykovsky (the old people's way): End of life attitudes and customs in two traditional Russian communities. In D. R. Counts & D. A. Counts (Eds.), Coping with the final tragedy: Cultural variation in dying and grieving (pp. 91–112). Amityville, NY: Baywood Publishing.
Morrisey, B. (2012). Coping with death through accidents. Facing bereavement. http://www.facingbereavement.co.uk/coping.with-death-though-accidents.html. Accessed on October 19, 2012.
Morrison, R. S., & Morris, J. (1995, July). When there is no cure: Palliative care for the dying patient. Geriatrics, 50,45–50.
Morriss, F. (1987). Euthanasia is never justified. In J. Rohr (Ed.), Death and dying: Opposing viewpoints. St. Paul, MN: Greenhaven Press.
Morrissey, M. B. (2011). Phenomenology of pain and suffering at the end of life: a humanistic perspective in gerontological health and social work. Journal of Social Work in

End-of-Life & Palliative Care, 7(1), 14–38.

Mulkay, M. (1993). Social death in Britain. In D. Clark (Ed.), The sociology of death: Theory, culture, practice (pp. 31–49). Oxford, UK: Blackwell Publishers.

Mumford, L. (1947, March). Atom bomb: Social effects. Air Affairs, 1, 370–382. Reprinted as Mumford, L. (1954). In the name of sanity (pp. 10–33). New York: Norton.

Murphy, P., & Perry, K. (1988). Hidden grievers. Death Studies, 12,451–462.

Murray, J., & Callan, V. J. (1988). Predicting adjustment to perinatal death. British Journal of Medical Psychology, 61, 237–244.

Murray, R. (2008). A search for death: How the Internet is used as a suicide cookbook. Chrestomathy, 7, 142–156.

Nagamine, T. (1988). Attitudes toward death in rural areas of Japan. Death Studies, 12,61–68.

Nagi, M. H., Puch, M. D., & Lazerine, N. G. (1978). Attitudes of Catholic and Protestant clergy toward euthanasia. Omega, 8, 153–164.

NAHIC (National Adolescent Health Information Center). (2007). Fact sheet on violence: Adolescents and young adults. San Francisco, CA: Author, University of California at San Francisco.

Nano, S. (2008, August 15). When can a donor be declared dead? Associated Press.

Nardi, P. (1990). AIDS and obituaries: The perpetuation of stigma in the press. In D. A. Feldman (Ed.), Culture and AIDS (pp. 159–168). New York: Praeger.

National Association of Medical Examiners. (1996). So you want to be a medical detective? St. Louis, MO: Author.

National Bureau of Economic Research. (2014). Long-term care insurance and nursing home use. http://www.nber.org/digest/mar04/w9957.html. Accessed on April 18, 2014.

National Cancer Institute. (2000, May 14). Annual report to the nation on the status of cancer, 1973–1997. Bethesda, MD: Author.

National Center for Children Exposed to Violence (2005). Media violence. http://nccev.org/violence/media.html. Accessed on October 5, 2012.

National Center for Health Statistics. (1995). Health risk behaviors among our nation's youth (PHS Publication No. 95-1520). Hyattsville, MD: Author.

National Center for Health Statistics (2012). National Vital Statistics Reports 2010, 60(4), Atlanta, GA, Author.

National Funeral Directors Association. (1997). Fact sheet for 1996. Milwaukee, WI: Author.

National Funeral Directors Association. (1999). Fact sheet for 1998. Milwaukee, WI: Author.

National Funeral Directors Association. (2003). Fact Sheet for 2002. Milwaukee, WI: Author.

National Funeral Directors Association. (2009). Fact Sheet for 2008. Milwaukee, WI: Author.

National Funeral Directors Association. (2013). Fact Sheet for 2008. Milwaukee, WI: Author.

National Hospice and Palliative Care Organization (NHPCO). (2012). NHPCO facts and figures: Hospice care in America, 2011 edition.

National Institute of Mental Health. (2003). Suicide facts. Bethesda, MD: Author.

National Television Violence Study (2003). Kaiser Family Foundation, Key Facts: TV Violence. http://nccev.org/violence/media.html. Accessed on October 5, 2012.

Neale, R. E. (1973). The art of dying. New York: Harper and Row.

Neergaard, L. (2013, January 8). Cancer death rates falling, report says. Associated Press.

Neimeyer, R. (2012). Techniques of grief therapy: Creative practices for counseling the bereaved. New York: Routledge Publishers.

Nelson, B. (2000, June 11). Research use of embryos sets off clash. Charleston, SC: The Post and Courier, 15-A [Newsday release].

Ness, D. E., & Pheffer, C. R. (1990, March). Sequelae of bereavement resulting from suicide. American Journal of Psychiatry, 147(3), 279–285.

Newport, F. (2007). Questions and answers about Americans' religion. Gallup Organization. Retrieved July 13, 2010, from http://www.gallup.com/poll/103459/Questions.Answers-About-Americans.Religion.aspx#3.

New York Organ Donor Network (2009). Online. Retrieved from http://www.donatelifeny.org.

Nichols, J. (1984, November). Illegitimate mourners. In Children and death: Perspectives and challenges. Symposium sponsored by Children's Hospital Medical Center of Akron, Akron, OH.

Nicol, M. T., Tompkins, J. R., Campbell, N. A., & Syme, G. J. (1986). Maternal grieving response after perinatal death. The Medical Journal of Australia, 144, 287–289.

Nieburg, H. A., & Fischer, A. (1982). Pet loss: A thoughtful guide for adults and children. New York: Harper & Row.

Niemiec, R. M., & Schulenberg, S. E. (2011). Understanding death attitudes: The integration of movies, positive psychology, and meaning management. Death Studies, 35, 387–401.

Noonan, D. (2008, April 28). Doctors who kill themselves. Newsweek, p. 16.

Noppe, I. C., Noppe, L. D., & Bartell, D. (2006). Terrorism and resilience: Adolescents' and teachers' responses to September 11, 2001. Death Studies, 30,41–60.

Nordheim, D. V. (1993). Vision of death in rock music and musicians. Popular Music and Society, 17,

21–31.

Norris-Shortle, C., Young, P. A., & Williams, M. A. (1993). Understanding death and grief for children three and younger. Social Work, 38, 736–742.

Novak, M. (2009). Issues in aging. Boston, MA: Pearson.

Nuland, S. B. (1994). How we die: Reflections on life's final chapter. New York: Alfred A. Knopf.

Nuland, S. B. (1998, November 2). The right to die. The New Republic, 219(18), 29–35.

Nursing Standard. (2011). The gift of life—at a cost: Should the health service pay for the funerals of organ donors? We asked our readers panel. Nursing Standard, 26(14, December 7), 28.

O'Dea, T. (1966). The sociology of religion. Englewood Cliffs, NJ: Prentice-Hall.

Oestigaard, T., & Goldhahn, J. (2006). From the dead to the living: Death as transitions and re-negotiations. Norwegian Archeological Review, 39(1), 27–48.

Ogden, R. D. (1995, December). The right to die: A rejoinder to Bruce Wilkinson's critique. Canadian Public Policy, 21(4), 456–460.

O'Halloran, C. M., & Altmaier, E. M. (1996). Awareness of death among children: Does a life-threatening illness alter the process of discovery? Journal of Counseling and Development, 74, 259–262.

Oken, D. (1961). What to tell cancer patients. Journal of the American Medical Association, 175(13), 1120–1128.

Oliver, L. E. (1999). Effects of a child's death on the marital relationship: A review. Omega, 39, 197–227.

Olson, L. K. (2003). The not so golden years: Caregiving, the frail elderly, and the long-term care establishment. New York: Rowman & Littlefield.

Olson, M. (1997). Healing the dying. Albany, NY: Delmar Publishers.

O'Mathuna, D. P. (1996). Medical ethics and what it means to be human. Irish Bible School Journal, 12–19.

O'Meara, K. P. (1999). Harvesting fetal body parts. Insight, News World Communications.

On death as a constant companion. (1965, November 12). Time Magazine, 86(20), 52–53.

Onishi, N. (2008, July 14). In Japan, Buddhism, long the religion of funerals, may itself be dying out. New York Times,6.

Onstad, E. (2000, November 28). Dutch approve law on mercy killings, protests start. Associated Press release.

Orbach, I., Gross, Y., Glaubman, H., & Berman, D. (1985). Children's perception of death in humans and animals as a function of age, anxiety and cognitive ability.

Journal of Child Psychology and Psychiatry, 26, 453–463. O'Reilly, K. (2008). Willing, but waiting: Hospital ethics committees.

American Medical News

(amednews.com). Posted Jan. 28, 2008. http://www.amednews.com/ article/20080128/profession/301289970/4/.

Oswalt, W. H. (1986). Life cycles and lifeways. Palo Alto, CA: Mayfield Publishing.

Oxley, J. M. (1887, February). The reproach of mourning. Forum, 2, 608–614.

Palgi, P., & Abramovitch, H. (1984). Death: A cross-cultural perspective. Annual Review of Anthropology, 13, 385–417.

Pardue, P. (1968). Buddhism. In International encyclopedia of the social sciences (2nd ed.) (pp. 165–184). New York: Macmillan.

Parents Television Council (2011). TV bloodbath: Violence on prime time broadcast TV. Retrieved September 28, 2012, from http://www .parentstv.org/PTC/publications/reports/stateindustryviolence/exsummary.asp.

Parker, G. D., Smith, T., Corzine, M., Mitchell, G., Schrader, S., Hayslip, B., & Fanning, L. (2012). Assessing attitudinal barriers toward end-of-life care. American Journal of Hospice & Palliative Medicine, 29(6), 438–442.

Parkes, C. M. (1972). Bereavement: Studies of grief in adult life. New York: International Universities Press.

Parkes, C. M. (2009). Bereavement: Studies of grief in adult life.New York: International Universities Press.

Parsons, T. (1951). The social system. New York: Free Press.

Parsons, T. (1958). The definitions of health and illness in light of American values and social structure. In E. E. Jaco (Ed.), Patients, physicians, and illness. New York: Free Press.

Parsons, T. (1978). Death in the Western world. In Parsons, T., Action theory and the human condition (pp. 331–351). New York: Free Press.

Parsons, T., & Fox, R. (1952). Illness, therapy and the modern urban American family. Journal of Social Issues, 8,31–44.

Parvin, K. V., & Dickinson, G. E. (2010). End-of-life issues in US child life specialist programs. Child Youth Care Forum, 39,1–9.

Pear, R. (2002, February 18). 9 in 10 nursing homes lack adequate staff, study finds. New York Times, p. A11.

Pearce, M. (2012, December 24). Mass shootings not new phenomenon in

U.S. Los Angeles Times.

Pector, E. (2012). Sharing losses online: Do Internet support groups benefit the bereaved? International Journal of Childbirth Education, 27(2), 19.

Peluso, P. (2012). Chicago firefighter suicide report seeks answers. Firehouse.com. http://www .firefighterclosecalls.com/news; fullstory/news/Chicago. Accessed on November 2, 2012.

Perry, B. L., Pullen, E. L., & Oser, C. B. (2012). Too much of a good thing? Psychosocial resources, gendered racism, and suicidal ideation among low socioeconomic status African American women. Social Psychology Quarterly, 75(4), 334–359.

Perry, P. (1988, September). Brushes with death. Psychology Today, 22, 14–17.

Pet Guardian (2013). Pet burial options. Best Friends Animal Society. http://www.petfuardian.com/common.php. Accessed on July 18, 2013.

Piaget, J. (1958). The growth of logical thinking from childhood to adolescence. New York: Basic Books.

Pierce, J. (2012). The last walk: Reflections on our pets at the end of their lives. Chicago, IL: University of Chicago Press.

Pike, M. V., & Armstrong, J. V. (Eds.). (1980). A time to mourn: Expressions of grief in nineteenth century America. Stony Brook, NY: The Museums at Stony Brook.

Pine, V. R. (1971, June). Findings of the professional census. Milwaukee, WI: National Funeral Directors Association.

Pirkis, J., Burgess, P., & Dunt, D. (2000). Suicidal ideation and suicide attempts among Australian adults. Crisis, 21(1), 16–25.

Planalp, S., & Trost, M. (2009). Reasons for starting and continuing to volunteer for hospice. American Journal of Hospice & Palliative Medicine, 26, 288–294.

Plech, E. H. (2000). Celebrating the family: Ethnicity, consumer culture, and family rituals. Cambridge, MA: Harvard University Press.

Pomerantz, D. (2013). Michael Jackson leads our list of the top-earning dead celebrities. Forbes Magazine (online at http://www.forbes.com/ sites/dorothypomerantz/2013/10/ 23/michael-jackson-leads-our-list.of-the-top-earning-dead-celebrities/). Accessed on October 23, 2013.

Pospisil, L. (1963). The Kapauku Papuans of West New Guinea. New York: Holt, Rinehart and Winston.

Potter, A. C. (1993). Will the "right to die" become a license to kill? The growth of euthanasia in America. Journal of Legislation, 19(1), 31–62.

Powers, W. K. (1977). Oglala religion. Lincoln, NE: University of Nebraska Press.

Powner, D. J., Ackerman, B. M., & Grevnik, A. (1996, November 2). Medical diagnosis of death in adults: Historical contributions to current controversies. The Lancet, 348, 1219–1224.

Presbyterian Ministers' Fund. (1938). Presbyterian Synod minutes. Philadelphia, PA: Author.

Pridmore, S., & Pasha, M. I. (2004). Psychiatry and Islam. Australasian Psychiatry, 12, 380–385.

Prior, L. (1989). The social organization of death: Medical discourse and social practices in Belfast. New York: St. Martin's Press.

Probate FAQ. (1999). Nolo's legal encyclopedia. Berkeley, CA: Nolo Press.

Proctor, R. N. (1995). Cancer wars: How politics shapes what we know and don't know about cancer. New York: Basic Books.

Pyenson, B., Conner, S., Fitch, K., & Kinzbrunner, B. (2004). Medicare cost in matched hospice and nonhospice cohorts. Journal of Pain and Symptom Management, 28(3), 200–210.

Pyszczynski, T., Solomon, S., & Greenberg, J. (2003). In the wake of 9/11: The psychology of terror. Washington, DC: American Psychological Association.

Quill, T. E. (1991). Bad news: Delivery, dialogue, and dilemmas. Archives of Internal Medicine, 151, 463–468.

Rachels, J. (1975). Active and passive euthanasia. New England Journal of Medicine, 292,78–80.

Radcliffe-Brown, A. R. (1964). The Andaman Islanders. New York: The Free Press.

Raether, H. C., & Slater, R. C. (1974). Facing death as an experience of life. Milwaukee, WI: National Funeral Directors Association.

Rahman, F. (1987). Health and medicine in the Islamic tradition. New York: Crossroad Press.

Rahman, F. (1989, February 27). Routine CPR can abuse the old and sick. Minneapolis Star and Tribune, p. 9A.

Ramsden, P. G. (1991). Alice in the afterlife: A glimpse in the mirror. In D. R. Counts & D. A. Counts (Eds.), Coping with the final tragedy: Cultural variation in dying and grieving (pp. 27–41). Amityville, NY: Baywood Publishing.

Ramsey, P. (1970). The patient as person: Explorations in medical ethics. New Haven, CT: Yale University Press.

Rando, T. A. (1993). Treatment of complicated mourning. Champaign, IL: Research Press.

Randolph, M. (1999). Eight ways to avoid probate. Berkeley, CA: Nolo Press.

Raphael, B. (1983). The anatomy of bereavement. New York: Basic Books.

Raphael, B. (1986). When disaster strikes: How individuals and communities cope with catastrophe. New York: Basic Books.

Raphael, S. (2003). Richness of collaboration for children's response to disaster. Journal of Children and Adolescent Psychiatric Nursing, 16(1), 35–36.

Rappaport, R. A. (1974). Obvious aspects of ritual. Cambridge Anthropology, 2,2–60.

Rasmussen, C. A., & Brems, C. (1996, March). The relationship of death anxiety with age and psychosocial maturity. The Journal of Psychology, 130, 141–144.

Ratner, E. R., & Song, J. Y. (2002, June 7). Education for the end of life. The Chronicle of Higher Education, p. B12.

Reader Supported News. (2013). How many people have been killed by guns since Newtown? http://readersupportednews.org/off-site.news-section/428-foreclosure/15298-focus-how-many-people.have-been-killed-by-guns-since.newtown. Accessed on November 13, 2013.

Report of the Committee on Physician-Assisted Suicide and Euthanasia. (1996). Suicide and Life-Threatening Behavior, 26(Suppl., 1–19).

Reynolds, G. (2013). A grief that won't heal. Parade, 20 (October 27).

Rhymes, J. A. (1996, May–June). Barriers to palliative care. Cancer Control Journal, 3(3), 1–9.

Rice, T., & Sher. L. (2012). Suicidal behavior in war veterans. Expert Review of Neurotherapeutics, 12(5), 611ff.

Richardson, W. C. (1992, June 3). Educating leaders who can resolve the health-care crisis. Chronicle of Higher Education, 39, B1.

Rifkind, H. (2006, June 10–16). The screen stars. Available at http://timesonline.co.uk/the knowledge.

Ring, K. (1980). Life at death: A scientific investigation of the near-death experience. New York: Coward, McCann and Geoghegan.

Robbins, B. D., Tomaka, A., Innus, C., Patterson, J., & Styn, G. (2008). Lessons from the dead: The experiences of undergraduates working with cadavers. Omega, 58, 177–192.

Robins, A., & Fiske, A. (2009). Explaining the relation between religiousness and reduced suicidal behavior: Social support rather than specific beliefs. Suicide and Life-Threatening Behavior, 39, 386–395.

Robinson, L., & Mahon, M. M. (1997). Sibling bereavement: A conceptual analysis. Death Studies, 21, 477–499.

Robson, J. D. (1977). Sick role and bereavement role: Toward a theoretical synthesis of two ideal types. In G. M. Vernon (Ed.), A time to die. Washington, DC: University Press of America.

Rocco, J., & Rocco, H. (2007, October 29). Should death education be part of the public schools curriculum? New York Teachers. http://nyteachers.wordpress.com/2007/10/29/should-death-education-be.part-of-the-public-schools.curriculum? Accessed on September 28, 2012.

Rodabough, T. (1985). Near-death experiences: An examination of the supporting data and alternative explanations. Death Studies, 9, 95–113.

Rodabough, T., & Cole, K. (2003). Near-death experiences as secular eschatology. In C. D. Bryant (Ed.), Handbook of death and dying (pp. 611–693). Thousand Oaks, CA: Sage Publications.

Rogers, R. G., Hummer, R. A., & Nam, C. B. (2000). Living and dying in the USA. San Diego, CA: Academic Press.

Rosenberg, C. E. (1973, May). Sexuality, class, and role in nineteenth century America. American Quarterly, 25, 137.

Rosenberg, J. F. (1983). Thinking clearly about death. Englewood Cliffs, NJ: Prentice-Hall.

Rosenberg, J. F. (2000, May 15). Art of prognosis becoming an increasingly valued skill. American Medical News,1–4.

Rosenblatt, P. (1983). Bitter, bitter tears. Minneapolis, MN: University of Minnesota Press.

Rosenblatt, P.C., Walsh,R., & Jackson, A. (1976). Grief and mourning in cross-cultural perspective. New Haven, CT: Human Relations Area Files Press.

Rotundo, B. (1973, July). The rural cemetery movement. Essex Institute Historical Collections, 109, 231–242.

Roy, H., & Russell, C. (2006). Attitudes toward death. The Encyclopedia of aging & the elderly. http://www.medrounds.org/encyclopedia-of.aging. Accessed on October 8, 2012.

Royal College of Nursing Publishing Company. (2012). When someone dies. Emergency Nurse, 20(2, May), 12.

Rumbelow, H. (1999, April 8). Transplant boom raises prospect of divorce haggling. London: The Times, p. 13.

Russac, R. J., Gatliff, C., Reece, M., & Spottswood, D. (2007). Death anxiety across the adult years: An examination of age and gender. Death Studies, 31, 549–561.

Ryff, C. D. (1991). Possible selves in adulthood and old age: A tale of shifting horizons. Psychology and Aging, 6, 286–295.

Rynearson, E. K. (2012). The narrative dynamics of grief after homicide. Omega, 65(3), 239–249.

Rzhevsky, L. (1976). Attitudes toward death. Survey, 22,38–56.

Saad, L. (2013). U.S. support for euthanasia hinges on how it's described: Support is at low ebb on the basis of wording that mentions "suicide." Gallup Politics. May 29, 2013. http://www.gallup.com/poll/162815/support-euthanasia-hinges.described.aspx. Accessed November 6, 2013.

Sade, R. M. (1999, March 8). Cadaveric organ donation: Rethinking donor motivation. Archives of Internal Medicine, 159, 438–442.

Sagan, L. (1987). The health of nations. New York: Basic Books.

Sahler, O. J. Z. (1978). The child and death. St. Louis, MN: C. V. Mosby.

Salahi, L. (2011, June 21). FDA cigarette warning labels include tracheotomy hole and rotting teeth. ABCNews.go.com.

Salamat, A. (1987). A young widow burns in her bridal clothes. Far Eastern Economic Review, 138, 54–55.

Sandeen, P. (2012). Massachusetts voters deny rights to terminally-ill people. Death with Dignity National Center.

http://www .deathwithdignity.org/2012/11/07/ massachusetts-voters-deny-rights.terminally-ill-people. Accessed on November 7, 2013.

Sanders, B. S., Burkett, T. L., Dickinson, G. E., & Tournier, R. E. (2004). Hospice referral decisions: The role of physicians. American Journal of Hospice and Palliative Medicine, 21(3), 196–202.

Sanders, C. M. (1980). A comparison of adult bereavement in the death of a spouse, child, and parent. Omega, 10, 303–322.

Sanders, C. M. (1999). Grief the mourning after: Dealing with adult bereavement. New York: John Wiley & Sons.

Sanders, S., Mackin, M. L., Reyes, J., Herr, K., Titler, M., Fine, P., & Forcucci, C. (2010). Implementing evidence-based practices: Considerations for the hospice setting. American Journal of Hospice & Palliative Medicine, 27(6), 369–376.

Sargent, A. H. (1888). Country cemeteries. Association of American Cemetery Superintendents, 2, 51.

Saunders, C. (1992, Winter). The evolution of the hospices. Free Inquiry,19–23.

Sawchik, T. (2012, October 20). Starting to heal with new team. The Post and Courier, A1, A6.

Schadenberg, A. (2013, January 30). Oregon assisted suicide deaths hit record high in 2012. Retrieved April 6, 2014, from http://www.lifenews.com/2013/01/30/oregon-assisted.suicide-deaths-hit-record-high-in.2012/.

Schatz, H. (1976, March 1). The ill in America's armchairs. The Minneapolis Tribune.

Schecter, H., & Everitt, D. (1997). The A-Z encyclopedia of serial killers. New York: Pocket Books.

Schiedermayer, D. (1994). Putting the soul back in medicine: Reflections on compassion and ethics. Grand Rapids, MI: Baker Books.

Schim, S. M., Briller, S. H., Thurston, C. S., & Meert, K. L. (2007). Life as death scholars: Passion, personality, and professional perspectives. Death Studies, 31,165–172.

Schmidt, J. D. (1986). Murder of a child. In T. A. Rando (Ed.), Parental loss of a child (pp. 213–220). Champaign, IL: Research Press Company.

Schneider, J. W. (1993). Family care work and duty in a "modern" Chinese hospital. In P. Conrad & E. B. Gallagher (Eds.), Health and health care in developing countries: Sociological perspectives (pp. 154–179). Philadelphia, PA: Temple University Press.

Schram, R. (2007, July). Sit, cook, eat, full stop: Religion and the rejection of ritual in Auhelawa (Papua New Guinea). Oceania, 77(2), 172–190.

Schroepfer, T. (1999). Facilitating perceived control in the dying process. In B. de Vries (Ed.), End of life issues (pp. 57–76). New York: Spring Publishing.

Schuler, T., Zaider, T., & Kissane, D. (2012). Family grief therapy: A vital model in oncology, palliative care and bereavement. Family Matters, 90(Summer), 77ff.

Schwab, R. (1992). Effects of a child's death on the marital relationship: A preliminary study. Death Studies, 16, 141–154.

Science Daily (2009, January 15). Most young violent offenders in two NYC neighborhoods have seen someone killed. http://www .sciencedaily.com/releases/2009/01.

Science Daily. (2009, October 1). Celebrities spawn copycat suicides, study confirms. http://www .sciencedaily.com/releases/ 2009/09.

Scott, C. R., & Dolan, C. (1991, April 11). Funeral homes hope to attract business by offering services after the service. Wall Street Journal, p. B1.

Seale, C. (1991). Communication and awareness about death: A study of a random sample of dying people. Social Science and Medicine, 32, 943–952.

Seale, C. (1997). Social and ethical aspects of euthanasia: A review. Progress in Palliative Care, 5,1–6.

Seale, C. (1998). Constructing death: The sociology of dying and bereavement. Cambridge: Cambridge University Press.

Seavoy, M. R. (1906, February). Twentieth century methods. Park and Cemetery, 15, 488.

Secomb, L. (1999). Philosophical deaths and feminine finitude. Mortality, 4(2), 111–125.

Seligson, H. (2014, March 21). An online generation redefines mourning. The New York Times. http://www.nytimes.com/2014/03/ 23/fashion/an-online-generation.redefines-mourning.html?_r=0.

Sell, L., Devlin, B., Bourke, S. J., Munro, N. C., Corris, P. A., & Gibson, G. J. (1993). Communicating the diagnosis of lung cancer. Respiratory Medicine, 87,61–63.

Selvin, P. (1990, July 17). Cryonics goes cold: People just aren't dying to be frozen. Charleston, SC, News and Courier, p. 5C.

Seymour, J. (2012). Looking back, looking ahead: the evolution of palliative and end-of-life care in England. Mortality, 17(1), 1–17.

Shah, A. (2008). A cross-national study of the relationship between elderly suicide rates and suicide rates and urbanization. Suicide and Life-Threatening Behavior, 38, 714–719.

Shalit, R. (1997). When we were philosopher kings. The New Republic, 216(17), 24–28.

Sharlet, J. (2000, January 28). The truth can comfort the dying, a physician argues. The Chronicle of Higher Education, 47, A20–A21.

Shen, A. (2012). A timeline of mass shootings in the US since Columbine. Think Progress. http://thinkprogress.org/justice/2012/12/

14/1337221/a-timeline-of-mass.shootings-in-the-us-since. columbine/December 14, 2012 at
3:01 pm. Accessed on November 13, 2013.

Shepherd, D. M., & Barraclough, B. M. (1976). The aftermath of parental suicide for children. British Journal of Psychiatry, 129, 267–276.

Shine, T. M. (2000) Fathers aren't supposed to die: Five brothers
reunite to say good-bye. New York: Simon and Schuster.

Shneidman, E. (1973). Megadeath: Children of the nuclear family. In Deaths of man. Baltimore, MD: Penguin Books.

Shneidman, E. (1980). Voices of death. New York: Harper and Row.

Silverman, M. M. (2006). The language of suicidology. Suicide and Life-Threatening Behavior, 36, 519–532.

Silverman, P. R. (2000). Never too young to know: Death in children's lives. New York: Oxford University Press.

Silverman, P. R., Nickman, S., & Worden, J. W. (1992). Detachment revisited: The child's reconstruction of a dead parent. American Journal of Orthopsychiatry, 62, 494–503.

Simonds, O. C. (1919). Review of progress in cemetery design and development with suggestions for the future. Association of American Cemetery Superintendents, 24, 41.

Simonson, R. H. (2008). Religiousness and non-hopeless suicide ideation. Death Studies, 32, 951–960.

Singg, S. (2009). Types of grief. In
C. D. Bryant & D. Peck (Eds.),
Encyclopedia of death and the human experience (pp. 538–542). Thousand Oaks, CA: Sage Publications.

Sirmons, K. L., Dickinson, G. E., & Burkett, T. L. (2010). End-of-life issues: Dental schools and dentists. Journal of Dental Education, 74(1), 43–49.

Skidmore, S. (2007, September 19). Elderly at highest risk for suicide. Associated Press release. Post and Courier, Charleston, SC, p. 14A.

Skinner, B. F. (1990, August 7). Skinner to have last word. Harvest Personnel.

Sklar, F., & Hartley, S. F. (1990). Close friends and survivors: Bereavement patterns in a "hidden" population. Omega, 21(2), 103–112.

Slater, P. (1974). Earthwalk. Garden City, NY: Doubleday.

Sloane, D. C. (1991). The last great necessity: Cemeteries in American history. Baltimore, MD: Johns Hopkins University Press.

Smith, B. (1910, March). An outdoor room on a cemetery lot. Country Life in America, 17, 539.

Smith, B. W., Pargament, K. I., Brant, C., & Oliver, J. M. (2000). Noah revisited: Religious coping by church members and the impact of the 1993 Midwest flood. Journal of Community Psychology, 28, 169–186.

Smith, D. C., & Maher, M. F. (1993). Achieving a healthy death: The dying person's attitudinal contributions. The Hospice Journal, 9,21–32.

Smith, J. M. (1996). AIDS and society. Upper Saddle River, NJ: Prentice Hall.

Smith, M. T. (1988, December). Why you might go for a cash-value policy. Money, 153–161.

Smith, R. S. (1941, May). Life insurance in fifteenth century Barcelona. The Journal of Economic History.

Smith, T. L., & Walz, B. J. (1995). Death education in paramedic programs: A nationwide assessment. Death Studies, 19, 257–267.

Smith, T. W., Rasinski, K. A., & Toce, M. (2001). America rebounds: A national study of public response to the September 11th terrorist attacks, preliminary findings. National Opinion Research Center, University of Chicago. Retrieved August 19, 2009, from http:// www .norc.uchicago.edu/projects/ reaction/ pubresp.pdf.

Smith, W. (2014). At the bottom of the slippery slope. In G. E. Dickinson &
M. R. Leming (Eds.), Annual Editions: Dying, death, and bereavement. New York: McGraw-Hill Companies.

Snell, C. (2005). Peddling Poison. Westport, CT: Praeger. Sofka, C. (2009). Cyberfunerals. In
C. D. Bryant & D. Peck (Eds.),
Encyclopedia of death and the human experience (pp. 249–251). Thousand Oaks, CA: Sage Publications.

Somers, T. S. (1995, June 22–25). Relict, consort, wife: The use of Connecticut Valley gravestones to understand concepts of gender in the late eighteenth and early nineteenth centuries. Paper presented at the annual meeting of the Association for Gravestone Studies, Westfield, MA.

Span, P. (2014, January 7). Bounced from hospice. The New York Times.

Spencer, R. F., & Jennings, J. D. (1965). The Native Americans. New York: Harper and Row.

Spiegel, D. (1998). Getting there is half the fun: Relating happiness to health. Psychological Inquiry, 9(1), 66–68.

Spinney, L. (2011). Battling the body brokers: A hard-hitting book calls for greater transparency to deter the illegal trade in human blood, organs and eggs. Nature, 474(7350, June 9), 156–158.

Spotlight: Arms race (2013, January 14). Time, p. 14.

Springer, K. W., & Mouzon, D. (2009, August 8–11). Masculinity and healthcare seeking among midlife men: Variation by adult SES. Presented at the American Sociological Association annual meeting, San Francisco, CA.

Srinivas, M. N., & Shah, A. M. (1968). Hinduism. In International encyclopedia of the social sciences (Vol. 6, pp. 358–366). New York: Macmillan.

Stack, S., & Bowman, B. (2012). Suicide movies: Social patterns 1900 –2009.

Ashland, OH: Hogrefe Publishing.
Stack, S. (2000). Media impacts on suicide: A quantitative review of 293 findings. Social Sciences Quarterly, 81, 957–971.
Stack, S., & Wasserman, I. (2007). Economic strain and suicide risk: A qualitative analysis. Suicide and Life-Threatening Behavior, 37, 103–112.
Stack, S., & Wasserman, I. (2009). Gender and suicide risk: The role of wound site. Suicide and Life-Threatening Behavior, 39,13–20.
Stalman, S. D. (1996). Children and the death of a sibling. In C. A. Corr & D. M. Corr (Eds.), Handbook of childhood death and bereavement (pp. 149–164). New York: Springer Publishing.
Steiger, B. (1974). Medicine power: The American Indian's revival of his spiritual heritage. Garden City, NY: Doubleday.
Stevenson, I., Cook, E. W., & McClean-Rice, N. (1989). Are persons reporting "near-death experiences" really near death? A study of medical records. Omega, 20(4), 45–54.
Stewart, D. (2009). Burial at sea. In C. D. Bryant & D. Peck (Eds.), Encyclopedia of death and the human experience (pp. 123–125). Thousand Oaks, CA: Sage Publications.
Stillion, J. M. (1985). Death and the sexes. Washington, DC: Hemisphere/McGraw-Hill.
Stobbe, M. (2008, July 1). Gun use in suicides tops homicides. Associated Press release, Post and Courier, Charleston, SC.
Stockwell, E. G. (1976). The methods and materials of demography. New York: Academic Press.
Stoeckel, H. H. (1993). Survival of the spirit. Reno, NV: University of Las Vegas.
Stolberg, S. G. (2002, October 3). War, murder and suicide: A year's toll is 1.6 million. New York Times, p. A12.
Stone, E. (2010). Grief in the age of Facebook. The Chronicle Review (March 5), B20.
Strauss, J. V. (1913, April). The ideas of a plain country woman. Ladies Home Journal, 30, 42.
Sturgill, B. (Producer). (1995). Death on my terms: Right or privilege [Videotape]. Chicago, IL: Terra Nova Films.
Sudnow, D. (1967). Passing on: The social organization of dying. Englewood Cliffs, NJ: Prentice Hall.
Sullivan, A. D., Hedberg, K., & Fleming, D. W. (2000, February). Legalized physician-assisted suicide in Oregon—The second year. The New England Journal of Medicine, 342(8), 598–604.
Sullivan, A. M., Warren, A. G., Lakoma, M. D., Liaw, K. R., Hwang, D., & Block, S. D. (2004). End-of-life care in the curriculum: A national study of medical education deans. Academic Medicine, 79, 760–768.
Sweeting, H. N., & Gilhooly, M. L. M. (1992). Doctor, am I dead? A review of social death in modern societies. Omega, 24, 251–269.
Tam, J., Tang, W. S., & Fernando, D. J. S. (2007). The Internet and suicide: A double-edged tool. European Journal of Internal Medicine, 18, 453–455.
Tanner, J. G. (1995). Death, dying, and grief in the Chinese-American culture. In J. K. Perry & A. S. Ryan (Eds.), A cross-cultural look at death, dying, and religion (pp. 183–192). Chicago, IL: Nelson-Hall Publishers.
Taylor, L. (1980). Symbolic death: An anthropological view of mourning ritual in the nineteenth century. In M. V. Pike & J. V. Armstrong (Eds.), A time to mourn: Expressions of grief in nineteenth century America. Stony Brook, NY: The Museums at Stony Brook.
Taylor, R. B. (1988). Cultural ways (3rd ed.). Boston, MA: Allyn & Bacon.
Thearle, M. J., Vance, F. C., Najman, J. M., Embelton, G., & Foster, W. J. (1995). Church attendance, religious affiliation and parental responses to sudden infant death, neonatal death and stillbirth. Omega, 31,51–58.
Thomas, E. (2009, September 21). The case for killing Granny. Newsweek, 34–40.
Thomas, W. I. (1923). The unadjusted girl. New York: Little, Brown & Company.
Thomson, G. (November 14, 2008). The art of dying. The Chronicle of Higher Education, B16–17.
Thornton, G., Robertson, D. U., & Mlecko, M. L. (1991). Disenfranchised grief and evaluations of social support by college students. Death Studies, 15, 355–362.
Thornton, G., Wittemore, K. D., & Robertson, D. U. (1989). Evaluation of people bereaved by suicide. Death Studies, 13, 119–126.
Timmermans, S. (1999). Sudden death and the myth of CPR. Philadelphia, PA: Temple University Press.
Titus, S. L., Rosenblatt, P. C., & Anderson, R. M. (July, 1979). Family conflict over inheritance of property. The Family Coordinator, 337–338.
Tobin, S. (1972). The earliest memory as data for research in aging. In D. P. Kent, R. Kastenbaum, & S. Sherwood (Eds.), Research, planning and action for the elderly. New York: Behavioral Publications.
Tonkinson, R. (1978). The Mardudjara aborigines. New York: Holt, Rinehart and Winston.
Townsend, E. (2007). Suicide terrorists: Are they suicidal? Suicide and Life-Threatening Behavior, 37(1), 35–49.
Trammell, R. L. (1975). Saving life and taking life. Journal of Philosophy, 72, 131–137.
Truog, R. D. (1997). Is it time to abandon brain death? Hastings Center Report, 27(1), 29–37.
Tseng, T., & Su, C. (2009). Death care industry. In C. D. Bryant & D. Peck (Eds.), Encyclopedia of death

and the human experience
(pp. 305–309). Thousand Oaks,
CA: Sage Publications.

Tuckerman, H. (1856, November). The law of burial and the sentiment of death. Christian Examiner, 61, 338–342.

Tully, M. (1994, September). When body and soul go their separate ways. Worldwide report: Death. London: BBC Worldwide.

Turnbull, C. M. (1972). The mountain people. New York: Simon and Schuster.

Turnbull, C. M. (1983). The human cycle. New York: Simon and Schuster.

Turner, J. H. (1985). Sociology: A student handbook. New York: Random House.

Twenty-five Facts About Organ Donation and Transplantation. (2009). National Kidney Foundation. Retrieved July 13, 2010, from http:// www.kidney.org.

Twycross, R. G. (1996, February). Euthanasia: Going Dutch? Journal of the Royal Society of Medicine, 89,61–63.

Tylor, E. B. (1873). Primitive culture. London: John Murray.

Uchendu, V. C. (1965). The Igbo of southeast Nigeria. New York: Holt, Rinehart and Winston.

Umberson, D. (2003). Death of a parent: Transition to a new adult identity. New York: Cambridge University Press.

UMM (2011). Death among children and adolescents. University of Maryland Medical Center website at www. umm.edu. Accessed on October 5, 2012.

UNAIDS. (2013). Global Report: UNAIDS report on the global AIDS epidemic 2013. Retrieved April 6, 2014, from http://www.unaids. org/ en/resources/documents/2013/ name.85053.en.asp.

Ungureanu, I., & Sandberg, J. G. (2008). Caring for dying children and their families: MFTs working at the gates of the Elysian Fields. Contemporary Family Therapy, 30, 75–91.

United Nations. (1953, August). Principles for a vital statistics system (Statistical Papers, Series M, No. 19, p. 6).

United Network for Organ Sharing. (2009). UNOS facts and statistics about transplantations [Online]. http://204.127.237.11/ stats.htm.

U.S. Bureau of the Census. (1975).
Historical statistics of the United
States, colonial times to 1970
(pp. 1050–1059). Washington, DC: Department of Commerce, Bureau of the Census.

U.S.
Census Bureau. (2012). Homicide victims by race and sex. Law enforcement, courts, and prisons. Statistical abstract of the United States. Washington, DC: Department of Commerce.

U.S.
Health Care Costs. (2009). http:// www. KaiserEDU.org.

Vandecreek, L., & Mottram, K. (2009). The religious life during suicide bereavement: A description. Death Studies, 33, 741–761.

Vander Veer, J. B. (1999, May). Euthanasia in the Netherlands. Journal of the American College of Surgeons, 188, 532–537.

van Eys, J. (1988, Summer). In my opinion ... normalization while dying. Children'sHealthCare, 17, 18–21.

Van Gennep, A. (1960). The rites of passage (M. B. Vizedom &
G. L. Caffee, Trans.), Chicago,
IL: University of Chicago Press. (Original work published 1909.)

Vargens, O. M. C., & Bertero, C. (2012). The phantom of death improving quality of life: You live until you die. American Journal of Hospice & Palliative Medicine, 29(7), 555–562.

Vaughn-Cole, B. (2000, September 28–October 2). Suicide: Psychological and physiological assessment of grief. Abstracts of the American College of Nurse Practitioners National Clinical Symposium, Salt Lake City, UT.

Veatch, R. M. (1995). The definition of death: Problems for public policy. In H. Wass & R. A. Neimeyer (Eds.), Dying: Facing the facts (3rd ed.), pp. 405–432. Washington, DC: Taylor and Francis.

Ventura, S. J., Abma, J. C., Mosher,
W. D., & Henshaw, S. K. (2009). Estimated pregnancy rates for the United States, 1990–2005: An update. National Vital Statistics Reports, 58(4). http://www.cdc.gov/ nchs/data/nvsr/nvsr58/nvsr 58_04. pdf.

Verhoef, M. J., & Kinsella, T. D. (1996). Alberta euthanasia survey: Three-year follow-up. Canadian Medical Association Journal, 155, 885–890.

Vernon, G. M. (1970). Sociology of death: An analysis of death-related behavior. New York: Ronald Press.

Vernon, G. M. (1972). Human interaction. New York: Ronald Press.

Vernon, G. M., & Cardwell, J. D. (1981). Social psychology: Shared, symboled, and situated behavior. Washington, DC: University Press of America.

Viner, R. M., Coffey, C., Mathers, C., Bloem, P., Costello, A., Santelli, J., & Patton, G. C. (2011). 50-year mortality trends in children and young people, The Lancet, 377, 1162–1174.

Vobejda, B. (1997, December 5). Abortion rate in U.S. off sharply. Washington Post, p. A1.

Voegelin, E. W. (1944). Mortuary customs of the Shawnee and other Eastern tribes. Indianapolis: Indiana Historical Society.

Vogt, E. Z. (1970). The Zinacantecos of Mexico: A modern Mayan way of life. New York: Holt, Rinehart and Winston.

Vovelle, M. (1976). La red.couverte de la mort. Pens.e, 189,3–18.

Waldrop, D. P., & Kusmaul, N. (2011).

The living-dying interval in nursing home-based end-of-life care: family caregivers' experiences. Journal of Gerontological Social Work, 54(8), 768–787.
Walker, B. A. (1989). Health care professionals and the near-death experience. Death Studies, 13, 63–71.
Walker, A., & Balk, D. (2007, August). Bereavement rituals in the Muscogee Creek tribe. Death Studies, 31, 633–652.
Walker, M. (2011). Average cost of an autopsy. KayCircle Everyday References. http:www.kaycircle .com/Average-Cost-of-an-Autopsy. Accessed on November 4, 2013.
Walker, R. L., & Flowers, K. C. (2011). Effects of race and precipitating events on suicide versus nonsuicide death classification in a college sample. Suicide and Life-Threatening Behavior, 41(1), 12–20.
Walsh, K. (1974). Sometimes I weep. Valley Forge, PA: Judson Press.
Walter, T. (1995). Natural death and the noble savage. Omega, 30, 237–248.
Walter, T. (1999a). And the consequence was. ... In T. Walter (Ed.), The mourning for Diana (pp. 271–278). Oxford: Berg.
Walter, T. (1999b). The questions people asked. In T. Walter (Ed.), The mourning for Diana (pp. 19–47). Oxford: Berg.
Walter, T. (2008). The sociology of death. Sociology Compass, 2(1), 317–336.
Wanzer, S. H., Federman, D. D., Adlestein, S. J., Cassel, C. K., Cassem, E. H., Cranford, R. E., et al. (1989). The physician's responsibility toward hopelessly ill patients. The New England Journal of Medicine, 320, 844–849.
Ward, B. (2013, July 24). The Death Cafe discussion group steers its members on how to live. StarTribune, Minneapolis, MN.
Wass, H. (1979). Death and the elderly. In H. Wass (Ed.), Dying: Facing the facts. Washington, DC: Hemisphere.
Wass, H. (1995). Death in the lives of children and adolescents. In
H. Wass & R. A. Neimeyer (Eds.), Dying: Facing the facts (pp. 269–301). Washington, DC: Taylor and Francis.
Wass, H. (2004). A perspective on the current state of death education. Death Studies, 28, 289–308.
Wass, H., Berardo, F. M., & Niedermeyer. R. A. (Eds.), Dying: Facing the facts. Washington, DC: Hemisphere Publishing Corporation.
Wass, H., Miller, D., & Redditt, C. A. (1991). Adolescents and destructive themes in rock music: A follow-up. Omega, 23, 199–206.
Wass, H., Miller, M. D., & Thornton, G. (1990). Death education and grief/suicide intervention in the public schools. Death Studies, 14,253–268.
Wass, H., & Sisler, S. (1978, January). Death concern and views on various aspects of dying among elderly persons. Paper presented at the International Symposium on the Dying Human, Tel Aviv, Israel.
Watts, D. T., Howell, T., & Priefer, B. A. (1992). Geriatricians' attitudes toward assisting suicide of dementia patients. Journal of the American Geriatrics Society, 40, 878–885.
Weaver, R. R., & Rivello, R. (2006–2007). The distribution of mortality in the United States: The effects of income (inequality), and social capital, and race. Omega, 54,19–39.
Webb, N. B. (2002). September 11, 2001. In N. B. Webb (Ed.), Helping bereaved children (pp. 365–384). New York: Guilford Press.
Webb, N. B. (2003). Play and expressive therapies to help bereaved children: Individual, family, and group treatment. Smith College Studies in Social Work, 73, 405–422.
Weber, L. J. (1981). The case against euthanasia. In D. Bender (Ed.), Problems of death: Opposing viewpoints. St. Paul, MN: Greenhaven Press.
Weber, M. (1966). The theory of social and economic organization. New York: The Free Press.
Weber, M. (1968). Bureaucracy. In
H. Gerth & C. C. Mills (Trans.),
Max Weber. New York: Free Press. Wechter, E., O'Gorman, D. C., Singh,
M. K., Spanos, P., & Daly, B. J. (2013). The effects of an early observational experience on medical students' attitudes toward end-of-life care (published online November 6, 2013). American Journal of Hospice and Palliative Medicine.
Weed, H. E. (1912). Modern park cemeteries. Chicago, IL: R. J. Haight.
The Week. (2014, April 11). Obamacare crosses its first hurdle, p. 2. Weeks, O. D., & Johnson, C. A. (2001).
When all the friends have gone: A guide for aftercare providers. Amityville, NY: Baywood Publishing.
Wehbah-Rashid, J. A. R. (1996). Explaining pregnancy loss in matrilineal southeast Tanzania. In
R. Cecil (Ed.), The anthropology of pregnancy loss: Comparative studies in miscarriage, stillbirth and neonatal death (pp. 75–93). Oxford: Berg.
Weidner, N. J., Cameron, M., Lee, R. C., McBride, J., Mathias, D. M., & Byczkowski, T. L. (2011). End-of-life care for the dying child: What matters most to parents. Journal of Palliative Care, 27(4), 279–286.
Weigand, C. G., & Weigand, P. C. (1991). Death and mourning among the Huicholes of western Mexico. In
D. R. Counts & D. A. Counts (Eds.), Coping with the final tragedy: Cultural variation in dying and grieving (pp. 53–68). Amityville, NY: Baywood Publishing.
Weijer, C. (1995, Spring). Learning from the Dutch: Physician-assisted death, slippery slopes and the Nazi analogy. Health Law Review, 4(1), 23–29.
Weisman, A. D. (1990–1991).

Bereavement and companion animals. Omega, 22, 241–248.
Weisman, A. D. (1993). The vulnerable self: Confronting the ultimate questions. New York: Insight Books.
Weiss, G. L., & Lonnquist, L. E. (2003). The sociology of health, healing, and illness. Englewood Cliffs, NJ: Prentice Hall.
Weiss, G. L., & Lonnquist, L. E. (2009). The sociology of health, healing, and illness. Upper Saddle River, NJ: Prentice Hall.
Wells, R. A. (1887). Decorum: A practical treatise on etiquette and dress of the best American society. Springfield, MA: King, Richardson.
Wells, R. V. (2000). Facing the "King of Terror": Death and society in an American community, 1970–1990. Cambridge: Cambridge University Press.
Wertenbaker, L. T. (1957). The death of a man. New York: Random House.
Wholey, D. R., & Burns, L. R. (2000). Tides of change: The evolution of managed care in the United States. In C. C. Bird, P. Conrad, & A. A. Fremont (Eds.), Handbook of medical sociology (pp. 217–237). Upper Saddle River, NJ: Prentice Hall.
Wilkins, R. (1996). Death: A history of man's obsessions and fears. New York: Barnes and Noble Books.
Wilkinson, B. W. (1995, December). "The right to die" by Russel Ogden: A commentary. Canadian Public Policy, 21(4), 449–455.
Will, J. (1988). Preneed: The trend toward prearranged funerals. In H. Raether (Ed.), The funeral director's practice management handbook. Englewood Cliffs, NJ: Prentice-Hall.
Williams, M. D. (1981). On the street where I lived. New York: Holt, Rinehart and Winston.
Williams, T. R. (1965). The Dunsun: A North Borneo society. New York: Holt, Rinehart and Winston.
Willinger, M. (1995). Sleep position and sudden infant death syndrome. Journal of the American Medical Association, 273, 818–819.
Willis, C. A. (2002). The grieving process in children: Strategies for understanding, educating, and reconciling children's perceptions of death. Early Childhood Education Journal, 29, 221–226.
Wilson, S. (2009). Obama reverses Bush policy on stem cell research. Washington Post (March 10).
Wolf, S. S. (1995). Legal perspectives on planning for death. In H. Wass &
R. A. Neimeyer (Eds.), Dying: Facing the facts (pp. 163–184). Washington, DC: Taylor and Francis.
Wong, P. W. C., Yeung, A. W. M., Chan, W. S. C., Yip, P. S. F., & Tang, A. K. H. (2009). Suicide notes in Hong Kong in 2000. Death Studies, 33, 372–381.
Wong, P. T. P., & Tomer, T. (2011). Beyond terror and denial: the positive psychology of death acceptance. Death Studies, 35, 99–106.
Worden, J. W. (1982). Grief counseling and grief therapy: A handbook for the mental health practitioner. New York: Springer Publishing.
Wortman, C. B., & Silver, R. C. (1992). Reconsidering assumptions about coping with loss: An overview of current research. In L. Montada,
S. Filipp, & M. J. Lerner (Eds.), Life crises and experiences of loss in adulthood (pp. 341–365). Hillsdale, NJ: Lawrence Erlbaum Associates.
Wyman, L. C. (1970). Sandpaintings of the Navaho Shootingway and the Walcott Collection. Washington, DC: Smithsonian Institution Press.
Yalom, I. D. (2008). Staring at the Sun: Overcoming the terror of death. San Francisco, CA: Jossey-Bass.
Yancu, C. N., Farmer, D. F., & Leahman, D. (2010). Barriers to hospice use and palliative care services use by African American adults. American Journal of Hospice and Palliative Medicine, 27(4), 248–253.
Yang, B., Lester, D., & Yang, C. (1992). Sociological and economic theories of suicide: A comparison of the
U.S.A. and Taiwan. Social Science and Medicine, 34, 333–334.
Yang, C. S., & Chen, S. (2006). Content analysis of free-response narratives to personal meanings of death among Chinese children and adolescents. Death Studies, 30, 217–241.
Yapp, K. A. (2012). Culture and end. of-life care: An epidemiological evaluation of physicians. American Journal of Hospice & Palliative Medicine, 29(2), 106–111.
Ying, Y., & Chang, K. (2009). A study of suicide and socioeconomic factors. Suicide and Life-
Threatening Behavior, 39, 214–226.
Yokota, F., & Thompson, K. M. (2000). Violence in G-rated animated films. Journal of the American Medical Association, 283, 2716–2720.
Young, E., Bury, M., & Elston, M. A. (1999, November). Live and/or let die: Modes of social dying among women and their friends. Mortality, 4, 269–289.
Youngner, S. J., Landefeld, C. S., Coulton, C. J., Juknialis, B. W., & Leary, M. (1989). Brain death and organ retrieval: A cross-sectional survey of knowledge and concepts among health professionals. Journal of the American Medical Association, 261, 2205–2210.
Zarkowski, P., & Avery, D. (2006). Hotel room suicide. Suicide and Life-Threatening Behavior, 36, 578–581.
Zeyrek, E. Y., Gencoz, F., Bergman, Y., & Lester, D. (2009). Suicidality, problem-solving skills, attachment style, and hopelessness in Turkish students. Death Studies, 33, 815–827.
Zucker, A. (2000). Assisted suicide. Death Studies, 24, 359–361.
Zuger, A. (2004, March 23). Anatomy lessons, a vanishing rite for young doctors. New York Times, D1, D6.
Zunin, L. M., & Zunin, H. S. (1991). The art of condolence. New York: HarperCollins.

凝視死亡的公開課
Understanding dying, death, & bereavement

Original: Understanding Dying, Death, and Bereavement, 8e
By Michael R. Leming · George E. Dickinson
ISBN: 9781305094499

1 2 3 4 5 6 7 8 9 2 0 1 9

出版商 新加坡商聖智學習亞洲私人有限公司台灣分公司
10448 臺北市中山區中山北路二段 129 號 3 樓之 1
http://www.cengageasia.com
電話：(02) 2581-6588　傳真：(02) 2581-9118
作者 邁可・雷明（Michael R. Leming）
喬治・狄金森（George E. Dickinson）
譯者 龐洋、周豔
木馬文化社長 陳蕙慧
副總編輯 李欣蓉
編輯 楊惠琪
封面設計 王俐淳
內頁排版 polly530411@gmail.com
讀書共和國社長 郭重興
發行人兼出版總監 曾大福
出版 木馬文化事業股份有限公司
發行 遠足文化事業股份有限公司
地址 23141 新北市新店區民權路 108-3 號 8 樓
電話 02-22181417
傳真 02-22188057
郵撥帳號 19588272 木馬文化事業股份有限公司
法律顧問 華洋國際專利商標事務所 蘇文生律師
初版一刷 2019 年 9 月
定價 650 元

國家圖書館出版品預行編目 (CIP) 資料

凝視死亡的公開課 /Michael R. Leming, George E. Dickinson 著；龐洋，周豔譯；-- 初版 . -- 臺北市：新加坡商聖智學習，遠足文化發行，2019.09 面； 公分 . --
譯自：Understanding dying, death, and bereavement, 8th ed.
ISBN 978-957-9282-35-2(平裝)
1. 生命終期照護 2. 死亡
419.825 108002997